CASOS CLÍNICOS
EM FISIOTERAPIA ESPORTIVA

NOTA

A fisioterapia é uma ciência em constante evolução. À medida que novas pesquisas e a experiência clínica ampliam o nosso conhecimento, são necessárias modificações no tratamento e na farmacoterapia. Os autores desta obra consultaram fontes consideradas confiáveis, em um esforço para oferecer informações completas e de acordo com os padrões aceitos à época da publicação. Entretanto, tendo em vista a possibilidade de falha humana ou de alterações nas ciências médicas, os leitores devem confirmar estas informações com outras fontes.

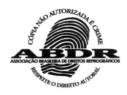

B893c   Brumitt, Jason.
            Casos clínicos em fisioterapia esportiva / Jason Brumitt ; tradução: Maria da Graça Figueiró da Silva Toledo ; revisão técnica: Silviane Machado Vezzani. – Porto Alegre : AMGH, 2017.
            xvii, 467 p. : il. ; 23 cm

            ISBN 978-85-8055-604-9

            1. Fisioterapia esportiva. I. Título.

                                                                 CDU 615.8:796

Catalogação na publicação: Poliana Sanchez de Araujo – CRB 10/2094

CASOS CLÍNICOS EM FISIOTERAPIA ESPORTIVA

JASON BRUMITT

Tradução:
Maria da Graça Figueiró da Silva Toledo

Revisão técnica:
Silviane Machado Vezzani
Fisioterapeuta. Diretora acadêmica do Programa de Atualização em Fisioterapia (PROFISIO)/Fisioterapia Esportiva e Traumato-ortopédica do Sistema de Educação em Saúde Continuada a Distância (SESCAD). Especialista em Ciência do Movimento pela Universidade Federal do Rio Grande do Sul (UFRGS). Fisioterapeuta esportiva pela Sociedade Nacional de Fisioterapia Esportiva (SONAFE).

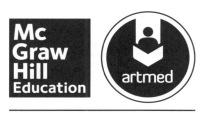

AMGH Editora Ltda.
2017

Obra originalmente publicada sob o título *Physical therapy case files, sports*, 1st edition
ISBN 0071821538 / 9780071821537

Original edition copyright © 2015, McGraw-Hill Education Global Holdings, LLC.
All rights reserved.

Portuguese language translation copyright © 2017 AMGH Editora Ltda., a Grupo A Educação S.A. company. All rights reserved.

Gerente editorial: *Letícia Bispo de Lima*

Colaboraram nesta edição

Editora: *Dieimi Deitos*
Preparação de originais: *Ana Claudia Regert Nunes*
Leitura final: *Aline Branchi*
Capa: *Kaéle Finalizando Ideias*
Editoração: *Bookabout – Roberto Carlos Moreira Vieira*

Reservados todos os direitos de publicação à
AMGH EDITORA LTDA., uma empresa do GRUPO A EDUCAÇÃO S.A.
Av. Jerônimo de Ornelas, 670 – Santana
90040-340 Porto Alegre RS
Fone: (51) 3027-7000 – Fax: (51) 3027-7070

SÃO PAULO
Rua Doutor Cesário Mota Jr., 63 – Vila Buarque
01221-020 – São Paulo – SP
Fone: (11) 3221-9033

SAC 0800 703-3444 – www.grupoa.com.br

É proibida a duplicação ou reprodução deste volume, no todo ou em parte, sob quaisquer formas ou por quaisquer meios (eletrônico, mecânico, gravação, fotocópia, distribuição na Web e outros), sem permissão expressa da Editora.

IMPRESSO NO BRASIL
PRINTED IN BRAZIL

AUTORES

Jason Brumitt, PT, PhD, ATC, CSCS
Assistant Professor
George Fox University
Newberg, Oregon
Adjunct Faculty
Rocky Mountain University
Provo, Utah
Adjunct Online Faculty
University of Medical Sciences Arizona
Avondale, Arizona

Airelle O. Hunter-Giordano, PT, DPT, OCS, SCS
Associate Director of Clinical Services,
University of Delaware Physical Therapy
Director of Sports and Orthopedic Physical Therapy Residencies
Assistant Professor
Newark, Delaware

Amanda Gallow, PT, DPT
Physical Therapist, Sports Rehabilitation
University of Wisconsin Health Sports Medicine
Madison, Wisconsin

Angela H. Smith, PT, DPT, OCS, SCS, ATC
Physical Therapist and Assistant Professor
University of Delaware
Newark, Delaware

Anthony G. Schneiders, PT, PhD, MSc, PGDip Manip Th, PGCertTerTch, DipPhty
Professor and Discipline Lead-Physiotherapy
Central Queensland University
Bundaberg, Australia

B. J. Lehecka, DPT
Assistant Professor
Wichita State University
Department of Physical Therapy
Orthopedic and Sports Physical Therapist
Via Christi Health
Wichita, Kansas

Bryan Heiderscheit, PT, PhD
Professor, Departments of Orthopedics and Rehabilitation and Biomedical Engineering
Director, University of Wisconsin Health Runners' Clinic
Director, Badger Athletic Performance Research
University of Wisconsin-Madison
Madison, Wisconsin

Christine Panagos, PT, SCS, CSCS
Black Diamond Physical Therapy
Portland, Oregon

Christopher J. Ivey, PT, MPT, OCS, SCS, ATC, MS
Assistant Professor
University of St. Augustine for Health Sciences
San Marcos, California

Christopher Seagrave, PT, SCS, ATC, CSCS
Emergency Responders Health Center
Boise, Idaho

Craig Garrison, PhD, PT, SCS, ATC
Texas Health Bem Hogan Sports Medicine
Fort Worth, Texas

Daniel Cooper, PT, DPT
Progressive Rehabilitation Associates
Portland, Oregon

Daniel Quillin, DPT, ATC
Via Christi Orthopedic and Sports Physical Therapy
Wichita, Kansas

David Logerstedt, PT, PhD, MPT, SCS
Assistant Professor
Department of Physical Therapy
Samson College of Health Sciences
University of the Sciences in Philadelphia
Philadelphia, Pennsylvania

Emily Ohlin, PT, SCS
Kinetic Integration
Portland, Oregon

Jason James, PT DPT
Northwest Rehabilitation Associates
Salem, Oregon

Jaynie Bjornaraa, PhD, MPH, PT, SCS, ATC, CSCS
Associate Professor
Doctor of Physical Therapy Program
St. Catherine University
Minneapolis, Minnesota

Jeffrey B. Taylor, PT, DPT, OCS, SCS, CSCS
Assistant Professor
Director of Clinical Education
Department of Physical Therapy
School of Health Sciences
High Point University
High Point, North Carolina

Jill Thein-Nissenbaum, PT, DSc, SCS, ATC
Associate Professor
Doctor of Physical Therapy Program
University of Wisconsin-Madison
Madison, Wisconsin

Jonathan Eng, PT, DPT, CSCS
PACE Therapeutic Associates
Portland, Oregon

Jonathan Warren, MHSc, PGD Sports Med, Dip MT, MNZCP
Assistant Professor
University of St. Augustine for Health Sciences
San Marcos, California
Joseph Hannon, PT, DPT, CSCS
Texas Health Ben Hogan Sports Medicine
Fort Worth, Texas

Judy Gelber, PT, DPT, OCS, CSCS
Assistant Professor
Physical Therapy and Neurology
Washington University Program in Physical Therapy
St. Louis, Missouri

Kaan Celebi, PT, DPT, OCS, SCS, CSCS
Lead Therapist
St. Charles Sports Medicine
Port Jefferson, New York

Kari Brown Budde, PT, DPT, SCS
Owner, Endurance Athletes Physical Therapy and Sport Performance, LLC
Faculty, Ohio State University
Sports Physical Therapy Residency Program
Lecturer, Ohio State University Doctor of Physical Therapy Program
Columbus, Ohio

Kevin R. Ford, PhD, FACSM
Associate Professor
Department of Physical Therapy
School of Health Sciences
High Point University
High Point, North Carolina

Larry Lauer, PhD, CC-AASP
Mental Skills Specialist
USTA Player Development Incorporated
Boca Raton, Florida

Marc Sherry, PT, DPT, LAT, CSCS, PES
Physical Therapist, Sports Rehabilitation
University of Wisconsin Health Sports Medicine
Madison, Wisconsin

Mathew Failla, PT, MSPT, SCS
Biomechanics and Movement Science
University of Delaware
Newark, Delaware

Phil Plisky, PT, DSc, OCS, ATC, CSCS
Assistant Professor of Physical Therapy
Sports Residency Program Director
University of Evansville & ProRehab-PC
Evansville, Indiana

Robert C. Manske, DPT, SCS, MEd, ATC, CSCS
Professor
Department of Physical Therapy
Wichita State University
Via Christi Orthopedic and Sports Physical Therapy
Wichita, Kansas

Timothy Mansour, PT, DPT
Active Life Physical Therapy
Port Ludlow, Washington

Todd E. Davenport, PT, DPT, OCS
Associate Professor
Thomas J. Long School of Pharmacy & Health Sciences
University of the Pacific
Stockton, California

Todd S. Ellenbecker, DPT, MS, SCS, OCS, CSCS
Clinic Director, Physiotherapy Associates Scottsdale Sports Clinic
National Director of Clinical Research, Physiotherapy Associates
Senior Director Medical Services, ATP World Tour
Scottsdale, Arizona

William I. Rubine, MS, PT
Lead Physical Therapist
Comprehensive Pain Center
Oregon Health & Science University
Portland, Oregon

AGRADECIMENTOS

Gostaria de agradecer a cada um dos autores que contribuíram com casos para este livro. Sua participação neste projeto ajudou-me a criar o que acredito ser um livro inestimável para estudantes iniciantes, residentes e colegas e fisioterapeuta experientes. Sei que muito de meu trabalho tem sido inspirado e influenciado por suas pesquisas e práticas clínicas – nós (Erin e eu) somos afortunados por contar com sua participação!

Além disso, nunca é demais repetir que "nós" (os colaboradores e eu) somos afortunados em ter Erin Jobst, fisioterapeuta e PhD, como editora da série: seus esforços incansáveis nos ajudaram no desenvolvimento e no processo editorial dos casos.

Por fim, gostaria de agradecer à minha família por seu apoio e aos meus pais – obrigado por instigar em mim o valor da educação e o aprendizado da vida inteira. Também sou eternamente grato à minha esposa, Renee, e aos nossos filhos, Rex, Halsey e Stone, por sua paciência, amor e apoio.

Jason Brumitt

INTRODUÇÃO À SÉRIE

À medida que a fisioterapia continua evoluindo e avançando como uma profissão de saúde, do mesmo modo aumenta o rigor da educação de um fisioterapeuta iniciante. Os alunos precisam dominar disciplinas básicas fundamentais enquanto integram uma compreensão de novas pesquisas em todas as áreas da fisioterapia. A prática baseada em evidências é o uso das melhores evidências atuais juntamente com a experiência dos clínicos e os valores e circunstâncias específicos do paciente na tomada de decisão ligada a avaliação e tratamento. A prática baseada em evidências tem maior ênfase na educação em fisioterapia e na prática clínica. Todavia, a tarefa com maior desafio para os alunos é fazer a transição do conhecimento didático adquirido em sala de aula para a sua aplicação no desenvolvimento de um diagnóstico fisioterápico e implementação de intervenções apropriadas baseadas em evidências. Em condições ideais, instrutores experientes e versados em cada abordagem ao diagnóstico e tratamento poderiam orientar os alunos à "beira do leito", e os alunos suplementariam seu treinamento por meio de leituras independentes autodirecionadas. Embora certamente não haja substituto para a educação clínica, é raro que os rodízios clínicos cubram o escopo de cada situação da fisioterapia. Além disso, nem sempre é possível que os instrutores clínicos tenham o tempo necessário para orientar os alunos durante a aplicação de testes, medidas e intervenções baseadas em evidências. Talvez uma abordagem alternativa eficaz seja o ensino por meio de estudo de casos clínicos organizados com uma abordagem clínica estruturada ao diagnóstico e tratamento. No momento em que a série *Casos clínicos em fisioterapia* foi escrita, não havia livros de fisioterapia contendo estudos de casos com referências da literatura atual para apoiar um exame ou tratamento ilustrado. Em minha prática de ensino, tenho utilizado cenários de casos baseados em experiências de pacientes próprios, experiências compartilhadas comigo por colegas e pesquisas em inúmeros livros e *sites* da internet para encontrar um caso que ilustrasse um conceito específico. Há dois problemas com essa abordagem. Primeiro, nem a minha experiência nem a dos meus colegas cobre a vasta diversidade de diagnósticos, exames e intervenções. Segundo, delinear um cenário de caso que não é baseado em uma experiência pessoal de paciente leva um enorme tempo. A minha experiência é que estudos de casos detalhados que incorporam a aplicação da melhor evidência são difíceis de criar "na hora" na sala de aula. Assim, os objetivos dos *Casos clínicos em fisioterapia* são fornecer recursos que contenham múltiplos casos reais dentro de uma área específica da fisioterapia que irá minimizar a necessidade dos professores de criar seus próprios cenários *e* maximizar a capacidade dos alunos de implementar as evidências no cuidado de pacientes individuais.

    Os casos dentro de cada livro na série *Casos clínicos em fisioterapia* estão organizados para o leitor seguir a ordem sequencial ou selecionar aleatoriamente os cenários com base no interesse do momento. Uma lista de casos por ordem numérica e por ordem alfabética da condição de saúde está incluída na Seção III, permitindo que o leitor revise seu conhecimento em uma área específica. Às vezes, um cenário de caso pode incluir uma explicação mais abreviada de uma condição de saúde específica ou teste clínico do que em outros casos. Nesta situação, o leitor será encaminhado para o caso com a explicação mais completa.

Cada caso segue um formato organizado e bem elaborado, usando linguagem familiar da estrutura da Classificação Internacional de Funcionalidade, Incapacidade e Saúde (CIF), da Organização Mundial de Saúde[1], e do *Guide to physical therapist practice*[2], da American Physical Therapy Association. Para limitar a redundância e o tamanho de cada caso, não apresentamos intencionalmente a estrutura da CIF ou os Padrões Preferenciais de Prática do *Guide* dentro de cada caso: contudo, os títulos da seção e a linguagem usada foram escolhidos para orientar o leitor através da avaliação, determinação de objetivo e processo de intervenção e como o raciocínio clínico pode ser usado para melhorar as atividades e a participação de um indivíduo.

A primeira página de cada caso começa com um encontro com um paciente, seguido então por perguntas abertas. A discussão após a descrição do caso é organizada em sete tópicos:

1. **Definições-chave** fornece as terminologias pertinentes para a compreensão do caso pelo leitor. **Objetivos** enumera as metas instrucionais e/ou comportamentais que resumem o conhecimento, habilidades ou atitudes que o leitor deve ser capaz de demonstrar após ler o caso. **Considerações sobre a fisioterapia** fornece um resumo do plano de cuidados fisioterápicos, metas, intervenções, precauções e complicações potenciais para o manejo fisioterápico do indivíduo apresentado no caso.
2. **Visão geral da patologia** apresenta uma breve explicação do diagnóstico médico. O objetivo deste tópico *não* é ser completo. Etiologia, patogênese, fatores de risco, epidemiologia e manejo clínico da condição são apresentados com detalhes suficientes para fornecer os antecedentes e o contexto ao leitor.
3. **Manejo da fisioterapia do paciente** apresenta um resumo do papel do fisioterapeuta no atendimento do paciente. Este tópico pode explicar como o papel do fisioterapeuta aumenta e/ou se sobrepõe em relação ao de outros profissionais de saúde envolvidos no atendimento do paciente, além de abrange todo encaminhamento que o fisioterapeuta possa fazer.
4. **Exame, avaliação e diagnóstico** guia o leitor sobre como organizar e interpretar informações reunidas no prontuário (em pacientes internados), compreender reações adversas a medicamentos que podem afetar a apresentação do paciente e estruturar a avaliação subjetiva e o exame físico. (Nem todas as ferramentas de avaliação e testes especiais que podem ser feitos com o paciente estão incluídas.) Para cada medida de desfecho ou teste especial apresentado, são discutidas confiança, validade, sensibilidade e especificidade disponíveis. Quando disponível, a diferença mínima clinicamente importante para uma medida de desfecho é apresentada, pois ajuda o clínico a determinar o "nível mínimo de alteração necessário na resposta a uma intervenção antes que o desfecho seja considerado válido em termos de uma função ou qualidade de vida do paciente".[3]
5. **Plano de atendimento e intervenções** explica algumas intervenções fisioterapêuticas para a condição do paciente. A vantagem deste tópico e do anterior é que cada caso *não* apresenta exaustivamente cada medida do desfecho, teste especial ou intervenção

terapêutica que *poderia* ser realizada. Em vez disso, apenas medidas de desfecho ou técnicas de exame e intervenções selecionadas são escolhidas. Isso é feito para simular a interação com um paciente na vida real, na qual o fisioterapeuta emprega o seu raciocínio clínico para determinar os testes e intervenções *mais adequados* para usar com aquele paciente durante o atendimento. Para cada intervenção escolhida, a evidência para apoiar seu uso com indivíduos com o mesmo diagnóstico (ou diagnóstico similar, se não houver evidência para apoiar o seu uso naquela população particular de pacientes) é apresentada. Para reduzir redundância, diretrizes padronizadas para exercícios aeróbicos e de resistência não foram incluídas. Em vez disso, o leitor é encaminhado a diretrizes publicadas pelo American College of Sports Medicine,[4] Goodman e Fuller,[5] e Paz e West.[6] Para cenários particulares dos quais diretrizes-padrão são desviadas, diretrizes específicas são incluídas.

6. **Recomendações clínicas baseadas em evidências** incluem um mínimo de três recomendações clínicas para ferramentas diagnósticas e/ou intervenções terapêuticas para a condição do paciente. Para melhorar a qualidade de cada recomendação, além da experiência clínica pessoal do autor, cada recomendação é graduada usando a Strength of Recommendation Taxonomy (SORT) (Taxonomia da Força de Recomendação).[7] Há mais de 100 sistemas de graduação de evidência usados para classificar a qualidade de estudos individuais e a força das recomendações com base em um corpo de evidências.[8] O sistema SORT tem sido usado por diversas revistas médicas, como *American Family Physician*, *Journal of the American Board of Family Practice*, *Journal of Family Practice* e *Sports Health*. O sistema SORT foi escolhido por dois motivos – é simples e sua graduação é baseada nos desfechos orientados para o paciente – e possui apenas três níveis de evidência: A, B e C. As recomendações Grau A são baseadas em evidências consistentes, de boa qualidade, recomendadas para o paciente (p. ex., revisões sistemáticas, metanálises de estudos, estudos controlados randomizados e estudos diagnósticos de coorte, todos de alta qualidade). Recomendações de Grau B são baseadas em evidências inconsistentes ou de qualidade limitada recomendadas para o paciente (p. ex., revisões sistemáticas ou metanálises de estudos de menor qualidade ou estudos com achados inconsistentes). Recomendações de Grau C são baseadas em consensos, evidências orientadas por doenças, práticas usuais, opiniões de especialistas ou séries de casos (p. ex., diretrizes de consenso, evidência orientada por doença usando apenas desfechos intermediários ou fisiológicos). O autor de cada caso forneceu um grau baseado nas diretrizes SORT para cada recomendação ou conclusão. O grau para cada afirmação foi revisado e, às vezes, alterado pelos organizadores. Frases-chave de cada recomendação clínica são evidenciadas em negrito dentro do caso para permitir que o leitor localize facilmente onde a evidência citada estava presente.

7. **Perguntas para revisão** incluem duas a quatro questões de múltipla escolha que reforçam o conteúdo ou elaboram e introduzem novos conceitos, relacionados com o caso do paciente. Quando apropriado, explicações detalhadas sobre respostas incorretas também são fornecidas.

Espero que estes estudos de casos reais sejam um novo recurso para facilitar a incorporação de evidências na prática fisioterápica de cada dia, em vários ambientes e populações de pacientes. Com a busca persistente por cuidados de saúde baseados em evidências para promover qualidade e eficácia[9] e com o advento de diretrizes de reembolso por planos de saúde baseadas em evidências, cenários de casos com recomendações que também respeitam esses critérios serão um benefício a mais, uma vez que os fisioterapeutas encaram continuamente a ameaça de menores taxas de reembolso por seus serviços e precisam demonstrar evidências que apoiem suas condutas. Espero que os professores de fisioterapia, estudantes da área, fisioterapeutas praticantes e profissionais que estão se preparando para os exames de certificação em áreas de especialização clínica considerem esses livros úteis para traduzir o conhecimento adquirido em sala de aula para avaliações e intervenções baseadas em evidências.

Erin E. Jobst

REFERÊNCIAS

1. World Health Organization. International Classification of Functioning, Disability and Health (ICF). Available from: http://www.who.int/classifications/icf/en/. Accessed August 7, 2012.
2. American Physical Therapy Association. Guide to Physical Therapist Practice (Guide). Alexandria, VA: APTA; 1999.
3. Jewell DV. Guide to Evidence-Based Physical Therapy Practice. Sudbury, MA: Jones and Barlett; 2008.
4. ACSM's Guidelines for Exercise Testing and Prescription, 8th ed. Wolters Kluwer/Lippincott Williams & Wilkins; 2010.
5. Goodman CC, Fuller KS. Pathology: Implications for the Physical Therapist. 3rd ed. Philadelphia, PA: W.B. Saunders Company; 2009.
6. Paz JC, West MP. Acute Care Handbook for Physical Therapists. 3rd ed. St. Louis, MO: Saunders Elsevier; 2009.
7. Ebell MH, Siwek J, Weiss BD, et al. Strength of Recommendation Taxonomy (SORT): a patient-centered approach to grading evidence in the medical literature. Am Fam Physician. 2004;69:548-556.
8. Systems to rate the strength of scientific evidence. Summary, evidence report/technology assessment: number 47. AHRQ publication no. 02-E015, March 2002. Available from: http://www.ahrq.gov/clinic/epcsums/strengthsum.htm. Accessed August 7, 2012.
9. Agency for Healthcare Research and Quality. Available from: www.ahrq.gov/clinic/epc/. Accessed August 7, 2012.

SUMÁRIO

SEÇÃO I
Introdução 1

SEÇÃO II
Lista de casos 3
Lista por número do caso 4
Lista por condição de saúde (ordem alfabética) 5

SEÇÃO III
Vinte e seis casos clínicos 7

Índice 455

Introdução

SEÇÃO I

Atualmente, diversas opções de tratamento ativo e passivo estão disponíveis para administrar ou prescrever para um paciente com lesão musculoesquelética relacionada ao esporte. Por isso, na era da prática baseada em evidências, os fisioterapeutas devem ser capazes de justificar o uso de uma técnica de avaliação ou intervenção a partir da melhor evidência de pesquisa disponível, da sua experiência clínica (baseada no raciocínio clínico sólido) e dos valores individuais do paciente. O objetivo deste livro é ilustrar como os princípios da prática baseada em evidências podem orientar o exame, a avaliação e o tratamento do paciente com uma lesão musculoesquelética relacionada ao esporte. Com 26 casos de medicina esportiva oriundos de uma seleção feita por profissionais ligados à pesquisa em fisioterapia, educação e prática clínica, são aqui abordados desde diagnósticos incluindo lesões da coluna e das extremidades, casos pós-operatórios e lesões não musculoesqueléticas. Cada caso apresenta os melhores padrões de prática sustentados pela mais forte pesquisa sobre avaliação e tratamento de seus diagnósticos. Esperamos que os casos aqui apresentados ajudem a melhorar a habilidade de estudantes, novos terapeutas e fisioterapeutas experientes ao avaliar e tratar pacientes. Nossa esperança é que esses casos inspirem reflexões sobre prática clínica, incitem novos questionamentos a serem feitos e impulsionem os fisioterapeutas a buscar continuamente novos conhecimentos.

SEÇÃO II

Lista de casos

Lista por número do caso

Lista por condição de saúde (ordem alfabética)

LISTA POR NÚMERO DO CASO

Nº DO CASO	TÓPICO	PÁGINA
1	Lesão do ombro por uso excessivo em tenista juvenil de elite	9
2	Primeiro episódio de luxação anterior aguda do ombro	41
3	Luxação da articulação glenoumeral: tratamento pós-cirúrgico	59
4	Reabilitação e retorno ao esporte após um reparo de lesão SLAP em um jogador de beisebol universitário	75
5	Reconstrução do ligamento colateral ulnar	91
6	Espondilólise em uma ginasta	107
7	Dor lombar aguda: manipulação espinal e intervenção por terapia manual	121
8	Pubalgia do atleta	139
9	Contusão do quadríceps	153
10	Distensão aguda dos isquiotibiais	163
11	Tendinopatia dos isquiotibiais: tratamento pós-operatório	187
12	Dor patelofemoral em uma corredora de *cross-country*	201
13	Dor patelofemoral em um ciclista	213
14	Tendinose patelar em jogadora de voleibol com tríade da mulher atleta	237
15	Ligamento cruzado anterior do joelho: prevenindo a lesão	259
16	Ligamento cruzado anterior do joelho: reconstrução	275
17	Teste funcional para o retorno do atleta ao esporte após a reconstrução do LCA	295
18	Retorno ao rúgbi após a reconstrução do ligamento cruzado posterior	307
19	Reabilitação pós-cirúrgica após o reparo da cartilagem articular do joelho	323
20	Disfunção inicial do tendão tibial posterior (estágios I e II)	335
21	Fratura por estresse em corredor de meia-idade	347
22	Entorse lateral de tornozelo	363
23	Teste de pré-temporada para avaliar a aptidão atlética e o risco de lesão em uma jogadora de futebol	381
24	Concussão	395
25	Dor neuropática periférica	409
26	Deficiência de ferro em um atleta de resistência	443

LISTA POR CONDIÇÃO DE SAÚDE (ORDEM ALFABÉTICA)

N° DO CASO	TÓPICO	PÁGINA
24	Concussão	395
9	Contusão do quadríceps	153
26	Deficiência de ferro em um atleta de resistência	443
20	Disfunção inicial do tendão tibial posterior (estágios I e II)	335
10	Distensão aguda dos isquiotibiais	163
7	Dor lombar aguda: manipulação espinal e intervenção por terapia manual	121
25	Dor neuropática periférica	409
13	Dor patelofemoral em um ciclista	213
12	Dor patelofemoral em uma corredora de *cross-country*	201
22	Entorse lateral de tornozelo	363
6	Espondilólise em uma ginasta	107
21	Fratura por estresse em corredor de meia-idade	347
1	Lesão do ombro por uso excessivo em tenista juvenil de elite	9
15	Ligamento cruzado anterior do joelho: prevenindo a lesão	259
16	Ligamento cruzado anterior do joelho: reconstrução	275
3	Luxação da articulação glenoumeral: tratamento pós-cirúrgico	59
2	Primeiro episódio de luxação anterior aguda do ombro	41
8	Pubalgia do atleta	139
4	Reabilitação e retorno ao esporte após um reparo de lesão SLAP em um jogador de beisebol universitário	75
19	Reabilitação pós-cirúrgica após o reparo da cartilagem articular do joelho	323
5	Reconstrução do ligamento colateral ulnar	91
18	Retorno ao rúgbi após a reconstrução do ligamento cruzado posterior	307
11	Tendinopatia dos isquiotibiais: tratamento pós-operatório	187
14	Tendinose patelar em jogadora de voleibol com tríade da mulher atleta	237
23	Teste de pré-temporada para avaliar a aptidão atlética e o risco de lesão em uma jogadora de futebol	381
17	Teste funcional para o retorno do atleta ao esporte após a reconstrução do LCA	295

SEÇÃO III

Vinte e seis casos clínicos

Lesão do ombro por uso excessivo em tenista juvenil de elite

Todd S. Ellenbecker
Larry Lauer

CASO 1

Uma tenista de 14 anos de idade chegou à clínica de fisioterapia com uma história de duas semanas de dor na parte posterior do ombro direito. A paciente joga tênis desde os 8 anos e não posssui histórico prévio de dor no ombro. Pratica tênis todos os dias, com um dia de folga ocasional (1-2 dias por mês). A sua dor ocorre principalmente durante o saque nas fases de contato e de acompanhamento (*follow-through*) inicial, bem como durante os golpes de *forehand*. Ela usa uma empunhadura *semi-western* em sua direita (i.e., empunhadura moderna na qual a mão é ligeiramente girada atrás do cabo da raquete comparada com a empunhadura *eastern* mais tradicional). Nega quaisquer mudanças recentes na técnica ou no volume de treinamento. Está se preparando para uma série de torneios de alto nível que começam em 30 dias. A paciente não relata sintomas neurológicos distal em sua extremidade superior direita e não apresenta história de doença ou complicações pertinentes. Classifica sua dor como 8 (em uma escala de classificação numérica da dor de 0 a 10) durante os *forehands* e saques e 0 em repouso. Relata que seu ombro parece muito fraco e cansado durante os saques e voleios. Na academia, começou um levantamento de peso tradicional incluindo supino, elevações laterais, rosca direta e flexões de braço (apoio). A paciente foi encaminhada à fisioterapia por seu ortopedista pediátrico após a realização de radiografias padrões. Os raios X apresentaram achados normais, com orientação da placa de crescimento normal para sua idade de desenvolvimento.

▶ Quais sinais do exame podem ser associados ao diagnóstico suspeitado?
▶ Quais são as prioridades do exame?
▶ Quais são as intervenções fisioterapêuticas mais apropriadas?
▶ Qual é o prognóstico de sua reabilitação?
▶ Como os fatores contextuais da paciente poderiam influenciar ou mudar o seu manejo?

DEFINIÇÕES-CHAVE

ÍNDICE DE HIPERMOBILIDADE DE BEIGHTON: avaliação proposta por Beighton e Horan[1] para determinar o estado de mobilidade de um indivíduo; as cinco medidas incluem: hiperextensão além de neutra da quinta articulação metacarpofalângica, hiperextensão dos cotovelos além da posição neutra, hiperextensão dos joelhos além da posição neutra, capacidade de mover passivamente os polegares em direção à superfície dos flexores dos antebraços e capacidade de tocar o chão com ambas as mãos estendidas enquanto mantém os joelhos em extensão total. Em geral, os indivíduos com hipermobilidade em três das cinco áreas são considerados hipermóveis.

SINAL DO MOVIMENTO SÚBITO (*Flip Sign*): presença de escápula alada ou dissociação da escápula para longe do tórax, usando um teste muscular manual (TMM) de rotação externa (RE) da glenoumeral ao lado do corpo no lado; se a borda medial da escápula for visível durante o TMM, trata-se de uma estabilização escapular deficiente.

GIRD: acrônimo para *glenohumeral joint internal rotation* déficit (déficit de rotação interna da articulação glenoumeral); descreve uma perda de amplitude de movimento de rotação interna (RI) do ombro.

TROM: acrônimo para *total rotation range of motion* (amplitude total de movimento de rotação); obtida pela medida da RI e RE do ombro e pela soma desses dois valores.

Objetivos

1. Listar as fases do saque no tênis que causam a maior ativação dos músculos do manguito rotador.
2. Descrever os testes mais apropriados e os achados musculoesqueléticos associados a um indivíduo com lesão no ombro por uso excessivo na prática de tênis.
3. Descrever os exercícios de reabilitação específicos para o tenista baseados em evidências.
4. Descrever as progressões-chave do exercício terapêutico e amplitude de movimento (ADM) para a reabilitação do ombro.
5. Traçar um programa de retorno ao esporte (i.e., programa intervalado de tênis – *interval tennis program*[*]).
6. Entender algumas questões psicológicas da lesão em uma tenista juvenil de elite.

---

[*] N. de R.T.: *Interval tennis program* é um programa para o aumento progressivo de treinamento para atletas com lesão no ombro voltarem a jogar sem dor e sem sintomatologia. Pode ser pesquisado, na internet, o protocolo completo.

Considerações sobre a Fisioterapia

Considerações sobre a fisioterapia durante o manejo da jovem tenista com dor na parte posterior do ombro:

- **Plano de tratamento/objetivos gerais da fisioterapia:** diminuir a dor; aumentar a ADM passiva e ativa da articulação do ombro; aumentar a força escapular e do manguito rotador.
- **Intervenções fisioterapêuticas:** educação do paciente sobre a anatomia funcional e patomecânica da lesão; modalidades terapêuticas e terapia manual para diminuir a dor; mobilização e alongamento passivo para melhorar a mobilidade articular; exercícios com resistência para aumentar a força e resistência muscular do manguito rotador e dos estabilizadores escapulares (trapézio inferior, serrátil anterior e romboides); instrução domiciliar consistindo em um programa de exercícios e alongamentos.
- **Precauções durante a fisioterapia:** monitorar os sinais vitais; abordar precauções ou contraindicações para o exercício com base na(s) condição(ões) preexistente(s) da paciente.
- **Complicações que interferem na fisioterapia:** não cumprimento do programa domiciliar de exercícios; incapacidade de interromper a prática de tênis por um período de tempo para permitir a cicatrização suficiente.

Visão Geral da Patologia

Conforme se costuma observar em lesões por uso excessivo do ombro em tenistas juvenis de elite, a atividade primária causadora da lesão é o movimento do saque acima da cabeça. A análise do saque no tênis[2,3] mostra altos níveis de atividade do manguito rotador durante as fases de preparação e acompanhamento do braço. Visto que mais de 75% dos golpes típicos no tênis moderno são *forehands* e saques,[4] esta jogadora deveria limitar a participação em competições neste momento porque competir sem sacar não é possível. Assim que a condição melhorar, é importante estimular a paciente a seguir um programa intervalado de retorno ao tênis (interval tennis program), que limite o número inicial de saques para minimizar o risco de uma nova lesão.[5]

Tratamento Fisioterapêutico do Paciente

As prioridades da avaliação fisioterápica para um atleta com dor no ombro durante os movimentos acima da cabeça por uso excessivo incluem a identificação de disfunção escapular, da instabilidade da articulação glenoumeral (GU), do desequilíbrio muscular e da deficiência de ADM de RI, muitas vezes, referida como GIRD.[6,7] Uma lesão comum por uso excessivo em tenistas juvenis de elite é a tendinite do manguito rotador.[8] A carga repetitiva no manguito rotador, particularmente no supraespinal e infraespinal, leva à lesão por uso excessivo durante a ativação muscular excêntrica repetitiva.[3,8] Um recente estudo feito pela United States Tennis Association[9] registrou lesões por uso excessivo em 41% dos jogadores no ano estudado. Essa pesquisa com 861 jogadores juvenis identificou o ombro como o segundo local mais comum de lesões em jogadores de elite.

Para jogar no mais alto nível, os tenistas têm atividades durante o ano todo, com treinamentos e programas de competição contínuos.[10] Um dos maiores desafios em fornecer fisioterapia para esse tipo de atleta é a carência de tempo disponível na programação do paciente para acomodar um período de repouso e recuperação e partidas *limitadas*. Em alguns casos, o paciente pode precisar interromper os jogos competitivos para permitir um tempo adequado para cicatrização e implementação de um programa de exercícios terapêuticos para aumentar a força e a resistência dos músculos escapulares e do manguito rotador. Algumas das limitações físicas que podem permanecer após a reabilitação podem ser resumidas pelo termo "ombro não terminado" (do inglês, *unfinished shoulder*). Deste modo, queremos afirmar que a restauração incompleta da ADM da articulação glenoumeral (i.e., não reduzir a GIRD), a estabilização escapular inadequada e a restauração incompleta do equilíbrio de força muitas vezes levam a uma nova lesão. Isto é considerado uma reabilitação não exitosa desta lesão. Portanto, o fisioterapeuta precisa planejar e modificar o programa de reabilitação da tenista para permitir a cicatrização do tendão e as melhoras estruturais na função e estabilização muscular antes da jogadora retornar ao jogo pleno.

Exame, Avaliação e Diagnóstico

Os resultados que podem ser usados para identificar as principais limitações no ombro incluem medidas de disfunção escapular, ADM do ombro e força muscular. A observação visual do movimento escapular com pequenas cargas externas pode identificar com precisão a disfunção escapular por meio da comparação bilateral do movimento nos planos escapular, sagital e coronal.[11-13] A partir da vista posterior, o fisioterapeuta observou que a paciente tinha o ombro direito dominante mais baixo, ângulo inferior proeminente da escápula direita e atrofia branda na fossa do infraespinal. Essas características estão associadas ao que foi descrito por Kibler e colaboradores[14] como disfunção escapular inferior. Isso ocorre quando há uma estabilização muscular inadequada da escápula e aumento da inclinação anterior, tornando o ângulo inferior da escápula muito proeminente.[14-16] O posicionamento do ombro quando as mãos estão sobre os quadris exagerou a proeminência da escápula e realçou a atrofia branda na fossa infraespinal (Fig. 1.1). Quando a paciente foi solicitada a erguer os braços em flexão anterior e elevação do plano escapular segurando um peso de 1 kg, demonstrou uma perda de controle excêntrico da escápula direita (local da lesão) ao abaixar o braço. Essa inclinação anterior aumentada da escápula, indicada pela proeminência do ângulo inferior da escápula, é conhecida como um padrão do tipo I[14] (Fig. 1.2). Para determinar o efeito que essa estabilização escapular poderia exercer, o fisioterapeuta decidiu realizar o teste de assistência escapular (TAE; Fig. 1.3). Para esse teste, o fisioterapeuta coloca uma mão sobre a região medial superior da escápula. Depois, o profissional faz um movimento de auxílio na rotação superior, enquanto a paciente ativamente eleva o braço nos planos escapular ou sagital. Um TAE positivo ocorre quando há uma elevação maior do braço ou diminuição da dor durante a assistência do fisioterapeuta. Kibler e colaboradores[17] mostraram em um estudo que, durante a aplicação da estabilização da escápula pelo fisioterapeuta, a inclinação posterior aumentou em uma média de 7°, e esse movimento estava associado com uma diminuição média de 56% da escala de dor. Esse estudo

SEÇÃO III: CASO 1

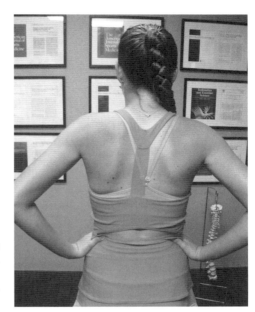

Figura 1.1 Vista posterior da tenista juvenil de elite, na posição de mãos nos quadris, mostrando a parte inferior do ombro direito dominante com atrofia branda do infraespinal e proeminência do ângulo inferior.

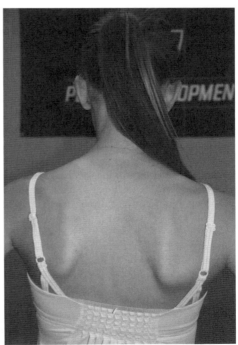

Figura 1.2 Padrão de discinesia escapular do tipo I de Kibler demonstrado pela perda de controle excêntrico da escápula direita no retorno da elevação do braço acima da cabeça.

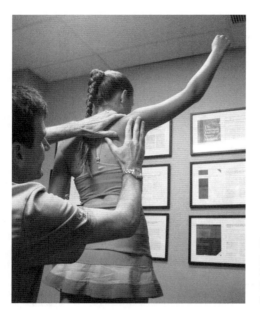

Figura 1.3 Teste de assitência escapular (TAE). O fisioterapeuta usa suas mãos para auxiliar a escápula em rotação superior, enquanto a paciente ativamente eleva seu braço.

demonstrou que mudanças favoráveis na cinemática escapular poderiam diminuir a dor em pacientes com dor no ombro. Rabin e colaboradores[18] testaram a concordância entre observadores do TAE e descobriram um coeficiente de concordâncias variando entre 77 e 91% (variação kappa 0,53-0,62) para flexão e movimentos de plano escapular. Concluíram que o TAE é um aceitável teste clínico, com uma moderada confiabilidade teste-reteste.

Assim como em muitos casos de jovens atletas que praticam movimentos acima da cabeça, esta paciente teve resultados negativos (i.e., sem reprodução dos sintomas) nos testes de impacto tradicionais, incluindo Neer, Hawkins-Kennedy, coracoide, adução horizontal do ombro e de Yocum.[19] Vários testes foram usados para avaliar seu ombro e a mobilidade tecidual geral. Com base no índice de hipermobilidade de Beighton, a paciente apresentava todos os sinais característicos de hipermobilidade em suas mãos, dedos, cotovelos e joelhos.[1] O sinal de sulco de instabilidade multidirecional (IMD) foi observado no ombro direito (ver Fig. 2.1), indicando instabilidade branda. Ela teve testes de O'Brien e de Speeds negativos, diminuindo a probabilidade de patologia labral superior e do bíceps.[5,19,20] Na posição de supino, os testes de translação da cabeça umeral (em 90° de abdução no plano escapular) mostraram uma translação anterior 2^+ e translação posterior 1^+ bilateralmente. Contudo, nenhuma apreensão importante foi observada durante o teste. À direita, o teste de subluxação/deslocamento de Jobe (Fig. 1.4)[21,22] foi positivo para a reprodução da dor na parte posterior do ombro, realçando a presença de instabilidade anterior branda.

O TMM amplo revelou uma força de 5/5 bilateralmente sem reprodução de dor durante flexão, abdução e RI. No ombro direito, o TMM para RE foi 4/5 em adução e, em 90° de abdução, houve reprodução imediata da dor. Um teste similar do om-

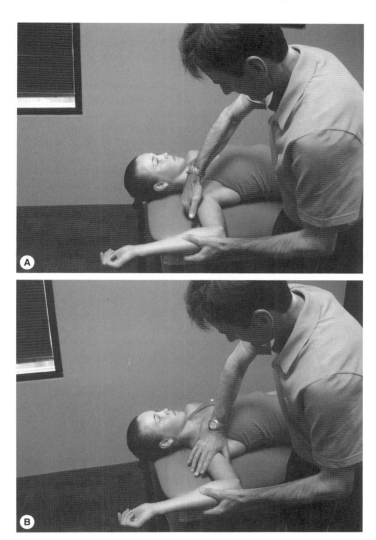

Figura 1.4 Teste de subluxação/recolocação de Jobe. **A.** Subluxação. **B.** Recolocação realizada na amplitude final da rotação externa em uma abdução de 90° da articulação glenoumeral.

bro esquerdo demonstrou força 5/5 e nenhum achado anormal. Durante o TMM dos músculos do ombro direito, um sinal de movimento súbito na escápula foi observado. O sinal de movimento súbito da escápula é caracterizado por toda a borda medial da escápula salientando-se para fora da parede torácica, demonstrando uma perda de controle e estabilização do músculo escapular.[23] A avaliação da força do manguito rotador também pode ser feita usando dinamometria. A dinamometria instrumentada[24,25] ou isocinética[25] mede a função muscular estática e dinâmica com o mais alto nível de precisão. Esse tipo de teste pode ser usado para comparações de força bilateral, razões de força unilateral (RE/RI) e comparação de dados normativos.[25]

A avaliação goniométrica da ADM da rotação do ombro com estabilização escapular fornece um dado objetivo e válido do movimento da articulação GU.[26-28] Wilk e colaboradores[26] demonstraram a importância do uso de um método de estabilização escapular em forma de "C" (Fig. 1.5) para otimizar a confiabilidade e limitar a contribuição escapular ao movimento rotacional GU durante a medida da ADM da rotação. Para fazer isso, o fisioterapeuta coloca seu polegar sobre o processo coracoide e seus dedos sobre a espinha escapular, formando um "C" com a mão para ajudar a estabilizar a escápula. Pesquisas com atletas cujo objetivo é avaliar os movimentos acima da cabeça têm realçado a importância de não apenas examinar a RI e RE, mas também a rotação total.[28-30] A rotação total é o somatório das medidas de RI e RE para formar um "perfil rotacional total". As pesquisas que avaliam os movimentos acima da cabeça em atletas identificou com consistência a presença de uma RE significativamente maior e uma RI menor no ombro dominante.[28-30] Os perfis em tenistas juvenis de elite são diferentes, de modo que nenhum aumento na RE do ombro dominante foi encontrado. Contudo, em relação a atletas saudáveis sem lesões, estudos descritivos ainda mostram diminuições de 5 a 10° na rotação total do ombro dominante.[30-32] A jogadora deste caso apresentava uma perda de 25° de RI à direita e uma perda de 20° de rotação total. Para avaliar a adução horizontal do ombro cruzado na posição supina com estabilização escapular de acordo com o procedimento realçado por Laudner e colaboradores,[33] recomenda-se o uso de um inclinômetro digital (Fig. 1.6). Uma pesquisa recente mostrou diminuições médias

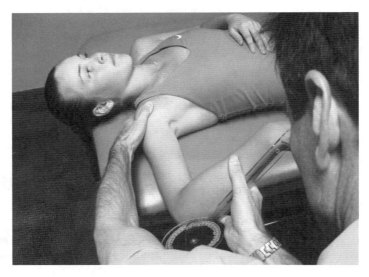

Figura 1.5 Método de estabilização escapular em forma de "C" para medir a ADM da rotação interna da articulação glenoumeral em 90° de abdução.

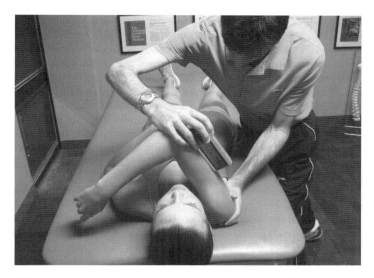

Figura 1.6 Adução horizontal do ombro com um inclinômetro digital.

de 5 a 8° na adução horizontal do ombro dominante em tenistas juvenis saudáveis sem lesões.[34] Esta tenista demonstrava uma limitação de 18° em seu ombro dominante lesionado. A Tabela 1.1 resume sua ADM passiva (sem pressão excessiva) na posição supina com estabilização escapular.

Até este ponto no exame clínico, o fisioterapeuta identificou vários danos críticos que influenciam de forma importante o desenvolvimento do plano de tratamento para uma tenista juvenil de elite com lesão por uso excessivo no ombro. Esta paciente apresenta instabilidade na articulação GU, perda de RI do ombro (GIRD), patologia escapular e fraqueza no aspecto posterior do manguito rotador. Identificou-se que cada um desses fatores contribui para a lesão no manguito rotador em atletas com movimentos repetitivos acima da cabeça.[7] Assim, cada fator contribuinte deve formar a base para as

Tabela 1.1 AMPLITUDE DE MOVIMENTO PASSIVA DO OMBRO EM TENISTA JUVENIL DE ELITE

Movimento	Esquerda	Direita
Rotação externa em 90° de abdução	90°	95°
Rotação interna em 90° de abdução	55°	30°
Rotação total	145°	125°
Adução horizontal do ombro	45°	28°

intervenções de fisioterapia que abordarão essas deficiências em uma tentativa de retornar a paciente à função plena e ao esporte. A disfunção escapular indica a necessidade de exercícios iniciais de estabilização escapular, usando padrões de movimento específicos que demonstraram ativar os músculos escapulares.[35-37] Recentes estudos têm relatado a ativação dos estabilizadores escapulares e a melhora da força após períodos de treinamento dos mesmos com exercício resistivo.[38,39] A identificação da RI e ADM de rotação total diminuídas na extremidade dominante lesionada significa que o fisioterapeuta deve incluir intervenções que abordem especificamente a perda de RI.[40-42] Por fim, os achados de fraqueza na região posterior do manguito rotador indicam a necessidade de intervenções com exercícios específicos para melhorar a força e resistência dos músculos estabilizadores, de modo a melhorar o controle da cabeça umeral e otimizar a função do ombro.

Uma medida de resultado funcional para movimentos acima da cabeça pode incluir uma escala de classificação específica da atividade, como a Kerlan-Jobe Orthopaedic Clinin Shoulder and Elbow Score, que foi projetada para atletas que realizam repetidas vezes movimentos acima da cabeça e apresentam lesão na extremidade superior (ombro e cotovelo).[43-45] Outras escalas de classificação funcional (p. ex., American Shoulder and Elbow Surgeons Standardized Shoulder Assessment Form, University of Washignton's Simple Shoulder Test)[46,47] com frequência não avaliam adequadamente as demandas para a função acima da cabeça porque focam mais atividades da vida diária (AVD) e demandas funcionais de menor intensidade. Embora essas avaliações possam não ser a melhor opção para esta paciente, ainda podem ser aplicadas nos pacientes com sintomas no ombro, conforme a literatura.

Plano de Tratamento e Intervenções

O prognóstico desta lesão por uso excessivo no ombro é bom, dada a juventude da paciente, o bom nível de condicionamento físico e a forte motivação em melhorar. Os resultados após a reabilitação não operatória do manguito rotador foram relatados.[48,49] Morrison e colaboradores[49] avaliaram 616 pacientes com impacto GU e descobriram que mais de 66% deles relataram sucesso (medido pela redução da dor e retorno à função) com a fisioterapia e medicação com anti-inflamatório não esteroide. Por esta paciente não demonstrar sinais de impacto, a lesão em seu manguito rotador era provavelmente secundária a uma leve instabilidade na articulação GU[21] e à patologia escapular,[50,51] e não devido ao e impacto GU externo classicamente descritos.[52] Desse modo, as intervenções de reabilitação não operatórias para o manguito rotador ainda são aplicáveis e seu prognóstico de uma completa recuperação é muito bom.

Para abordar a disfunção escapular da paciente, o fisioterapeuta iniciou progressões de exercício específicas visando produzir altos níveis de ativação dos músculos escapulares para melhorar a força. Van de Velde e colaboradores[38] e De Mey e colaboradores[39] mostraram que um programa de seis semanas de exercícios escapulares usando padrões de movimento da extremidade superior, como a RE do ombro em decúbito lateral, extensão em prono, abdução horizontal em prono com RE umeral e flexão de ombro em decúbito lateral, podem melhorar a ativação escapular e aumentar a força muscular. Kibler e colaboradores[36] publicaram uma série de exercícios escapulares que podem ser usados logo no início do processo de reabilitação, como mãos ao alto, remada baixa e exercício do "cortador de grama"(Figs. 1.7 a 1.9). Os exercícios de estabilização escapular progridem para incluir RE com retração (Fig. 1.10), exercício que usa a importante posição de retração escapular e demonstrou recrutar o trapézio inferior a uma taxa 3,3 vezes maior do que o trapézio superior.[53] Durante esse estágio inicial da reabilitação, diversos exercícios foram usados para fortalecer o trapézio inferior e outros estabilizadores escapulares, incluindo as variações de remada sentada múltipla, exercícios de protração/retração escapular (com a resistência manual fornecida pelo fisioterapeuta com a mão sobre a escápula) e o exercício de RE em prono, com abdução a 90° (Fig. 1.11).[37]

Uhl e colaboradores[54] demonstraram os efeitos do aumento da sustentação do peso corporal e da diminuição progressiva do número de membros que sustentam o peso, sobre a ativação da musculatura do manguito rotador e escapular. O trabalho forneceu orientação sobre a progressão de exercício em cadeia fechada para a extremidade superior. A posição "*plus*"(caracterizada pela protração escapular máxima na posição de quatro apoios) foi recomendada devido a sua capacidade de ativar maximamente o serrátil anterior durante a protração escapular.[35,55] Para a paciente em questão, subidas no *step* em cadeia fechada realizadas com as extremidades superiores, estabilização rítmica em posição de quatro apoios e variações da posição de indicador (em quatro apoios com extensão de um braço e perna ipsilateral) foram todos realizados de modo a trabalhar a resistência (séries cronometradas de ≥ 30 segundos) para intensificar a estabilização escapular.

Na fase inicial de reabilitação (após 2 a 3 semanas de terapia), o fisioterapeuta orientou a atleta em exercícios com 90° de abdução no plano escapular para simular os padrões de arremesso e de movimentos acima da cabeça inerentes ao saque no tênis. Inicialmente, a posição do plano escapular (30° anterior ao plano coronal do corpo) apenas até 90° de elevação do ombro foi escolhida como uma posição ideal para os exercícios, porque essa é a posição de congruência óssea ideal entre a cabeça umeral e a glenoide[56] na qual o manguito rotador está mais apto a manter a estabilidade GU.[57]

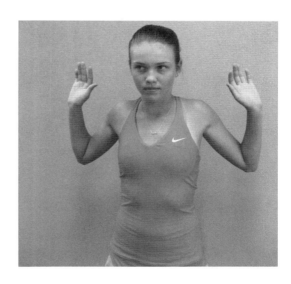

Figura 1.7 Exercício escapular de "mãos ao alto".

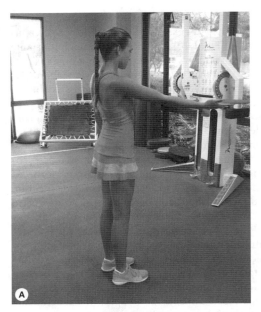

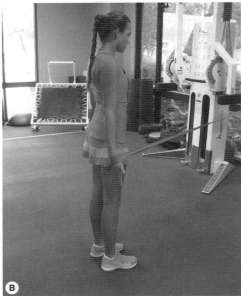

Figura 1.8 Exercício de remada baixa. **A.** A paciente inicia com os braços elevados a quase 90°. **B.** A paciente traciona lateralmente os braços para baixo.

SEÇÃO III: CASO 1   21

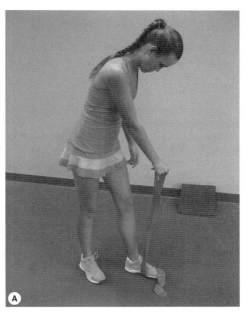

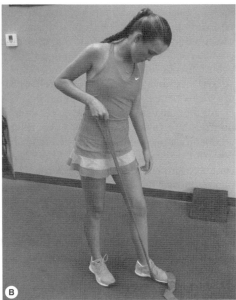

Figura 1.9 Exercício escapular do "cortador de grama". **A.** A paciente inicia com uma banda de resistência relaxada sob o pé esquerdo. **B.** A paciente traciona o braço direito contra a resistência da banda, simulando um movimento de ligar um cortador de grama.

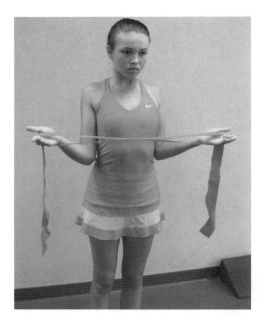

Figura 1.10 Rotação externa com retração escapular.

Basset e colaboradores[58] também mostraram a importância de treinar os músculos em posições funcionais com base na mudança da distância perpendicular muscular e função subsequente na posição de 90/90°. Um exemplo de exercício nas fases iniciais de elevação do ombro realizado com orientação do fisioterapeuta é a estabilização rítmica contra uma bola terapêutica (Fig. 1.12).

Orientaram a prescrição dos exercícios de fortalecimento do manguito rotador dois princícios para esta paciente. Primeiro, o fisioterapeuta selecionou exercícios que colocam o ombro em posições bem toleradas pelos pacientes com disfunção escapular e no manguito rotador. Segundo, a progressão dos exercícios foi baseada nas pesquisas que demonstraram altos níveis de atividade eletromiográfica (EMG) da musculatura posterior do manguito rotador.[59-62] A RE em decúbito lateral e a extensão em prono com o ombro em uma posição externamente rodada (polegares para fora) foram primeiro usadas. Quando a paciente demonstrou uma tolerância livre de dor a esses dois exercícios iniciais, o fisioterapeuta a avançou para a abdução horizontal em prono e RE em prono com retração escapular. A posição de abdução horizontal em prono reduz o impacto subacromial[63] e cria altos níveis de ativação do supraespinal.[60,61,64] Essa posição é uma alternativa superior à amplamente usada da lata vazia, que pode causar impacto porque o ombro é elevado por meio de movimentos combinados de RI e elevação.[65] Recomendam-se três séries de 15 a 20 repetições para criar uma resposta de fadiga e melhorar a resistência muscular.[66] Moncrief e colaboradores[67] mostraram aumentos de 8 a 10% na força isocinética de RI e RE em indivíduos saudáveis após um programa de treinamento de quatro semanas. Esses exercícios também produziram melhoras na força e resistência muscular em tenistas e atletas que realizam com frequência movimentos acima da cabeça.[68-70] O treinamento do manguito rotador e da musculatura escapular

SEÇÃO III: CASO 1   23

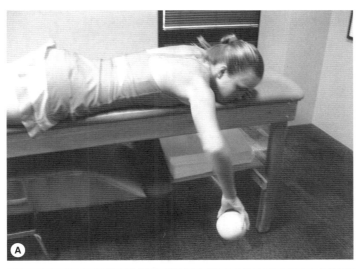

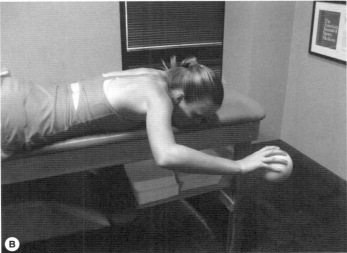

Figura 1.11 Exercício de rotação externa em prono com 90° de abdução do ombro. **A.** A paciente agarra uma bola pesada (ou haltere). **B.** A paciente lentamente puxa a bola alinhada com o corpo rodando externamente o ombro.

modifica e melhora a razão de RE e RI, melhora a força e resistência do manguito rotador e intensifica o desempenho.[68,70,71]

Todos os exercícios para fortalecimento da RE em pé e decúbito lateral foram feitos com uma pequena toalha enrolada na axila para posicionar o ombro em 20 a 30° de abdução (Fig. 1.13). Além de controlar movimentos indesejados, o uso da toalha en-

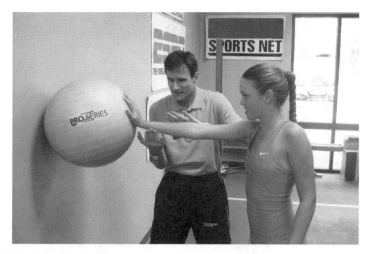

Figura 1.12 Estabilização rítmica realizada com uma bola de exercício a uma elevação de 90° no plano escapular. O fisioterapeuta promove perturbações nos aspectos proximais e distais da extremidade superior.

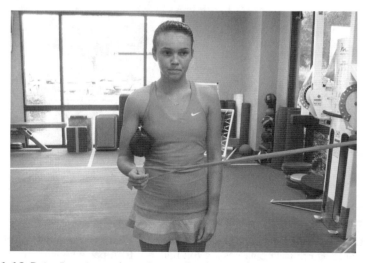

Figura 1.13 Rotação externa do ombro realizada em pé com uma resistência elástica mostrando uma toalha enrolada colocada sob o ombro para o posicionamento ideal.

rolada aumenta em 10% a atividade no músculo infraespinal quando comparado com exercícios idênticos realizados sem a colocação da toalha.[60] Em teoria, outra vantagem é que essa posição previne o fenômeno "de espremer" mostrado em pesquisa com cadáveres investigando a microvascularização do ombro.[72] Em um estudo de ressonância magnética (RM) de 12 adultos saudáveis, Graichen e colaboradores[73] posicionaram ombros não lesionados em 30, 60, 90, 120 e 150° de abdução, com uma toalha enrolada ou travesseiro, sob a axila entre o úmero e o tórax. Durante um exercício de rotação umeral, uma abdução ou adução isométrica de uma força de 15 Newtons foi produzida. Durante a contração isométrica de adução, houve um aumento significativo no espaço subacromial em todas as posições de abdução da articulação GU. Esse estudo indica que o uso da toalha enrolada facilita uma contração isométrica de adução em pacientes que podem precisar aumentar o posicionamento do ombro devido ao impacto durante o exercício de rotação umeral.[73] Para otimizar a ativação do manguito rotador e reduzir a ativação do deltoide e outros motores primários do ombro, o fisioterapeuta usou exercícios de fortalecimento de menor intensidade. Bitter e colaboradores[74] mediram a atividade EMG do infraespinal e do deltoide, porção média e posterior, durante exercícios de RE realizados a 10, 40 e 70% de contração máxima em indivíduos saudáveis. Quando a resistência foi 40% do esforço máximo, houve um aumento relativo na atividade do infraespinal e menos ativação compensatória do deltoide quando comparado com ativações a 70%.

Para simular a posição funcional durante o saque no tênis[75] ou arremesso no beisebol,[76] o exercício de oscilação externa ou da "Estátua da Liberdade" (Fig. 1.14) e o *Impulse Trainer* (*Impulse Training System*, Newnan, Georgia) foram usados para permitir treinamento de sobrecarga excêntrica da RE em uma posição de 90° de elevação no plano escapular e 90° de RE. A importância do treinamento de resistência à fadiga de RE estende-se para a função biomecânica adequada de toda a cadeia cinética da extremidade superior. Tsai e colaboradores[77] demonstraram diminuições significativas na inclinação escapular posterior e na RE escapular após a fadiga dos rotadores externos da

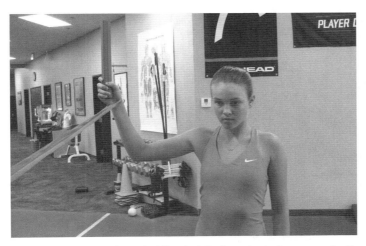

Figura 1.14 Exercício da "Estátua da Liberdade". A paciente faz uma rotação externa do ombro contra a resistência aplicada pela banda elástica. Quando estiver na posição 90/90 de abdução do ombro e rotação externa, a paciente realiza oscilações com a FlexBar, flexionando e estendendo o punho.

GU. Em um estudo similar, Ebaugh e colaboradores[78] usaram um protocolo de fadiga de RE para fadigar os músculos do manguito rotador de adultos normais sem história de patologia no ombro. Após a fadiga dos rotadores externos, os indivíduos demonstraram menos inclinação posterior durante a elevação do braço subsequente, indicando compensações escapulares e padrões de movimento anormais. Esses estudos fornecem uma análise racional para o uso de treinamento com base na RE, direcionado para o atleta com disfunção no ombro, a fim de evitar potenciais compensações que ocorrem com a fadiga dos rotadores externos.

Após a paciente tolerar os exercícios isotônicos com 900 g a 1,3 kg e realizar o treinamento de rotação usando resistência elástica sem sentir dor, o fisioterapeuta iniciou os exercícios rotacionais isocinéticos na posição de "base modificada", na qual a base do dinamômetro é inclinada em 30° em relação ao plano horizontal, o que coloca a articulação GU em 30° de flexão e 30° de abdução (Fig. 1.15). Essa posição bem tolerada permite que o paciente avance de níveis submáximos de resistência a velocidades que variam de 120 a 210° por segundo para pacientes não atléticos, e de 210 a 360° por segundo para pacientes atléticos, durante os estágios finais de reabilitação. O uso de dinamômetro isocinético é importante para medir de forma objetiva a força, em especial, o equilíbrio entre os rotadores internos e externos.[25] O treinamento isocinético deve focar primeiro o padrão de RI/RE do ombro. Quincy e colaboradores[79] mostraram que o treinamento de RI/RE por seis semanas não apenas produziu ganhos significativos na força da RI e RE, mas também melhorou a força na extensão/flexão e abdução/adução do ombro. Por outro lado, o treinamento nos padrões de flexão/extensão e abdução/adução durante as mesmas seis semanas apenas produziu ganhos de força específicos à

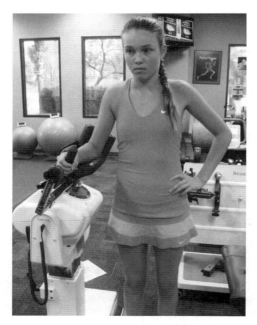

Figura 1.15 Posição de "base modificada" de rotação interna/rotação externa de ombro isocinética para teste e treinamento.

direção do treinamento. Portanto, a ênfase na RI/RE produz uma intensidade de treinamento eficaz em termos de tempo e efetivo na clínica durante o treinamento isocinético.

A **razão de força de RE/RI** fornece uma informação objetiva para o profissional determinar se há um equilíbrio apropriado de força entre os estabilizadores dinâmicos anteriores e posteriores do ombro. Segundo a literatura, as razões em ombros saudáveis ficam em torno de 66%,[25,80] o que significa que os rotadores externos são 66% tão fortes quanto os rotadores internos. Contudo, em geral, os ombros patológicos têm razões de força de RE/RI anormais, com os rotadores externos significativamente mais fracos no lado envolvido. A ênfase sobre o desenvolvimento da força dos rotadores externos (manguito rotador posterior) na reabilitação de um paciente com instabilidade anterior levou ao conceito de um ombro "posterior dominante" (ou seja, o ombro que tem uma razão de força unilateral > 66%) com o objetivo de atingir uma razão de 75 a 80% para melhorar a estabilização dinâmica do ombro. Em teoria, o ombro posterior dominante fornece maior controle da cabeça umeral e é recomendado como um objetivo-chave na reabilitação do ombro. A avaliação cuidadosa com dinamômetro permite que o fisioterapeuta meça os ganhos de força de forma objetiva e, no programa de reabilitação, dê ênfase ao retorno do equilíbrio muscular.

Durante o estágio final da reabilitação do manguito rotador (neste caso, após cerca de 4-6 semanas), os indivíduos que retornam às atividades e aos esportes de movimentos acima da cabeça são candidatos ao treinamento isocinético avançado com o uso de treinamento rotacional específico à funcionalidade. Após seis semanas de treinamento isocinético com 90° de abdução da articulação GU no plano escapular, os atletas têm relatado aumentos na força do manguito rotador e intensificação do esporte com movimentos funcionais acima da cabeça.[68,81] As progressões com exercícios pliométricos também devem ser iniciadas. Um pré-alongamento excêntrico funcional, seguido por uma forte contração muscular concêntrica que ocorre durante os exercícios pliométricos, aproxima-se a muitas atividades esportivas da extremidade superior e serve como uma excelente modalidade de exercício para a evolução do paciente ativo para os programas de retorno ao esporte intervalados. Após um programa de treinamento de oito semanas de **exercícios pliométricos para a extremidade superior e fortalecimento da RE** com resistência elástica, Carter e colaboradores[71] descobriram um aumento na força de RE excêntrica, na força de RI concêntrica e melhora na velocidade do arremesso em jogadores universitários de beisebol. Ellenbecker e colaboradores[82] publicaram um estudo EMG descritivo de dois exercícios pliométricos comumente recomendados e usados na reabilitação final do ombro. Esses exercícios incluem um exercício de queda 90/90 em prono (Fig. 1.16) e um exercício de pegar invertido (Fig. 1.17). Altos níveis de ativação do trapézio inferior e infraespinal foram medidos usando uma *medicine ball* de 0,5 g e 1,0 kg durante o desempenho desses exercícios.[82]

As intervenções específicas para abordar a perda de RI do ombro devem ser iniciadas. Como esta paciente possui instabilidade anterior da articulação GU, deve-se prosseguir com as intervenções para aumentar a força da RI.

A última coisa que qualquer fisioterapeuta deseja fazer é aumentar de modo inadequado a ADM rotacional, o que poderia acentuar a instabilidade da articulação GU. Esta paciente apresenta uma perda de RI do braço dominante isolado (25°), bem como uma perda de rotação total (20°). Isso indica a necessidade de intervenções voltadas a aumentar a RI, pois o limiar aceito para a perda de ADM rotacional sem aumentar a

28 CASOS CLÍNICOS EM FISIOTERAPIA ESPORTIVA

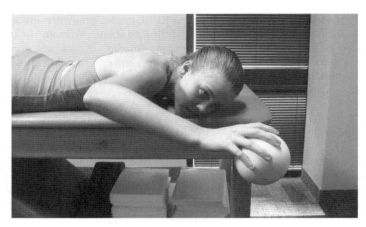

Figura 1.16 O exercício de queda 90/90 em prono. Com o ombro a 90° de abdução e o cotovelo a 90° de flexão, a paciente deixa cair a bola e rapidamente faz uma rotação interna do ombro para pegá-la. Faz-se rotação externa do ombro para retornar a extremidade superior à posição inicial.

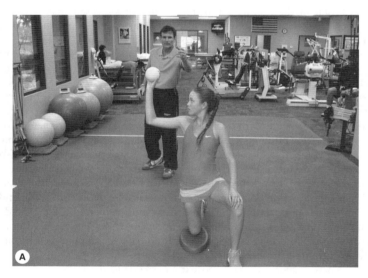

Figura 1.17 O exercício de pegar 90/90 invertido. **A.** O terapeuta lança uma *Plyoball* sobre a extremidade superior da paciente.

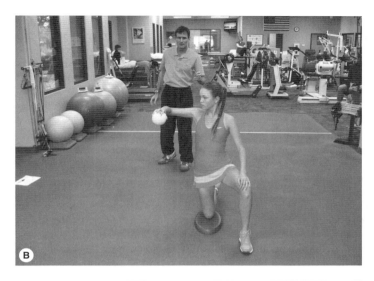

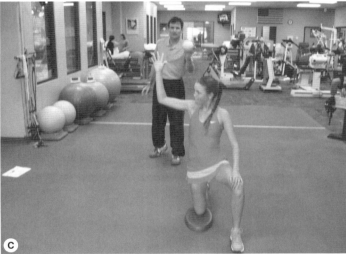

Figura 1.17 (*Continuação*) O exercício de pegar 90/90 invertido. **B.** A paciente agarra a *Plyoball*, desacelerando-a à medida que o ombro realiza rotação interna. **C.** A paciente rapidamente inverte o movimento ao realizar a rotação externa do ombro para arremessar a bola de volta para o fisioterapeuta.

lesão situa-se entre 5 e 10° de ADM total em comparação com a extremidade contralateral nos atletas de movimentos acima da cabeça.[28,29] Como a paciente têm uma perda de RI e uma perda de rotação total, é uma candidata ideal para intervenções específicas para melhorar a RI. Antes de realizar as intervenções para aumentar a ADM, indica-se uma revisão dos achados do exame inicial da paciente. O fisioterapeuta avaliou a ADM fisiológica (RI, RE, TROM) e ADM acessória (deslizamentos anterior, posterior e caudal). No momento da avaliação, não foi observada perda de mobilidade acessória, apenas deficiências no movimento fisiológico (*i.e.*, RI). Portanto, as intervenções específicas para abordar a RI usando mobilização fisiológica foram indicadas. O uso de deslizamentos posteriores ou outros deslizamentos acessórios *não* deveria ser indicado devido à hipermobilidade da paciente.

Vários estudos foram feitos para orientar a tomada de decisão clínica sobre quais **intervenções de ADM de RI** empregar.[40,42,83] As Figuras 1.18 e 1.19 demonstram as versões das posições de alongamento de RI do ombro que usam a posição de plano escapular e podem ser feitas em várias posições de elevação da articulação glenoumeral. Cada posição de alongamento requer a colocação de mão anterior para fornecer pressão posterior, de modo a minimizar a compensação escapular e limitar a translação da cabeça umeral anterior durante o alongamento com RI (devido aos efeitos de translação requerida). Em estudos com cadáveres, Izumi e colaboradores[83] determinaram qual posição de ombro colocava estresse ideal sobre a cápsula posterior. Eles descobriram que grandes tensões na cápsula posterior ocorriam durante a posição de alongamento de 30° de elevação no plano escapular com RI. Concluíram que essa posição produzia níveis aceitáveis de tensão escapular posterior e deveria ser extremamente efetiva para

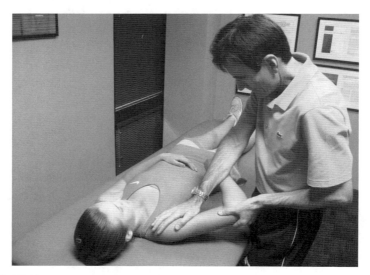

Figura 1.18 Alongamento com rotação interna em figura de 4 no plano escapular. O fisioterapeuta usa uma mão para estabilizar a escápula, enquanto a outra mão segura a extremidade superior no cotovelo para realizar um alongamento com rotação interna do ombro.

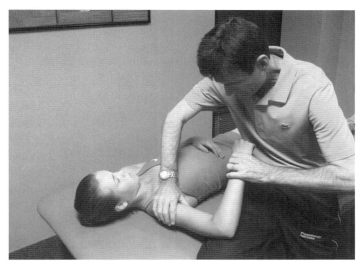

Figura 1.19 Modificação do alongamento com rotação interna no plano escapular. O fisioterapeuta estabiliza com uma mão e segura o punho com a outra. Gira internamente o ombro para criar o alongamento.

uso clínico. Esses alongamentos para a cápsula posterior e unidade musculotendinea também podem ser usados em um formato de contração-relaxamento de facilitação neuromuscular proprioceptiva (FNP), após um paradigma do tipo alongamento prolongado com carga baixa, para facilitar o aumento na ADM. O alongamento sleeper e o de adução horizontal são exemplos de alongamentos oferecidos a pacientes para serem feitos a domicílio para abordar a deficiência de ADM RI (Figs 1.20 e 1.21). O fisioterapeuta deve garantir que a paciente mantenha a estabilização escapular durante esses alongamentos. No alongamento sleeper, o peso do corpo da paciente sobre a borda lateral da escápula estabiliza a escápula; no alongamento de adução horizontal, uma parede ou objeto de suporte previne a protração escapular. Em uma população de atletas não profissionais (alguns com uma significativa deficiência na ADM RI), McClure e colaboradores[42] compararam os efeitos do alongamento com adução horizontal *versus* alongamento sleeper. Produziram ganhos significativamente maiores na RI quatro semanas de alongamento no grupo que realizou o alongamento de adução horizontal em comparação com o alongamento sleeper. Apesar dos resultados desse estudo, o uso do alongamento sleeper ainda é defendido. Contudo, ao contrário da posição em decúbito lateral total, que pode causar desconforto na região anterior do ombro, uma posição de semidecúbito lateral é recomendada com frequência (Fig. 1.22). Essa posição é caracterizada pelo giro para trás do corpo a um terço da real posição de decúbito lateral, ainda produzindo estabilização escapular, mas com menor quantidade de compressão anterior e menos dor no ombro. Laudner e colaboradores[84] descobriram um aumento súbito de 3,3° de RI após três alongamentos na posição de sleeper, com duração de 30 segundos. São necessárias mais pesquisas para melhor definir a aplicação ideal desses

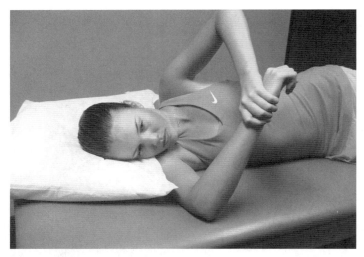

Figura 1.20 Alongamento sleeper tradicional. A paciente segura o punho do seu braço afetado aplicando uma gentil força para rodar internamente o ombro.

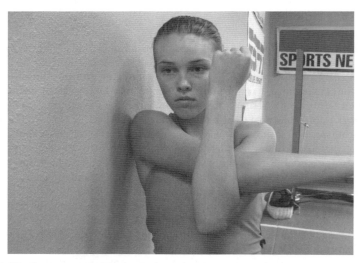

Figura 1.21 Alongamento de adução horizontal com estabilização escapular aplicada à borda escapular lateral contra a parede.

alongamentos; contudo, os estudos têm sustentado uma melhora na ADM RI com um programa de alongamento domiciliar.[42]

Métodos adicionais de adução horizontal podem ser usados para abordar as estruturas da região posterior do ombro e melhorar a RI da articulação GU.[40,41,85] Moore

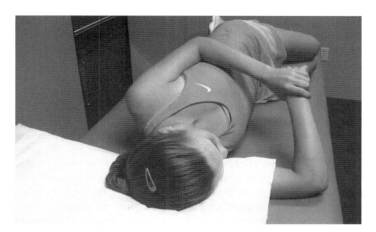

Figura 1.22 Alongamento "sleeper" na posição com as costas giradas a um terço (posição de semidecúbito lateral). A paciente usa seu braço esquerdo para rodar internamente o ombro direito.

e colaboradores[40] encontraram melhoras significativas e imediatas na ADM após um alongamento de contração-relaxamento de adução horizontal na direção da RI. Ellenbecker e colaboradores[85] encontraram um aumento súbito de 8,4° na RI após três alongamentos de contração-relaxamento de 30 segundos, usando uma fita elástica na direção da adução horizontal (Fig. 1.23). Outro método para melhorar a ADM de RI usando adução horizontal é mostrado na Fig. 1.24. Esses alongamentos incluem estabilização escapular ampla pelo fisioterapeuta e pressão importante no movimento de adução horizontal para influenciar o alongamento do tecido da parte posterior do ombro.

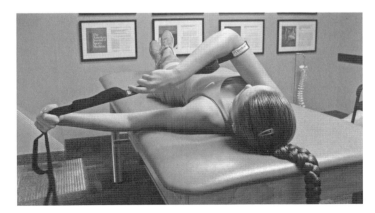

Figura 1.23 Alongamento de adução horizontal de contração-relaxamento na posição supina usando uma faixa elástica.

Várias precauções devem ser tomadas durante o processo de reabilitação. O fisioterapeuta deve educar a paciente para minimizar o estresse no manguito rotador, aconselhando-a especificamente para evitar posições com movimentos acima da cabeça (> 90° de elevação) nos exercícios de resistência e nas AVDs. Além disso, os padrões tradicionais de movimento com levantamento de peso na extremidade superior que recrutam os motores primários (deltoide, latíssimo do dorso, trapézio superior, peitoral maior) devem ser evitados em uma tentativa de promover o equilíbrio muscular. O alongamento em amplitude máxima de RE e padrões de movimento e posições que criam estresse sobre a cápsula anterior devem também ser evitados devido a sua hipermobilidade.

Os fatores psicossociais têm um impacto significativo sobre a reabilitação da jovem atleta. Com base na história relatada, a paciente exibe alta motivação para o desempenho, o que pode levar ao treinamento excessivo e ao uso excessivo.[86] Aos 14 anos, com frequência, os jogadores de elite estão fazendo uma significativa quantidade de treinamento fora e dentro da quadra. Contudo, em geral não entendem ou não têm a disciplina para executar com consistência rotinas que os preparam para o esforço físico ou para a recuperação ideal. Com o início da lesão, há incerteza sobre o futuro, o que cria ansiedade e efeitos negativos sobre a autoconfiança, autoestima e sentido de identidade.[87] Esta jogadora nunca havia se machucado e isso pode ter aumentado a ansiedade e possivelmente o receio de perder as partidas ou de perder a capacidade de jogar no mesmo nível anterior de proficiência. O modo como a jogadora avalia sua capacidade de lidar com a lesão e como isso afeta seus objetivos no tênis influenciará o processo de reabilitação.[88] Além disso, a jogadora tem torneios programados para o mês seguinte, assim, haverá pressão para retornar ao jogo e jogar bem. Com frequência, os atletas insistem em voltar mais cedo ao treinamento do que deveriam.

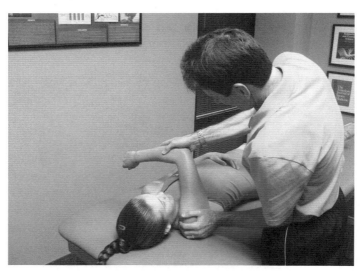

Figura 1.24 Alongamento de adução horizontal realizado pelo fisioterapeuta com estabilização escapular. O fisioterapeuta segura o antebraço da paciente e aduz horizontalmente a extremidade superior sobre o tórax.

A ansiedade e o estresse relacionados à lesão e à reabilitação aumentam a chance de pensamentos negativos sobre o processo de reabilitação, o que pode afetar o comprometimento e criar uma excessiva tensão muscular. Sentir-se em sintonia com o fisioterapeuta pode ajudar na adesão ao plano de tratamento, inclusive ao programa de exercícios domiciliares. Reconhecendo o desejo da atleta de voltar ao treinamento e ao jogo, o fisioterapeuta deve lembrá-la de ser paciente e tomar boas decisões para a saúde duradoura do ombro. Além disso, a crença no planejamento e o otimismo de que o ombro readquirirá força e função plenas pode aumentar o comprometimento com o plano de tratamento. Estabelecer objetivos de curto prazo e com foco no processo permite que a paciente sinta o sucesso na jornada de reabilitação, aumentando a motivação. O fisioterapeuta deve também estimulá-la a usar um diálogo interno positivo para se autoestimular a aderir ao treinamento e lembrar que retornará de forma saudável e com desempenho superior. O uso de visualização do jogo do tênis com força e execução também pode aumentar sua preparação para o retorno ao jogo.

Como inicialmente o encaminhamento à fisioterapia veio de um cirurgião ortopédico especializado em lesões do ombro e extremidade superior, nenhum encaminhamento médico adicional é indicado neste momento. Contudo, caso a paciente não conseguisse avançar em seu programa de tratamento e os sintomas persistissem, um encaminhamento de volta ao cirurgião ortopédico para exames de imagem e avaliação adicionais poderia ser indicado. É importante que o fisioterapeuta trabalhe junto com o treinador da tenista e que possa fornecer uma valiosa perspectiva da mecânica de golpes da tenista, garantindo que a análise biomecânica apropriada seja feita na quadra para otimizar o desempenho e prevenir uma nova lesão. O fisioterapeuta pode orientar o treinador a focar a mecânica do saque em relação ao toss (lançamento da bolinha) para que este tenha uma localização adequada, de modo a minimizar as forças de impacto.

Uma das maiores diferenças entre as perspectivas do paciente e do profissional se situa na importância relativa do retorno ao jogo. O profissional tem a responsabilidade de garantir o retorno seguro da atleta ao tênis sem colocar em risco sua saúde e bem-estar, enquanto a jogadora valoriza o tempo na quadra e prossegue com a competição para atingir os objetivos preestabelecidos dentro de sua atividade. Comunicar com clareza a condição da paciente e os critérios para o retorno ao esporte à jogadora, ao treinador e aos pais, é fundamental para garantir que seja encontrado o momento oportuno de retorno ao esporte.

A obrigação profissional do fisioterapeuta é juntar as intervenções baseadas em evidência com as orientações objetivas de retorno ao esporte para garantir um plano de tratamento detalhado e completo da avaliação inicial até a alta. Neste caso, as orientações de retorno ao esporte foram estabelecidas como o retorno da força de RE igual ao lado contralateral e as razões de força unilateral de RE/RI maiores do que 66% do lado dominante lesionado.[25] A restauração da ADM de rotação total de 10° para igualar com o lado contralateral e o tratamento da GIRD no lado dominante são necessários para reduzir a chance de uma nova lesão e acelerar o retorno à plena atividade.[32,89]

Recomendações Clínicas Baseadas em Evidência

SORT: Taxonomia da Força de Recomendação
A: Evidência de boa qualidade e consistente orientada para o paciente.
B: Evidência de qualidade limitada ou inconsistente orientada para o paciente.

C: Evidência consensual, prática geral, opinião de especialista ou série de casos orientada para a doença.

1. Para otimizar a estabilização dinâmica do ombro, a força dos rotadores externos do ombro deve ser de, pelo menos, 66% da força dos rotadores internos do ombro. **Grau B**
2. A inclusão de exercícios pliométricos para o ombro aumenta a força da rotação externa excêntrica e a força da rotação interna concêntrica nos atletas. **Grau B**
3. O alongamento sleeper ou o alongamento de adução horizontal aumenta a amplitude de movimento passiva de rotação interna do ombro. **Grau B**

QUESTÕES DE REVISÃO

1.1 Qual dos seguintes fatores *não* é considerado um fator de risco para a lesão no ombro por uso excessivo em um atleta de elite que realiza movimentos acima da cabeça?

   A. Patologia escapular
   B. Fraqueza na rotação externa
   C. Aumento da amplitude de movimento de rotação interna
   D. Diminuição da amplitude de movimento de rotação interna (GIRD)

1.2 Quais fatores devem ser aplicados em uma progressão de exercícios ideal para aumentar a força do manguito rotador?

   A. Formatos com baixa carga, alta repetição com intensidade de exercício para rotação externa a 40% ou menos dos níveis máximos com padrões de movimentos inferiores a 90° de elevação para minimizar o impacto
   B. Formatos de carga alta e baixa repetição, com intensidade de exercício para rotação externa a 80% de 1 repetição mínima de um indivíduo
   C. Levantamento acima da cabeça com esforço máximo
   D. Exercícios enfatizando o fortalecimento da rotação interna do ombro

1.3 Várias importantes características clínicas devem ser avaliadas antes que um atleta de movimentos acima da cabeça retorne ao esporte. Quais dos seguintes fatores *não* deveria ser uma destas?

   A. Razão de RE/RI entre 66 e 75%
   B. Capacidade de realizar o supino com 120% do peso do corpo
   C. Ausência de dor com TMM de rotação externa em 90° de abdução
   D. Amplitude de movimento sem dor em 90° de rotação externa e 90° de abdução

RESPOSTAS

1.1 **C.**
1.2 **A.**
1.3 **B.**

REFERÊNCIAS

1. Beighton P, Horan F. Orthopaedic aspects of the Ehlers-Danlos syndrome. *J Bone Joint Surg Br*. 1969;51:444-453.
2. Kovacs M, Ellenbecker T. An 8-stage model for evaluating the tennis serve: implications for performance enhancement and injury prevention. *Sports Health*. 2011;3:504-513.
3. Ryu RK, McCormick J, Jobe FW, Moynes DR, Antonell DJ. An electromyographic analysis of shoulder function in tennis players. *Am J Sports Med*. 1988;16:481-485.
4. Roetert EP, Groppel JL. Mastering the kinetic chain. In: Roetert EP, Groppel JL, eds. *World Class Tennis Technique*. Champaign, IL: Human Kinetics; 2001:99-113.
5. Ellenbecker TS. *Clinical Examination of the Shoulder*. St Louis, MO: Elsevier Saunders; 2004.
6. Burkart SS, Morgan CD, Kibler WB. The disabled throwing shoulder: spectrum of pathology. Part I: pathoanatomy and biomechanics. *Arthroscopy*. 2003;19:404-420.
7. Kibler WB, Kuhn JE, Wilk K, et al. The disabled throwing shoulder: spectrum of pathology-10--year update. *Arthroscopy*. 2013;29:141-161.
8. Ellenbecker TS. Rehabilitation of shoulder and elbow injuries in tennis players. *Clin Sports Med*. 1995;14:87-110.
9. Kovacs M, Ellenbecker TS, Kibler WB, Roetert EP, Lubbers P. Injury trends in American competitive junior tennis players. *J Sci Med Tennis*. 2014; 19:19-24.
10. Jayanthi N, Feller E, Smith A. Junior competitive tennis: ideal tournament and training recommendations. *J Med Sci Tennis*. 2013;18:50-58.
11. Tate AR, McClure P, Kareha S, Irwin D, Barbe MF. A clinical method for identifying scapular dyskinesis, part 2: validity. *J Athl Train*. 2009;44:165-173.
12. McClure P, Tate AR, Kareha S, Irwin D, Zlupko E. A clinical method for identifying scapular dyskinesis, part 1: reliability. *J Athl Train*. 2009;44:160-164.
13. Ellenbecker TS, Kibler WB, Bailie DS, Caplinger R, Davies GJ, Riemann BL. Reliability of scapular classification in examination of professional baseball players. *Clin Orthop Rel Res*. 2012; 470:1540-1544.
14. Kibler WB, Uhl TL, Maddux JW, Brooks PV, Zeller B, McMullen J. Qualitative clinical evaluation of scapular dysfunction: a reliability study. *J Shoulder Elbow Surg*. 2002;11:550-556.
15. Priest JD, Nagel DA. Tennis shoulder. *Am J Sports Med*. 1976;4:28-42.
16. Romeo AA, Rotenberg DD, Bach BR Jr. Suprascapular neuropathy. *J Am Acad Orthop Surg*. 1999; 7:358-367.
17. Kibler WB, Uhl TL, Cunningham TJ. The effect of the scapular assistance test on scapular kinematics in the clinical exam. *J Orthop Sports Phys Ther*. 2009;39:A12.
18. Rabin A, Irrgang JJ, Fitzgerald GK, Eubanks A. The intertester reliability of the Scapular Assistance Test. *J Orthop Sports Phys Ther*. 2006;36:653-660.
19. Manske R, Ellenbecker T. Current concepts in shoulder examination of the overhead athlete. *Int J Sports Phys Ther*. 2013;8:554-578.
20. O'Brien SJ, Pagnani MJ, Fealy S, McGlynn SR, Wilson JB. The active compression test: a new and effective test for diagnosing labral tears and acromioclavicular joint abnormality. *Am J Sports Med*. 1998;26:610-613.
21. Jobe FW, Bradley JP. The diagnosis and nonoperative treatment of shoulder injuries in athletes. *Clin Sports Med*. 1989;8:419-437.
22. Hamner DL, Pink MM, Jobe FW. A modification of the relocation test: arthroscopic findings associated with a positive test. *J Shoulder Elbow Surg*. 2000;9:263-267.
23. Kelley MJ, Kane TE, Leggin BG. Spinal accessory nerve palsy: associated signs and symptoms. *J Orthop Sports Phys Ther*. 2008;38:78-86.
24. Riemann BL, Davies GJ, Ludwig L, Gardenhour H. Hand-held dynamometer testing of the internal and external rotator musculature based on selected positions to establish normative data and unilateral ratios. *J Shoulder Elbow Surg*. 2010;19:1175-1183.

25. Ellenbecker TS, Davies GJ. The application of isokinetics in testing and rehabilitation of the shoulder complex. *J Athl Train*. 2000;35:338-350.
26. Wilk KE, Reinold MM, Macrina LC, et al. Glenohumeral internal rotation measurements differ depending on stabilization techniques. *Sports Health*. 2009;1:131-136.
27. Awan R, Smith J, Boon AJ. Measuring shoulder internal rotation range of motion: a comparison of 3 techniques. *Arch Phys Med Rehabil*. 2002;83:1229-1234.
28. Wilk KE, Macrina LC, Fleisig GS, et al. Correlation of glenohumeral internal rotation deficit and total rotational motion to shoulder injuries in professional baseball pitchers. *Am J Sports Med*. 2011;39:329-335.
29. Shanley E, Rauh MJ, Michener LA, Ellenbecker TS, Garrison JC, Thigpen CA. Shoulder range of motion measures as risk factors for shoulder and elbow injuries in high school softball and baseball players. *Am J Sports Med*. 2011;39:1997-2006.
30. Ellenbecker TS, Roetert EP, Bailie DS, Davies GJ, Brown SW. Glenohumeral joint total rotation range of motion in elite tennis players and baseball pitchers. *Med Sci Sports Exerc*. 2002;34:2052-2056.
31. Chandler TJ, Kibler WB, Uhl TL, Wooten B, Kiser A, Stone E. Flexibility comparisons of elite junior tennis players to other athletes. *Am J Sports Med*. 1990;18:134-136.
32. Ellenbecker T, Roetert EP. Age-specific isokinetic glenohumeral internal and external rotation strength in elite junior tennis players. *J Sci Med Sport*. 2003;6:63-70.
33. Laudner KG, Moline MT, Meister K. The relationship between forward scapular posture and posterior shoulder tightness among baseball players. *Am J Sports Med*. 2010;38:2106-2112.
34. Ellenbecker TS, Kovacs M. Bilateral comparison of shoulder horizontal adduction range of motion in elite tennis players. *J Orthop Sports Phys Ther*. 2013;43:A51-A52.
35. Moseley JB Jr, Jobe FW, Pink M, Perry J, Tibone J. EMG analysis of the scapular muscles during a shoulder rehabilitation program. *Am J Sports Med*. 1992;20:128-134.
36. Kibler WB, Sciascia AD, Uhl TL, Tambay N, Cunningham T. Electromyographic analysis of specific exercises for scapular control in the early phases of shoulder rehabilitation. *Am J Sports Med*. 2008;39:1789-1798.
37. Ekstrom RA, Donatelli RA, Soderberg GL. Surface electromyographic analysis of exercises for the trapezius and serratus anterior muscles. *J Orthop Sports Phys Ther*. 2003;33:247-258.
38. Van de Velde A, De Mey K, Maenhout A, Calders P, Cools AM. Scapular muscle performance: two training programs in adolescent swimmers. *J Athletic Train*. 2011;46:160-167.
39. De Mey K, Danneels L, Cagnie B, Cools AM. Scapular muscle rehabilitation exercises in overhead athletes with impingement symptoms: effect of a 6-week training program on muscle recruitment and functional outcome. *Am J Sports Med*. 2012;40:1906-1915.
40. Moore SD, Laudner KG, McLoda TA, Shaffer MA. The immediate effects of muscle energy technique on posterior shoulder tightness: a randomized controlled trial. *J Orthop Sports Phys Ther*. 2011;41:400-407.
41. Manske RC, Meschke M, Porter A, Smith B, Reiman M. A randomized controlled single-blinded comparison of stretching versus stretching and joint mobilization for posterior shoulder tightness measured by internal rotation motion loss. *Sports Health*. 2010;2:94-100.
42. McClure P, Balaicuis J, Heiland D, Broersma ME, Thorndike CK, Wood A. A randomized controlled comparison of stretching procedures in recreational athletes with posterior shoulder tightness. *J Orthop Sports Phys Ther*. 2005;35:A5.
43. Kraeutler MJ, Ciccotti MG, Dodson CC, Frederick RW, Cammarota B, Cohen SB. Kerlan-Jobe Orthopaedic Clinic overhead athlete scores in asymptomatic professional baseball pitchers. *J Shoulder Elbow Surgery*. 2013;22:329-332.
44. Domb GB, Davis JT, Alberta FG, et al. Clinical follow-up of professional baseball players undergoing ulnar collateral ligament reconstruction using the new Kerlan-Jobe Orthopaedic Clinic overhead athlete shoulder and elbow score (KJOC score). *Am J Sports Med*. 2010;38:1558-1563.
45. Alberta FG, ElAttrache NS, Bissell S, et al. The development and validation of a functional assessment tool for the upper extremity in the overhead athlete. *Am J Sports Med*. 2010;38:903-911.

46. Matsen FA III, Artnz CT. Subacromial impingement. In: Rockwood CA Jr, Matsen FA III, eds. *The Shoulder*. Philadelphia, PA: WB Saunders; 1990.
47. Richards RR, An KN, Bigliani LU, et al. A standardized method for the assessment of shoulder function. *J Shoulder Elbow Surg*. 1994;3:347-352.
48. Kuhn JE, Dunn WR, Sanders R, et al. Effectiveness of physical therapy in treating atraumatic full-thickness rotator cuff tears: a multicenter prospective cohort study. *J Shoulder Elbow Surg*. 2013;22:1371-1379.
49. Morrison DS, Frogameni AD, Woodworth P. Non-operative treatment of subacromial impingement syndrome. *J Bone Joint Surg Am*. 1997;79:732-737.
50. Kibler WB. Role of the scapula in the overhead throwing motion. *Cont Orthop*. 1998;22:525-532.
51. Kibler WB. The role of the scapula in athletic shoulder function. *Am J Sports Med*. 1998;26:325-337.
52. Neer CS. Impingement lesions. *Clin Orthop Relat Res*. 1983;173:70-77.
53. McCabe RA, Orishimo KF, McHugh MP, Nicholas SJ. Surface electromyographic analysis of the lower trapezius muscle during exercises performed below ninety degrees of shoulder elevation in healthy subject. *N Am J Sports Phys Ther*. 2007;2:34-43.
54. Uhl TL, Carver TJ, Mattacola CG, Mair SD, Nitz AJ. Shoulder musculature activation during upper extremity weight-bearing exercise. *J Orthop Sports Phys Ther*. 2003;33:109-117.
55. Decker MJ, Hintermeister RA, Faber KJ, Hawkins RJ. Serratus anterior muscle activity during selected rehabilitation exercises. *Am J Sports Med*. 1999;27:784-791.
56. Saha AK. The classic. Mechanism of shoulder movements and a plea for the recognition of "zero position" of the glenohumeral joint. *Clin Orthop Relat Res*. 1983;173:3-10.
57. Happee R, Van der Helm FC. The control of shoulder muscles during goal directed movements, an inverse dynamic analysis. *J Biomech*. 1995;28:1179-1191.
58. Bassett RW, Browne AO, Morrey BF, An KN. Glenohumeral muscle force and moment mechanics in a position of shoulder instability. *J Biomech*. 1994;23:405-415.
59. Townsend H, Jobe FW, Pink M, Perry J. Electromyographic analysis of the glenohumeral muscles during a baseball rehabilitation program. *Am J Sports Med*. 1991;19:264-272.
60. Reinhold MM, Wilk KE, Fleisig GS, et al. Electromyographic analysis of the rotator cuff and deltoid musculature during common shoulder external rotation exercises. *J Orthop Sports Phys Ther*. 2004;34:385-394.
61. Blackburn TA, McLeod WD, White B, Wofford L. EMG analysis of posterior rotator cuff exercises. *Athl Train*. 1990;25:40-45.
62. Ballantyne BT, O'Hare SJ, Paschall JL, et al. Electromyographic activity of selected shoulder muscles in commonly used therapeutic exercises. *Phys Ther*. 1993;73:668-682.
63. Wuelker N, Plitz W, Roetman B. Biomechanical data concerning the shoulder impingement syndrome. *Clin Orthop Relat Res*. 1994;303:242-249.
64. Malanga GA, Jenp YN, Growney E, An K. EMG analysis of shoulder positioning in testing and strengthening the supraspinatus. *Med Sci Sports Exerc*. 1996;28:661-664.
65. Thigpen CA, Padua DA, Morgan N, Kreps C, Karas SG. Scapular kinematics during supraspinatus rehabilitation exercise: a comparison of full-can versus empty-can techniques. *Am J Sports Med*. 2006;34:644-652.
66. Fleck SJ, Kraemer WJ. *Designing Resistance Training Programs*. Champaign IL: Human Kinetics Publishers; 1987.
67. Moncrief SA, Lau JD, Gale JR, Scott SA. Effect of rotator cuff exercise on humeral rotation torque in healthy individuals. *J Strength Cond Res*. 2002;16:262-270.
68. Ellenbecker TS, Davies GJ, Rowinski MJ. Concentric versus eccentric isokinetic strengthening of the rotator cuff: objective data versus functional test. *Am J Sports Med*. 1988;16:64-69.
69. Treiber FA, Lott J, Duncan J, Slavens G, Davis H. Effects of Theraband and lightweight dumbbell training on shoulder rotation torque and serve performance in college tennis players. *Am J Sports Med*. 1998;26:510-515.
70. Niederbracht Y, Shim AL, Sloniger MA, Paternostro-Bayles M, Short TH. Effects of a shoulder injury prevention strength training program on eccentric external rotator muscle strength

and glenohumeral joint imbalance in female overhead activity athletes. *J Strength Cond Res.* 2008;22:140-145.
71. Carter AB, Kaminski TW, Douex AT Jr, Knight CA, Richards JG. Effects of high volume upper extremity plyometric training on throwing velocity and functional strength ratios of the shoulder rotators in collegiate baseball players. *J Strength Cond Res.* 2007;21:208-215.
72. Rathburn JB, Macnab I. The microvascular pattern of the rotator cuff. *J Bone Joint Surg Br.* 1970;52:540-553.
73. Graichen H, Hinterwimmer S, von Eisenhart-Rothe R, Vogl T, Englmeier KH, Eckstein F. Effect of abducting and adducting muscle activity on glenohumeral translation, scapular kinematics and subacromial space width in vivo. *J Biomech.* 2005;38:755-760.
74. Bitter NL, Clisby EF, Jones MA, Magarey ME, Jaberzadeh S, Sandow MJ. Relative contributions of infraspinatus and deltoid during external rotation in healthy shoulders. *J Shoulder Elbow Surg.* 2007;16:563-568.
75. Elliott B, Marsh T, Blanksby B. A three dimensional cinematographic analysis of the tennis serve. *Int J Sports Biomech.* 1986;2:260-271.
76. Fleisig GS, Andrews JR, Dillman CJ, Escamilla RF. Kinetics of baseball pitching with implications about injury mechanisms. *Am J Sports Med.* 1995;23:233-239.
77. Tsai NT, McClure PW, Karduna AR. Effects of muscle fatigue on 3-dimensional scapular kinematics. *Arch Phys Med Rehabil.* 2003;84:1000-1005.
78. Ebaugh DD, McClure PW, Karduna AR. Scapulothoracic and glenohumeral kinematics following an external rotation fatigue protocol. *J Orthop Sports Phys Ther.* 2006;36:557-571.
79. Quincy RI, Davies GJ, Kolbeck KJ, Szymanski JL. Isokinetic exercise: the effects of training specificity on shoulder strength development. *J Athl Train.* 2000;35:S64.
80. Byram IR, Bushnell BD, Dugger K, Charron K, Harrell FE Jr, Noonan TJ. Preseason shoulder strength measurements in professional baseball pitchers: identifying players at risk for injury. *Am J Sports Med.* 2010;38:1375-1382.
81. Mont MA, Cohen DB, Campbell KR, Gravare K, Mathur SK. Isokinetic concentric versus eccentric training of the shoulder rotators with functional evaluation of performance enhancement in elite tennis players. *Am J Sports Med.* 1994;22:513-517.
82. Ellenbecker TS, Sueyoshi T, Bailie DS. Muscular activity during plyometric exercises in 90° of glenohumeral joint abduction. *Sports Health.* 2015;7:75-79.
83. Izumi T, Aoki M, Muraki T, Hidaka E, Miyamoto S. Stretching positions for the posterior capsule of the glenohumeral joint: strain measurement using cadaveric specimens. *Am J Sports Med.* 2008;36:2014-2022.
84. Laudner KG, Sipes RC, Wilson JT. The acute effects of sleeper stretch on shoulder range of motion. *J Athl Train.* 2008;43:359-363.
85. Ellenbecker TS, Manske R, Sueyoshi T, Bailie DS. The acute effect of a contract-relax horizontal cross body adduction stretch on shoulder internal rotation using a thera-band stretch strap. Proceedings of Thera-Band Research Advisory Meeting (Moscow, Russia). 2013. http://www.thera--bandacademy.com/elements/clients/docs/TRAC2013Proceedings__635126902900036533.pdf. Accessed March 1, 2015.
86. Peterson K. Overtraining: balancing practice and performance. In: Murphy S, ed. *The Sport Psych Handbook.* Champaign, IL: Human Kinetics; 2004.
87. Brown C. Injuries: the psychology of recovery and rehab. In: Murphy S, ed. *The Sport Psych Handbook.* Champaign, IL: Human Kinetics; 2004.
88. Brewer BW. The role of psychological factors in sport injury rehabilitation outcomes. *Int Rev Sport Exerc Psychol.* 2010;3:40-61.
89. Manske R, Wilk KE, Davies G, Ellenbecker T, Reinold M. Glenohumeral motion deficits: friend or foe? *Int J Sports Phys Ther.* 2013;8:537-553.

Primeiro episódio de luxação anterior aguda do ombro

Robert C. Manske
Daniel Quillin
B. J. Lehecka

CASO 2

Um jogador de futebol americano de 16 anos de idade é encaminhado a uma clínica de fisioterapia ambulatorial após a primeira luxação glenoumeral anterior de seu ombro direito dominante, uma semana atrás, quando ele esticou o braço para bloquear um *running back*.

▶ Com base no diagnóstico do paciente, qual é o melhor método de imobilização glenoumeral?
▶ Por quanto tempo deve ocorrer a imobilização glenoumeral em uma população de atletas jovens?
▶ Quais são as medidas de resultado subjetivas mais comuns da fisioterapia que podem ser obtidas após esta lesão?
▶ Quais são as intervenções fisioterapêuticas mais apropriadas para uma luxação anterior do ombro?
▶ Existem possíveis complicações que poderiam interferir na fisioterapia após esta lesão?

DEFINIÇÕES-CHAVE

ESTABILIZAÇÃO DINÂMICA: uso de exercícios de fortalecimento ou estabilização para ajudar a manter a congruência articular.

INSTABILIDADE GLENOUMERAL: translação excessiva da cabeça umeral na fossa glenoide, associada com dor e perda da função do ombro; classificada de acordo com muitos fatores, como direção, grau, mecanismo e frequência.

HIPERMOBILIDADE ARTICULAR: condição na qual as articulações podem se mover além da amplitude de movimento (ADM) normal.

CONTROLE NEUROMUSCULAR: treinamento do sistema neuromuscular para manter a estabilidade dinâmica do corpo.

EXERCÍCIOS PLIOMÉTRICOS: exercícios avançados que treinam músculos em intervalos cronometrados, curtos; projetados para aumentar a velocidade da contração muscular, o que resulta em aumento da potência muscular.

TUBS: acrônimo descrevendo a instabilidade glenoumeral que é criada pelo primeiro episódio de evento traumático, no qual: T = traumático; U = extremidade unilateral; B = ruptura de Bankart; S = cirurgia (S, do inglês, *surgery*), que em geral é necessária para o reparo do lábio glenoidal rompido.

Objetivos

1. Descrever as causas da luxação glenoumeral anterior.
2. Descrever o tratamento apropriado após o primeiro episódio de luxação anterior.
3. Entender as preocupações durante a reabilitação após uma luxação anterior.
4. Descrever os exercícios projetados para desenvolver a estabilidade glenoumeral dinâmica.
5. Usar ferramentas de medidas de resultados subjetivas que podem ser usadas para monitorar o progresso.

Considerações sobre a Fisioterapia

Considerações sobre a fisioterapia durante o manejo do atleta jovem após a luxação glenoumeral:

- ▶ **Plano de tratamento/objetivos gerais da fisioterapia:** diminuir a dor; aumentar gradualmente a ADM e a flexibilidade; aumentar o controle glenoumeral dinâmico; manter a estabilidade escapular dinâmica e retornar ao nível funcional prévio.
- ▶ **Intervenções fisioterapêuticas:** ganho progressivo de ADM passiva e ativa assistida e progressão gradual do fortalecimento do ombro e braço (iniciando com exercícios isométricos submáximos leves e avançando para exercícios isotônicos máximos); após a ADM e a força serem readquiridas, promove-se o retorno lento e gradual ao esporte; modalidades terapêuticas para diminuir a efusão e o edema, quando necessário.
- ▶ **Precauções durante a fisioterapia:** um imobilizador glenoumeral é normalmente usado durante o período de reabilitação inicial para garantir estabilização suficiente

e proteger os tecidos moles em cicatrização ou as estruturas ósseas; em geral, o uso do imobilizador é normalmente interrompido em cerca de três semanas para permitir a progressão dos exercícios.
▶ **Complicações que interferem na fisioterapia:** dor e edema persistentes; perda de ADM; nova ruptura de tecidos moles (incomum durante uma reabilitação apropriada).

Visão Geral da Patologia

Com frequência, há uma confusão ao fazer a distinção entre lassidão e instabilidade glenoumeral porque esses dois termos são usados como se fossem sinônimos. A lassidão é um traço constitucional que envolve a translação passiva normal e assintomática da cabeça umeral sobre a glenoide e pode ser benéfica para o desempenho atlético.[1] Em contraste, a instabilidade glenoumeral (a condição abordada no presente caso) é uma condição patológica caracterizada por sintomas de dor e apreensão, que ocorrem com translações anormais da cabeça umeral.[1] A área de superfície de contato total da cabeça umeral com a glenoide é, em geral, de cerca de 30%, o que significa que a articulação tem restrições ósseas limitadas, de modo que a estabilidade é primariamente fornecida pelos componentes dos tecidos moles.[2] No indivíduo jovem e atleta com uma cápsula frouxa e uma cabeça umeral relativamente grande em comparação com uma fossa glenoide rasa e pequena, a articulação glenoumeral fica predisposta à instabilidade anterior. Esses fatores tornam a articulação extremamente suscetível à luxação anterior.[3] Quando ocorre a luxação, em geral resulta em separação do lábio anteroinferior da fossa glenoide, conhecida como lesão de Bankart. As **lesões de Bankart** ocorrem em 87 a 100% dos primeiros episódios de luxação.[4-6]

A articulação glenoumeral é a articulação luxada com mais frequência no corpo humano, representando 1,7% de todas as luxações que ocorrem a cada ano.[7] Cerca de 96% de todas as luxações do ombro são agudas e anteriores.[8,9] Atletas mais jovens em geral sofrem uma luxação devido a atividades esportivas ou recreacionais, ao passo que adultos mais velhos podem sofrer a mesma lesão devido a uma queda sobre a mão estendida.[7] A abdução e rotação externa forçadas do ombro geralmente causam luxação anterior com consequente instabilidade.[10] As taxas de recorrência de luxação chegam a 94%.[7,11-16] Isso é especialmente problemático para atletas mais jovens que continuam a participar de atividades de alto risco, como futebol americano, rúgbi, hóquei e luta livre. Este caso envolve um jogador de futebol americano de 16 anos que luxou seu ombro direito dominante enquanto bloqueava um jogador da equipe adversária.

Os fatores de risco para a instabilidade glenoumeral anterior incluem idade jovem, participação em esportes de contato de alta demanda, história prévia de luxação glenoumeral ipsilateral traumática, presença de lesão de Hill-Sachs, presença de uma lesão de Bankart óssea ou de tecidos moles, insuficiência do manguito rotador ou do músculo deltoide ipsilaterais e quaisquer lassidões ligamentares despercebidas.[17-20]

Tratamento Fisioterapêutico do Paciente

Após um primeiro episódio de luxação glenoumeral anterior, tenta-se uma **reabilitação conservadora não operatória**. Contudo, o sucesso registrado do cuidado não operatório (medido pela ausência de luxação recorrente) varia amplamente de 4 a 75%.[11,21] Dada a alta taxa de instabilidade recorrente, há controvérsia sobre o melhor tratamento para o primeiro episódio de luxação na população de jovens atletas. Arciero e colaboradores[17] foram um dos primeiros grupos a examinar o tratamento operatório *versus* o não operatório nessa população. Foram divididos em dois grupos trinta e seis cadetes militares (idade média de 20 anos): um tratado de modo conservador com imobilização do ombro por um mês seguido de reabilitação e um grupo que foi submetido ao reparo de Bankart artroscópico. Dos 15 atletas tratados de modo conservador, 12 (80%) desenvolveram instabilidade recorrente e 7 desses 12 precisaram de um reparo de Bankart aberto. Em contraste, apenas três de 21 (14%) atletas submetidos ao reparo cirúrgico inicial desenvolveram instabilidade recorrente. Esse estudo demonstrou o valor da cirurgia artroscópica inicial para reduzir os casos de recorrência em atletas jovens.[17] Uma recente revisão sistemática relatou que cinco ensaios controlados randomizados consistindo de 288 pacientes sustentaram o uso de tratamento operatório precoce em uma população adulta jovem.[22] Os pacientes eram em sua maioria homens ativos que provinham de várias populações, incluindo departamentos de emergência, hospitais gerais e serviço militar. Contudo, não existem dados de longo prazo disponíveis (superiores a três anos após a cirurgia) para determinar os efeitos da intervenção cirúrgica sobre o desenvolvimento de artrite. Como o atleta jovem deste caso sofreu a lesão durante o final da temporada do futebol americano, a decisão inicial foi a de tentar um tratamento não operatório e, se necessário, poderia receber estabilização cirúrgica após o final da temporada. Com essa decisão, o atleta e sua família devem ter consciência de que a tentativa do tratamento não operatório pode resultar em maior dano estrutural, como luxações recorrentes, aumento do tamanho da lesão de Hill-Sachs e, por fim, perda de osso glenoide anterior e artrite.

Exame, Avaliação e Diagnóstico

O exame do atleta com um primeiro episódio de luxação anterior do ombro deve consistir em uma **abordagem sistemática** para direcionar o processo de exame a fim de avaliar a estabilidade glenoumeral. A avaliação da ADM ativa e passiva desempenha um papel crucial no exame do atleta com instabilidade glenoumeral. O movimento ativo do ombro permite que o fisioterapeuta observe a qualidade e a quantidade de movimento que o atleta é capaz de realizar. Isso é especialmente verdadeiro quando o atleta tenta movimentos de abdução e rotação externa. O fisioterapeuta pede para o atleta mover-se, realizando flexão/extensão, rotação interna/externa, abdução/adução e abdução/adução horizontal. O profissional solicita o movimento na máxima amplitude possível do ombro e então pergunta se parece que o ombro vai deslocar ou sair do lugar próximo do final de cada movimento. Se o paciente relatar uma sensação de "frouxidão", é importante observar em qual amplitude de movimento isso ocorre. É nessa amplitude que o fisioterapeuta deve ser cuidadoso na avaliação da ADM passiva. Devido à apreensão do paciente, em geral, a ADM passiva é realizada em uma posição supina e relaxada.

Existem vários testes especiais de exame físico que podem ser usados para avaliar luxações glenoumerais em indivíduos atletas.[23] O teste para a lassidão ligamentar geral pode ser feito com o sinal de sulco e o teste de carga e deslocamento anterior (teste da translação glenoumeral). Uma luxação pode ser avaliada com o teste de apreensão.

O sinal de sulco não é necessariamente usado para determinar se um atleta luxou seu ombro, mas sim para dar ao fisioterapeuta uma ideia da lassidão global da articulação glenoumeral. Esse teste pode ser feito com o paciente em pé, no entanto, recomenda-se que seja feito na posição sentada porque esta permite um controle mais preciso da posição do ombro e limita a defesa muscular no paciente apreensivo.[24] Quando realizado com o paciente sentado e o ombro em uma posição aduzida neutra, esse teste avalia primariamente a lassidão dos ligamentos glenoumeral superior e coracoumeral, que são as principais estruturas estabilizadoras passivas do braço nessa posição.[25,26] O paciente senta com o braço relaxado em seu colo, de modo que o ombro fique na posição neutra de rotação e adução. Em seguida, seu cotovelo é flexionado a cerca de 60 a 80° com o antebraço em posição neutra. Sentado ao lado do paciente, o fisioterapeuta usa o polegar e os dedos de uma mão para segurar o acrômio. Com a outra mão, segura o úmero distal do atleta e fornece uma breve tração descendente, enquanto observa qualquer separação entre a cabeça umeral e o acrômio (Fig. 2.1). Um sinal de sulco positivo é uma âncora ou covinha na pele entre a borda lateral do acrômio e o úmero durante a tração descendente. Essa covinha é causada pelo alargamento do espaço subacromial devido a um aumento na translação umeral inferior. Um sinal de sulco positivo é classificado pela quantidade de translação umeral inferior. O grau I é menos de 1 cm, o grau II é 1 a 1,5 cm de translação e o grau III é 1,5 cm ou maior.[27] Na clínica dos autores, em geral os graus I a III são determinados com base no número correspondente do comprimento da largura de um dedo no sulco. Portanto, um sulco de grau I deve apresentar um sulco da largura de 1 dedo; no presente caso, o atleta exibiu apenas um traço de sinal de sulco bilateralmente (menos do que a largura do dedo). Como o sinal do sulco foi mínimo e igual em ambos os lados, determinou-se que isso provavelmente não é o resultado de uma lesão unilateral, mas indica apenas um leve grau de lassidão congênita bilateral.

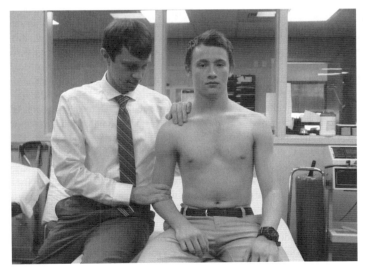

Figura 2.1 Sinal de sulco.

O teste de carga e deslocamento anterior pode ser feito para avaliar a quantidade de lassidão da cabeça umeral anteroposterior (AP). Similar ao sinal de sulco, esse teste é realizado com o paciente na posição sentada com a articulação glenoumeral na posição aduzidaneutra. Também pode ser feito com o paciente na posição supina, o que permite que vários graus de abdução sejam avaliados. Com o braço em adução e rotação neutras, esse teste primariamente avalia a integridade do ligamento glenoumeral superior da cápsula anterior; contudo, à medida que o úmero é colocado em maior grau de abdução, o fisioterapeuta pode avaliar a integridade ou lassidão do ligamento glenoumeral médio. Como a mudança da posição umeral e o teste da mobilidade passiva são mais difíceis na posição sentada, a posição supina é recomendada se o fisioterapeuta deseja avaliar o ligamento glenoumeral médio. A mão do atleta pode ser colocada em seu colo para facilitar o relaxamento. O paciente deve ser testado em uma postura ereta e favorável, pois sentado em uma posição de ombros caídos à frente pode levar a uma falsa sensação de *menos* translação devido ao posicionamento da cabeça umeral nessa postura. A mão do fisioterapeuta é colocada sobre o ombro do paciente, de modo que os dedos indicador, segundo e terceiro possam palpar sobre a clavícula até a cabeça umeral e processo coracoide da escápula. Essa mão é, portanto, usada para estabilizar a escápula, mas também para reconhecer qualquer translação anterior da cabeça umeral a partir da posição de repouso neutra. Com a segunda mão, o polegar é colocado posteriormente e os dedos anteriormente junto ao úmero proximal. Uma leve carga pode ser aplicada para centralizar a cabeça umeral na fossa glenoide. Com o uso do polegar sobre a parte posterior do ombro para fornecer a força motora, o fisioterapeuta tenta deslocar o úmero em uma direção anteromedial (Fig. 2.2). Esse deslocamento anteromedial move a cabeça umeral junto à face da glenoide, que é orientada a 30° em relação ao plano sagital. A execução incorreta dos movimentos de deslocamento em um plano sagital reto resultará em um breve enrijecimento da cápsula. Isso pode levar a um resultado falso-negativo, no qual parece que a cápsula está mais tensa do que realmente está. Um teste de carga e deslocamento anterior positivo indicando insuficiência capsular apresenta um aumento unilateral na translação em comparação com a extremidade não envolvida. A classificação da quantidade de translação da cabeça umeral foi descrita por Altchek e Dines.[28] Segundo os autores, uma translação de grau I indica que a cabeça umeral movimenta-se dentro dos limites da borda glenoide; uma translação de grau II ocorre quando a cabeça movimenta-se para cima e sobre a borda glenoide com uma redução espontânea na remoção da carga anteromedial; uma translação de grau III ocorre quando a cabeça move-se para cima e sobre a borda glenoide, mas não se reduz de forma espontânea na remoção da carga. Em uma translação de grau III, o úmero deve ser manualmente colocado de volta na área da fossa glenoide. Embora exista uma grande variação no grau de lassidão da cabeça umeral AP, as translações de graus I e II são mais comuns. Várias dicas podem ser oferecidas para fisioterapeutas inexperientes na execução da técnica da carga e deslocamento anterior. Primeiro, deve-se ter cuidado para evitar a formação de pinça com os dedos que estão colocados sobre o ombro do paciente porque a cabeça longa do bíceps se situa diretamente embaixo e é uma área bastante sensível quando há dor no ombro. Segundo, a garra deve ser ampla o suficiente para conter toda a cabeça umeral e não apenas o tecido subcutâneo e o músculo deltoide que se situam sobre a cabeça umeral. Por fim, a direção da força de translação deve ser paralela com a superfície articular da fossa glenoide. Isso significa que o deslocamento

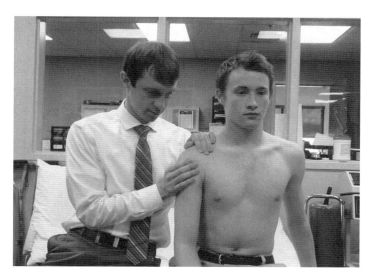

Figura 2.2 Teste de carga e deslocamento.

deve ser na direção anteromedial em vez de junto ao plano sagital direto. Neste caso, o paciente defendeu o movimento e não conseguiu relaxar o suficiente durante o teste de carga e deslocamento anterior para permitir uma avaliação precisa da lassidão nessa direção, o que pode sugerir a presença de ruptura labral. Com a dor e a defesa que ele exibiu à medida que o fisioterapeuta moveu a cabeça umeral próximo ao ponto de luxação, os resultados desse teste foram inconclusivos.

O teste de apreensão é feito para determinar se um indivíduo sofreu uma luxação recente. Esse teste envolve deixar o paciente em uma posição similar àquela na qual ele originalmente luxou seu ombro. Com o atleta relaxado na posição supina, o fisioterapeuta coloca o ombro lesionado em uma das posições mais vulneráveis após uma luxação: abdução, rotação externa e abdução horizontal. O profissional fica em pé ao lado do ombro que está sendo testado para permitir uma clara visão das expressões faciais do atleta durante o teste. O fisioterapeuta leva o ombro do atleta a 90° de abdução, rotação externa e abdução horizontal. Depois, leva a extremidade à amplitude final do movimento combinado e aplica uma leve pressão (Fig. 2.3). Se não for observada qualquer resposta, o fisioterapeuta pode fornecer uma força anteriormente direcionada com uma mão sobre o aspecto posterior do úmero. Essa estratégia sujeita o úmero a um estresse anterior maior, em uma tentativa de provocar os sintomas do atleta. Deve ser salientado que esse teste apenas avalia a apreensão do paciente – não a quantidade de translação anterior ou dor sentida. Um teste positivo é a resposta de apreensão do paciente à força direcionada à região anterior, bem como a falta de estabilidade na articulação glenoumeral provavelmente por uma luxação prévia. Um teste de apreensão pode ser muito útil para eliminar a probabilidade de luxação da articulação glenoumeral porque sua especificidade registrada varia de moderada a alta (63-99%). Contudo, sua sensibilidade é bem baixa (30-50%).[29,30] Além disso, a confiabilidade interobservador desse teste é fraca

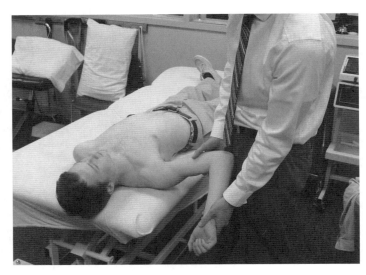

Figura 2.3 Teste de apreensão.

(CCI [coeficiente de correlação intraclasse] = 0,47).[31] O atleta deste caso demonstrou uma leve apreensão na posição de 90/90 com alguma pressão. O paciente afirmou que "parecia que ele (o ombro) estava prestes a deslocar". O teste não causou outra luxação; contudo, foi considerado um teste de apreensão positivo devido à sensação de luxação e subluxação iminentes.

Um ombro com luxação aguda é prontamente detectável. Contudo, muitas vezes, uma articulação glenoumeral pode luxar e deslocar-se de forma espontânea, tornando o diagnóstico um tanto difícil. Após a luxação aguda, o atleta deste caso foi incapaz de reduzir sozinho o seu ombro. Com a ajuda do treinador, seu ombro foi reduzido na linha lateral, enquanto ainda estava no jogo. No dia seguinte, ele foi encaminhado ao médico de atenção primária, onde foram feitas radiografias para garantir que a redução adequada tinha ocorrido e que não havia presença de qualquer lesão óssea. As radiografias iniciais confirmaram a redução adequada e a ausência de quaisquer fraturas.

A American College of Radiology recomenda que uma radiografia AP e uma radiografia Y axilar ou escapular sejam feitas no início para todos os casos de trauma, de modo a eliminar fratura ou luxação.[32] Uma projeção AP padrão é feita com o braço ao lado e o ombro em leve rotação externa na posição anatômica. A radiografia deve demonstrar o terço proximal do úmero, dois terços laterais da clavícula, a articulação acromioclavicular e as porções superior e lateral da escápula. A vista axilar, realizada na posição supina ou prona, é feita para ajudar a determinar a relação exata da cabeça umeral com a fossa glenoide na avaliação das luxações. A vista em Y escapular é obtida com o atleta em decúbito lateral com a extremidade superior na posição neutra na lateral do paciente. É chamada dessa forma devido à aparência da escápula vista nessa posição, na qual se parece com a letra "Y". Se houver dúvidas sobre a extensão da lesão e houver suspeita de qualquer dano labral ou ao manguito rotador, uma sequência de imagens por RM pode ser obtida com ou sem gadolínio. Se houver suspeita de uma separação óssea de Bankart da glenoide inferior ou preocupação sobre outros potenciais defeitos ósseos, como uma lesão de Hill-Sachs, uma tomografia computadorizada (TC) tridimensional regular pode ser realizada. Embora a paralisia do nervo axilar transitória seja comum após as luxações glenoumerais, muitos nervos dentro do plexo braquial podem ser danificados. Quaisquer déficit neurológicos persistentes devem ser minuciosamente avaliados por meio de um estudo de condução nervosa.

Plano de Tratamento e Intervenções

O atleta descrito neste estudo de caso é um estudante de 2° grau de 16 anos de idade, que luxou seu ombro direito dominante, enquanto se esticava para bloquear um adversário em um jogo de futebol americano. O programa de reabilitação usado após a lesão foi o programa de três fases descrito na Tabela 2.1.

Às vezes, os exercícios nessas fases podem se sobrepor dependendo do progresso do atleta. Existem vários fatores a serem considerados para definir a duração da reabilitação. Esses fatores incluem o grau de instabilidade e lassidão do ombro após a luxação, a força e ADM do ombro e o desempenho e as demandas de atividade do atleta. As fases I e II requerem algum grau de cuidado para evitar estresse indevido sobre a cápsula articular anterior, enquanto a estabilidade articular dinâmica é restaurada pelo fortalecimento dos estabilizadores ativos. O foco da fase II reside sobre os exercícios isotônicos progressivos na preparação para o retorno ao nível de atividade prévio.

Durante as primeiras três semanas após a lesão aguda, o atleta utiliza uma tipoia para o ombro (Fig. 2.4) e um imobilizador. De forma imediata, um equipamento de crioterapia com compressão pode ser usado de modo intermitente para diminuir a dor e o edema. Durante a fase aguda (fase I), estimulação elétrica e crioterapia podem ser usados para ajudar a reduzir a dor e o edema e facilitar o progresso do atleta para as atividades e demandas de nível mais alto.

A ADM é realizada de forma passiva, ativa ou ativa-assistida, conforme tolerância (gerando dor ou apreensão mínimas; Figs. 2.5 e 2.6). Para evitar um estresse excessivo sobre a cápsula articular anterior, a abdução e a rotação externa do ombro devem ser feitas no plano escapular (cerca de 20-30°) anterior ao plano frontal. A hiperextensão do ombro deve ser evitada, pois essa posição também aplica estresse excessivo sobre a cápsula anterior, que foi lesionada após uma luxação glenoumeral anterior.

Em raros casos, a mobilização articular da cápsula da parte posterior do ombro se faz necessária para forçar a translação umeral de uma cápsula excessivamente tensa. Como uma translação forçada ocorre de forma oposta à direção da cápsula tensa, os movimentos à frente do ombro com uma cápsula posterior tensa poderiam criar uma translação anterior forçada, o que pode causar mais dor e exacerbar um ombro já irritável.

Para iniciar os exercícios após uma luxação anterior, a posição do braço deve ser ao lado do corpo do atleta com o cotovelo flexionado a 90°. O fortalecimento dos rotadores glenoumerais internos e externos começa com exercícios isométricos e é seguido por exercícios isotônicos quando tolerado com pesos leves ou tubo elástico (Figs. 2.7 e 2.8). Para evitar o estresse sobre a cápsula anterior, a quantidade de rotação externa não deve

Tabela 2.1 REABILITAÇÃO CONSERVADORA APÓS O PRIMEIRO EPISÓDIO DE LUXAÇÃO GLENOUMERAL

Fase	Dias-semanas	Objetivos	Restrições	Tratamento	Marcos clínicos
Fase I: fase imediata após a lesão	Dia 1-Semana 4	Diminuir a dor e a inflamação Prevenir os efeitos negativos da imobilização Restaurar a artrocinemática normal da glenoumeral Prevenir a hipomobilidade primária/secundária Promover a estabilidade dinâmica Prevenir a inibição reflexa e a atrofia muscular secundária	Tipoia por 3 semanas	Semanas 1-2 ADMA/ADMP do ombro conforme a tolerância ADMA/AMDP do punho/cotovelo Isométrico para ombro (sem RE) Isométricos para o cotovelo Exercícios isométricos escapulares Exercícios isotônicos escapulares Semanas 3-4 Exercícios Isotônicos: Lata cheia (elevação do ombro em plano escapular com o polegar para cima) Elevações laterais (abdução do ombro) Exercícios para bíceps/tríceps Exercícios de RE/RI (leves)	Ausência de dor no cotovelo Ausência de efusão Ausência de instabilidade Força 4/5 no ombro, cotovelo e antebraço
Fase II: fase intermediária	Semanas 4-8	Restaurar progressivamente a ADM (plena por volta das semanas 6-8) Manter a estabilidade glenoumeral Restaurar progressivamente o movimento, a força e o equilíbrio	Evitar atividades que provoquem dor Não forçar o movimento em RE, ABD, ABD horizontal	Continuar a progredir com ADMA/ADMP se a ADM plena ainda não foi obtida Evoluir os exercícios prévios de fortalecimento do MS alterando a intensidade e a velocidade Começar os exercícios leves com pesos de 450-900 g Rosca de punho Exercícios isotônicos em pronação/supinação	Movimento glenoumeral pleno (por volta da semana 8) Ausência de dor Ausência de edema Força 4+/5 do ombro, cotovelo e antebraço

(Continua)

Tabela 2.1 REABILITAÇÃO CONSERVADORA APÓS O PRIMEIRO EPISÓDIO DE LUXAÇÃO GLENOUMERAL (Continuação)

Fase	Dias-semanas	Objetivos	Restrições	Tratamento	Marcos clínicos
Fase IIIA: retorno à fase de atividade	Semanas 8-14+	Obter ADMA/ADMP plena e sem dor Restaurar a força, potência e resistência muscular Eliminar a dor ou sensibilidade Iniciar de forma gradual as atividades funcionais	Evitar atividades que provoquem dor Iniciar o fortalecimento progressivo	Manter a ADM plena Aumentar a intensidade e diminuir as repetições dos exercícios padrões RE em decúbito lateral Exercícios pliométricos com as duas mãos, como o passe de peito e o "corte de madeira" (exercício de arremesso em diagonal) Arremesso com movimento de punho (wrist flip) Explosão de punho (com os antebraços repousando sobre a coxa, o paciente arremessa ao chão com força uma bola de 900 g)	ADMA/ADMP simétrica plena Ausência de dor ou edema Força 5/5 do ombro, cotovelo, antebraço, punho, mão e músculo escapular
Fase IIIB: retorno à fase de atividade plena	Semanas 14-21+	Manter a força, potência e resistência muscular Manter o movimento do cotovelo Avançar as atividades funcionais Retornar totalmente às atividades esportivas	Nenhuma	Continuar os exercícios prévios Iniciar exercícios mais avançados para um e dois braços Avançar o treinamento específico do esporte Progredir para programa interval-lado de esportes (interval sports program) Exercícios pliométricos: Drible com um braço Arremessos em RI com um braço Movimentos de pegar em RE com um braço Quedas 90/90 em prono (ver Fig. 1.16)	Retorno à atividade e/ou ao esporte

Abreviações: ABD, abdução; ADM, amplitude de movimento; ADMA, amplitude de movimento ativa; ADMP, amplitude de movimento passiva; MS, membro superior; PO, pós-operatório; RE, rotação externa; RI, rotação interna.

52 CASOS CLÍNICOS EM FISIOTERAPIA ESPORTIVA

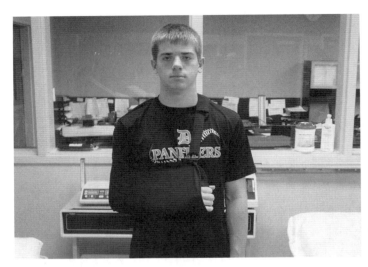

Figura 2.4 Tipoia pós-operatória para o ombro.

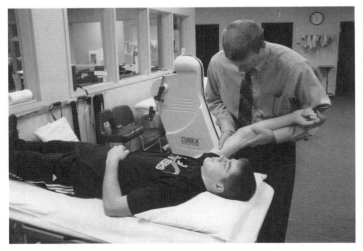

Figura 2.5 ADMP: flexão do ombro.

ser maior do que 30 a 45°, ou conforme tolerado. Após o paciente conseguir tolerar exercícios para fortalecer o supraespinal (p. ex., lata cheia, elevações laterais; Fig. 2.9), pode-se iniciar o movimento no plano escapular se a ADM adequada (até 90°) puder ser tolerada. Os exercícios isotônicos de flexão do ombro também podem iniciar. Exercícios de extensão do ombro nas posições prona ou em pé podem ser feitos com extensão

SEÇÃO III: CASO 2   53

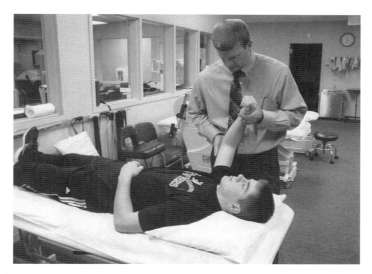

Figura 2.6 ADMP: rotação interna e externa do ombro.

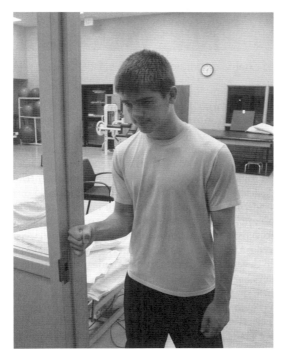

Figura 2.7 Exercício isométrico de rotação externa do ombro.

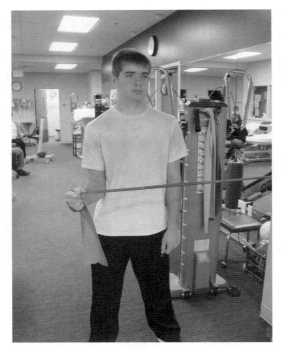

Figura 2.8 Rotação externa do ombro com faixa elástica.

limitada à linha média do corpo. Exercícios de fortalecimento para antebraço, punho e mão podem ser executados conforme a tolerância.

Durante os exercícios da fase II, o alongamento e as mobilizações para cápsula/manguito posterior continuam, quando necessário. O fortalecimento pode avançar pelo aumento tanto da resistência quanto do número de repetições de cada exercício. Durante a fase II, uma ênfase maior é colocada sobre o treinamento excêntrico dos músculos do manguito rotador para melhor auxiliar o controle dinâmico do ombro. Os exercícios mais tradicionais podem começar na fase II, embora modificações devam ser feitas. Por exemplo, flexões ou apoios não devem ser feitas no tradicional método da posição de apoio. Ao contrário, o fisioterapeuta deve instruir o atleta a iniciar as flexões na posição em pé contra a parede. Além disso, para prevenir o estresse indevido sobre a cápsula anterior, o ombro não deve se estender horizontalmente além da linha média do corpo ou o corpo não deve ser abaixado além da linha dos cotovelos durante as flexões. À medida que a força melhora, o atleta pode passar para uma posição de apoio modificada no chão, realizando o movimento em seus joelhos e, mais tarde, para a tradicional posição de apoio com as pernas estendidas. Para proteger a cápsula anterior, os exercícios de desenvolvimento e puxada pela frente devem ser feitos com a barra na frente da cabeça, e não atrás dela.

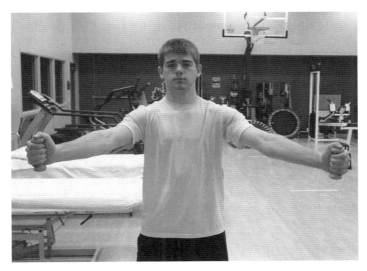

Figura 2.9 Elevação do ombro no plano escapular.

Os exercícios da fase III avançam para níveis mais altos de elevação do ombro. Os exercícios de rotação interna e externa da glenoumeral são realizados em posições que gradualmente estressam a cápsula anterior. Isso é realizado ao se posicionar de forma progressiva a extremidade superior a 45, 80 e 90 de abdução. Esses exercícios para fortalecimento do manguito rotador devem evoluir para posições que sejam relacionadas às demandas esportivas do atleta.

É na fase III que o atleta tenta retornar ao jogo. Ele pode começar um programa de retorno ao esporte após conseguir o controle total da articulação glenoumeral sem incidências de subluxação ou sensação de instabilidade. Os testes musculares manuais da escápula e do manguito rotador não revelam quaisquer déficit. Como este paciente é um jogador de futebol americano, após essas condições serem satisfeitas, pode estar apto à execução de manobras leves. É preferível aumentar gradualmente a tolerância para praticar situações e proporcionar um lento retorno ao contato pleno e a situações de jogo durante várias semanas. Deste modo, o atleta conseguirá retornar à atividade plena de um modo lento e controlado.

Em alguns esportes de contato, os atletas podem receber um protetor de ombro para prevenir a instabilidade anterior da articulação glenoumeral. Devido à mobilidade inerente dessa articulação e à natureza exacerbada dessa mobilidade em indivíduos com instabilidade glenoumeral, fica muito difícil imobilizar por completo um ombro e ainda manter uma ADM aceitável. A maioria dos suportes limita o movimento da articulação glenoumeral a 90° de abdução e 70 a 90° de rotação externa, o que em geral é aceitável para um jogador de futebol americano. Para o braço preferencial de arremesso de um jogador de basquete ou para o braço preferencial de lançamento de um jogador de beisebol (atividades que requerem movimentos acima da cabeça), esse tipo de movimento restrito pode ser inaceitável.

Recomendações Clínicas Baseadas em Evidência

SORT: Taxonomia da Força de Recomendação
A: Evidência de boa qualidade e consistente orientada para o paciente.
B: Evidência de qualidade limitada ou inconsistente orientada para o paciente.
C: Evidência consensual, prática geral, opinião de especialista ou série de casos orientada para a doença.

1. Os fisioterapeutas devem considerar uma possível ruptura de Bankart a qualquer momento que um atleta apresentar uma luxação da parte anterior do ombro. **Grau A**
2. Luxações glenoumerais recorrentes são comuns apesar da realização de um tratamento não operatório e supervisionado para a instabilidade glenoumeral. **Grau A**
3. O exame do atleta com um primeiro episódio de luxação da parte anterior do ombro deve consistir em uma abordagem sistemática para avaliar a estabilidade glenoumeral. **Grau C**

QUESTÕES DE REVISÃO

2.1 Em geral, quanto tempo dura a etapa de imobilização por tipoia de um atleta após o primeiro episódio de luxação glenoumeral anterior?

    A. 1 semana
    B. 2 semanas
    C. 3 semanas
    D. 4 semanas

2.2 Um teste de apreensão positivo é indicativo de qual patologia?

    A. Subluxação glenoumeral posterior
    B. Lassidão não traumática anterior
    C. Subluxação glenoumeral crônica
    D. Luxação glenoumeral anterior traumática aguda

RESPOSTAS

2.1 **C.**
2.2 **D.**

REFERÊNCIAS

1. Murray IR, Ahmed I, White NJ, Robinson CM. Traumatic anterior shoulder instability in the athlete. Scan J Med Sci Sports. 2013;23:387-405.
2. Bigliani LU, Keldar R, Flatow EL, Pollack RG, Mow VC. Glenohumeral stability. Biomechanical properties of passive and active stabilizers. Clin Orthop Relat Res. 1996;330:13-30.
3. Calliet R. Shoulder pain. In: Rowe CR, ed. The Shoulder. New York, NY: Churchill Livingstone; 1988.

4. Taylor DC, Arciero RA. Pathologic changes associated with shoulder dislocations. Arthroscopic and physical examination findings in first-time shoulder dislocations. Am J Sports Med. 1997;25:306-311.
5. Baker CL, Uribe JW, Whitman C. Arthroscopic evaluation of acute initial anterior shoulder dislocations. Am J Sports Med. 1990;18:25-28.
6. Norlin R. Intraarticular pathology in acute, first-time anterior shoulder dislocations: an arthroscopic study. Arthroscopy. 1993;9:546-549.
7. Hovelius L. Incidence of shoulder dislocation in Sweden. Clin Orthop Rel Res. 1982;166:127-131.
8. Kazar B, Relovszky E. Prognosis of primary dislocation of the shoulder. Acta Orthop Scand. 1969;40:216-224.
9. Wintzell G, Haglund-Akerlind Y, Nowak J, Larsson S. Arthroscopic lavage compared with nonoperative treatment for traumatic primary anterior shoulder dislocation: a 2-year follow-up of a prospective randomized study. J Shoulder Elbow Surg. 1999;8:399-402.
10. Kaplan LD, Flanigan DC, Norwig J, Jost P, Bradley J. Prevalence and variance of shoulder injuries in elite collegiate football players. Am J Sports Med. 2005;33:1142-1146.
11. Aronen JG, Regan K. Decreasing the incidence of recurrence of first time anterior shoulder dislocations with rehabilitation. Am J Sports Med. 1984;12:283-291.
12. Hill HA, Sachs MD. The grooved defect of the humeral head: a frequently unrecognized complication of dislocations of the shoulder joint. Radiology. 1940;3:690-700.
13. Hovelius L, Olofsson A, Sandstrom B, et al. Nonoperative treatment of primary anterior shoulder dislocation in patients forty years of age and younger: a prospective twenty-five year follow-up. J Bone Joint Surg Am. 2008;5:945-952.
14. McLintock LH, Cavallaro WU. Primary anterior dislocation of the shoulder. Am J Surg. 1950;80:615-621.
15. Rowe CR, Sakellarides HT. Factors related to recurrences of anterior dislocations of the shoulder. Clin Orthop Rel Res. 1961;20:40-48.
16. Simonet WT, Cofield RH. Prognosis in anterior shoulder dislocation. Am J Sports Med. 1984;12:19-24.
17. Arciero RA, Wheeler JH, Ryan JB, McBride JT. Arthroscopic Bankart repair versus nonoperative treatment for acute, initial anterior shoulder dislocations. Am J Sports Med. 1994;22:589-594.
18. Burkhart SS, De Beer JF. Traumatic glenohumeral bone defects and their relationship to failure of arthroscopic Bankart repairs. Significance of the inverted-pear glenoid and the humeral engating Hill-Sachs lesion. Arthroscopy. 2000;16:677-694.
19. Hovelius L, Augustini BG, Fredin H, Johansson O, Norlin R, Throrling J. Primary anterior dislocation of the shoulder in young patients. A ten-year prospective study. J Bone Joint Surg Am. 1996;78:1677-1684.
20. Robinson CM, Kelly M, Wakefield AE. Redislocation of the shoulder during the first six weeks after a primary anterior dislocation: risk factors and results of treatment. J Bone Joint Surg Am. 2002;84A:1522-1559.
21. Hovelius L. Anterior dislocation of the shoulder in teenagers and young adults. Five-year prognosis. J Bone Joint Surg Am. 1987;69:393-399.
22. Godin J, Sekiya JK. Systematic review of rehabilitation versus operative stabilization for the treatment of first-time anterior shoulder dislocation. Sports Health. 2010;2:156-165.
23. Manske RC, Ellenbecker TS. Current concepts in shoulder examination of the overhead athlete. Int J Sports Phys Ther. 2013;8:554-578.
24. McFarland EG, Campbell G, McDowell J. Posterior shoulder laxity in asymptomatic adolescent athletes. Am J Sports Med. 1996;24:468-471.
25. Pagnani MJ, Warren RF. Stabilizers of the glenohumeral joint. J Shoulder Elbow Surg. 1994;3:73-90.
26. O'Brien SJ, Neves MC, Arnoczky SJ, et al. The anatomy and histology of the inferior glenohumeral ligament complex of the shoulder. Am J Sports Med. 1990;18:449-456.

27. Mallon WJ, Speer KP. Multidirectional instability: current concepts. J Shoulder Elbow Surg. 1995;4:54-64.
28. Altchek DW, Dines DW. The surgical treatment of anterior instability: selective capsular repair. Op Tech Sports Med. 1993;1:285-292.
29. Guanche CA, Jones DC. Clinical testing for tears of the glenoid labrum. Arthroscopy. 2003;19:517-523.
30. Lo IK, Nonweiler B, Woolfrey M, Litchfield R, Kirkley A. An evaluation of the apprehension, relocation and surprise tests for anterior shoulder instability. Am J Sports Med. 2004;32:301-307.
31. Tzannes A, Paxinos A, Callanan M, Murrell GA. An assessment of the interexaminer reliability of tests for anterior instability. J Shoulder Elbow Surg. 2004;13:24-29.
32. American College of Radiology. Appropriateness criteria for shoulder trauma. https://acsearch.acr.org/docs/69433/Narrative/. Accessed March 15, 2015.

Luxação da articulação glenoumeral: tratamento pós-cirúrgico

Christopher Seagrave

CASO 3

Um jogador de futebol americano universitário de 17 anos de idade que jogava como *running back* foi bloqueado durante um jogo de rotina e sofreu uma luxação no ombro esquerdo (não dominante). Após o incidente, o atleta saiu do jogo e apresentou-se ao treinador do time e ao médico ortopedista com uma deformação evidente do ombro esquerdo. Durante o exame, verificou-se que o atleta havia sofrido um primeiro episódio de luxação anteroinferior de sua articulação glenoumeral, que foi reposicionada dentro de 20 minutos do incidente pelo médico ortopedista do time. O exame de acompanhamento incluiu radiografias que confirmaram a luxação (e presença de uma lesão de Hill-Sachs) e achados físicos sugestivos de uma ruptura de Bankart. Optou-se pela cirurgia e o atleta passou por um procedimento de estabilização anterior do ombro, guiado por artroscopia. Após a cirurgia, ele utilizou uma tipoia com almofada, que posicionava o ombro em cerca de 20° de abdução no plano escapular. O paciente foi visto inicialmente na clínica de fisioterapia ambulatorial, cinco dias após o procedimento, para uma única consulta de cuidado da ferida pós-operatória e instrução sobre atividades de amplitude de movimento passiva (ADMP) para serem realizadas nas primeiras quatro semanas após a cirurgia. Duas semanas depois, o paciente retornou ao fisioterapeuta para prosseguir com a reabilitação após um conjunto de orientações pós-operatórias predeterminadas.

▶ Quais fatores contribuíram para a decisão de progredir para intervenção operatória com este atleta?
▶ Quais são as prioridades de exame deste paciente quatro semanas após a cirurgia de estabilização do ombro?
▶ Quais precauções devem ser tomadas durante a fisioterapia?
▶ Conforme o diagnóstico e a cirurgia, quais são as intervenções fisioterapêuticas mais apropriadas?
▶ Qual é o prognóstico de reabilitação?

DEFINIÇÕES-CHAVE

REPARO DE BANKART: procedimento cirúrgico utilizado para reparar luxações recorrentes do ombro, que pode ser realizado artroscopicamente ou com um procedimento aberto.

TENODESE DO BÍCEPS: procedimento cirúrgico para a refixação da inserção proximal do tendão do bíceps sobre a glenoide.

LESÃO DE HILL-SACHS: depressão cortical no aspecto posterolateral da cabeça umeral, resultante de impacto forçado do úmero contra a borda glenoide anteroinferior quando o ombro é luxado anteriormente.

INSTABILIDADE DO OMBRO: condição clínica na qual a cabeça do úmero é incapaz de manter a articulação dentro da glenoide devido aos movimentos excessivos de translação que levam a subluxação ou luxação da articulação; pode ser um problema primário ou um resultado secundário de outra patologia concomitante e pode resultar em instabilidade unidirecional ou multidirecional.

Objetivos

1. Compreender os critérios relevantes para a escolha do tratamento da instabilidade do ombro anterior (tratamento conservador *versus* cirúrgico).
2. Identificar as intervenções fisioterapêuticas adequadas para um protocolo de reabilitação de cinco fases.
3. Implementar precauções iniciais após a estabilização cirúrgica do ombro anterior.
4. Compreender os critérios para decisão de retorno ao esporte.

Considerações sobre a Fisioterapia

Considerações sobre a fisioterapia após a estabilização cirúrgica de um ombro luxado:

- **Plano de tratamento/objetivos gerais da fisioterapia:** diminuir a dor; aumentar a flexibilidade muscular; aumentar a força muscular; proteger o reparo cirúrgico orientando o atleta durante a progressão da reabilitação.
- **Intervenções fisioterapêuticas:** educação do paciente quanto os cuidados pós-operatórios e imobilização para proteger o reparo; progressão gradual de exercícios de ADMP para amplitude de movimento ativa-assistida (ADMAA) e para amplitude de movimento ativa (ADMA) e fortalecimento; intervenções de terapia manual para a coluna torácica, articulação escapulotorácica, articulação glenoumeral, cotovelo, punho e mão para otimizar os padrões de movimento artrocinemáticos de toda a cadeia cinética; restauração de padrões de movimento neuromuscular funcional para o atleta retornar à atividade.
- **Precauções durante a fisioterapia:** implementar cuidados pós-operatórios incluindo limitações de ADM e limitações de movimento ativo para permitir a cicatrização apropriada do reparo cirúrgico; estar atento para sinais iniciais de infecção e artrofibrose; estimular a adesão ao programa de exercícios domiciliares.

▶ **Complicações que interferem na fisioterapia:** efeitos psicológicos da lesão e consequente influência sobre a atitude de retorno ao esporte e futuro desempenho do atleta; capsulite adesiva secundária que resulta de intervenções terapêuticas inadequadas ou em ocasiões impróprias.

Visão Geral da Patologia

O diagnóstico clínico de instabilidade do ombro é encontrado com frequência na prática de fisioterapia esportiva. A classificação da instabilidade do ombro inclui considerações sobre o grau de instabilidade (subluxação ou luxação), a natureza (voluntária ou involuntária) e a cronologia (aguda, crônica, recorrente).[1,2] A instabilidade tem sido descrita em um *continuum* progressivo que varia de atraumática para traumática. Os acrônimos "AMBRI" e "TUBS" foram propostos para ajudar a descrever as peculiaridades da progressão da patologia e ajudar o profissional a formular uma abordagem de tratamento apropriada. AMBRI significa *atraumática, multidirecional,* frequentemente *bilateral,* responsiva à *reabilitação* e, nos casos em que a reabilitação falha, um *desvio capsular inferior* pode ser considerado. O ombro "AMBRI", em geral, está relacionado a um indivíduo que é considerado born loose ou lassido, ao passo que o ombro "TUBS" está relacionado a um indivíduo com uma lesão que é torn loose ou lassidão traumática.[3,4] A primeira linha de tratamento para um indivíduo com um ombro "AMBRI" deve ser reabilitação. Se a reabilitação conservadora falhar, a intervenção cirúrgica pode ser considerada na forma de um procedimento de desvio capsular inferior. "TUBS" refere-se a uma lesão *unilateral traumática* (p. ex., luxação) que resulta em uma lesão de *Bankart,* a qual normalmente requer *cirurgia*[5] (Figs. 3.1 e 3.2). A prioridade no tratamento é a estabilização cirúrgica usando um procedimento de reconstrução labral anterior. Um achado comum após a luxação traumática é a lesão de Hill-Sachs, que é uma depressão cortical da cabeça do úmero que ocorre quando ela entra em contato com o lábio glenoidal durante a luxação ou recolocação. Isso resulta em um "dente" para a cabeça do úmero, que é prontamente visto nas radiografias e durante a exploração artroscópica (Fig. 3.3). A **presença de uma lesão de Hill-Sachs** não influencia significativamente as opções de tratamento, contudo, ajuda a confirmar a história de um episódio de sublu-

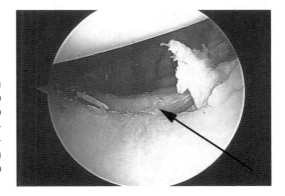

Figura 3.1 Imagem artroscópica de uma lesão anterossuperior do lábio glenoidal, conhecida como lesão de Bankart, que, com frequência, resulta da luxação traumática de ombro. A seta está apontando para a ruptura no lábio glenoidal.

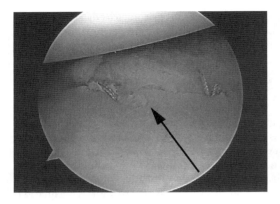

Figura 3.2 Imagem artroscópica de uma lesão de Bankart reparada. A seta está apontando para o lábio glenoidal reparado.

xação/luxação na ausência de confirmação radiográfica.[6] A lesão SLAP refere-se a uma *ruptura labral superior* que ocorre em uma direção *anterior para posterior*. Com frequência, esse tipo de lesão é associado a forças de sobrecarga de tensão em geral observadas no atleta que faz arremesso acima da cabeça, mas também pode ocorrer devido a carga do bíceps durante uma luxação do ombro.

A incidência anual de luxação da articulação do ombro é estimada em 17 luxações a cada 100 mil ombros. Acredita-se que 96% das luxações sejam de natureza anterior e ocorram mais comumente em homens jovens envolvidos em esportes de contato e em mulheres mais velhas como resultado de quedas.[7,8] Em 1956, Rowe relatou uma taxa de recidiva de 83% em 107 pacientes com menos de 20 anos de idade.[9] Um estudo mais recente relatou que as taxas de recidiva eram de quase 100% nos indivíduos esqueleticamente imaturos e de até 96% em adolescentes e adultos com menos de 30 anos de idade.[10]

A decisão sobre quando reparar cirurgicamente um primeiro episódio de luxação do ombro e quando tentar a imobilização conservadora tem sido controversa.[4,5,11,12] Dada a alta incidência de luxações recorrentes em adultos com menos de 30 anos, há uma

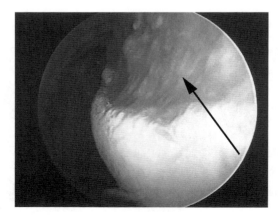

Figura 3.3 Exemplo artroscópico de uma lesão de Hill-Sachs. A seta está apontando para uma depressão cortical dentro da cabeça do úmero.

tendência para o **reparo capsulolabral cirúrgico inicial** em vez de imobilização conservadora do ombro por 4 a 6 semanas em várias posições anatômicas (Fig. 3.4).[4,13,14] Os procedimentos cirúrgicos abertos foram substituídos por técnicas artroscópicas com resultados equivalentes em relação ao retorno funcional ao esporte.[14,15] O avanço nas técnicas cirúrgicas artroscópicas combinado com evidências mostrando taxas de recidiva diminuídas após cirurgia provavelmente está contribuindo para essa tendência.[5,16] Apesar da atual inclinação para o tratamento cirúrgico e não para o conservador, o tratamento com fisioterapia permaneceu consistente com um foco sobre a estabilidade baseada na compressão glenoumeral, sincronia de movimento escapoulomeral e mecanismos proprioceptivos.[16]

Tratamento Fisioterapêutico do Paciente

Os indivíduos com instabilidade do ombro que se apresentam na fisioterapia após estabilização cirúrgica muitas vezes são tratados com base em uma abordagem de protocolo de reabilitação de cinco fases.[16] As primeiras quatro semanas após a cirurgia fazem parte da fase 1, que busca a proteção máxima do reparo. A fase 2 (4 a 6 semanas após a cirurgia) inclui alongamento progressivo e movimento ativo. A fase 3 (6 a 10 semanas após a cirurgia) é uma fase de proteção mínima para assegurar amplitude de movimento (ADM) total e melhorar a força muscular. A fase 4 (8 a 16 semanas após a cirurgia) é uma fase de fortalecimento avançado que leva à fase final de retorno ao esporte, que ocorre entre 4 e 9 meses. As intervenções específicas dentro de cada etapa são ditadas pela apresentação e estado funcional do indivíduo. As intervenções típicas incluem exercícios de ADM, reeducação neuromuscular e exercícios de fortalecimento, terapia manual e modalidades terapêuticas (para diminuir a dor). A decisão de progre-

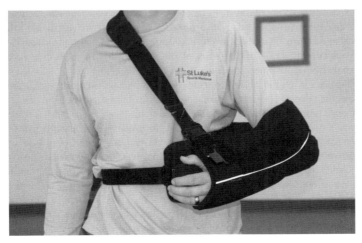

Figura 3.4 Tipoia pós-operatória com almofada para proteger o ombro em cerca de 20° de abdução no plano escapular.

dir de uma fase de reabilitação para a próxima é baseada no estágio de cicatrização e em uma interação colaborativa entre o cirurgião ortopédico e o fisioterapeuta. É importante também considerar as necessidades do paciente a partir de uma perspectiva de psicologia do esporte.[17] A lesão, a cirurgia e o processo de reabilitação podem afetar a recuperação e a performance atlética futura. O apoio social e as estratégias de enfrentamento do atleta são os principais indicadores de sucesso da recuperação.[18] Embora não seja um especialista em saúde mental, o fisioterapeuta pode influenciar positivamente a atitude do paciente sobre o processo de reabilitação, o que é muito importante durante a recuperação.[19]

Exame, Avaliação e Diagnóstico

O paciente se apresenta para fisioterapia 5 a 7 dias após um procedimento de estabilização cirúrgica com uma tipoia de ombro com almofada no local (Fig. 3.4). O exame inicia com uma história completa para determinar o nível de função prévio do atleta e para estabelecer os objetivos das intervenções fisioterapêuticas. O exame objetivo inclui inspeção da incisão para assegurar que as margens da incisão cirúrgica estão bem aproximadas e que não há sinais/sintomas de infecção. Deve-se evitar a ADM ativa durante as primeiras quatro semanas após a cirurgia, por isso, o fisioterapeuta deve avaliar e realizar a ADM de forma passiva e dentro dos limites descritos pelo cirurgião. Muitos protocolos sugerem limites de ADM em torno de 90° de flexão, 0° de rotação externa (RE) e cerca de 45° de rotação interna (RI) no plano escapular (como ocorre quando o braço é mantido perto do abdome) durante as primeiras quatro semanas para proteger especificamente o músculo subescapular reparado. O fisioterapeuta deve avaliar o estado neurovascular da extremidade superior envolvida, incluindo pulso radial distal, garra/pinça e sensação dos dermátomos.

Medidas frequentes da ADM e da força do ombro devem ocorrer durante todo o período de reabilitação. A colaboração da equipe médica e da comissão técnica é importante para assegurar uma abordagem unificada e promover o retorno do atleta ao esporte. No caso de complicações como infecção, rigidez excessiva ou fracasso do paciente em aderir aos cuidados pós-operatórios, a colaboração dentro da equipe médica pode se tornar mais frequente para o bem do atleta.

À medida que a reabilitação progride, testes especiais incluem avaliação proprioceptiva específica do esporte das articulações glenoumeral e escapulotorácica. Qualquer discinesia remanescente no atleta de arremesso acima da cabeça pode retardar a progressão para a fase de recuperação de retorno ao esporte. A avaliação fisioterapêutica da coordenação e do controle neuromuscular do paciente, bem como de sua capacidade cognitiva de compreender e coordenar os padrões de movimento, contribui para as necessidades do plano de tratamento do atleta. A análise biomecânica do esporte específico do atleta será crucial para compreender e assegurar um retorno seguro ao estado competitivo.[20,21] Nesse caso, as considerações específicas para um *running back* do futebol americano podem incluir a avaliação da capacidade do atleta em assumir sua posição de apoio, receber a bola como um passe ou um passe com as mãos e encaixar e proteger a bola enquanto se move em vários planos de movimento.

Plano de Tratamento e Intervenções

O objetivo final do tratamento pós-operatório do reparo de Bankart é promover o retorno bem-sucedido do atleta aos níveis funcionais normais e ao esporte. A progressão em um protocolo de reabilitação de cinco fases sequenciais[22] ocorre de uma maneira colaborativa com o paciente, o médico e o fisioterapeuta. A velocidade de progressão é baseada em muitos fatores, dentre eles a qualidade do reparo e a velocidade de cicatrização, as quais dependem da idade do indivíduo e da complexidade do reparo. A Tabela 3.1 descreve os objetivos da fisioterapia, as intervenções e as atividades permitidas após a estabilização anterior com um reparo de Bankart.

Este paciente está iniciando a primeira fase de reabilitação (semanas 1-4 após a cirurgia), que se concentra na proteção máxima do reparo. O reparo cirúrgico da lesão de Bankart inclui uma reinserção do lábio *glenoidal* e do manguito rotador na borda glenoide. As restrições de ADM iniciais (como evitar RE além de 0°) protegem a reinserção das forças de tensão que podem romper o reparo. Durante a primeira semana, a articulação glenoumeral do paciente é mantida completamente imobilizada usando tipoia com almofada 24 horas/dia, o que protege o ombro, mantendo-o em cerca de 20° de abdução no plano escapular (Fig. 3.4). O gelo pode ser usado com frequência (p. ex., por 20 minutos a cada 1-2 horas) para reduzir a dor e a inflamação. Durante a primeira semana pós-cirúrgica, o movimento do punho e da mão é iniciado conforme a tolerância do paciente. Entre as semanas pós-operatórias 1 e 2, as modalidades terapêuticas para dor e inflamação são utilizadas. A ADM passiva do ombro é permitida dentro dos seguintes limites: flexão até 90°, abdução até 45°, RI até o abdome do paciente dentro do plano escapular (45°) e RE até 0°. Durante a segunda semana, o movimento ativo do punho e da mão pode progredir para fortalecimento leve; são permitidas a elevação e a retração escapular com resistência manual (Fig. 3.5). As semanas 2 até 4 permitem maior ADMP do ombro, progredindo para flexão até 130°, abdução até 90° e RE até 30°, com o braço na lateral do corpo e até 50° com o ombro em 45° de abdução. A rotação interna é gradualmente restaurada de acordo com a tolerância do paciente. O movimento da mão/punho continua e a ADMA do cotovelo é adicionada. Na presença de uma tenodese de bíceps associada, evita-se a extensão do cotovelo para limitar forças de tensão desnecessárias no reparo pelo alongamento da cabeça longa do tendão do bíceps. Exercícios isométricos submáximos do ombro (RE, RI, abdução, adução, flexão e extensão) começam entre as semanas 2 e 4.

A fase 2 do protocolo pós-operatório de reparo de Bankart (4 a 6 semanas após a cirurgia) inclui alongamento progressivo e uma fase de movimento ativo. Entre as semanas 4 e 5, a ADMP do ombro é aumentada de forma gradual em todos os planos de movimento até a tolerância do paciente. Como a restauração da ADM total é desejada em 10 a 12 semanas após a cirurgia, não deve ser atingida antes disso para reduzir o risco de um reparo "esticado". Contudo, pode haver considerações adicionais sobre a velocidade da restauração da ADM. Embora não seja sustentado por evidência atual, alguns médicos ajustam a abordagem da ADM com base na idade do paciente. Em indivíduos com mais de 35 anos, com frequência, a ênfase inicial é colocada sobre a ADM do ombro porque tendem a perder mobilidade mais rápido do que os pacientes jovens.

66 CASOS CLÍNICOS EM FISIOTERAPIA ESPORTIVA

Tabela 3.1 DIRETRIZES DE FISIOTERAPIA APÓS ESTABILIZAÇÃO ANTERIOR COM REPARO DE BANKART

Fase (Tempo após a cirurgia)	Objetivos	Intervenções	Atividades permitidas/não permitidas
Fase 1 (0 a 4 semanas) • Semana 0-1	Reduzir a dor e a inflamação	Modalidades (p. ex., gelo) Imobilização completa da AGU (usar tipoia 24 h/dia) Iniciar exercícios de ADMA do punho e da mão Flexão passiva do cotovelo (se tenodese do bíceps)	Nenhuma ADM ativa de ombro durante toda a fase 1
• Semana 1-2	Reduzir a dor e a inflamação Iniciar exercícios de ADMP do ombro Iniciar fortalecimento escapular, do punho e da mão	Modalidades (p. ex., gelo) Exercícios de ADMP do ombro: • Flexão até 90° • RE a 0° • RI perto do abdome no plano escapular (45°) • Abdução até 45° Elevação e retração escapular manual resistida Exercícios de fortalecimento de punho e mão	Retorno às atividades no computador em 10 dias
• Semanas 2-4	Aumentar a ADM do ombro Iniciar fortalecimento isométrico do ombro	Exercícios de ADMP do ombro: • Flexão até 130° • RE até 30° com braço ao lado; 50° em 45° de abdução • RI até a tolerância do paciente • Abdução até 90° Continuar flexão passiva do cotovelo (se houver tenodese do bíceps) Iniciar exercícios isométricos submáximos (RE, RI, abdução, adução, flexão, extensão)	

(Continua)

Tabela 3.1 DIRETRIZES DE FISIOTERAPIA APÓS ESTABILIZAÇÃO ANTERIOR COM REPARO DE BANKART (*Continuação*)

Fase (Tempo após a cirurgia)	Objetivos	Intervenções	Atividades permitidas/não permitidas
Fase 2 (4 a 6 semanas)	Iniciar exercícios de ADMA do ombro Atingir gradualmente os objetivos de ADM em 10 a 12 semanas, mas não antes (mais cedo se o paciente for um atleta de arremesso)		ADM ativa de ombro permitida
• Semanas 4-5		Iniciar exercícios de ADMA do ombro para pacientes ≥ 35 anos de idade Exercícios de ADMA progressiva para atingir: • Flexão até 140° • RE até 70° em 45° de abdução; 60° em 90° de abdução • Abdução até 90°	
• Semanas 5-6	Fortalecer de forma progressiva o manguito rotador, se os objetivos de ADM forem alcançados	Iniciar exercícios de ADMA do ombro para pacientes ≤ 35 anos de idade Exercícios com faixa elástica para o manguito rotador Exercícios de fortalecimento do bíceps e do tríceps Exercícios de propriocepção enfatizando controle neuromuscular	
Fase 3 (6 a 8 semanas)	Fortalecer	Exercícios de ADM do ombro Exercícios de fortalecimento/estabilização escapular e do manguito rotador Exercícios de propriocepção enfatizando controle neuromuscular	Retorno à corrida em 7 a 8 semanas

(*Continua*)

Tabela 3.1 DIRETRIZES DE FISIOTERAPIA APÓS ESTABILIZAÇÃO ANTERIOR COM REPARO DE BANKART (*Continuação*)

Fase (Tempo após a cirurgia)	Objetivos	Intervenções	Atividades permitidas/não permitidas
Fase 4 (8 a 16 semanas)	Realizar exercícios avançados de fortalecimento Realizar exercícios pliométricos Objetivos de ADMA do ombro em 10 a 12 semanas (as comparações são para o lado não envolvido): • 5° menos que a flexão total • 5° menos de RE • 10° menos de RI em 90° de abdução • 90° de RE em 90° de abdução No final da fase 4: Atingir ADMA funcional total de ombro, com 90% de força do lado não envolvido	Iniciar exercícios de fortalecimento de cadeia cinética fechada em amplitude segura (i.e., não cruzar a linha média do corpo): • Progressão de exercício de apoio na parede • Exercício de apoio do serrátil na posição sentada Iniciar exercícios pliométricos: • Exercícios na parede com *Plyoball* • Exercícios de rebote com um braço	Na semana 12, o paciente pode iniciar o fortalecimento na musculação 3 a 4 vezes por semana: • Remadas na posição sentada • Puxada aberta frontal • Supino e crucifixo com halteres (no solo para evitar cruzar a linha média do corpo) Retornar a: • Prática chipping e putting do golfe em 8 a 10 semanas • Ciclismo em 10 a 12 semanas • Atividades completas de golfe em 12 a 14 semanas
Fase 5 (após 4 meses)	Realizar progressão gradual para retornar à participação ilimitada no esporte Manter movimento, estabilidade e força Manter acompanhamento com cirurgião	Iniciar programa intervalado de arremesso (conforme direcionado pelo cirurgião) Fortalecimento progressivo na musculação	Nos exercícios de musculação, o paciente deve sempre ver o dorso de suas mãos. Evitar exercício de flexão dos braços (apoio) com abertura ampla (as mãos afastadas e em uma amplitude maior do que a largura dos ombros), crucifixos profundos, *pressão militar* e puxada aberta atrás da cabeça Retorno ao *mountain biking* em 4 meses e esportes de contato total, conforme aprovação do cirurgião

Abreviações: ADM, amplitude de movimento; ADMA, amplitude de movimento ativa; ADMP, amplitude de movimento passiva; AGU, articulação glenoumeral; RE, rotação externa; RI, rotação interna.

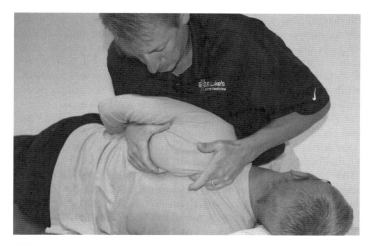

Figura 3.5 Fisioterapeuta fornecendo resistência manual para retração escapular.

Em geral, exercícios de ADM ativa do ombro começam por volta da sexta semana após a cirurgia em pacientes com menos de 35 anos de idade (e mais cedo em pacientes mais velhos). Os objetivos da ADMA do ombro durante a fase 2 são abdução até 90°, RE até 70° em 45° de abdução e 60° em 90° de abdução. Entre as semanas 5 e 6, se o paciente estiver alcançando os objetivos da ADM do ombro, o fisioterapeuta introduz exercícios de leve resistência de forma progressiva para o manguito rotador. A progressão nos movimentos específicos do manguito rotador busca manter o controle escapulotorácico para evitar padrões de movimento de elevação escapular compensatório. O fortalecimento do bíceps e do tríceps pode ser prescrito, bem como exercícios de propriocepção enfatizando o controle neuromuscular entre as semanas 5 e 6. Um exemplo de exercício proprioceptivo nesse estágio é a estabilização rítmica do braço em vários planos enquanto o paciente está em supino.

A fase 3 começa na semana 6 após a cirurgia e continua até a semana 10. É considerada a fase de fortalecimento do protocolo de reabilitação. O fisioterapeuta deve monitorar de perto o paciente para padrões de movimentos compensatórios. Foi mostrado que, **inicialmente, padrões compensatórios não controlados de substituição escapulotorácica** retardam a capacidade de gerar força do manguito rotador, resultando em atraso no fortalecimento e provável retorno tardio ao esporte.[16] Nas semanas 10 e 12, a ADMA do ombro é gradualmente aumentada até atingir os objetivos de amplitude final. Os exercícios de fortalecimento dos músculos escapulares e do manguito rotador devem evoluir dentro dos padrões de movimentos mecanicamente corretos. Os exercícios de controle neuromuscular de cadeia cinética fechada (CCF) e de propriocepção progridem de acordo com as habilidades do paciente e avançam à medida que a ADM é restaurada.

Como a terceira e a quarta fases de reabilitação possuem objetivos e intervenções que se sobrepõem, a progressão da atividade depende de como o atleta evolui. A fase 4 (semanas 8-16 pós-operatórias) envolve fortalecimento avançado e atividades pliométricas, além da continuação do fortalecimento específico dos músculos do manguito rotador e paraescapulares. Em geral, os exercícios de fortalecimento incluem atividades de CCF dentro de uma ADM segura. Por exemplo, para evitar forças de compressão nas superfícies articulares anterolaterais, que podem prejudicar o reparo, o fisioterapeuta estimula o atleta a evitar movimentos transversais na linha média. As atividades de CCF podem incluir progressões de apoio na parede e apoio do serrátil na posição sentada com controle restrito dos movimentos biomecanicamente corretos. O padrão de movimento compensatório mais comum é a elevação escapular inicial junto com flexão glenoumeral ou abdução que resulta em um padrão de movimento de "encolher os ombros". Exercícios pliométricos e de CCF avançados são iniciados, como os exercícios na parede com *Plyoball* e os de rebote com um braço (Fig. 3.6).

Entre 10 e 12 semanas após a cirurgia, os objetivos da ADM do ombro devem ser concentrados em atingir 5° a menos da flexão total e RE quando comparado com o ombro não envolvido. A rotação externa (em 90° de abdução) deve ser limitada até 90° e não deve ser alongada demais. A rotação interna (em 90° de abdução) deve ser aproximadamente 10° menor do que a do ombro não envolvido. Como o alongamento continuará com o passar do tempo, é desejável deixar o ombro reparado com um pouco menos de amplitude de movimento final total durante a reabilitação. Na semana 12, o atleta pode iniciar o fortalecimento baseado em musculação 3 a 4 vezes por semana. Os exercícios típicos incluem remada na posição sentada, puxada aberta frontal e fortalecimento de bíceps e de tríceps. Supino e crucifixo com halteres podem ser realizados com o paciente sentado no chão e evitando cruzar a linha média do corpo.

A fase de reabilitação final, conhecida como o retorno à atividade, começa quatro meses após o procedimento de estabilização anterior. O critério para progredir para a fase final é baseado na obtenção de ADM ativa e passiva total do ombro e força equi-

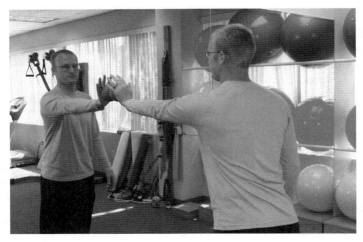

Figura 3.6 Paciente realizando exercícios de ombro de cadeia cinética fechada (CCF).

SEÇÃO III: CASO 3   **71**

valente a 90% do lado contralateral.[1,16] O objetivo dessa fase é retomar de forma gradual as atividades esportivas até a participação sem restrições. É durante essa fase que os programas intervalados (*interval-based programs*) são prescritos e a intensidade dos exercícios na musculação é aumentada. A decisão de autorizar o retorno total para o esporte é baseada no desempenho no teste funcional, tal como o teste de estabilidade da extremidade superior, bem como na compreensão colaborativa entre o paciente, o fisioterapeuta, o médico e o treinador.[23-25]

Recomendações Clínicas Baseadas em Evidência

SORT: Taxonomia da Força de Recomendação
A: Evidência de boa qualidade e consistente orientada para o paciente.
B: Evidência de qualidade limitada ou inconsistente orientada para o paciente.
C: Evidência consensual, prática geral, opinião de especialista ou série de casos orientada para a doença.

1. A presença de uma lesão de Hill-Sachs não influencia significativamente o processo de tomada de decisão para opções de tratamento para instabilidade anterior do ombro. **Grau C**
2. Devido à alta taxa de recidiva de luxação anterior do ombro, a intervenção operatória primária após o primeiro episódio de luxação em adultos jovens ativos (< 30 anos de idade) é a escolha de tratamento recomendada. **Grau A**
3. Exercícios de fortalecimento do manguito rotador na presença de controle neuromuscular escapulotorácico insatisfatório prolongarão significativamente o período de recuperação adequada do atleta e o retorno ao jogo. **Grau B**

QUESTÕES DE REVISÃO

3.1 Qual lesão envolve a desinserção do lábio *glenoidal* anterior como resultado de instabilidade anterior traumática?

   A. Lesão de Hill-Sachs
   B. Lesão SLAP
   C. Lesão de Bankart
   D. Lesão osteocondral

3.2 Durante as fases 1 e 2 da reabilitação após cirurgia de estabilização do ombro, a indicação para evitar rotação interna ativa ou rotação externa passiva além da posição neutra protege qual estrutura anatômica?

   A. Supraespinal
   B. Infraespinal
   C. Redondo menor
   D. Subescapular

3.3 O estágio final da reabilitação após cirurgia de estabilização do ombro de um atleta deve se concentrar em qual dos seguintes aspectos?
   A. Programas intervalados de retorno ao esporte
   B. Exercícios isométricos submáximos
   C. Exercícios concentrados em estabilização escapular
   D. Ganhos de amplitude de movimento do ombro

RESPOSTAS

3.1 **C.** Em 1923, Bankart descreveu a desinserção labral anterior como a lesão essencial na instabilidade anterior traumática.[5,15]

3.2 **D.** O músculo subescapular atua como o rotador interno primário do ombro e com frequência é reinserido durante um reparo de Bankart. Evitar uma RE passiva que poderia alongar o subescapular e a RI ativa que pode contrair o reparo são considerações importantes.

3.3 **A.** Programas intervalados específicos do esporte são usados para simular as demandas colocadas sobre o atleta dentro de seu esporte. Com frequência, os programas intervalados são usados para preparar o atleta nos estágios finais de reabilitação, antes de retornar ao esporte. Os exercícios isométricos submáximos são realizados durante a fase 1 (opção B). A ADM total de ombro já deve ter sido alcançada durante a fase 4 (opção D) e os exercícios de estabilização escapular são integrados e progridem entre as fases 1 e 4 (opção C).

REFERÊNCIAS

1. Andrews JR, Wilk KE. *The Athlete's Shoulder*. London: Churchill Livingstone Inc.;1994.
2. Provencher MT, LeClere LE, King S, et al. Posterior instablity of the shoulder: diagnosis and management. *Am J Sports Med*. 2011;39:874-886.
3. Matsen FA, Thomas SC, Rockwood CA, Wirth MA. Glenohumeral instability. *The Shoulder*. Philadelphia, PA: Saunders; 2004:633-639.
4. Wang RY, Arciero RA, Mazzocca AD. The recognition and treatment of first-time shoulder dislocation in active individuals. *J Orthop Sports Phys Ther*. 2009;39:118-123.
5. Bankart ASB. Pathology and treatment of recurrent dislocation of shoulder-joint. *Br J Surg*. 1938;26:23-29.
6. Bhatia S, Ghodadra NS, Romeo AA, et al. The importance of the recognition and treatment of glenoid bone loss in an athletic population. *Sports Health*. 2011;3:435-440.
7. Godin J, Sekiya JK. Systematic review of rehabilitation versus operative stabilization for the treatment of first-time anterior shoulder dislocations. *Sports*. 2010;2:156-165.
8. Hovilius L. Incidence of shoulder dislocation in Sweeden. *Clin Orthop Relat Res*. 1982;166:127-131.
9. Rowe CR. Prognosis in dislocations of the shoulder. *J Bone Joint Surg Am*. 1956;38(A):957-977.
10. Deitch J, Mehlman CT, Foad SL, Obbehat A, Mallory M. Traumatic anterior shoulder dislocation in adolescents. *Am J Sports Med*. 2003;31:758-763.
11. DeBerardino TM, Arciero RA, Taylor DC, Uhorchak JM. Prospective evaluation of arthroscopic stabilization of acute, initial anterior shoulder dislocations in young athletes. Two- to five-year follow-up. *Am J Sports Med*. 2001;29:586-592.
12. Roach CJ, Cameron KL, Westrick RB, Posner MA, Owens BD. Rotator cuff weakness is not a risk factor for first-time anterior glenohumeral instability. *Orth J Sports Med*. 2013;1:1-6.

13. Scheibel M, Kuke A, Nikulka C, Magosch P, Ziesler O, Schroeder RJ. How long should acute anterior dislocations of the shoulder be immobilized in external rotation? *Am J Sports Med.* 2009;37:1309-1316.
14. Mazzocca AD, Brown FM, Carreira DS, Hayden J, Romeo AA. Arthroscopic anterior shoulder stabilization of collision and contact athletes. *Am J Sports Med.* 2005;33:52-60.
15. Karlsson J, Magnusson L, Ejerhed L, Hultenheim I, Lundin O, Kartus J. Comparison of open and arthroscopic stabilization for recurrent shoulder dislocation in patients with a Bankart lesion. *Am J Sports Med.* 2001;29:538-542.
16. Hayes K, Callanan M, Walton J, Paxinos A, Murrell GA. Shoulder instability: management and rehabilitation. *J Orthop Sports Phys Ther.* 2002;32:497-509.
17. Sharp L. Sport psychology consulting effectiveness: the sport psychology consultant's perspective. *J Appl Sports Psychology.* 2011;23:360-376.
18. Junge A. The influence of psychological factors on sports injuries. Review of the literature. *Am J Sports Med.* 2000;28:S10-S15.
19. Kraemer W, Denegar C, Flanagan S. Recovery from injury in sport: considerations in the transition from medical care to performance care. *Sports Health.* 2009;1:392-395.
20. Reinold MM, Gill TJ. Current concepts in the evaluation and treatment of the shoulder in overhead-throwing athletes, part 1: physical characteristics and clinical examination. *Sports Health.* 2009;2:39-50.
21. Shin SJ, Yun YH, Kim DJ, Yoo JD. Treatment of traumatic anterior shoulder dislocation in patients older than 60 years. *Am J Sports Med.* 2012;40:822-827.
22. St. Luke's Sports Medicine-Intermountain Orthopaedics: Post-operative Bankart Repair Protocol. Boise, Idaho; 2013.
23. Negrete RJ, Hanney WJ, Kolber MJ, et al. Reliability, minimal detectable change and normative values for tests of upper extremity function and power. *J Strength Cond Res.* 2010;24:3318-3325.
24. Negrete RJ, Hanney WJ, Kolber MJ, Davies GJ, Riemann B. Can upper extremity functional tests predict the softball throw for distance: a predictive validity investigation. *Int J Sports Phys Ther.* 2011;6:104-111.
25. Baumgarten KM, Vidal AF, Wright RW. Rotator cuff repair rehabilitation: a Level I and II systematic review. *Sports Health.* 2009;1:125-130.

Reabilitação e retorno ao esporte após um reparo de lesão SLAP em um jogador de beisebol universitário

Graig Garrison
Joseph Hannon

CASO 4

Um pitcher de beisebol universitário de 20 anos de idade veio à clínica de fisioterapia três dias após um reparo e debridamento artroscópico do lábio *glenoidal* posterior com descompressão subacromial. A lesão inicial do paciente, ruptura labral superior de anterior para posterior (SLAP), foi causada por estresses repetitivos e excessivos ocasionados pelo movimento de arremesso no esporte desde que tinha 7 anos de idade. Há 30 dias, o paciente começou a sentir dor na parte posterior de seu ombro direito sempre que arremessava. Sua dor era ocasionada pelo lançamento, em especial, durante a fase final de preparação (*late cocking*). O paciente foi submetido a um tratamento conservador (gelo e estimulação elétrica) com seu *athletic trainer* durante um mês, enquanto continuava a lançar; contudo, seus sintomas não melhoraram. Foi encaminhado a um cirurgião ortopédico certificado e treinado pelo comitê de medicina especializado no tratamento de atletas que realizam movimentos acima da cabeça. A imagem por RM com contraste revelou uma ruptura labral superior de anterior para posterior, além de sinovite e um espessamento da bursa subacromial. O paciente foi submetido a um reparo posterior artroscópico com debridamento e descompressão subacromial. Recebeu instruções pós-operatórias imediatas sobre como colocar e retirar sua tipoia e sobre exercícios de pêndulo. O atleta veio à clínica de fisioterapia três dias após a cirurgia, com o encaminhamento para "avaliação e tratamento". Apresenta o ombro direito imobilizado em uma tipoia com uma almofada axilar que mantém o braço em cerca de 20° de abdução. O paciente não tem queixas de sintomas radiculares; classifica a dor atual como 2/10, e 5/10 com o movimento de seu braço ao vestir-se. A história de saúde dele é normal.

- Como os fatores contextuais deste indivíduo influenciam ou mudam o tratamento?
- Com base no diagnóstico do paciente, quais são os fatores que podem tê-lo predisposto a esta lesão e eventual intervenção cirúrgica?
- Qual é o prognóstico da reabilitação após a cirurgia?
- Quais são as considerações específicas do beisebol para seu eventual retorno ao esporte?

DEFINIÇÕES-CHAVE

INSTABILIDADE: aumento da mobilidade ou deslocamento excessivo da cabeça umeral sobre a glenoide, o que ocorre quando o ombro do jogador de beisebol está na posição de abdução e rotação externa máxima (RE) durante as fases de preparação final ou aceleração do movimento de arremesso.

IMPACTO INTERNO: pinçamento da porção posterossuperior do lábio glenoidal e/ou da cápsula articular à medida que o ombro move-se em uma posição de abdução e rotação externa máxima durante a fase de preparação/posicionamento final do movimento de arremesso.

LÁBIO GLENOIDAL: projeção da cartilagem sobre a fossa glenoide que fornece estabilidade à articulação glenoumeral (GU).

LESÃO PAINT: acrônico para *partial thickness articular surface intratendineous tear* (ruptura intrasubstancial parcial do supraespinal posterior e infraespinal anterior). Esta lesão pode ocorrer durante o movimento de arremesso devido a altas cargas tensionais.

LESÃO PASTA: acrônico para *partial thickness articular surface tendo avulsion* (avulsão do tendão da surperfície articular de espessura parcial) que envolve uma ruptura superficial da superfície inferior distal do tendão do supraespinal ou infraespinal Esta lesão pode ocorrer durante o movimento de arremesso e devido a altas cargas tensionais.

DESCOMPRESSÃO SUBACROMIAL: procedimento cirúrgico artroscópico usado para abrir o espaço ou limpar a área sob o acrômio, que pode estar se apoiando contra as estruturas adjacentes, como uma bursa fibrótica ou um manguito rotador delaminado.

Objetivos

1. Entender a patologia envolvida em uma lesão labral glenoumeral e os possíveis mecanismos de lesão.
2. Identificar e fornecer a análise racional para os cuidados pós-operatórios associados com um reparo de lesão SLAP e cirurgia de descompressão subacromial.
3. Descrever as intervenções de reabilitação apropriadas na fase inicial após o reparo da lesão SLAP e o procedimento de descompressão subacromial.
4. Identificar os critérios objetivos para o retorno ao arremesso e ao jogo de beisebol após o reparo da lesão SLAP e o procedimento de descompressão subacromial.

Considerações sobre a Fisioterapia

Considerações sobre a fisioterapia para o jogador de beisebol que sofreu reparo cirúrgico da lesão SLAP e procedimento de descompressão subacromial:

▶ **Plano de tratamento/objetivos gerais da fisioterapia:** aumentar a amplitude de movimento (ADM) passiva e ativa do ombro; diminuir a dor; aumentar a estabilidade escapular e força do manguito rotador; manter ou melhorar a ADM, a força e o equilíbrio da extremidade inferior; promover o retorno do atleta ao esporte de arremesso com a mecânica apropriada.

▶ **Intervenções fisioterapêuticas:** educação do paciente sobre a anatomia funcional e patomecânica da lesão e cuidados gerais sobre a proteção do tecido em cicatrização; modalidades terapêuticas e terapia manual para diminuir a dor; mobilização e alongamento passivo para melhorar a mobilidade articular e minimizar/prevenir a restrição capsular; exercícios de resistência submáximos para aumentar a força muscular e resistência do manguito rotador e dos estabilizadores escapulares; exercícios de equilíbrio e força para a extremidade inferior; abordagens para normalizar ou restabelecer a neurodinâmica da extremidade superior; programa de exercícios domiciliares.
▶ **Cuidados durante a fisioterapia:** monitorar os sinais e sintomas de tensão neural; abordar precauções ou contraindicações para o exercício baseadas na cirurgia recente do paciente.
▶ **Complicações que interferem na fisioterapia:** local e extensão do reparo; qualidade do tecido; ansiedade do atleta para retornar muito cedo ao esporte; traços psicológicos comuns de um arremessador, como medo de nova lesão e incapacidade de arremessar com a mesma velocidade ou controle.

Visão Geral da Patologia

O lábio glenoidal é um anel fibrocartilaginoso que se situa sobre a glenoide e aprofunda a fossa glenoide em até 50%, o que confere estabilidade à articulação óssea.[1] Além de aumentar a articulação geral do úmero sobre a glenoide, o lábio também trabalha fornecendo um efeito de ventosa, que consequentemente aumenta a estabilidade. A articulação GU é circundada pela cápsula, que se combina com três ligamentos glenoumerais (LGUs): o complexo do LGU superior, do LGU médio e do LGU inferior. Juntos, o lábio, os ligamentos capsulares e a musculatura do manguito rotador trabalham para estabilizar a articulação GU.[1]

A etiologia das patologias labrais no atleta de arremesso é multifacetada e distinta daquela do atleta que não pratica arremesso na sua modalidade. As luxações ou subluxações agudas/traumáticas do ombro que podem ocorrer a partir de uma queda sobre um braço estendido têm o potencial de causar diferentes patologias labrais (e possíveis patologias umerais correspondentes) dependendo da direção e extensão da luxação. Essas rupturas labrais são tratadas de modo diferente do que as rupturas crônicas ou "adaptativas" que em geral se desenvolvem nos arremessadores.[2-4] Durante o movimento de arremesso, o ombro fica abduzido e externamente rodado até seu limite durante a fase de encaixe final, requerendo que o lábio, os ligamentos da articulação GU e o manguito rotador proporcionem estabilidade para a cabeça umeral dentro do lábio glenoidal nessa posição, que é muito instável.[5,6] Com o passar do tempo, pode ocorrer a microinstabilidade.[3,7,8] A microinstabilidade não é igual à real "instabilidade no ombro". A instabilidade no ombro refere-se à instabilidade ampla na articulação GU com mais de 1 cm quando testada com o sinal de sulco ou teste de apreensão. Já a microinstabilidade refere-se a pequenos deslocamentos da cabeça umeral sobre a glenoide através de apenas *milímetros* de movimento. Por fim, esses pequenos deslocamentos podem causar impacto da cabeça umeral contra o lábio posterossuperior e a parte inferior (porção articular) do manguito rotador.[7,8] O resultado é o impacto interno, que não é igual ao impacto subacromial.[9] No impacto subacromial, as estruturas que passam sob o acrômio (tendão do supraespinal e bursa subacromial) ficam comprimidas pela tuberosidade maior. Com o impacto interno, a orientação do LGU muda à medida que o braço realiza a abdução e RE máximas (p. ex., na fase de posicionamento final), resultando no deslizamento do complexo do LGU inferior na posição anterior/inferior. Essa nova posição pressiona a cabeça umeral posterior e superiormente.[3,10] Essa posição deslocada pode causar o cisalhamento do lábio e, por fim, causar uma ruptura labral do lado posterior e/ou uma ruptura do manguito rotador na porção articular (lesão PASTA ou PAINT).[10]

Outros fatores predispõem o atleta de movimentos acima da cabeça a patologias labrais, incluindo déficit de rotação interna glenoumeral (GIRD), discinesia escapular e mecânica de arremesso inadequada.[9,11] O GIRD é um fenômeno comum em atletas que realizam arremessos de forma repetitiva (ver Caso 1).[9,12] À medida que o braço dominante do arremesso começa a perder o movimento de rotação interna (RI), o ombro tende a aumentar a RE em uma tentativa de manter o movimento rotacional adequado. O GIRD foi identificado em atletas de arremesso tanto pré-adolescentes quanto profissionais e os predispõe a lesões no ombro e/ou cotovelo.[13-16] O GIRD pode ser causado por mudanças nos tecidos moles (p. ex., cápsula posterior retraída, em especial, o complexo do LGU inferior ou musculatura posterior) ou uma anormalidade óssea (p. ex., retrotorsão umeral).[12] Com frequência, mudanças dos tecidos moles e anormalidades ósseas estão presentes.[12] Não se sabe com precisão por que o GIRD aumenta o risco de lesão; contudo, se o úmero não puder rotar internamente permitindo uma desaceleração mais fluida, as forças podem se transferir, subindo o braço em direção ao ombro e/ou cotovelo.[17] A partir do ponto de vista da reabilitação, o GIRD é tratado com intervenções terapêuticas direcionadas.[18-21]

Embora o papel da discinesia escapular nas patologias do ombro seja pouco compreendido, a maioria dos profissionais de saúde e pesquisadores concorda que, se há presença de discinesia escapular, deve-se optar pela abordagem fisioterapêutica para esse problema.[19,22,23] Com uma articulação complexa que é móvel por natureza, uma escápula com discinesia aumenta as chances dessa mobilidade tornar-se patológica. Conforme o braço é levado acima da cabeça, a glenoide e a cabeça umeral devem permanecer em contato e a escápula deve se elevar, rotar para cima e inclinar-se posteriormente sobre o tórax.[24] Se um desses movimentos não ocorrer, o alinhamento ideal da glenoide e da cabeça umeral não é atingido. Isso pode alterar a artrocinemática da articulação e gerar mais estresse sobre as estruturas que não devem ser estressadas nessa posição.

Por fim, a mecânica do arremesso desempenha um importante papel nas patologias do ombro e cotovelo.[5,6,25] As posições corretas de braço e tronco são importantes. O equilíbrio da extremidade inferior,[26] a ADM do quadril,[27,28] e a coordenação podem também desempenhar um papel relevante. Foi formulada a hipótese de que uma quebra na cadeia cinética da extremidade inferior pode aumentar as forças no ombro e cotovelo, levando a um ambiente nocivo à extremidade superior.[29] Em geral, abordar de forma independente esses aspectos no atleta de lançamento pode ser difícil, todavia, pode ser benéfico para o fisioterapeuta trabalhar junto com o técnico de arremesso de modo a identificar deficiências que poderiam contribuir para a disfunção do ombro.

O reparo artroscópico das rupturas SLAP é comum em atletas cujo esporte envolve movimentos acima da cabeça.[30,31] Em uma revisão retrospectiva de 30 atletas que realizam esses movimentos e sofreram lesões SLAP, a taxa de satisfação geral foi de 93,3% e o tempo médio para o retorno ao esporte foi 11,7 meses.[30] Contudo, embora os atletas com movimentos acima da cabeça que eram arremessadores relataram melhoras nas atividades diárias, os escores de resultado funcional no esporte eram levemente *mais baixos* do que aqueles de atletas que não eram arremessadores. De modo similar, em uma revisão sistemática de retorno ao jogo após reparo de lesão SLAP em atletas, os indivíduos cujo esporte exigia movimentos acima da cabeça demonstraram uma percentagem de retorno ao esporte mais baixa do que aqueles que praticavam modalidades que não envolviam arremessos.[31] Existem várias razões para as taxas mais baixas de retorno ao jogo nos atletas que realizam movimentos acima da cabeça no esporte após o reparo da lesão SLAP, incluindo patologias concomitantes como ruptura do manguito rotador e instabilidade do ombro.

Tratamento Fisioterapêutico do Paciente

Os pacientes que se apresentam para a fisioterapia após o reparo labral artroscópico podem se beneficiar de terapia manual e exercício terapêutico submáximo para restaurar a ADM, força muscular e função do ombro. Informações sobre a qualidade do tecido, os possíveis estresses ao tecido durante o movimento e o local da lesão após o reparo labral ajudam o fisioterapeuta a otimizar a ADM inicial do ombro sem colocar em perigo a cicatrização. O acesso ao registro da cirurgia após o reparo da lesão SLAP é essencial para entender os procedimentos e a avaliação do paciente pelo cirurgião. É também importante para o fisioterapeuta desenvolver um bom canal de comunicação com o cirurgião ortopédico de modo a abordar quaisquer precauções ou considerações especiais para o processo de reabilitação.

Exame, Avaliação e Diagnóstico

Os pontos mais importantes no exame do atleta três dias após o reparo da lesão SLAP incluem a avaliação da ADM respeitando as precauções pós-cirúrgicas, o alinhamento em repouso e o controle do posicionamento da escápula. Neste momento, em geral, o ombro do atleta é imobilizado em uma tipoia. A ADM do ombro deve ser passivamente avaliada em uma posição de supino. Nesta etapa após a cirurgia, a ADM ativa é *evitada* porque a ativação dos músculos poderia aumentar o estresse sobre o local cirúrgico, piorar a dor e possivelmente danificar o reparo. É importante reconhecer que a RI do úmero causará um deslizamento posterior da cabeça umeral sobre a glenoide, o que poderia comprometer o tecido causando uma força de cisalhamento sobre um lábio recentemente reparado. Portanto, o modo mais seguro de avaliar a RI passiva do ombro é com o braço ao lado do paciente a 0° de abdução para limitar a ADM disponível geral. A rotação externa, flexão e abdução não devem teoricamente estressar o local reparado porque esses movimentos levarão a cabeça umeral a deslizar no sentido anterior, evitando a porção posterior do lábio que foi reparada. Como o paciente pode estar apreensivo ou queixar-se de dor durante a avaliação da ADM passiva (ADMP), o fisioterapeuta deve ter cuidado ao avaliar esses movimentos. Na experiência clínica dos autores, é importante progredir de forma gradual essas amplitudes de movimentos dentro de um nível de dor de 4 ou menos (em uma escala numérica de classificação de dor [ENCD] de 0 a 10).

A posição escapular e o controle neuromuscular da escápula podem ser examinados com o paciente sentado ou em pé. A avaliação do alinhamento em repouso da escápula é feita por meio da inspeção visual e palpação das escápulas do paciente, comparando o lado envolvido com o não envolvido. Para observar a postura normal do paciente, o fisioterapeuta avalia protração, elevação ou depressão escapular excessivas.[32] Os jogadores de beisebol, em especial, os *pitchers*, muitas vezes, apresentam-se com a escápula do braço do arremesso em uma posição de repouso deprimida e protraída quando comparado com o braço que não faz o arremesso. Depois, o fisioterapeuta solicita ao paciente para elevar, abaixar, protrair e retrair ativamente sua escápula envolvida com seu braço relaxado ao lado. Isso permite a avaliação do controle escapular do paciente sem envolvimento ativo da articulação GU. Quando o paciente é liberado para a ADM ativa do ombro (cerca de 4 a 6 semanas após a cirurgia), o fisioterapeuta pode realizar o teste de discinesia escapular, que é uma avaliação mais precisa do controle escapular.[33] Além do exame das extremidades superiores, é importante avaliar a força, a mobilidade e o controle neuromuscular global das extremidades inferiores.[27-29,34] Isso pode auxiliar o profissional a identificar (e corrigir) quaisquer deficiências que possam diminuir a capacidade do jogador de beisebol de transferir com eficiência as forças através da cadeia cinética.

Plano de Tratamento e Intervenções

A reabilitação pós-cirúrgica inicial foca o aumento da ADM do ombro para prevenir aderências capsulares enquanto protege os tecidos reparados na cirurgia.[35,36] Alguns protocolos de reabilitação especificam as limitações da ADM do ombro durante as primeiras 4 a 6 semanas após a cirurgia, incluindo flexão a 90° e com o braço ao lado do corpo, RI neutra (0°) e RE a 30°.[30,31] Vários estudos sugeriram uma análise racional para os movimentos da articulação GU que permitem a excursão articular e o alongamento capsular, ainda fornecendo tensões inerentes seguras e protetoras produzidas sobre o lábio.[37-39]

Os exercícios de posicionamento escapular devem ser iniciados de forma imediata.[23] São elaborados para promover a consciência cinestésica e não são necessariamente exercícios de fortalecimento. Após a cirurgia, a propriocepção pode estar alterada devido a incisões, edema e dor. A implementação inicial de exercícios para readquirir a consciência proprioceptiva do complexo do ombro pode ser benéfica e fornecer uma base sobre a qual avançar os exercícios terapêuticos.

Para o atleta apresentado neste caso, a RI glenoumeral será o movimento mais limitado secundário à artrocinemática da articulação GU. Durante a RI, a cabeça umeral movimenta-se posteriormente, o que pode resultar em cisalhamento do tecido reparado, em especial, a 90° de abdução. A ADM de RI inicial pode ser implementada com o braço em 0° de abdução. Cerca de 4 a 6 semanas após a cirurgia, a abdução passiva do braço a 45° e a ADM de RI passiva podem ser iniciadas no plano escapular. A flexão e abdução do ombro devem ser limitadas a 90° nas primeiras seis semanas.[36] Contudo, o fisioterapeuta deve usar seu julgamento clínico para determinar se a mobilidade do ombro está retornando com a artrocinemática apropriada. Se o paciente tiver dificuldades em atingir 90° de flexão/abdução do ombro, mais tempo pode ser dedicado a alongamentos e mobilizações nesses planos. Segundo a orientação clínica comum, em geral, as mobilizações e/ou alongamentos do ombro durante esse esquema de tempo devem ocorrer sem dor a até 90° de flexão e abdução (Fig. 4.1). Durante essa fase inicial, suaves mobilizações de graus 1 e 2 da articulação GU no sentido inferior podem ser empregadas para auxiliar a atingir a ADM desejada e diminuir a dor.[35] As mobilizações no sentido anterior para posterior devem ser evitadas para minimizar o estresse sobre o lábio posterior. Se o paciente puder atingir com facilidade a ADM desejada, deve-se ter cuidado para evitar a pressão excessiva muito precoce sobre o ombro porque isso poderia resultar em cicatrização deficiente do tecido labral.

A amplitude de movimento ativa-assistida (ADMAA) e a amplitude de movimento ativa (ADMA) podem ser iniciadas à escolha do cirurgião e fisioterapeuta seis semanas após a cirurgia. Neste momento, atingir a ADM plena se torna prioridade. Contudo, uma progressão gradual é necessária. O alongamento passivo com e sem estabilização escapular, mobilização da articulação GU e movimentos ativos são usados para ajudar a atingir e manter a ADM do ombro.[35,36] Se o paciente puder tolerar o alongamento de RI de baixa intensidade em 90° de abdução de sem desconforto para moderado desconforto (0-4 na ENCD), esse exercício pode ser iniciado (Fig. 4.2). Os movimentos ativos incluem flexão, escapulação e abdução do ombro com e sem carga.[23,34] Com esses movimentos, é importante que o fisioterapeuta identifique e tente corrigir quaisquer padrões de movimentos compensatórios, como a elevação escapular excessiva durante flexão de ombro. Além disso, a avaliação da tensão neural da extremidade superior envolvida é permitida, pois é um achado comum no atleta cujo esporte exige movimentos acima da

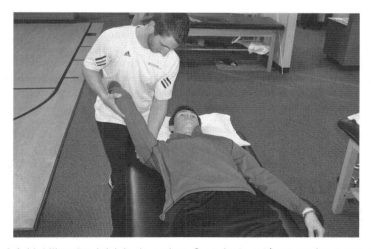

Figura 4.1 Mobilizações iniciais do ombro. O paciente está em supino com o fisioterapeuta na cabeceira da mesa e no lado a ser tratado. O profissional move de forma passiva o braço do paciente em flexão e abdução, enquanto simultaneamente aplica um deslizamento glenoumeral inferior.

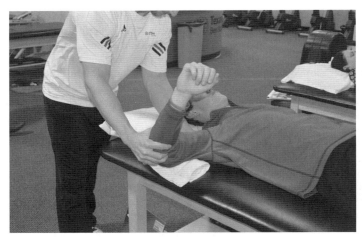

Figura 4.2 Alongamento manual de rotação interna com mobilização. O paciente está em supino com o fisioterapeuta na cabeceira da mesa e no lado a ser tratado. A extremidade superior do paciente está posicionada em 90° de abdução do ombro e 90° de flexão do cotovelo. O profissional deprime a escápula e move passivamente o braço flexionado em rotação interna até que o movimento seja sentido na escápula.

cabeça.[40] Se um aumento da tensão for observado, o deslizamento em tensão neural do membro superior (Fig. 4.3) pode ser usado como parte da abordagem de tratamento.[41] As mobilizações da articulação GU nas posições supina, sentada ou com movimento ativo podem ser benéficas. O *feedback* verbal ou manual pode ser usado para ajudar o paciente a readquirir os padrões de movimento apropriados.

Exercícios de fortalecimento e controle escapular mais intensos podem ser iniciados seis semanas após a cirurgia. **Exercícios que promovem a retração escapular e ativação do manguito rotador, trapézio médio e inferior e serrátil anterior são benéficos.**[22,23,42] Devem avançar a partir de movimentos básicos que exigem pouco movimento dos ombros e geram baixos níveis de atividade eletromiográfica (EMG) nos músculos da escápula[43] (p. ex., "*caminhar*" com RE resistida; Fig. 4.4) para movimentos mais avançados (p. ex., o "cortador de grama"; Fig. 4.5) que requerem movimentos do corpo todo e produzem ativação EMG mais alta em músculos como o trapézio inferior.[23] O fisioterapeuta deve propor ao paciente esses exercícios com o braço envolvido no lado do corpo e progredir para movimentos acima da cabeça, com ênfase na condução da extremidade inferior contralateral, para ativar o ombro envolvido de modo a promover a ativação muscular sequencial[44] (Fig. 4.6).

Cerca de três meses após o reparo da lesão SLAP, o atleta deve demonstrar um bom controle escapular e o fisioterapeuta pode iniciar o fortalecimento mais agressivo. **Mais exercícios de cadeia cinética fechada para comprimir a articulação e promover a estabilidade devem ser implementados.**[44] Esses exercícios podem ser iniciados na posição em pé e gradualmente evoluir para uma posição funcional específica do beisebol. Após o atleta readquirir controle e estabilidade adequados com o braço na posição acima da

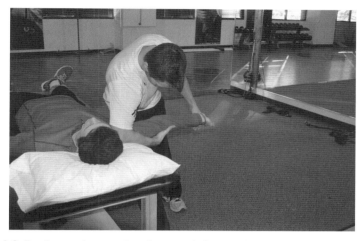

Figura 4.3 Deslizamento com tensão neural do membro superior (nervo mediano). O paciente está em supino com o fisioterapeuta no lado a ser tratado. A extremidade superior do paciente está posicionada em 90° de abdução no ombro com o cotovelo e punho completamente estendidos. O profissional abaixa o ombro do paciente usando seu cotovelo enquanto, com a sua mão oposta, move o punho e os dedos do paciente em extensão de modo a aplicar tensão no nervo mediano.

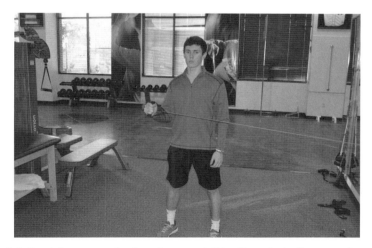

Figura 4.4 Caminhar com rotação externa resistida. O paciente fica em pé com a extremidade superior envolvida flexionada a 90° na altura do cotovelo enquanto segura uma faixa elástica. A extremidade superior deve ser mantida ao lado do corpo (posição neutra). O paciente é instruído a retrair a escápula (tracionando posteriormente o ombro envolvido) e manter essa posição enquanto se afasta da resistência (1-2 passos) e então retorna devagar, sem perder retração escapular ou flexão de cotovelo.

84 CASOS CLÍNICOS EM FISIOTERAPIA ESPORTIVA

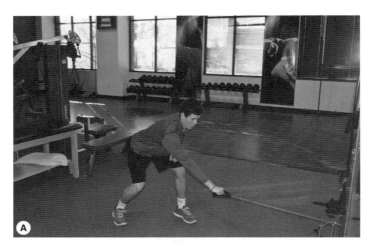

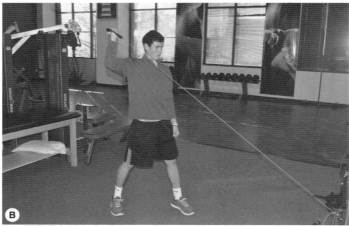

Figura 4.5 Cortador de grama com as duas pernas. **A.** O paciente inicia em uma posição agachada com o tronco e os joelhos flexionados e o cotovelo da extremidade superior envolvida completamente estendido, enquanto segura a faixa elástica. O paciente é instruído a mover-se de uma posição agachada para uma em pé, impulsionando o corpo a partir dos membros inferiores enquanto traciona, de modo simultâneo, a banda de resistência com a extremidade superior envolvida. **B.** O paciente deve terminar o movimento com a extremidade superior envolvida abduzida a 90° no ombro e cotovelo (i.e., posição de arremesso).

cabeça, atividades pliométricas suaves podem ser iniciadas. Estas podem incluir exercícios com "a bola na parede" (Fig. 4.7), exercícios de agarrar excêntricos e exercícios com o *Bodyblade* que promovem movimentos específicos do beisebol. O atleta pode iniciar

SEÇÃO III: CASO 4   85

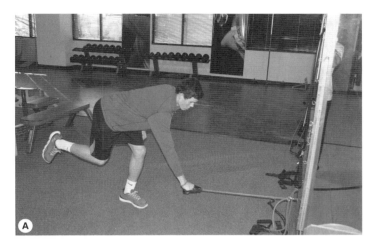

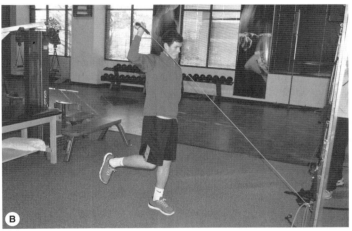

Figura 4.6 Cortador de grama com uma perna só. **A.** O paciente começa em pé sobre o membro contralateral ao braço de arremesso em uma posição agachada com o tronco e joelhos flexionados. Ele segura a faixa elástica com a extremidade superior envolvida, mantendo o cotovelo estendido. É instruído a iniciar o movimento para uma posição ereta a partir da extremidade inferior, enquanto traciona simultaneamente a faixa elástica com a extremidade superior envolvida. **B.** O paciente deve terminar o movimento com a extremidade superior envolvida abduzida a 90° no ombro e cotovelo (i.e., posição de lançamento).

um programa intervalado de arremessos (*Interval Throwing Program*) quando vários critérios forem satisfeitos. Estes incluem ADM total do ombro (movimentos combinados passivos de RE e RI medidos a 90° de abdução) inferior ou igual a 5° do lado

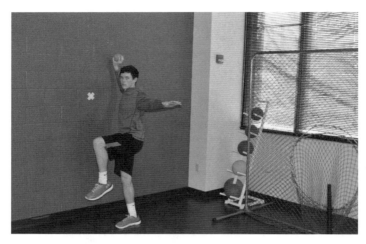

Figura 4.7 Dribles com uma bola na parede. O paciente começa em pé sobre o membro ipsilateral ao braço de arremesso envolvido, com o joelho em leve flexão e o membro contralateral erguido do chão com o quadril e joelho flexionados (cerca de 90°). A extremidade superior de lançamento é abduzida a 90° e o cotovelo é flexionado enquanto segura uma bola pliométrica de 900 g. O paciente é instruído a manter o equilíbrio sobre o membro de apoio enquanto dribla a bola pliométrica para fora da parede de modo a reproduzir o início do movimento de arremesso.

oposto,[13] 75% da razão de RE para RI da força do manguito rotador,[36] equilíbrio da extremidade inferior normalizado (> 94% do Escore Composto do *Y Balance Test*)[26] e controle neuromuscular escapular normal. Em geral, esse marco ocorre por volta dos quatro meses após a cirurgia,[30,36] mas pode ser adiado para cinco meses dependendo da progressão individual do paciente.

Recomendações Clínicas Baseadas em Evidência

SORT: Taxonomia da Força de Recomendação
A: Evidência de boa qualidade e consistente orientada para o paciente.
B: Evidência de qualidade limitada ou inconsistente orientada para o paciente.
C: Evidência consensual, prática geral, opinião de especialista ou série de casos orientada para a doença.

1. A mecânica do arremesso alterada no atleta que participa de esporte envolvendo movimentos acima da cabeça pode contribuir para a lesão labral do ombro. **Grau B**
2. Após o reparo e debridamento labral, a restauração da mecânica escapular normal é importante na reabilitação do atleta cuja modalidade exige movimentos acima da cabeça. **Grau B**

3. O uso de exercício terapêutico específico do esporte e de cadeia cinética fechada ajuda a reciclar os padrões de movimento próprios e o controle neuromuscular em atletas que realizam movimentos acima da cabeça. **Grau C**

QUESTÕES DE REVISÃO

4.1 O fisioterapeuta avalia um jogador de beisebol com diagnóstico de ruptura labral posterior de seu ombro de arremesso. O paciente relata dor em seu ombro durante o movimento de arremesso. A fase de lançamento que *mais* provavelmente contribui para esse tipo de dor no atleta é:

   A. Fase de posicionamento inicial
   B. Fase de posicionamento final
   C. Fase de aceleração
   D. Fase de desaceleração

4.2 Após as primeiras seis semanas do reparo e debridamento labral do ombro em um jogador de beisebol, o uso de exercícios de fortalecimento como o "cortador de grama" gera alta atividade EMG em qual dos seguintes músculos?

   A. Trapézio superior
   B. Trapézio médio
   C. Deltoide posterior
   D. Trapézio inferior

4.3 Qual alternativa *não* é um componente dos critérios objetivos usados para determinar quando um jogador de beisebol está pronto para um programa intervalado de arremesso?

   A. Boa força no manguito rotador (razão de 75%)
   B. Amplitude de movimento do ombro total igual a 180°
   C. Equilíbrio da extremidade inferior normalizado
   D. Controle neuromuscular próprio da escápula

RESPOSTAS

4.1 **B.** Durante a fase de posicionamento final do movimento de lançamento, o ombro está em uma posição de abdução e rotação externa máximas. Nessa posição, a cabeça umeral está rodando no sentido posterior e deslizando no sentido anterior. Se a porção posterior da cápsula articular (especificamente a porção posterior do complexo do LGU inferior) estiver tensa ou restrita, a cabeça umeral será deslocada em uma direção posterior e superior causando uma força de cisalhamento e impacto sobre a porção posterior do lábio.

4.2 **D.** Os movimentos do exercício "cortador de grama" geram atividade EMG mais alta no trapézio inferior do que nos outros músculos, como o trapézio superior ou médio e deltoide posterior, porque a escápula é tracionada em retração e inclinação posterior no final do movimento.

4.3 **B.** A amplitude de movimento do ombro total deve ser menor ou igual a 5° do lado não envolvido. Esse é um dos critérios objetivos usados para determinar se um jogador de beisebol está pronto para iniciar um programa intervalado de arremesso. A opção A não é correta porque a razão de 75% da força do manguito rotador (externa para interna) é um critério objetivo para determinar se um jogador de beisebol está pronto ou não para começar um programa de lançamento intervalado. As opções C e D são bons critérios para o atleta satisfazer, mas não são medidas de resultado objetivas.

REFERÊNCIAS

1. Terry GC, Chopp TM. Functional anatomy of the shoulder. *J Athl Train*. 2000;35:248-255.
2. Provencher MT, Frank RM, LeClere LE, et al. The Hill-Sachs Lesion: diagnosis, classification, and management. *J Am Acad Orthop Surg*. 2012;20:242-252.
3. Drakos MC, Rudzki JR, Allen AA, Potter HG, Altcheck DW. Internal impingement of the shoulder in the overhead athlete. *J Bone Joint Surg Am*. 2009;91:2719-2728.
4. Knesek M, Skendzel JG, Dines JS, Altcheck DW, Allen AA, Bedi A. Diagnosis and management of superior labral anterior posterior tears in throwing athletes. *Am J Sports Med*. 2013;41:444-460.
5. Fortenbaugh D, Fleisig GS, Andrews JR. Baseball pitching biomechanics in relation to injury risk and performance. *Sports Health*. 2009;1:314-320.
6. Seroyer ST, Nho SJ, Bach BR, Bush-Joseph CA, Nicholson GP, Romeo AA. The kinetic chain in overhand pitching: its potential role for performance enhancement and injury prevention. *Sports Health*. 2010;2:135-146.
7. Reinold MM, Curtis AS. Microinstability of the shoulder in the overhead athlete. *Int J Sports Phys Ther*. 2013;8:601-616.
8. Chambers L, Altcheck DW. Microinstability and internal impingement in overhead athletes. *Clin Sports Med*. 2013;32:697-707.
9. Burkhart SS, Morgan CD, Kibler WB. The disabled throwing shoulder: spectrum of pathology Part I: pathoanatomy and biomechanics. *Arthroscopy*. 2003;19:404-420.
10. Conway JE. Arthroscopic repair of partial-thickness rotator cuff tears and SLAP lesions in professional baseball players. *Orthop Clin North Am*. 2001;32:443-456.
11. Burkhart SS, Morgan CD, Kibler WB. The disabled throwing shoulder: spectrum of pathology Part III: the SICK scapula, scapular dyskinesis, the kinetic chain, and rehabilitation. *Arthroscopy*. 2003;19:641-661.
12. Tokish JM, Curtin MS, Kim YK, Hawkins RJ, Torry MR. Glenohumeral internal rotation deficit in the asymptomatic professional pitcher and its relationship to humeral retroversion. *J Sport Sci Med*. 2008;7:78-83.
13. Wilk KE, Macrina LC, Fleisig GS, et al. Correlation of glenohumeral internal rotation deficit and total rotational motion to shoulder injuries in professional baseball pitchers. *Am J Sports Med*. 2011;39:329-335.
14. Garrison JC, Cole MA, Conway JE, Macko MJ, Thigpen C, Shanley E. Shoulder range of motion deficits in baseball players with an ulnar collateral ligament tear. *Am J Sports Med*. 2012;40:2597-2603.
15. Dines JS, Frank JB, Akerman M, Yocum LA. Glenohumeral internal rotation deficits in baseball players with ulnar collateral ligament insufficiency. *Am J Sports Med*. 2009;37:566-570.
16. Shanley E, Rauh MJ, Michener LA, Ellenbecker TS, Garrison JC, Thigpen C. Shoulder range of motion measures as risk factors for shoulder and elbow injuries in high school softball and baseball players. *Am J Sports Med*. 2011;39:1997-2006.

17. Putnam CA. Sequential motions of body segments in striking and throwing skills: descriptions and explanations. *J Biomechanics*. 1993;26:125-135.
18. Tyler TF, Nicholas SJ, Lee SJ, Mullaney M, McHugh MP. Correction of posterior shoulder tightness is associated with symptom resolution in patients with internal impingement. *Am J Sports Med*. 2010;38:114-119.
19. Braun S, Kokmeyer D, Millet PJ. Shoulder injuries in the throwing athlete. *J Bone Joint Surg Am*. 2009;91:966-978.
20. Laudner KG, Sipes RC, Wilson JT. The acute effects of sleeper stretches on shoulder range of motion. *J Athl Train*. 2008;43:359-363.
21. McClure P, Balaicuis J, Heilland D, Broersma ME, Thorndike CK, Wood A. A randomized controlled comparison of stretching procedures for posterior shoulder tightness. *J Orthop Sports Phys Ther*. 2007;37:108-114.
22. De Mey K, Danneels L, Cagnie B, Cools AM. Scapular muscle rehabilitation exercises in overhead athletes with impingement symptoms. Effect of a 6-week training program on muscle recruitment and functional outcome. *Am J Sports Med*. 2012;40:1906-1915.
23. Kibler WB, Sciascia A, Uhl T, Tambay N, Cunningham T. Electromyographic analysis of specific exercises for scapular control in early phases of shoulder rehabilitation. *Am J Sports Med*. 2008;36:1789-1798.
24. Ludewig PM, Reynolds JF. The association of scapular kinematics and glenohumeral joint pathologies. *J Orthop Sports Phys Ther*. 2009;39:90-104.
25. Davis JT, Limpisvasti O, Fluhme D, et al. The effect of pitching biomechanics on the upper extremity in youth and adolescent baseball pitchers. *Am J Sports Med*. 2009;37:1484-1491.
26. Garrison JC, Arnold A, Macko MJ, Conway JE. Baseball players diagnosed with ulnar collateral ligament tears demonstrate decreased balance compared to healthy controls. *J Orthop Sports Phys Ther*. 2013;43:752-758.
27. Robb AJ, Fleisig GS, Wilk KE, Macrina LC, Bolt B, Pajaczkowski J. Passive ranges of motion of the hips and their relationship with pitching biomechanics and ball velocity in professional baseball pitchers. *Am J Sports Med*. 2010;38:2487-2493.
28. Scher S, Anderson K, Weber N, Bajorek J, Rand K, Bey MJ. Associations among hip and shoulder range of motion and shoulder injury in professional baseball players. *J Athl Train*. 2010;45:191-197.
29. Kibler WB, Sciascia A. Kinetic chain contributions to elbow function and dysfunction in sports. *Clin Sports Med*. 2004;23:545-552.
30. Neuman BJ, Boisvert CB, Reiter B, Lawson K, Ciccotti MG, Cohen SB. Results of arthroscopic repair of Type II superior labral anterior posterior lesions in overhead athletes. *Am J Sports Med*. 2011;39:1883-1888.
31. Sayde WM, Cohen SB, Ciccotti MG, Dodson CC. Return to play after Type II superior labral anterior-posterior lesion repairs in athletes. *Clin Orthop Relat Res*. 2012;470:1595-1600.
32. Thigpen CA, Padua DA, Michener LA, et al. Head and shoulder posture affect scapular mechanics and muscle activity in overhead tasks. *J Electromyogr Kinesiol*. 2010;20:701-709.
33. McClure P, Tate AR, Kareha S, Irwin D, Zlupko E. A clinical method for identifying scapular dyskinesis, Part 1: reliability. *J Athl Train*. 2009;44:160-164.
34. Sciascia A, Cromwell R. Kinetic chain rehabilitation: a theoretical framework. *Rehabil Res Pract*. 2012;2012:853037. doi: 10.1155/2012/853037.
35. Reinold MM, Gill TJ, Wilk KE, Andrews JR. Current concepts in the evaluation and treatment of the shoulder in overhead throwing athletes, part 2: injury prevention and treatment. *Sports Health*. 2010;2:101-115.
36. Wilk KE, Meister K, Andrews JR. Current concepts in the rehabilitation of the overhead throwing athlete. *Am J Sports Med*. 2002;30:136-15.

37. Zhang S, Li H, Tao H, et al. Delayed early passive motion is harmless to shoulder rotator cuff healing in a rabbit model. *Am J Sports Med.* 2013;41:1885-1893.
38. Koo SS, Parsley BK, Burkhart SS, Schoolfield JD. Reduction of postoperative stiffness after arthroscopic rotator cuff repair: results of a customized physical therapy regimen based on risk factors for stiffness. *Arthroscopy.* 2011;27:155-160.
39. Cuff DJ, Pupello DR. Prospective randomized study of arthroscopic rotator cuff repair using an early versus delayed postoperative physical therapy protocol. *J Shoulder Elbow Surg.* 2012;21:1450-1455.
40. Esposito MD, Arrington JA, Blackshear MN, Murtagh FR, Silbiger ML. Thoracic outlet syndrome in a throwing athlete diagnosed with MRI and MRA. *J Magn Reson Imaging.* 1997;7:598-599.
41. Walsh MT. Upper limb neural tension testing and mobilization. Fact, fiction, and a practical approach. *J Hand Ther.* 2005;18:241-258.
42. Kibler WB, Kuhn JE, Wilk KE, et al. The disabled throwing shoulder: spectrum of pathology-10--year update. *Arthroscopy.* 2013;29:141-161.
43. Reinold MM, Escamilla R, Wilk KE. Current concepts in the scientific and clinical rationale behind exercises for glenohumeral and scapulothoracic musculature. *J Orthop Sports Phys Ther.* 2009;39:105-117.
44. McMullen J, Uhl T. A kinetic chain approach for shoulder rehabilitation. *J Athl Train.* 2000;35:329-337.

Reconstrução do ligamento colateral ulnar

Robert C. Manske
B. J. Lehecka

CASO 5

Um jogador de beisebol profissional de 28 anos é encaminhado à fisioterapia após a reconstrução do ligamento colateral ulnar (LCU) de seu cotovelo direito dominante. A lesão original ocorreu um mês antes durante uma sequência de arremessos. Ele lembra do arremesso exato que causou os sintomas. O atleta sentiu uma sensação de cãibra no antebraço proximal, mas não relatou sentir um estalido. Antes da cirurgia, conseguia lançar a bola, mas sua velocidade havia diminuído e sentia como se as cãibras continuassem ocorrendo em seu antebraço, limitando a capacidade de aumentar a velocidade ou manter o controle do arremesso. O fisioterapeuta está avaliando-o sete dias após a reconstrução do LCU com uso do tendão dos isquiotibiais como fonte do enxerto.

▶ Com base no diagnóstico do paciente, o que você anteciparia como fatores contribuintes para esta condição?
▶ Quais são as intervenções de fisioterapia mais adequadas para esta condição?
▶ Existem complicações que poderiam interferir na fisioterapia?

DEFINIÇÕES-CHAVE

ESTABILIZAÇÃO DINÂMICA: estabilização da articulação do cotovelo via contrações musculares ativas.

DEFICIT NA EXTENSÃO DO COTOVELO: perda de extensão ativa ou passiva do cotovelo em relação ao cotovelo não envolvido ou aos valores apropriados para a idade e atividade.

PROGRESSÃO DO ARREMESSO: aumento gradual e progressivo da distância do arremesso e do número de repetições realizadas para ganhar resistência no ombro e conduzir ao retorno a esta atividade com risco mínimo de uso excessivo.

Objetivos

1. Descrever a lesão no LCU e suas possíveis causas.
2. Descrever o tratamento após a cirurgia de reconstrução do LCU.
3. Entender os cuidados pós-operatórios sobre as estruturas em relação ao tempo para cicatrização dos tecidos moles (p. ex., evitar o movimento rápido do cotovelo, alongamento do enxerto ou da incorporação de túnel ósseo).
4. Descrever os exercícios utilizados para obter a estabilidade dinâmica do cotovelo.

Considerações sobre a Fisioterapia

Considerações sobre a fisioterapia durante o tratamento do jogador de beisebol após a reconstrução do LCU:

- ▶ **Plano de tratamento/objetivos gerais da fisioterapia:** diminuir a dor; aumentar gradualmente a amplitude de movimento (AMD) e a flexibilidade do ombro e cotovelo; aumentar o controle dinâmico do cotovelo; manter a estabilidade dinâmica do ombro; retornar à prática de arremessos.
- ▶ **Intervenções fisioterapêuticas:** modalidades terapêuticas para diminuir o edema e a efusão; ADM ativa e passiva progressiva; fortalecimento gradual dos músculos do cotovelo e ombro (i.e., iniciar com exercícios isométricos submáximos suaves, avançar para isotônicos máximos e, por fim, pliométricos); retorno progressivo à prática do arremesso.
- ▶ **Precauções durante a fisioterapia:** órtese para imobilização pós-operatória com limitação de ADM (em geral usada durante as primeiras seis semanas após a cirurgia) para garantir o retorno gradual da ADM e proteger o enxerto em cicatrização.
- ▶ **Complicações que interferem na fisioterapia:** dor e edema pós-operatórios persistentes, perda de movimento, nova ruptura ligamentar, paralisia ou irritação do nervo ulnar.

Visão Geral da Patologia

O cotovelo consiste em três articulações: a umeroulnar, a umerorradial e a radioulnar superior. A estabilidade do cotovelo é principalmente fornecida pela articulação umeroulnar. Essa articulação está na porção convexa da tróclea do úmero distal e a incisura troclear côncava. A articulação umeroulnar é considerada uma articulação diartrodial em dobradiça modificada porque a ulna possui também uma leve rotação axial e um leve movimento de lado a lado durante a flexão e a extensão. A umerorradial é a articulação entre o capítulo convexo do úmero e a fóvea côncava da cabeça radial. Como é considerado um ponto selar, fornece estabilidade articular mínima. A articulação radioulnar superior é diartrodial, formada pela incisura radial côncava e o ligamento anular e a cabeça radial convexa.

O LCU estabiliza a porção medial do cotovelo. Ele é composto por três bandas: anterior, posterior e oblíqua. A banda anterior é mais forte e fornece a maior parte da resistência a uma força em valgo aplicada sobre a parte medial do cotovelo. As fibras seguem a partir do aspecto anterior do epicôndilo medial e se inserem na porção medial do processo coronoide; essas fibras ficam tensionadas em extensão total e fornecem estabilidade durante toda a ADM. A banda posterior tem sua origem na parte posterior do epicôndilo medial e se insere na porção medial do processo do olécrano. Essas fibras ficam tensionadas na flexão extrema do cotovelo. A banda oblíqua se insere em ambas as bandas anterior e posterior e fornece pouca estabilidade. Como todos os ligamentos, o LCU contém receptores que fornecem propriocepção e detectam limites seguros de tensão nas estruturas circundantes.

Usando exames de RM de uma amostra de 16 jogadores de beisebol profissionais assintomáticos, Kooima e colaboradores[1] descobriram que 87% deles apresentavam anormalidades em seu cotovelo dominante indicativas de lesão crônica no LCU e 81% demonstraram lesão osteocondral posteromedial. Em *pitchers* da liga principal assintomáticos, o aumento na lassidão medial sobre estresse em valgo não é incomum.[2,3] A insuficiência do LCU significa uma perda da competência ligamentar devido a uma entorse. As lesões no LCU são classificadas com base na gravidade da lesão ligamentar. Uma lesão de grau I ocasiona pouca perda de função. Há uma leve ruptura de tecido ligamentar que pode causar dor moderada, edema e desconforto quando o ligamento for estressado. Apesar do dano ao ligamento, este não é grave o suficiente para causar instabilidade moderada com um teste de estresse em valgo. Ocorrem edema moderado e descoloração; a ADM pode estar limitada devido ao edema. Uma entorse de grau II pode causar edema importante, dor e limitações funcionais definitivas. O arremesso causará dor devido à instabilidade inerente a essa lesão. O jogador pode conseguir trabalhar com uma entorse de LCU de grau I moderada, no entanto, as lesões de grau II e III geralmente causam algum grau de dano. Devido à alta predominância de lassidão medial no cotovelo e evidência de lesão no LCU em atletas profissionais de arremesso ou batedores (*hitting*), a **insuficiência do LCU deve sempre ser considerada como um diagnóstico diferencial ou concomitante em um atleta que realiza movimentos acima da cabeça com dor na porção medial do cotovelo.**

O dano ao LCU pode ocorrer devido à lesão aguda. Contudo, com mais frequência, as lesões ao LCU ocorrem por estresses crônicos, de baixa intensidade e repetitivos durante a atividade acima da cabeça que levou a microrruptura do LCU. Essas lesões podem ocorrer em qualquer um dos graus de I a III. A maioria dessas lesões de cotovelo mediais ocorre durante a fase de aceleração do arremesso, quando as forças em valgo atingem um nível alto de cerca de 64 N·m.[4] O registro e a análise do movimento permitem que ações de alta velocidade sejam vistas em câmera lenta, o que possibilita aos fisioterapeutas o exame da cinética e cinemática envolvidas no movimento de arremesso. Durante o arremesso acima da cabeça, o cotovelo sofre um significativo estresse em valgo; cerca de 300 N de força de cisalhamento são sentidos pela parte medial do cotovelo.[4] Esse torque em valgo é concentrado na parte medial do cotovelo, em especial, no feixe anterior do LCU.[5,6]

Vários autores descreveram as cinco fases do arremesso.[7,8] Essas fases incluem: (1) preparação, (2) posicionamento, (3) aceleração, (4) liberação e desaceleração e (5) finalização. A *fase de preparação* prepara o atleta para o arremesso. Ocorre quando o atleta desloca o ombro do arremesso para a direção oposta à do lançamento com a perna contralateral erguida e a bola sai da luva. Como o ombro é movido posteriormente em preparação para o arremesso, o cotovelo tem atividade muscular mínima para fornecer suporte dinâmico durante a fase de preparação. O *posicionamento* começa quando o pé que está à frente toca o chão e continua até o ombro estar abduzido a cerca de 90° e externamente rodado a 90° ou mais com abdução horizontal, enquanto o cotovelo está flexionado em cerca de 85°.[9] No ponto de rotação externa máxima do ombro, um torque em varo é produzido para resistir ao estresse em valgo colocado sobre o cotovelo durante o arremesso. Um pouco antes da rotação externa máxima do ombro ser atingida, o torque em varo atinge cerca de 85 N·m, pois o cotovelo é flexionado a quase 95°.[10] Morrey e An[11] relataram que, nesse ponto do movimento de arremesso, o LCU contribui com 54% da resistência à carga em valgo. Isso implica que, durante o posicionamento, uma tensão de 45 N·m (54% de 85 N·m) é aplicada ao LCU, o que é próximo da capacidade máxima para falha do ligamento.[12] A *aceleração* começa no ponto de rotação externa máxima do ombro e termina na liberação da bola. A *liberação* e *desaceleração* ocorrem à medida que a bola é lançada e o braço começa a desacelerar. Por fim, a fase de *finalização* inicia quando o corpo move-se à frente com o braço e cria uma força de distração sobre o cotovelo e o ombro.

A capacidade de um atleta nesse tipo de modalidade retornar ao esporte após o tratamento não cirúrgico de uma entorse do LCU é de cerca de apenas 42%.[13] Assim, para muitos desportistas, o reparo cirúrgico é necessário para um retorno bem-sucedido ao esporte. As opções cirúrgicas incluem reparo direto ou reconstrução. O reparo direto envolve a reaproximação das fibras rompidas do LCU. A reconstrução é distinta do reparo. A reconstrução busca restaurar a função de estabilização estática da banda anterior do LCU usando um enxerto. As fontes comuns de enxerto são o tendão do músculo semitendíneo, do grácil ou do palmar longo. Esses enxertos são feitos em padrão de figura de oito por meio de buracos colocados na apófise coronoideia da ulna distal e epicôndilo medial. Enquanto o reparo direto do LCU resulta em um número mais alto de retorno ao jogo do que o tratamento não cirúrgico (50-63% *versus* 42%, respectivamente),[14,15] **a reconstrução do LCU usando uma fonte de enxerto possui a taxa mais alta de retorno ao jogo para atletas de movimentos acima da cabeça, de 80 a 92%**.[16,17]

Tratamento Fisioterapêutico do Paciente

Os protocolos pós-cirúrgicos de reconstrução do LCU variam conforme muitos fatores, incluindo técnica cirúrgica, fonte de enxerto usada, se o nervo ulnar foi transposto e preferência do cirurgião por imobilização *versus* movimento imediato. Em geral, um curto período (4-6 semanas) para o movimento controlado é estabelecido para prevenir o estresse excessivo sobre os tecidos moles reconstruídos. Esse movimento controlado é fornecido por um imobilizador (*brace*) ou tala. Durante a primeira semana, uma tala posterior que mantenha o cotovelo em 90° de flexão pode ser usada (Fig. 5.1). Após isso, o paciente passa para um imobilizador com dobradiça de movimento controlado que limita o movimento e deixa livre apenas uma determinada ADM para o cotovelo, enquanto permite movimento livre para o antebraço, punho e mão. Em geral, o aumento progressivo da ADM em esquemas de tempo controlados resulta em ADM plena e interrupção da proteção por volta de seis semanas após a cirurgia. A primeira sessão de fisioterapia pode ocorrer 2 a 3 dias ou até 7 dias após a cirurgia, dependendo da preferência do cirurgião. Antes da avaliação fisioterapêutica inicial, o cirurgião no consultório deve mostrar ao paciente como mover o punho e o antebraço em uma ADM sem dor para diminuir a rigidez no antebraço e na mão. Deve haver um breve período de repouso relativo entre a cirurgia e o início das sessões formais de fisioterapia para permitir que ocorra a cicatrização dos tecidos moles.

Exame, Avaliação e Diagnóstico

O LCU pode ser lesionado a partir de uma ruptura aguda ou de microtraumas repetitivos durante meses de arremessos disfuncionais e dolorosos. Embora alguns atletas estejam aptos a prosseguir com o arremesso mesmo com microtraumas crônicos, muitos indivíduos que tiveram um LCU agudamente rompido consideram a atividade dolorosa

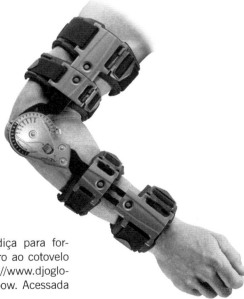

Figura 5.1 Imobilizador com dobradiça para fornecer estabilidade em valgo e em varo ao cotovelo (Reproduzida com permissão de http://www.djoglobal.com/products/donjoy/x-act-rom-elbow. Acessada em 28 de julho de 2015).

demais. Em geral, aqueles com lesão crônica que são capazes de continuar no esporte descrevem uma perda de controle, incapacidade de arremessar na mesma velocidade ou sensação de cãibras na parte medial do cotovelo e antebraço. Após a ruptura do ligamento, o atleta consegue lembrar do evento específico que produziu uma dor súbita e aguda na parte medial do cotovelo. É esperada sensibilidade na parte medial do cotovelo; por vezes, verifica-se uma efusão articular geral.

Geralmente, uma avaliação fisioterapêutica do indivíduo após a reconstrução do LCU é realizada de alguns dias até uma semana após a cirurgia; o momento varia de acordo com a preferência do cirurgião e do fisioterapeuta. Após a cirurgia, a ADM passiva e ativa do cotovelo e antebraço pode estar limitada devido à dor e ao edema e/ou efusão. Os principais movimentos que são testados incluem flexão e extensão do cotovelo e supinação e pronação do antebraço. O fisioterapeuta deve estar ciente de que atletas que passaram anos arremessando muitas vezes apresentam um defict assimétrico na extensão do cotovelo (i.e., perda de extensão total do cotovelo) no braço dominante. Ao avaliar um indivíduo que optou pelo tratamento conservador (não cirúrgico) de uma lesão no LCU, o teste muscular manual pode ser positivo para fraqueza dos músculos flexores e extensores do cotovelo e pronadores e supinadores do antebraço devido à inibição pela dor, e não por perda real de força muscular. No atleta que se encontra na fase de pós-reconstrução do LCU, o fisioterapeuta observa a ADM ativa para determinar a força contra a gravidade. Uma avaliação de força adicional não é feita de imediato após a cirurgia e a força pode ser avaliada mais tarde, durante a reabilitação progressiva (cerca de três semanas após a cirurgia).

Para qualquer indivíduo com suspeita de lesão do LCU, o fisioterapeuta deve realizar exames de integridade do ligamento. Esses exames físicos não são realizados logo após a reconstrução do ligamento. São reservados para o exame inicial do atleta com uma lesão de LCU não cirúrgica e podem ser usados entre 6 e 12 semanas após o procedimento para examinar a integridade da reconstrução cirúrgica. Existem três exames clássicos para avaliar a integridade estrutural do LCU. Em geral, esses testes são realizados para avaliar o grau de lassidão medial quando a articulação é estressada. Considera-se resposta positiva a qualquer um desses exames quando ocorre uma sensação de final de movimento anormal ao estresse em valgo aplicado, abertura da articulação medial e/ou dor.

O exame de instabilidade em valgo é realizado com o paciente na posição sentada ou em pé. O cotovelo é examinado próximo à extensão total (Fig. 5.2A) e de 25 a 30° de flexão (Fig. 5.2B). O profissional estabiliza o braço do paciente com uma mão no cotovelo e outra colocada acima do punho do paciente na parte média do antebraço. O fisioterapeuta aplica uma força de abdução ou em valgo na parte distal do antebraço para salientar o LCU, enquanto palpa-o com a mão estabilizando o cotovelo.[18] Com os dedos sobre o LCU, deve-se avaliar a extensão da abertura ou hiato, bem como a sensação no final do movimento. Antes do exame, é útil rodar externamente o ombro do paciente para prevenir uma maior rotação da extremidade superior, que pode levar o fisioterapeuta a falsamente perceber um aumento na lassidão da articulação, na parte média do cotovelo. O hiato excessivo, uma sensação macia no final do movimento ou uma dor medial localizada podem indicar uma lesão no LCU.[19]

Na manobra de ordenha, o atleta senta ou fica em pé com o cotovelo flexionado a 90° ou mais e o antebraço supinado. O fisioterapeuta agarra o polegar do atleta e traciona-o lateralmente, transmitindo um estresse em valgo para o cotovelo (Fig. 5.3).

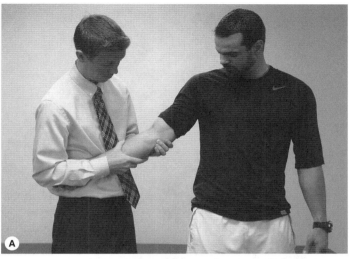

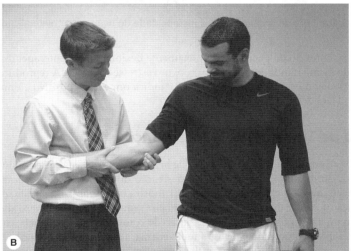

Figura 5.2 Exame do estresse em valgo com o cotovelo (**A**) próximo da extensão total e (**B**) com 25 a 30° de flexão.

A reprodução dos sintomas indica um exame positivo e sugere uma ruptura parcial do ligamento colateral medial.[18,20] Até agora, não existem estudos avaliando a sensibilidade ou especificidade do teste de instabilidade em valgo ou da manobra de ordenha.

O último exame é o teste de estresse em valgo móvel, que se mostrou 100% sensível e 75% específico para detectar uma ruptura parcial do LCU.[21] Esse teste também pode ser realizado com o atleta na posição de supino ou em pé com o braço abduzido (Fig.

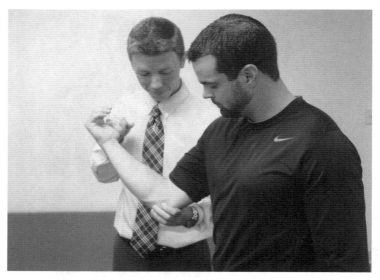

Figura 5.3 Manobra de ordenha para a instabilidade do ligamento colateral ulnar (LCU).

5.4). Com o cotovelo do paciente completamente flexionado, o fisioterapeuta estende o cotovelo de forma rápida, enquanto fornece um estresse em valgo. A reprodução da dor na parte medial do cotovelo entre 120 e 170° indica um exame positivo e uma ruptura parcial do LCU.[18,20,21]

Plano de Tratamento e Intervenções

O atleta deste estudo de caso é um *pitcher* de beisebol profissional que lesionou seu LCU há cerca de 30 dias e foi submetido à reconstrução do ligamento com autoenxerto do tendão grácil uma semana atrás. A Tabela 5.1 mostra o programa de reabilitação após a reconstrução autóloga do LCU. Durante a primeira semana pós-operatória, o atleta foi colocado em uma tala posterior em 90° de flexão do cotovelo; com frequência, compressão com crioterapia é empregado para diminuir o edema, a efusão articular e a dor. Exercícios de preensão e de movimentos ativos de flexão e extensão para o punho são prescritos com a dosagem baseada no número de fatores, incluindo a tolerância do atleta à dor, idade e força pós-operatória. Na consulta inicial do atleta, sua ADM ativa do cotovelo não envolvido foi 3° de hiperextensão a 140° de flexão. A sua ADM ativa do cotovelo direito estava limitada em 30 a 90° do arco de movimento. A supinação e pronação do antebraço no lado não envolvido eram de 80° cada; esses movimentos no lado envolvido eram de 40° cada. Após a primeira semana, a tala posterior foi substituída por um imobilizador em dobradiça de movimento controlado. Este não apenas controla o movimento, mas também fornece estabilidade em varo e em valgo ao cotovelo durante as atividades. O imobilizador pode ser destravado para permitir uma ADM do cotovelo quando tolerada durante as sessões de fisioterapia e enquanto o paciente executa os exercícios em casa. Após as primeiras

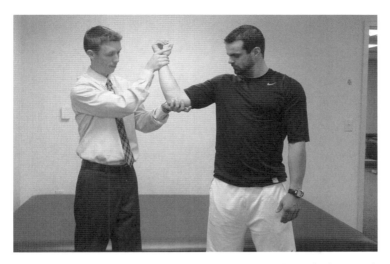

Figura 5.4 Ponto médio durante o exame de estresse em valgo móvel para a instabilidade do ligamento colateral ulnar (LCU) do cotovelo.

sessões de fisioterapia, o profissional observou que o atleta podia tolerar exercícios para a ADM do antebraço e cotovelo com pouca ou nenhuma dor, assim foram prescritos exercícios isométricos para bíceps e ombro. Neste momento (e até 4-6 semanas após a cirurgia), o único movimento que deveria ser restrito para proteger a integridade do enxerto é a rotação externa devido ao estresse gerado sobre o LCU. Modalidades terapêuticas como a crioterapia e estimulação elétrica interferencial (p. ex., 90-120 pulsos por segundo durante 15 minutos) podem ser utilizadas para diminuir a dor e reduzir o edema.

Entre a primeira e a segunda semana após a cirurgia, todos os exercícios prévios são mantidos e avançam dentro da tolerância do atleta. Leves exercícios isométricos para extensores do ombro são iniciados. Geralmente, permite-se que o movimento do cotovelo avance 10° de extensão e 20° de flexão por semana até que a ADM ativa plena seja atingida. Desse modo, a ADM plena do cotovelo (0-45°) deve ser atingida por volta do final da semana 6. Entre a segunda e a terceira semanas após a cirurgia, exercícios de ADMA do ombro e exercícios de fortalecimento escapular são iniciados. Por volta do fim da semana 3 e início da semana 4, a ADM ativa do cotovelo do atleta aumentou para 130° de flexão e 11° próximo da extensão total. Nesta etapa, o teste muscular manual foi feito pela primeira vez e classificado como 4/5 para bíceps, tríceps, flexores e extensores do punho, supinadores e pronadores. No final da sexta semana pós-cirúrgica, o fisioterapeuta e o cirurgião decidiram que o atleta podia interromper o uso do imobilizador em dobradiça para o cotovelo.

Após a reconstrução do LCU, alguns indivíduos têm dificuldades em atingir a ADM plena do cotovelo, em especial, a extensão. Neste caso, a ADM ativa do cotovelo era de 8 a 135°. Como o paciente era um *pitcher* profissional, ele não exibiu plena extensão simétrica em seu braço dominante antes da cirurgia; desse modo, estava muito próximo de sua extensão de cotovelo pré-cirúrgica. Para tentar ganhar os últimos graus de extensão, mobilização articular (Fig. 5.5) e alongamentos de longa duração e com baixa intensidade

100 CASOS CLÍNICOS EM FISIOTERAPIA ESPORTIVA

Tabela 5.1 REABILITAÇÃO APÓS A RECONSTRUÇÃO DO LCU USANDO ENXERTO AUTÓLOGO (GRÁCIL)

Fase	Dias-semanas pós-operatórias	Objetivos	Restrições	Tratamento	Marcos clínicos
Fase I: pós-operatório imediato	Dia 1 a semana 4	Proteger o reparo cirúrgico Diminuir a dor e a inflamação Prevenir os efeitos negativos da imobilização Restaurar a artrocinemática normal do cotovelo Prevenir a hipomobilidade primária/secundária Promover a estabilidade dinâmica Prevenir a inibição reflexa e a atrofia muscular secundária	Imobilizador: *Semana 1:* travado em 90° de flexão de cotovelo *Semana 2:* aberto quando tolerado, com o objetivo de 15-105° *Semana 3:* aberto, com objetivo de 5-120°	*Semanas 1-2:* *ADM* Cotovelo: ADMA/ADMP (imobilizador destravado durante as sessões de fisioterapia) ADMA do ombro (sem RE) Punho: ADMA/AMDP *Fortalecimento* Isométricos para ombro (sem RI/RE) Isométricos para cotovelo Isométricos escapulares Exercícios isotônicos escapulares *Semanas 3-4:* Lata cheia: elevação do ombro com polegares voltados para cima Elevações laterais: elevação do ombro a 0° com punho e antebraço neutros Elevação no plano escapular Exercícios isotônicos para bíceps/tríceps Exercícios isotônicos leves com RE/RI	Ausência de dor no cotovelo Ausência de efusão Ausência de instabilidade Força grau 4/5 no ombro, cotovelo e antebraço

(Continua)

SEÇÃO III: CASO 5

Tabela 5.1 REABILITAÇÃO APÓS A RECONSTRUÇÃO DO LCU USANDO ENXERTO AUTÓLOGO (GRÁCIL) *(Continuação)*

Fase	Dias-semanas pós-operatórias	Objetivos	Restrições	Tratamento	Marcos clínicos
Fase II: intermediária	Semanas 4-7	Restaurar progressivamente a ADM do cotovelo (plena por volta das semanas 6-8) Manter reparo Restaurar progressivamente movimento, força e equilíbrio muscular	Interromper a imobilização em 6 semanas (com a aprovação do cirurgião) Evitar atividades que provoquem dor Começar os exercícios de fortalecimento isotônicos	Continuar aumentando a ADMA/ADMP do cotovelo (plenas por volta das semanas 6-8) Avançar os exercícios de fortalecimento do MS alterando a intensidade e a velocidade Começar exercícios leves com pesos de 450-900 g Flexões de punho com peso Exercícios isotônicos de pronação/supinação	Flexão e extensão totais do cotovelo (por volta das semanas 6-8) Ausência de dor Ausência de edema Força grau 4/5 no ombro, cotovelo e antebraço
Fase III: fortalecimento avançado	Semanas 8-14	ADMA/ADMP do cotovelo plena, sem dor Restaurar a força, potência e resistência muscular Eliminar a dor ou sensibilidade Iniciar gradualmente as atividades funcionais	Evitar atividades que provoquem dor Iniciar os exercícios de fortalecimento progressivos	Manter a ADM plena Aumentar a intensidade e diminuir as repetições dos exercícios padrões RE para ombro em decúbito lateral Exercícios pliométricos com duas mãos (p. ex., passe de bola na altura do peito e lenhador) Flexão de punho e extensão de punho (exercícios *wrist flips* e *wrist slams*): arremessar uma bola de 900 g ao chão com ênfase na ação de flexão do punho	ADMA/ADMP plenas simétricas do ombro Ausência de dor Ausência de edema Força grau 5/5 do cotovelo, antebraço, punho e mão

(Continua)

Tabela 5.1 REABILITAÇÃO APÓS A RECONSTRUÇÃO DO LCU USANDO ENXERTO AUTÓLOGO (GRÁCIL) *(Continuação)*

Fase	Dias-semanas pós-operatórias	Objetivos	Restrições	Tratamento	Marcos clínicos
Fase IV: retorno à atividade plena	Semanas 14-21 +	Manter a força, potência e resistência muscular Manter o movimento do cotovelo Avançar para as atividades funcionais Retornar à atividade esportiva irrestrita	Nenhuma	Continuar com os exercícios prévios Iniciar exercícios mais avançados com um ou os dois braços Avançar para o treinamento específico do esporte Avançar para programas de esporte intervalados Exercícios pliométricos: Drible com um braço Lançamentos em RI com apenas um braço Pegadas em RE com apenas um braço Quedas em 90/90 em prono: na posição de prono em uma mesa com o ombro e cotovelo na posição de 90/90 com uma rápida liberação e pegada de uma bola de 900 g	Força grau 5/5 do músculo escapular Retorno à atividade e/ou ao esporte

Abreviações: ADMA, amplitude de movimento ativa; AMD, amplitude de movimento; AMDP, amplitude de movimento passiva; LCU, ligamento colateral ulnar; MS, membro superior; RE, rotação externa; RI, rotação interna.

em extensão de cotovelo foram iniciados (Fig. 5.6). Na semana 6, leves exercícios isotônicos para ombro, cotovelo (Fig. 5.7), punho e mão também foram iniciados usando pesos leves e faixa elástica. A ênfase nos exercícios de fortalecimento deve ser sobre os grupos musculares flexores e pronadores do cotovelo e punho porque se situam sobre o cotovelo medial e fornecem o suporte dinâmico e a resistência necessária ao estresse em valgo e à sobrecarga. Em particular, o flexor ulnar do carpo e o flexor superficial dos dedos, que se situam sobre o topo do LCU, são muito importantes para a estabilização dinâmica do cotovelo medial. Na semana 8, foram permitidos leves exercícios específicos do esporte.

As semanas pós-cirúrgicas 9 a 16 são usadas para avançar os exercícios para níveis mais exigentes. Os exercícios pliométricos e o treinamento excêntrico são incorporados para o início da simulação das atividades funcionais. Neste momento, o atleta deve ser capaz de tolerar exercícios pliométricos leves com ambas as mãos, avançar para apenas uma mão (por volta de 14 semanas) e iniciar atividades similares (p. ex., arremesso, golpes de direita e revés do tênis, natação). Por volta da semana 16, a ADM ativa do cotovelo era de 5 a 145°. Ele ainda exibia um pequeno deficit de extensão; contudo, isso representou um retorno à sua assimetria normal. O teste muscular manual foi 5/5 para todos os músculos do ombro, cotovelo, antebraço, punho e mão. Pode-se realizar um programa intervalado de arremesso quatro meses após a cirurgia; na maioria dos casos, o arremesso a partir do *mound** lavança em 4 a 8 semanas após o início do programa intervalado de arremesso. Em geral, o cirurgião permite o retorno ao jogo competitivo em 9-12 meses ou mais após a cirurgia.

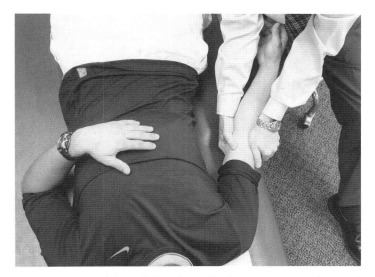

Figura 5.5 Terapia manual de mobilizações articulares para aumentar a extensão do cotovelo.

---

* N. de RT: Local em que o *pitcher* arremessa durante o jogo.

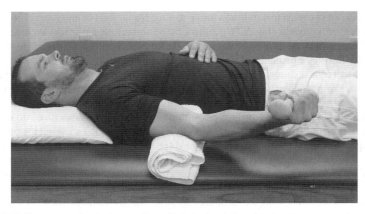

Figura 5.6 Alongamento de longa duração e baixa intensidade para aumentar a extensão do cotovelo.

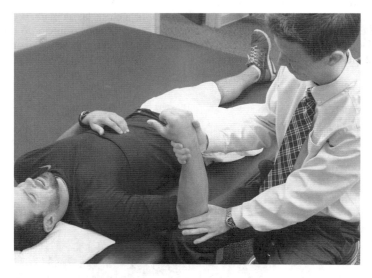

Figura 5.7 Fisioterapeuta fornecendo resistência manual ao bíceps e tríceps para exercícios isométricos submáximos sem dor.

Recomendações Clínicas Baseadas em Evidência

SORT: Taxonomia da Força de Recomendação
A: Evidência de boa qualidade e consistente orientada para o paciente.
B: Evidência de qualidade limitada ou inconsistente orientada para o paciente.
C: Evidência consensual, prática geral, opinião de especialista ou série de casos orientada para a doença.

SEÇÃO III: CASO 5   **105**

1. Os fisioterapeutas podem levantar a hipótese de lesão do LCU quando um *pitcher* apresenta queixa de dor na região medial do cotovelo com um estresse em valgo na articulação umeroulnar. **Grau B**
2. A reconstrução do ligamento colateral ulnar para a insuficiência do LCU permite que a maioria dos atletas de movimento acima da cabeça retorne ao nível anterior da lesão. **Grau A**
3. A avaliação do indivíduo com suspeita de lesão no LCU deve incluir exames da integridade do ligamento com boa precisão diagnóstica. **Grau C**

QUESTÕES DE REVISÃO

5.1 Durante a reabilitação progressiva do cotovelo de um *pitcher* universitário de competição, qual aspecto poderia ser *mais* previsto sobre a amplitude de movimento do cotovelo?

   A. Movimento bilateralmente simétrico
   B. Maior hiperextensão no lado de arremesso
   C. Leve perda de extensão do lado de arremesso
   D. Extensão simétrica e perda de flexão do lado do arremesso

5.2 Qual dos seguintes aspectos é incomum em um *pitcher* que continua a arremessar após uma lesão crônica de ligamento colateral ulnar?

   A. Perda de controle
   B. Perda de velocidade
   C. Sensações de cãibra
   D. Ardência

RESPOSTAS

5.1 **C.** Leve perda de extensão do lado dominante no arremesso é comum após anos de lançamento.

5.2 **D.** Perda de controle e de velocidade e sensações de cãibras são comuns após a lesão crônica do LCU nos *pitchers*. A ardência não é um sintoma comum da lesão do LCU.

REFERÊNCIAS

1. Kooima CL, Anderson K, Craig JF, Teeter DM, van Holsbeeck M. Evidence of subclinical medial collateral ligament injury and posteromedial impingement in professional baseball players. *Am J Sports Med*. 2004;32:1602-1606.
2. Nazarian LN, McShane JM, Ciccotti MG, O'Kane PL, Harwood MI. Dynamic US of the anterior band of the ulnar collateral ligament of the elbow in asymptomatic major league baseball pitchers. *Radiology*. 2003;227:149-154.
3. Ellenbecker TS, Mattalino HA, Elam EA, Caplinger RA. Medial elbow joint laxity in professional baseball pitchers. A bilateral comparison using stress radiography. *Am J Sports Med*. 1998;26:420-424.
4. Fleisig GS, Andrews JR, Dillman CJ, Escamilla RF. Kinetics of baseball pitching with implications about injury mechanisms. *Am J Sports Med*. 1995;23:233-239.

5. Davidson PA, Pink M, Perry J, Jobe FW. Functional anatomy of the flexor pronator muscle group in relation to the medial collateral ligament of the elbow. *Am J Sports Med.* 1995;23:245-250.
6. Glousman RE, Barron J, Jobe FW, Perry J, Pink M. An electromyographiuc analysis of the elbow in normal and injured pitchers with medial collateral ligament insufficiency. *Am J Sports Med.* 1992;20:311-317.
7. McCleod WD. The pitching mechanism: In: Zarins B, Andrews JR, Carson WG, eds. *Injuries to the Throwing Arm.* Philadelphia, PA: Saunders; 1985:22-29.
8. Fleisig GS, Dillman CJ, Andrews JR. Biomechanics of the shoulder during throwing. In: Andrews JR, Wilk KE, eds. *The Athlete's Shoulder.* New York, NY: Churchill Livingstone; 1997:355-368.
9. Werner SL, Fleisig GS, Dillman CJ, Andrews JR. Biomechanics of the elbow during baseball pitching. *J Orthop Sports Phys Ther.* 1993;17:274-278.
10. Dun S, Kingsley D, Fleisig GS, Loftice J, Andrews JR. Biomechanical comparison of fastball from wind-up and the fastball from stretch in professional baseball pitchers. *Am J Sports Med.* 2008;36:137-141.
11. Morrey BF, An KN. Articular and ligamentous contributions to the stability of the elbow joint. *Am J Sports Med.* 1983;11:315-319.
12. Fleisig GS, Barrentine SW. Biomechanical aspects of the elbow in sports. *Sports Med Arthrosc Rev.* 1995;3:149-159.
13. Rettig AC, Sherrill C, Snead DS, Mendler JC, Meiling P. Nonoperative treatment of ulnar collateral ligament injuries in throwing athletes. *Am J Sports Med.* 2001;29:15-17.
14. Conway JE, Jobe FW, Glousman RE, Pink M. Medial instability of the elbow in throwing athletes. Treatment by repair or reconstruction of the ulnar collateral ligament. *J Bone Joint Surg Am.* 1992;74:67-83.
15. Azar FM, Andrews JR, Wilk KE, Groh D. Operative treatment of ulnar collateral ligament injuries of the elbow in athletes. *Am J Sports Med.* 2000;28:16-23.
16. Thompson WH, Jobe FW, Yocum LA, Pink MM. Ulnar collateral ligament reconstruction in athletes: muscle-splitting approach without transposition of the ulnar nerve. *J Shoulder Elbow Surg.* 2001;10:152-157.
17. Rohrbough JT, Altchek DW, Hyman J, Williams RJ 3rd, Botts JD. Medial collateral ligament reconstruction of the elbow using the docking technique. *Am J Sports Med.* 2002;30:541-548.
18. Magee DJ. *Orthopedic Physical Assessment.* 6th ed. St. Louis, MO: Elsevier; 2014.
19. Andrews JR, Whiteside JA. Common elbow problems in the athlete. *J Orthop Sports Phys Ther.* 1993;17:289-295.
20. O'Driscoll SW. Acute, recurrent and chronic elbow instabilities. In: Norris TR, ed. *Orthopedic Knowledge Update 2: Shoulder and Elbow.* Rosemount, IL: American Academy of Orthopedic Surgeons; 2002.
21. O'Driscoll SW, Lawton RM, Smith AM. The "moving valgus stress test" for medial collateral ligament tears of the elbow. *Am J Sports Med.* 2005;33:231-239.

Espondilólise em uma ginasta

Kaan Celebi
Airelle O. Hunter-Giordano

CASO 6

Uma ginasta de 14 anos de idade foi encaminhada à fisioterapia após uma queda durante a prática da ginástica duas semanas atrás. Enquanto realizava a série de voo na barra de ginástica, errou a barra, o que forçou uma hiperextensão da coluna antes de cair no colchão. Quando foi primeiro avaliada duas semanas após o incidente por um fisioterapeuta esportivo, apresentou teste lombopélvico positivo, sensibilidade à palpação junto às vértebras L5-S1, dor significativa com extensão lombar e hipermobilidade em L3-L4 e L4-L5. Nesse momento, o fisioterapeuta recomendou repouso (i.e., não participar de competições) por duas semanas. Contudo, ela continuou a praticar e competir, pois tinha uma boa chance de qualificar-se para a competição nacional em dois meses, visto que se encontrava dentre as dez melhores atletas e terminou como finalista da competição juvenil nacional. A ginasta tomava medicamentos anti-inflamatórios comprados sem receita médica e as intervenções iniciais da fisioterapia focaram o manejo da dor (estimulação elétrica, gelo, mobilização dos tecidos moles) de modo a permitir o prosseguimento na temporada de competição. Durante os últimos meses, a paciente continuou a queixar-se de dor lombar intermitente. Após sua avaliação fisioterapêutica inicial há mais de dois meses, sua dor ainda não tinha diminuído de 4/10 (em uma escala numérica de classificação da dor de 0-10). Com base no mecanismo de lesão da atleta, achados de exame físico amplo e natureza do esporte, o fisioterapeuta suspeitou que a causa de sua dor poderia ser uma espondilólise.

▶ Quais sinais podem ser associados ao diagnóstico de espondilólise?
▶ Quais são as prioridades do exame?
▶ Com base na hipótese diagnóstica, o que você consideraria como fatores contribuintes para a condição?
▶ Quais são as intervenções fisioterapêuticas mais apropriadas?
▶ Qual é o prognóstico de reabilitação e retorno ao esporte?

DEFINIÇÕES-CHAVE

ESPONDILOLISTESE: translação de uma vértebra sobre a outra devido a defeito congênito ou fratura da pars interarticularis (pedículo intervertebral).

ESPONDILÓLISE: degeneração ou defeito de uma porção da vértebra; geralmente envolve a pars interaticulares do arco neural; cinco tipos de espondilólise foram descritos.

ESPONDILOSE: degeneração da coluna, vértebras, articulações facetárias ou discos intervertebrais, relacionada à idade e que pode ser diagnosticada por meio de radiografias simples; os sinais incluem espaços articulares diminuídos e formações escleróticas.

FRATURA POR ESTRESSE: próximo estágio de uma lesão óssea após uma reação por estresse e o primeiro sinal de uma quebra real em um osso; ocorre se a reação por estresse continuar sem ser percebida ou se o atleta continuar com a atividade agravante.

REAÇÃO POR ESTRESSE: forma inicial de uma lesão óssea que ocorre quando o estresse que afeta o osso ocorre a uma taxa maior do que a da remodelagem óssea; inicialmente se apresenta como sensibilidade óssea localizada.

Objetivos

1. Definir espondilólise e identificar os fatores de risco associados a essa condição.
2. Identificar um encaminhamento e diagnóstico por imagem clínico apropriado para confirmar ou eliminar a espondilólise.
3. Descrever as intervenções fisioterapêuticas mais apropriadas para um indivíduo com espondilólise.
4. Descrever o prognóstico para um atleta jovem com espondilólise.

Considerações sobre a Fisioterapia

Considerações sobre a fisioterapia durante o tratamento da ginasta adolescente com suspeita de espondilólise:

- ▶ **Plano de tratamento/objetivos gerais da fisioterapia:** diminuir a dor; aumentar a amplitude de movimento (ADM) sem dor e a flexibilidade muscular; aumentar a força dos músculos da coluna e do quadrante inferior, a resistência e o controle motor do tronco; manter a capacidade de condicionamento aeróbio enquanto evita movimentos com base na extensão.
- ▶ **Intervenções fisioterapêuticas:** educar a paciente sobre a anatomia funcional e patomecânica da lesão; instruir a paciente para evitar posições e manobras sintomáticas; encaminhar ao médico para radiografias; se estas confirmarem o diagnóstico de espondilólise, usar um colete para imobilizar a coluna; realizar exercícios terapêuticos para a estabilização da coluna (na posição de "coluna neutra"); alongar e/ou mobilizar as áreas inflexíveis (i.e., músculos e segmentos espinais que contribuem para o aumento da lordose).
- ▶ **Precauções durante a fisioterapia:** evitar a extensão lombar; se a lesão for uma reação por estresse, a volta ao esporte pode começar assim que a dor cessar; se houver pre-

sença de fratura por estresse, a participação na ginástica deve ser interrompida para permitir repouso e cicatrização adequados.

▶ **Complicações que interferem na fisioterapia:** não união sintomática dos locais da fratura; progressão para espondilolistese; não obediência em evitar a extensão lombar dolorosos.

Visão Geral da Patologia

A espondilólise é definida como um defeito na *pars interarticularis* do arco neural.[1] Ocorre em cerca de 6% da população geral e com frequência é assintomática.[1,2] Nos atletas jovens, contudo, a incidência é muito mais alta. Estudos demonstraram que 47% dos atletas jovens que relatam dores lombares foram diagnosticados com espondilólise.[2,3] Dentro da população de ginastas de elite, 15 a 20% têm esse diagnóstico e são muitas vezes extremamente sintomáticos.[2,3]

Entende-se que a patogênese da espondilólise envolve microtraumas agudos e repetitivos à unidade espinal.[4] Os estresses mecânicos na coluna podem ser causados por movimentos de hiperextensão isolados, bem como hiperextensão combinada com movimentos rotacionais.[4] Os movimentos de flexão também podem produzir forças de cisalhamento, em especial, na *pars*, podendo causar uma fadiga tipo reação e/ou fratura por estresse.[4,5] Embora qualquer nível espinal possa ser afetado, 71 a 95% de todos os defeitos espondilolíticos ocorrem em L5-S1 e 5 a 25% ocorrem em L4-L5.[1,2,6-8] A Tabela 1 destaca o esquema de classificação originalmente desenvolvido por Wiltse e colaboradores[9] para descrever os cinco principais tipos de espondilólise.

Diversos fatores podem contribuir para o desenvolvimento de um defeito espondilolítico. Estes incluem escoliose grave, espinha bífida oculta e participação em esportes

Tabela 6.1 ESQUEMA DE CLASSIFICAÇÃO DA ESPONDILÓLISE

Tipo 1	Displásica	Displasia genética do arco neural de L5 ou região superior do sacro de modo que o corpo de L5 possa subluxar anteriormente sobre o corpo de S1. Isso pode ocorrer na presença de uma *pars* alongada e intacta ou uma *pars* que esteja fisicamente dividida em duas partes separadas.
Tipo 2	Ístmica	Uma lesão da *pars* de 1 de 3 tipos: 1. Lítica: real separação da *pars* resultante de uma fratura por fadiga. 2. Alongamento: alongamento da *pars* sem separação. 3. Fratura aguda: sempre secundária ao trauma grave.
Tipo 3	Degenerativa	Secundária à instabilidade intersegmentar duradoura com remodelagem do processo articular.
Tipo 4	Traumática	Secundária ao trauma agudo que fratura uma parte do arco que não seja a *pars*.
Tipo 5	Patológica	Doença óssea generalizada ou local que resulta em interrupção do arco neural.

que requeiram movimentos de extensão repetitivos (p. ex., ginástica artística, balé, patinação artística, futebol, voleibol).[2,9] Uma lordose aumentada ou fatores que contribuam para o aumento da lordose (retração do iliopsoas, retração da fáscia toracolombar, fraqueza abdominal, cifose torácica) também podem contribuir para o desenvolvimento da espondilólise.[10] Nos adolescentes, a coluna ainda está em crescimento e remodelagem óssea; a maturação esquelética plena não ocorre até a metade da segunda década de vida.[10] Isso coloca o indivíduo mais jovem em risco mais alto de sofrer lesões por estresse repetitivas secundárias aos numerosos pontos de fraqueza no osso imaturo.

O diagnóstico inicial é essencial para intensificar a cicatrização de uma reação por estresse ou fratura por estresse na coluna. Taxas mais altas de recuperação foram documentadas quando o defeito na *pars* na coluna imatura foi detectado em um estágio inicial.[5,11] Contudo, o tempo médio entre o início dos sintomas e o período do diagnóstico é de três anos para defeitos de L5-S1 e de até 11 anos para L4-L5 ou defeitos de nível mais alto.[5,11] Se um defeito particular na coluna não for diagnosticado cedo e adequadamente tratado, pode haver o desenvolvimento de uma espondilolistese (translação anterior da vértebra). No atual caso, presume-se que a lesão aguda da ginasta seja pela queda da barra de ginástica, a qual causou um macrotrauma superimposto sobre as múltiplas reações por estresse crônicas induzidas pelo movimento de extensão repetitivo na coluna no esporte da ginástica.

Tratamento Fisioterapêutico do Paciente

Se houver suspeita de espondilólise com base na história e no exame físico da paciente, o fisioterapeuta deve ensinar a paciente sobre a anatomia funcional e patomecânica da lesão e encaminhá-la para um diagnóstico por imagem. O papel da imagem é ajudar no diagnóstico, orientar a tomada de decisão terapêutica, desenvolver um prognóstico e determinar se a atleta pode ser liberada para o retorno ao esporte. Se a espondilólise for confirmada pela imagem, o fisioterapeuta pode tentar determinar se o defeito anatômico é a fonte primária de sua dor ou apenas um achado incidental. O principal objetivo para a maioria dos indivíduos lesionados é o retorno à atividade sem dor do modo mais rápido e seguro possível, sem sobrecarregar as estruturas em cicatrização.

Exame, Avaliação e Diagnóstico

Os pacientes com espondilólise sintomática com frequência apresentam um início insidioso de dor lombar localizada. A dor pode variar de "nível leve" a "grave" e pode se irradiar para as nádegas e a parte posterior das coxas. Alguns pacientes podem relatar um evento traumático simples que levou ao início da dor; contudo, a maioria queixa-se de piora gradual da dor. A dor associada à espondilólise em geral piora com a atividade e melhora com o repouso. Quando um paciente apresenta a queixa principal de dor lombar e nega história prévia de sintomas nessa região, o fisioterapeuta pode ignorar a espondilólise como uma potencial causa. Nesse caso, o profissional deve propor intervenções para abordar os sintomas do paciente e os achados do exame musculoesquelético. Na maioria dos casos, esse seria um plano de tratamento apropriado. Contudo, quando o início insidioso de dor lombar ocorre em atletas que participam de esportes com movimentos de extensão lombar repetitiva, o fisioterapeuta deve considerar a espondilólise como parte do diagnóstico diferencial. A não suspeita de espondilólise pode atrasar o diagnóstico inicial e levar a uma progressão da reação por estresse atual e resultar em espondilolistese. Nos pacientes mais jovens, especificamente atletas conhecidos por sentirem estresse por extensão repetitiva na coluna lombar, o fisioterapeuta deve ter em mente o potencial para esse defeito durante o exame da região lombar.

Na palpação, os **pacientes com espondilólise comumente sentem** sensibilidade lombossacra localizada e espasmo muscular, que com frequência podem ser de um lado e assemelhar-se aos sintomas produzidos por uma curva escoliótica.[12] **Outros achados importantes** podem incluir uma postura com lordose excessiva e dor reproduzida com hiperextensão lombar. Na maioria dos casos, o paciente é assintomático durante a flexão da coluna e o exame neurológico (p. ex., reflexos, exames de dermátomos e miótomos) é negativo. No caso desta paciente, os achados do exame musculoesquelético da coluna incluíram diminuição e dor na inclinação lateral à direita e rotação à esquerda; a ADM espinal ativa em todas as outras direções estava normal a excessiva. Na avaliação visual mais próxima e no exame de mobilidade lombar, o fisioterapeuta observou que o movimento espinal da ginasta ocorria principalmente no segmento L3-L4 e acima, sem ADM de extensão notável ocorrendo abaixo. Os principais desequilíbrios musculares evidentes foram retração do iliopsoas bilateral (medido com o teste de Thomas) e isquiotibiais alongados (medido com o teste de elevação dos membros inferiores > 90°).

O **exame de imagem** é essencial para confirmar o diagnóstico suspeito de espondilólise ou espondilolistese. Inicialmente, o médico solicita uma série de radiografias simples; as radiografias recomendadas são nas incidências anteroposterior, lateral ou perfil em ortostatismo e oblíqua.[13] As radiografias simples podem revelar a lesão *pars interarticularis* de uma espondilólise, alinhamento geral da coluna (p. ex., escoliose) e/ou presença de outras lesões ósseas. Em indivíduos com espondilólise lombar ou espondilolistese, com frequência, a incidência anteroposterior mostra achados de desvio lateral do processo espinal e/ou esclerose do pedículo contralateral.[14,15] A incidência lateral é ideal para detecção de qualquer lesão da *pars*, bem como uma possível espondilolistese. A incidência oblíqua pode destacar a lesão de "pescoço de um cachorro escocês". A tomografia computadorizada com emissão de fóton (SPECT) da coluna é indicada para aqueles pacientes com radiografias inconclusivas, mas cuja história e exame clínico sugerem a presença de espondilólise.[12,16,17] Os achados positivos no exame SPECT incluem aumento na captação na *pars*, lâmina adjunta ou pedículo. Esses sinais são sugestivos de uma reação por estresse, fratura por estresse ou defeito espondilolítico sintomático. Após o exame SPECT, a tomografia computadorizada axial (TC) pode ser indicada para examinar a área de aumento na captação. A TC tem demonstrado ser a melhor modalidade de imagem para definir a morfologia óssea da espondilólise.[12] Um exame de TC é também a melhor modalidade para identificar lesões *crônicas*, nas quais o defeito na *pars* parece esclerótico em natureza.[7] A imagem por RM é mais frequentemente solicitada para pacientes com suspeita de espondilólise quando os sintomas neurológicos estão presentes junto com a dor lombar. Alguns pesquisadores sugerem que esse exame pode ser útil para o diagnóstico inicial da espondilólise ativa quando não detectada nas radiografias tradicionais.[12,18,19]

Plano de Tratamento e Intervenções

O diagnóstico da espondilólise pode ser difícil e até mesmo ignorado por médicos do esporte; contudo, deve-se suspeitar dele ao examinar atletas que realizam movimentos repetitivos de extensão em seu esporte. Embora não haja concordância na literatura sobre o melhor protocolo de tratamento para atletas com espondilólise, a maioria concorda que o **tratamento deve incluir um período de repouso** para permitir a cicatrização. D'Hemecourt e colaboradores[10,20] sugerem que os atletas diagnosticados com espondilólise sejam afastados do esporte e imobilizados em 0° de extensão lombossacra em um **colete Boston** (*Boston overlap brace*) (Fig. 6.1) a ser usado até 24 horas por dia. No diagnóstico de espondilólise, as intervenções da fisioterapia podem ser iniciadas e devem buscar **o controle da dor, a restauração do equilíbrio entre músculos pélvicos anteriores e posteriores e o fortalecimento dos músculos que diminuem a lordose.** A extensão lombar deve ser evitada em todas as intervenções. A Tabela 6.2 inclui exemplos de exercícios recomendados para o atleta jovem com espondilólise ou espondilolistese na fase de reabilitação inicial quando um grande número de movimentos não é permitido. Os objetivos desses exercícios são fortalecer os músculos que promovem a estabilização lombar (com maior ênfase sobre o transverso do abdome e os multífidos) e alongar ou mobilizar as estruturas que promovem a extensão lombar, em especial, os flexores do quadril.

Além dos exercícios tradicionais de fortalecimento e estabilização da coluna, a estimulação elétrica neuromuscular (EENM) dos paraespinais lombares pode ser usada para promover o recrutamento muscular apropriado e estabilidade à região lombar.[21] O paciente é posicionado em prono em leve flexão lombar ou neutra (facilitada pela colocação de 2 a 3 travesseiros sob a região do abdome/quadril) com sua pelve presa à mesa de tratamento para prevenir a inclinação anterior durante a estimulação elétrica (Fig. 6.2).[21] Em geral, a estimulação elétrica é realizada por 15 minutos em cada sessão de fisioterapia, com uma razão *on/off* de 10 seg/50 seg. O objetivo é atingir um total de apenas 15 contrações com amplo tempo de descanso para evitar a fadiga muscular.

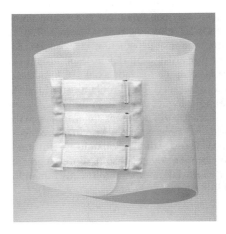

Figura 6.1 Colete Boston (*Boston overlap brace*) (www.boston-brace.com). Inicialmente, deve-se usar o colete 24 horas por dia. Ele pode ser tirado por breves períodos para a higiene pessoal. A duração do uso do colete é baseada no grau dos sintomas e na adesão à restrição de atividades prescrita. (Reproduzida com permissão de Boston Brace. www.boston-brace.com.)

Tabela 6.2 EXERCÍCIOS TERAPÊUTICOS RECOMENDADOS PARA O ATLETA COM ESPONDILÓLISE

Alongamentos/Mobilizações	Fortalecimento
Realizar cada exercício nesta categoria 1-2 vezes por dia Mobilizações: 30 repetições Alongamentos: 3 repetições, mantendo cada repetição por 30 segundos	Realizar 30 repetições de cada exercício básico 1-2 vezes por dia Realizar 10 repetições de cada exercício dinâmico para estabilização central (*CORE*) 1-2 vezes por dia Iniciar o programa com exercícios básicos utilizando uma contração do TA Quando a paciente puder realizar contração isométrica do TA, os exercícios dinâmicos de estabilização central podem ser acrescidos
Mobilização "gato/camelo" (alternando a posição da coluna lombar de neutra à posição cifótica via inclinações pélvicas anterior e posterior)	Contração do TA em decúbito dorsal com com as pernas dobradas, mantendo por 5 segundos
Inclinação pélvica na posição de supino (inclinando posteriormente a pelve a partir da posição de coluna neutra)	Contração do TA em decúbito dorsal com as pernas dobradas, deslizando apenas um calcanhar
Alongamento do flexor do quadril em semiajoelhado	Contração do TA em decúbito dorsal com as pernas dobradas e a estendendo 1 pernas apenas Contração do TA em decúbito dorsal com extensão de ambas as pernas Prancha frontal (Fig. 6.3) e lateral (Fig. 6.4) mantendo por 10 segundos, 10 repetições (primeiro com os joelhos flexionados e avançando para joelhos estendidos). Aumentar de 10 para 60 segundos antes de avançar para o próximo exercício Exercício de 4 apoio começar com a extensão simples da perna; avançar para extensão do braço do mesmo lado e progredir para extensão contralateral da perna na posição ajoelhada (Fig. 6.5) e então na posição de exercicio de apoio (flexões)(Fig. 6.6) Após os exercícios de prancha serem dominados, avançar para os cotovelos estendidos (Fig. 6.7). Aumentar a manutenção da posição de 10 para 60 segundos Prancha lateral com abdução do quadril (Fig. 6.8): realizar a abdução do quadril mantendo-a por 10 segundos. Aumentar em etapas de 10 segundos, terminando em 60 segundos

Abreviação: TA, transverso do abdome.

Em 4 a 6 semanas, a atleta pode retornar aos eventos esportivos usando uma órtese de imobilização.[10,15] Contudo, essa decisão deve ser feita com base no indivíduo e deve apenas incluir um retorno aos esportes que *não* geram a tendência à extensão (p. ex., futebol, hóquei de campo, *softball,* beisebol). Por volta de quatro meses, se houver evidência de consolidação óssea no exame de TC ou uma não união sem dor (i.e., a pessoa não tem dor em qualquer movimento da coluna, mesmo se não houver evidência radiográfica de consolidação), a retirada da imobilização pode ser iniciada.[10,15] Para o esporte como

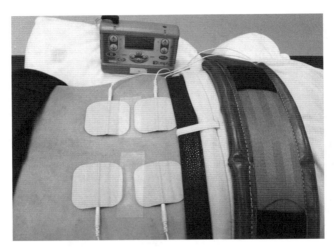

Figura 6.2 Estimulação elétrica neuromuscular (EENM) para os músculos paraespinais lombares em um paciente com espondilólise lombar. Observe a colocação de quatro eletrodos, um par de cada lado do nível espinal sintomático (L3-L5). O modo é estabelecido em isométrico e a intensidade deve ser a máxima tolerável com a contração visível, causando tetania e extensão da coluna contra as restrições.

a ginástica, no qual o uso de uma imobilização não é possível, **uma progressão gradual de retorno ao esporte sem dor** deve ser implementada com manobras específicas da modalidade. O prognóstico é específico do paciente. As orientações de reabilitação não têm sido consistentes com a literatura, embora o retorno ao esporte, em geral, seja baseado nas progressões sem dor. Os resultados anatômicos da espondilólise incluem um dos três cenários a seguir: consolidação óssea completa, consolidação com tecido fibroso ou não união. O caso de não união é apenas problemático se o atleta continuar a sentir dor. Por exemplo, o atleta pode apresentar sinais positivos de espondilólise na imagem, mas ter ausência de dor e participar de seu esporte.[2,22]

Para determinar quando é seguro o retorno da ginasta ao esporte, o fisioterapeuta não apenas tem que pensar sobre sua lesão, mas também considerar como essa lesão impacta cada uma das quatro modalidades que ela precisa desempenhar na ginástica (trave, solo, salto sobre a mesa e barras assimétricas). Quando uma ginasta tem espondilólise, a restrição da extensão sem controle e/ou forçada precisa ser lentamente liberada. Ela deve voltar ao programa de reabilitação de um modo indolor para prevenir outras lesões e patologias. Neste caso, a ginasta poderia iniciar o retorno ao esporte com exercícios de pêndulo nas barras assimétricas, enquanto limita ADMs extremas da coluna e, em seguida, progredir para movimentos de força e choque com pequenos saltos na rotina de solo e na trave. Movimentos de dança e salto também podem ser feitos na trave e no solo de modo a manter o condicionamento cardiovascular. Após realizar essas atividades sem dor, a ginasta deve estar apta a correr e concluir saltos menos desafiadores, nos quais as aterrissagens terminam sobre os dois pés ou em rolagem, sem aterrissagens duras não esperadas. Depois, a realização de movimentos de inversão para trás (*back*

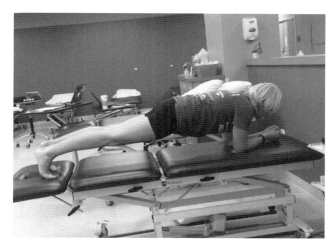

Figura 6.3 Exercício de prancha frontal sobre os antebraços.

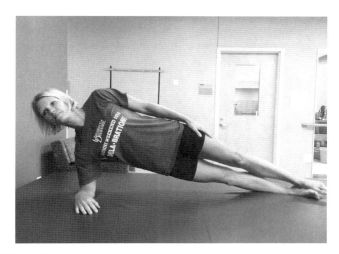

Figura 6.4 Exercício de prancha lateral.

bends) deve ser tentada, pois esse tipo de extensão pode ser controlada. Atividades mais dinâmicas podem ser acrescidas, como a cambalhota para trás e os saltos com extensão da coluna. Primeiro, os elementos com extensão lombar isolada devem ser introduzidos, seguidos por movimentos mais complexos incluindo extensão lombar com atividades de extensão do quadril. Além disso, é possível prosseguir aos poucos com a incorporação de movimentos de impulso nas séries de barras assimétricas e voo e *tumbling*. Cada movimento deve ser avaliado de forma isolada para garantir que a ginasta tenha uma resposta sem dor. O aumento nas repetições e futuras sessões ocorre se a paciente conti-

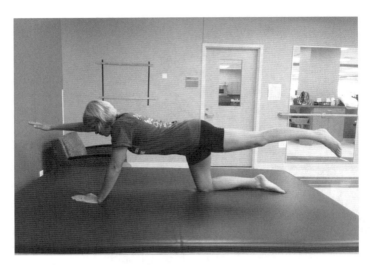

Figura 6.5 Exercício em quatro apoios.

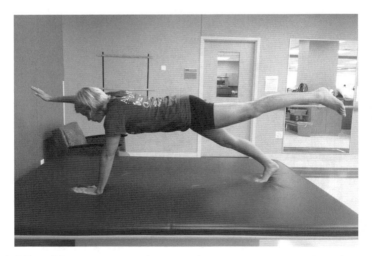

Figura 6.6 Exercício em quatro apoios com o braço e a perna contralaterais na posição de apoio.

nuar assintomática com a atividade. O fisioterapeuta deve também garantir que a atleta realize exercícios de flexibilidade e determinados movimentos de ginástica do modo correto. Por exemplo, se a ginasta girar seu quadril ao executar deslocamentos na posição espacate, em vez de realizar a real extensão do quadril, ela irá "compensar" em sua

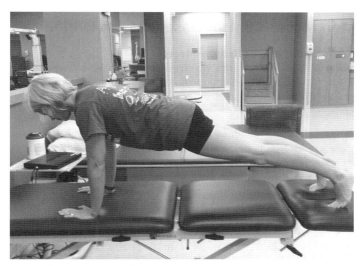

Figura 6.7 Exercício de prancha frontal com os cotovelos estendidos.

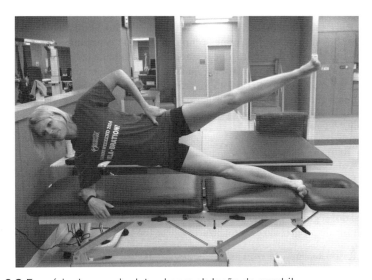

Figura 6.8 Exercício de prancha lateral com abdução do quadril.

coluna lombar. Isso gera um estresse excessivo nessa área. De modo ideal, o treinador e o fisioterapeuta esportivo devem avaliar cada manobra que é reintroduzida à atleta para garantir a forma, o movimento e a aterrissagem apropriados e sem dor.

Recomendações Clínicas Baseadas em Evidência

SORT: Taxonomia da Força de Recomendação
A: Evidência de boa qualidade e consistente orientada para o paciente.
B: Evidência de qualidade limitada ou inconsistente orientada para o paciente.
C: Evidência consensual, prática geral, opinião de especialista ou série de casos orientada para a doença.

1. O exame físico de indivíduos com espondilólise em geral revela sensibilidade lombossacra localizada e espasmo muscular, hiperlordose e dor reproduzida com a hiperextensão lombar. **Grau C**
2. Quando a história e os achados do exame físico geram suspeita de espondilólise, em particular naqueles envolvidos com esportes de extensão repetitiva, a radiografia deve incluir incidências anteroposterior, perfil em ortostatismo e bilateral oblíqua da coluna lombar para identificar defeitos na *pars interarticulares*. **Grau B**
3. O tratamento de atletas com espondilólise inclui repouso inicial da atividade agravante com imobilização lombar, programa de estabilização lombar e reintrodução progressiva sem dor ao esporte. **Grau B**

QUESTÕES DE REVISÃO

6.1 O fisioterapeuta está avaliando um *pitcher* destro de 13 anos de idade que apresenta história de seis semanas de dor lombar no lado direito. O início foi insidioso, contudo, após sete ciclos de arremesso no dia anterior, o paciente queixou-se de dor lombar forte no lado direito, que se estendia para as nádegas e a parte posterior das coxas. O exame físico revela sensibilidade localizada e espasmos musculares nos paraespinais e quadrado do lombo, junto com movimentos de extensão lombar e inclinação à direita bastante limitados devido à dor. Qual das seguintes incidências de imagem radiográfica poderia ser a *melhor* para avaliar um defeito na *pars interaticulares*?

   A. Oblíqua
   B. Anteroposterior
   C. Em prono ¾
   D. Perfil em ortostatismo

6.2 Qual dos seguintes é o *melhor* indicador de que o atleta pode avançar para o estágio seguinte da progressão de retorno ao esporte após um diagnóstico de espondilólise?

   A. Resposta sem dor com as atividades atuais
   B. Técnica e movimento apropriados com o exercício
   C. Tempo
   D. Jogo/competição próxima

RESPOSTAS

6.1 **A.** Embora as incidências radiográficas padrões para a avaliação da coluna lombar sejam anteroposterior, perfil em ortostatismo e oblíqua (opções A, B, D), a melhor modalidade de imagem para avaliar a pars interarticularis é a incidência oblíqua.

6.2 **A.** Embora existam muitos fatores e indicadores de que o atleta pode evoluir na progressão do retorno ao esporte, o melhor indicador no caso mencionado é uma resposta sem dor nas atividades atuais.

REFERÊNCIAS

1. Iwamoto J, Takeda T, Wakano K. Returning athletes with severe low back pain and spondylolysis to original sporting activities with conservative treatment. *Scand J Med Sci Sports.* 2004;14:346-351.
2. McCleary MD, Congeni JA. Current concepts in the diagnosis and treatment of spondylolysis in young athletes. *Curr Sports Med Rep.* 2007;6:62-66.
3. Micheli LJ, Wood R. Back pain in young athletes. Significant differences from adults in causes and patterns. *Arch Pediatr Adolesc Med.* 1995;149:15-18.
4. Hu SS, Tribus CB, Diab M, Ghanayem AJ. Spondylolisthesis and spondylolysis. *J Bone Joint Surg Am.* 2008;90:656-671.
5. Sundell CG, Jonsson H, Ådin L, Larsén KH. Clinical examination, spondylolysis and adolescent athletes. *Int J Sports Med.* 2013;34:263-267.
6. Congeni J, McCulloch J, Swanson K. Lumbar spondylolysis. A study of natural progression in athletes. *Am J Sports Med.* 1997;25:248-253.
7. Morita T, Ikata T, Katoh S, Miyake R. Lumbar spondylolysis in children and adolescents. *J Bone Joint Surg Br.* 1995;77:620-625.
8. Amato M, Totty WG, Gilula LA. Spondylolysis of the lumbar spine: demonstration of defects and laminal fragmentation. *Radiology.* 1984;153:627-629.
9. Wiltse LL. The etiology of spondylolisthesis. *J Bone Joint Surg Am.* 1962;44-A:539-560.
10. d'Hemecourt PA, Gerbino PG 2nd, Micheli LJ. Back Injuries in the young athlete. *Clin Sports Med.* 2000;19:663-679.
11. Saraste H. Symptoms in relation to the level of spondylolysis. *Int Orthop.* 1986;10:183-185.
12. Herman MJ, Pizzutillo PD. Spondylolysis and spondylolisthesis in the child and adolescent: a new classification. *Clin Orthop Relat Res.* 2005;434:46-54.
13. McKinnis LN. *Fundamentals of Musculoskeletal Imaging.* 4th ed. Philadelphia, PA: FA Davis Company; 2014.
14. Harvey CJ, Richenberg JL, Saifuddin A, Wolman RL. The radiological investigation of lumbar spondylolysis. *Clin Radiol.* 1998;53:723-728.
15. McTimoney CA, Micheli LJ. Current evaluation and management of spondylolysis and spondylolisthesis. *Curr Sports Med Rep.* 2003;2:41-46.
16. Bellah RD, Summerville DA, Treves ST, Micheli LJ. Low-back pain in adolescent athletes: detection of stress injury to the pars interarticularis with SPECT. *Radiology.* 1991;180:509-512.
17. Lusins JO, Elting JJ, Cicoria AD, Goldsmith SJ. SPECT evaluation of lumbar spondylolysis and spondylolisthesis. *Spine.* 1994;19:608-612.
18. Saifuddin A, Burnett SJ. The value of lumbar spine MRI in the assessment of the pars interarticularis. *Clin Radiol.* 1997;52:666-671.
19. Kobayashi A, Kobayashi T, Kato K, Higuchi H, Takagishi K. Diagnosis of radiographically occult lumbar spondylolysis in young athletes by magnetic resonance imaging. *Am J Sports Med.* 2013;41:169-176.

20. d'Hemecourt PA, Zurakowski D, Kriemler S, Micheli LJ. Spondylolysis: returning the athlete to sports participation with brace treatment. *Orthopedics*. 2002;25:653-657.
21. Coghlan S, Crowe L, McCarthypersson U, Minogue C, Caulfield B. Neuromuscular electrical stimulation training results in enhanced activation of spinal stabilizing muscles during spinal loading and improvements in pain ratings. *Conf Proc IEEE Eng Med Biol Soc*. 2011;2011:7622-7625.
22. Shipley JA, Beukes CA. The nature of the spondylolytic defect. Demonstration of a communicating synovial pseudoarthrosis in the pars interarticularis. *J Bone Joint Surg Br*. 1998;80:662-664.

Dor lombar aguda: manipulação espinal e intervenção por terapia manual

Jaynie Bjornaraa

CASO 7

Uma atleta de 22 anos de idade é encaminhada à fisioterapia após uma lesão em um jogo de futebol ocorrida há três dias. A lesão da paciente ocorreu durante um carrinho lateral, no qual caiu com força sobre seu quadril e nádega direita. Ela tentou continuar no jogo, mas não pôde devido ao aumento da dor lombar (DL) que se estendeu para a área dos glúteos. Naquela noite, sentiu dor enquanto se virava na cama, saía de uma posição sentada para uma em pé e quando ficava em apoio unipodal para se vestir. A paciente indica que teve várias quedas no lado direito enquanto jogava futebol, mas nunca havia sentido dor lombar antes com esta intensidade. Como a dor persistiu no dia seguinte, consultou seu médico, que lhe encaminhou para a fisioterapia. Nenhum exame de imagem foi feito nesse momento. À medida que a paciente se encaminhava para a clínica de fisioterapia ambulatorial, o médico observou nela uma marcha de base ampliada. Ela classifica sua dor lombar como 7/10 (usando a escala visul analógica) durante os movimentos que provocam dor, como caminhar, e 4/10 em repouso. Descreve que grande parte da dor limita-se à área lombar e glútea direita; contudo, ela também tem, ocasionalmente, dor nos isquiotibiais e na região inguinal direita. Sua história médica é, no entanto, normal. O mecanismo de lesão da paciente, sinais e sintomas são consistentes com uma patologia de articulação sacroilíaca (ASI).

▶ Quais sinais do exame podem ser associados a este diagnóstico?
▶ Quais são os testes de avaliação mais apropriados?
▶ Quais são as intervenções fisioterapêuticas mais apropriadas?
▶ Descreva um plano de tratamento fisioterapêutico baseado em cada estágio da condição médica.

DEFINIÇÕES-CHAVE

CENTRALIZAÇÃO: fenômeno no qual a realização de determinados movimentos ou posturas repetidas causam dor irradiada que se aproxima da linha média da coluna.

REGRA DE PREDIÇÃO CLÍNICA: ferramenta de tomada de decisão estruturada que contém variáveis de prognóstico específicas do paciente, selecionadas para auxiliar na definição de um diagnóstico, estabelecendo um prognóstico ou determinando uma estratégia de manejo do paciente.

SINTOMAS FAMILIARES: dor ou outros sintomas (p. ex., persistência, ardência ou dormência) produzidos por um exame especial ou diagnóstico e previamente identificados na dor do paciente e verificados pelo paciente como a razão para procurar um médico; esses sintomas devem ser diferenciados de outros sintomas que são produzidos pelo exame especial ou diagnóstico.

FECHAMENTO DE FORÇA: estabilidade da ASI que resulta da musculatura circundante e dos tecidos moles por meio de uma ativação dinâmica.

FECHAMENTO DE FORMA: estabilidade da ASI que resulta da estrutura óssea do sacro e ílio. Esse fechamento permite que a ASI seja estável e resistente às forças de cisalhamento.

TESTE DE PROVOCAÇÃO DA ASI NEGATIVO: um teste de provocação da ASI que *não* produz nem aumenta os sintomas familiares.

PERIFERIZAÇÃO: fenômeno no qual a realização de determinados movimentos ou posturas repetidas leva os sintomas a moverem-se distalmente.

TESTE DE PROVOCAÇÃO DA ASI POSITIVO: um teste de provocação da ASI que produz ou aumenta os sintomas familiares.

SINAIS DE ALERTA: sinais e sintomas que requerem avaliação imediata e encaminhamento ao médico de atenção primária devido à sua potencial indicação de um sério problema de saúde fora do alcance da prática fisioterapêutica.

PATOLOGIA DA ARTICULAÇÃO SACROILÍACA: termo usado para indicar que as estruturas da ASI são os tecidos que geram dor.

Objetivos

1. Descrever e aplicar os testes de avaliação apropriados que forneçam confiança em um diagnóstico de disfunção da ASI.
2. Descrever como a regra de prognóstico clínico (RPC) para manipulação espinal pode ser aplicada ao atleta com dor lombar aguda.
3. Identificar as intervenções fisioterapêuticas baseadas em evidência para a dor lombar aguda.
4. Descrever um plano de tratamento fisioterapêutico baseado no estágio de recuperação da dor lombar.

Considerações sobre a Fisioterapia

Considerações sobre a fisioterapia durante o tratamento da DL aguda em um atleta adulto jovem usando manipulação espinal e outras intervenções manuais:

- **Plano de tratamento/objetivos gerais da fisioterapia:** diminuir a dor; restaurar as posições assimétricas pélvica e sacral; aumentar a amplitude de movimento ativa (ADM) da coluna; promover a estabilidade espinal e sacral; retornar a paciente ao esporte.
- **Intervenções fisioterapêuticas:** educação da paciente sobre a anatomia lombar e sacral pertinente, biomecânica e patomecânica relacionadas à sua lesão (p. ex., mecânica corporal e movimentos para reduzir o risco de uma nova lesão); mobilização de tecidos moles (MTM) e terapia manual para reduzir a dor e otimizar a cicatrização; manipulação espinal para alívio da dor e melhora da mecânica; exercícios para aumentar a estabilidade, força e resistência da coluna; instrução sobre exercícios domiciliares.
- **Precauções durante a fisioterapia:** monitorar sinais e sintomas, especialmente queixas neurológicas; evitar movimentos e posições unilaterais que salientem a ASI sintomática.
- **Complicações que interferem na fisioterapia:** não adesão ao exercício e à educação da paciente; avaliação imprecisa dos tecidos que geram dor, o que pode reduzir a efetividade do tratamento.

Visão Geral da Patologia

A dor lombar (DL) é um problema de saúde e cria uma extensa sobrecarga financeira, física e emocional. A maioria das pessoas sente DL em algum momento de sua vida. Em geral, o primeiro episódio ocorre entre os 20 e 40 anos de idade. A maioria dos casos se resolve com pouca ou nenhuma intervenção.[1] Contudo, cerca de 33% dos indivíduos que sentem seu primeiro episódio de DL aguda não retornam por completo ao estado original de saúde em seis meses.[2] As estimativas da incidência em um ano da primeira DL variam entre 6,3 e 15,4%, ao passo que a incidência em um ano de qualquer episódio de DL varia entre 1,5 e 36%.[3] De acordo com estudos feitos em clínicas ou centros de saúde, as taxas de remissão dos episódios em um ano variam de 54 a 90%; contudo, esses resultados precisam ser considerados com cuidado devido à falta de clareza sobre o que definiu o "episódio" de DL. Apesar disso, a maioria das pessoas que sente dor lombar que limita suas atividades sentirá novamente a condição. As estimativas de recorrência em um ano variam de 24 a 80%.[3] Um estudo mais recente estimou a prevalência no ponto global de DL que limita a atividade em cerca de 12% e a prevalência de um mês em cerca de 23%.[4] O desafio clínico de tratar a DL é determinar a origem da dor e dos sintomas de modo que o plano de tratamento possa abordar essas estruturas. A maioria das estruturas e tecidos na coluna lombar, no quadril e na pelve pode produzir dor nas costas, na região glútea, na região inguinal e na extremidade inferior.[5-7] A ASI e ligamentos associados, articulações zigapofisárias, discos lombares, raízes nervosas e outras estruturas também podem ser fonte nociceptiva de DL. O uso de testes específicos para determinar se a fonte da DL está limitada à coluna lombar ou à ASI é importante para estabelecer um plano de tratamento que será mais efetivo e eficiente.

A dor lombar aguda é definida como dor que dura até 12 semanas.[1] Após 12 semanas, a dor pode ser classificada como crônica. A dor lombar pode se apresentar entre os ângulos costais e dobras glúteas e irradiar para uma ou ambas as pernas. Com frequência, a DL é classificada como não específica, pois não pode ser atribuída a uma causa definitiva.[1] Contudo, um diagnóstico diferencial para a etiologia de dor lombar aguda sobre outras prováveis causas mais sérias é imperativo. Possíveis causas incomuns de DL aguda incluem infecção, tumor, osteoporose, fratura e artrite inflamatória.[1,8] O diagnóstico diferencial depende da história, exame e reconhecimento de sinais de alerta. As condições dos sinais de alerta incluem câncer, síndrome da cauda equina, fratura e infecção. É crucial questionar os pacientes sobre sinais e sintomas constitucionais como perda de peso sem explicação, dor noturna, febre e fadiga debilitadora. A presença desses sinais e sintomas pode indicar uma doença sistêmica como câncer. As queixas de perda sensorial ou fraqueza bilateral nas pernas e incontinência urinária e/ou intestinal podem indicar uma condição mais séria como a síndrome da cauda equina.[1,8] O uso prolongado de glicocorticoides sistêmicos (p. ex., prednisona), história de osteoporose e/ou trauma com sensibilidade vertebral e movimento limitado podem indicar fratura. A dor grave com história de cirurgia com febre, presença de ferida, sensibilidade vertebral e/ou ADM limitada da coluna pode indicar infecção. Todas essas situações requerem encaminhamento imediato.[1,8] De acordo com um estudo de 2009,[9] alguns sinais de alerta são mais importantes do que outros e, em geral, são mais deficientes em eliminar causas mais sérias de dor lombar. Os autores descobriram que os pacientes que procuram cuidado na atenção primária para dor lombar, em geral, têm, pelo menos, um sinal de alerta, ainda que raras vezes tenham uma condição séria.[9] Contudo, para os fisioterapeutas, a vigilância na avaliação de um sinal de alerta, o diagnóstico diferencial e o encaminhamento não podem ser superestimados. A Tabela 7.1 apresenta o diagnóstico diferencial da DL aguda.[1,8]

O diagnóstico por imagem não costuma ser indicado a pacientes com DL aguda. Os resultados clínicos não melhoram a menos que sejam observados sinais e sintomas indicativos de uma séria patologia.[10-13] Se houver suspeita de uma séria doença, uma imagem por RM é a melhor opção porque a radiografia tem pouco valor diagnóstico devido à sua baixa sensibilidade e especificidade para a causa da DL aguda.[11] Testes laboratoriais, como o hemograma, podem ser benéficos se houver suspeita de infecção ou malignidade.

Tratamento Fisioterapêutico do Paciente

Os fisioterapeutas oferecem várias opções de tratamento para pacientes com DL aguda. A tomada de decisão clínica sobre o uso de intervenções de terapia manual pode ser baseada em uma combinação de princípios biomecânicos de movimento normal e anormal da coluna e avaliação dos critérios nas RPC. A manipulação e a mobilização espinal são intervenções comuns para pacientes com DL aguda.[1,14,15] Outras técnicas de tratamento benéficas incluem terapia manual como MTM, técnica de energia muscular (TEM), exercícios de estabilização do tronco, atividade aeróbia e educação do paciente.[1,16-30]

TABELA 7.1 DIAGNÓSTICO DIFERENCIAL DA DOR LOMBAR AGUDA COM ACHADOS CLÍNICOS IMPORTANTES

Diagnóstico	Achados clínicos importantes
Sistema musculoesquelético	
Fratura por compressão	História de trauma ou osteoporose, ponto de sensibilidade, dor aumenta com flexão da coluna e ao sair da posição supina para sentada ou em pé
Hérnia de disco lombar	Dor irradiada para a perna pior do que a dor nas costas, achados neurológicos positivos (motor, sensorial, reflexo), piora ao sentar
Estenose espinal	Dor em uma ou ambas as extremidades inferiores que piora ao deambular ou ficar em pé e alivia com repouso e flexão da coluna, marcha sem coordenação
Espondilolistese ou espondilólise	Dor na extensão da coluna e na atividade, ressalto à palpação
Doença degenerativa de disco (DDD) ou artropatia da articulação facetária	Dor lombar generalizada com ou sem dor glútea; na DDD, a dor piora com a flexão da coluna; para problemas na articulação facetária, a dor piora com extensão da coluna
Entorse ou torção lombar	Dor lombar generalizada com ou sem dor glútea, a dor aumenta com movimento e alivia com repouso
Disfunção sacroilíaca	Dor lombar localizada na espinha ilíaca posterossuperior, região S2 e abaixo, pode irradiar para região inguinal, glúteos, isquiotibiais ou toda a perna; unilateral
Outros sistemas	
Aneurisma da aorta abdominal	Desconforto abdominal, pulso abdominal palpável ou visível (maior do que o esperado)
Condições gastrintestinais (GI)	Sinais e sintomas GI, dor nas costas relacionada à alimentação, achados de palpação abdominal positivos
Condições pélvicas	Desconforto abdominal inferior, na pelve ou dor no quadril
Condições renais	Dor no ângulo costovertebral, sinais e sintomas urinários, possível febre
Herpes-zóster	Dor e hipersensibilidade dermátoma unilateral, exantema
Sistêmico	
Câncer	Sintomas constitucionais além da dor lombar; coluna sensível
Espondilite anquilosante	Dor e rigidez matinais na região lombar, dor após inatividade, problemas oculares e intestinais
Osteomielite ou discite	Dor constante, sensibilidade no processo espinhoso, possível febre, cirurgia recente
Doenças autoimunes ou condições relacionadas (p. ex., fibromialgia)	Artralgias múltiplas, febre, perda de peso, fadiga

Exame, Avaliação e Diagnóstico

A otimização dos tratamentos pode minimizar o desenvolvimento de dor crônica, o que gera a maior parte dos custos de cuidado com a saúde relacionados à DL.[31] Os aspectos importantes do exame incluem uma história subjetiva minuciosa, seguida por técnicas de exame para determinar se a história da paciente, relato subjetivo e resultados de exame predizem se ela se beneficiará ou não da manipulação espinal como uma intervenção para sua dor aguda.[14] Em 2002, Flynn e colaboradores[14] desenvolveram uma RPC para uma técnica de manipulação que historicamente havia sido usada em pacientes com provável disfunção sacroilíaca (SI). Neste estudo de derivação da RPC, setenta e um pacientes com DL aguda que satisfizeram os critérios de inclusão e exclusão subjetivos e objetivos específicos foram convocados. As seguintes medidas de autorrelato foram obtidas: diagrama da dor, classificação da dor usando uma escala visual analógica, Fear-Avoidance Beliefs Questionnaire (FABQ) e Oswestry Disability Questionnarie (ODQ). O FABQ foi usado para avaliar o medo da dor em cada indivíduo e suas crenças sobre a atividade. Os autores usaram o FABQW, a subescala de trabalho do FABQ, para ajudar a determinar quais indivíduos poderiam se beneficiar da manipulação. Um escore de menos de 19 sugeria que o indivíduo tinha uma probabilidade reduzida de perda de trabalho atual e futura e incapacidade e podia ser um bom candidato à manipulação espinal. Os autores realizaram rastreamento neurológico (p. ex., teste de dermátomos, miótomos e reflexos) para identificar achados que poderiam contraindicar a manipulação espinal. Achados positivos ou negativos foram estabelecidos com base na comparação com o lado oposto. Esses critérios de exclusão garantiam que os participantes não exibiam quaisquer contraindicações à manipulação espinal. Os autores avaliaram a ADM do quadril em prono e elevação de perna reta em supino e realizaram o teste *spring* (mola) da coluna lombar para avaliar dor e mobilidade segmentar: hipo ou hipermóvel, ou normal. Vários testes especiais propostos para confirmar a disfunção SI também foram feitos. Os testes da ASI foram divididos em três categorias: posição (testes avaliando a simetria dos marcos ósseos), provocação (testes para reproduzir os sintomas) e mobilidade (testes avaliando a simetria do movimento pélvico). Os participantes receberam até duas sessões da técnica de manipulação espinal. Cerca de 2 a 4 dias após a manipulação espinal, os indivíduos foram avaliados para as melhoras. Aqueles que melhoraram, pelo menos, 50% no ODQ foram considerados tratados "com sucesso". Aqueles que não satisfizeram esse limiar receberam outra manipulação e foram avaliados para melhora 2 a 4 dias depois. Novamente, aqueles que satisfizeram o limiar de 50% de melhora foram considerados tratados com sucesso e os outros indivíduos foram classificados como tratados sem sucesso. Utilizando os resultados de vários testes especiais da região SI tradicionais, avaliações de resultados e informação subjetiva e objetiva, Flynn e colaboradores[14] usaram análise de regressão logística para prever quais fatores influenciavam o êxito da manipulação no tratamento da DL. Eles concluíram que a **presença de cinco critérios poderia identificar os pacientes com DL aguda que provavelmente se beneficiariam da manipulação espinal**: (1) escore do FABQW menor que 19 pontos (i.e., poucas crenças de medo e esquiva sobre as atividades do trabalho); (2) duração do episódio atual inferior a 16 dias; (3) sintomas que não se estendem distalmente no joelho; (4) pelo menos, um segmento da coluna lombar hipomóvel e (5) pelo menos, um quadril com ADM de rotação interna maior do que 35°.

A observação e a palpação são os componentes iniciais do exame da coluna. A paciente atual demonstrou uma base de apoio ampla quando deambulava na sala de tratamento. A atleta, ao ficar em pé, apresentou uma postura de cabeça e ombro levemente anteriorizada e uma curva lordótica normal. A palpação na saliência óssea da espinha ilíaca posterossuperior (EIPS), crista ilíaca (CI) e espinha ilíaca anterossuperior (EIAS) indicou a seguinte assimetria na posição em pé: EIAS direita mais alta, EIPS direita mais baixa e CI esquerda levemente mais alta. Essa assimetria sugere ilíaco direito em *upslip*[*] e rotação posterior, significando que o osso ilíaco direito foi cisalhado superiormente sobre o sacro e também rodado em uma direção posterior sobre o sacro no plano sagital. O fisioterapeuta palpou os tecidos moles para avaliar o tônus da musculatura lombar e pélvica; a paciente demonstrou sensibilidade e espasmo no lado direito dentro da seguinte musculatura: paravertebrais lombares, glúteos, piriforme, quadrado do lombo e iliopsoas. O tônus muscular dos mesmos músculos no lado esquerdo estava aumentado, mas não na mesma extensão.

Depois, os testes neurológicos, de ADM e de mobilidade espinal foram avaliados. A paciente tinha reflexos normais na extremidade inferior e teste sensorial agudo/dormente também normal, e não apresentou fraqueza de miótomo. O fisioterapeuta solicitou à paciente a realização de ADM da coluna simples e repetida. Os movimentos repetidos da coluna podem identificar a centralização ou periferização dos sintomas, o que pode indicar dor discogênica; esse comportamento de dor pode ajudar a diferenciar a patologia lombar da sacral, permitindo um tratamento mais específico.[32] A ADM ativa da coluna lombar estava limitada na flexão com dor e apreensão (limitada a 70%), na extensão (limitada a 25%) e na inclinação lateral à direita e esquerda (limitadas a 25 e 50%, respectivamente). Não foram observadas centralização e periferização com atividades de ADM lombar repetitivas. A rotação passiva do quadril em prono demonstrou rotação interna limitada no lado direito (20°) em relação ao esquerdo (33°). Ela tinha mobilidade normal na coluna lombar como observado com o teste *spring*.

Com frequência, o exame da coluna inclui testes especiais para determinar se a patologia ou disfunção biomecânica da ASI é a fonte da DL do paciente. Esses testes são também a base para várias intervenções terapêuticas, incluindo manipulação e TEM. Embora vários testes de provocação da dor na ASI sejam considerados capazes de determinar a disfunção na ASI, a evidência sugere que os resultados dos testes *individuais* não são tão precisos como uma injeção diagnóstica positiva.[33-35] Uma injeção diagnóstica positiva é quando a injeção de soluções na ASI provoca a dor familiar da paciente e, injetando-se um anestésico local (p. ex., lidocaína), a dor reduz em 80% ou mais durante a ação do anestésico. A evidência atual mostra que o uso *combinado* dos testes de provocação de dor na ASI pode determinar com mais precisão essa disfunção. **Um conjunto de três testes da ASI de provocação positiva na ausência de centralização durante o teste da ADM lombar** possui razões de probabilidade, sensibilidade e especificidade clínicas significativamente positivas para o diagnóstico da disfunção da ASI.[32,36-38] De acordo com Laslett e colaboradores,[38] o tipo e a ordem dos testes de provocação SI também são

---

[*] N. de RT: Termo usado sem tradução pela osteopatia, que significa que um dos ilíacos está em superioridade em relação ao outro.

importantes. Tais autores escolheram cinco testes de provocação baseados em sua confiança interavaliadores: distração SI, compressão SI, *thrust* da coxa, *thrust* sacral e teste de Gaenslen. Em um *design* relacionado ao padrão de excelência cego (i.e., injeção anestésica local na ASI) com 48 pacientes, eles descobriram que o teste de distração SI tinha o mais alto valor preditivo positivo simples. Os testes de *thrust* da coxa, compressão SI e *thrust* sacral tiveram resultado positivo quanto à precisão diagnóstica geral para patologia da ASI, ao passo que o teste de Gaenslen não melhorou a capacidade diagnóstica. Os autores concluíram que a estratégia ideal é realizar primeiro a distração SI, seguida por testes de *thrust* da coxa, compressão SI e *thrust* sacral e interromper quando dois destes são positivos, porque acrescer mais um teste aumentou apenas minimamente a especificidade.[38] Contudo, o fisioterapeuta que trata desta paciente decidiu realizar um terceiro teste após dois serem positivos por duas razões. Primeiro, van der Wurff e colaboradores[36] relataram que a probabilidade da dor estar relacionada à disfunção SI fica entre 35 e 93% quando três ou mais testes de provocação são positivos. Segundo, a análise mais cuidadosa dos dados de Laslett e colaboradores[38] confirma que uma melhor precisão diagnóstica foi obtida com três ou mais testes positivos. Portanto, o fisioterapeuta realizou primeiro o teste de distração SI. Com a paciente em posição de supino, o fisioterapeuta aplicou pressão nas EIAS bilateralmente para baixo e para fora para "afastá-las". Um teste positivo ocorre quando a dor é percebida no glúteo ou na parte posterior da perna do lado afetado.[39] Esta paciente sentia sua dor familiar na região glútea direita. Depois, o fisioterapeuta realizou o teste de provocação *thrust* da coxa na ASI. Com a paciente ainda na posição de supino, o profissional flexionou o quadril e joelho direitos em 90°. Após colocar sua mão sob o sacro da paciente, o fisioterapeuta aplicou uma força de cisalhamento posterior à ASI através do eixo longo do fêmur.[39] A paciente queixou-se de dor familiar na ASI direita com o teste, que foi considerado positivo. Terceiro, o fisioterapeuta completou o teste de compressão SI. Em pé, atrás da paciente, na posição de decúbito lateral, o profissional aplicou uma força descendente sobre o aspecto anterior do ílio em direção à mesa para espalhar a ASI.[39] Esse teste também foi positivo, reproduzindo dor no lado direito da paciente. Visto que os três testes positivos sugeriram a ASI direita como fonte de dor, o fisioterapeuta determinou que não eram mais necessários testes de provocação.

Para avaliar mais a região SI, o fisioterapeuta realizou três testes de mobilidade ativos. O teste de Giller avalia a disfunção SI observando o movimento da EIPS em relação à S2. Um teste positivo ocorre quando a EIPS *não* consegue mover-se no sentido posterior e inferior em relação à S2 à medida que a paciente flexiona seu quadril na posição ereta.[39] Esse teste foi positivo no lado direito. Depois, o teste de flexão em pé foi realizado. Após o fisioterapeuta avaliar os níveis da EIPS, a paciente em pé flexiona seu tronco o máximo que puder. O teste é considerado positivo quando uma EIPS move-se mais superiormente e mais rápido em relação à outra EIPS.[39] O teste de flexão em pé foi negativo para esta paciente. Por fim, o fisioterapeuta solicitou que a atleta realizasse uma elevação de perna reta ativa (EPRA), na qual a paciente compara a dificuldade de erguer sua perna da mesa com e sem uma força compressiva externa aplicada nas articulações SI. Esta paciente observou melhora de 5 cm na capacidade de erguer ativamente a perna com uma força compressiva manual aplicada nos íleos, indicando aumento do fechamento de força da ASI.[40,41] A EPRA tem sido divulgada como uma avaliação confiável da qualidade de transferência de carga através da região lombopélvica.[40] O'Sullivan e colaboradores[41] propuseram que, quando os pacientes têm dificuldade de realizar a EPRA devido à dor ou a uma aparente falta de capacidade, as respostas motoras alteradas e a compensação do sistema neuromuscular são necessárias para a transferência de carga devido a alteração prejudicial e não fechamento da forma ou da força.

Para resumir os resultados do exame, esta paciente apresentou assimetria pélvica (EIAS direita mais alta, EIPS direita mais baixa e CI esquerda levemente mais alta) e rotação interna passiva do quadril diminuída. Demonstrou ADM da coluna lombar reduzida sem centralização ou periferização. Tinha sensibilidade de tecidos moles e aumento no tônus da musculatura pélvica e lombar no lado direito e ligamentos SI posterior, sugerindo defesa, inflamação e/ou irritação desses tecidos. Ela também apresentou achados consistentes com dor e disfunção na ASI. A paciente teve três testes de provocação de dor na ASI direita positivos (distração, *thrust* da coxa e compressão) e testes de Gillet e EPRA positivos na direita. O teste *spring* na coluna lombar demonstrou mobilidade normal. De acordo com os critérios de uma RPC para manipulação espinal,[14] esta paciente teve os seguintes achados positivos: FABQW inferior a 19, duração do episódio inferior a 16 dias e ausência de sintomas estendendo-se distalmente ao joelho. Dada a presença desses achados, a falta de sinais neurológicos positivos e a ausência de centralização ou periferização, seus resultados de exame sustentaram a tentativa de manipulação espinal como uma intervenção inicial.[14,15] Além disso, os achados da assimetria anatômica óssea e do teste de movimento do quadril e coluna lombar criaram um quadro clínico consistente com dor lombar e disfunção pélvica. Se a intervenção de manipulação espinal não fosse bem-sucedida, o uso de intervenção específica à ASI poderia ser apropriado. Isso se baseia na presunção de que o deslocamento da ASI ocorre e é detectável,[42] o que foi questionado.[5,14,34,38,43-45] Contudo, a evidência radiográfica e biomecânica demonstrou que pequenos graus de deslocamento definitivamente ocorrem na ASI.[46]

Plano de Tratamento e Intervenções

Com base nos achados do exame que sugeriram patologia na ASI, a reabilitação inicial incluiu educação da paciente, exercício e manipulação espinal. Este último foi defendido para pessoas que apresentam disfunção biomecânica da ASI. Se três dos cinco critérios de predição resumidos por Flynn e colaboradores[14] forem satisfeitos, a probabilidade de um bom resultado no pós-tratamento (definido como melhora de 50% ou mais no escore ODQ) aumenta de quase aleatória para 68%. Se quatro dos critérios de Flynn e colaboradores[14] forem satisfeitos, a probabilidade da manipulação ser bem-sucedida salta para 95%.

Em estudos feitos por Childs e colaboradores[15] e Flynn e colaboradores[14], um estalido audível era necessário para considerar a manipulação espinal bem-sucedida. Se os investigadores não ouvissem um estalido na manipulação no lado mais sintomático após duas tentativas, o outro lado era manipulado. Desde o desenvolvimento da RPC, outros profissionais têm considerado que um estalido audível não é necessário para uma manipulação bem-sucedida.[47] De acordo com Cibulka e colaboradores,[48] as mudanças na posição pélvica ocorrem com a manipulação em ambos os lados, assim a decisão de qual lado manipular pode ser aleatória.

O fisioterapeuta considerou esses dados novos, mas seguiu os protocolos originais realçados por Childs e colaboradores e Flynn e colaboradores.[14,15] Antes da intervenção de manipulação, o fisioterapeuta administra várias técnicas de MTM para reduzir a rigidez nos tecidos moles e rigidez na região da ASI. Com frequência, a musculatura circundante está tensa em uma tentativa de preservar e/ou estabilizar uma ASI sintomática. As seguintes técnicas de MTM foram utilizadas na paciente: contorno ósseo da pelve, pontos-gatilho e liberação miofascial no quadrado do lombo, liberação do piriforme com contração-relaxamento, liberação de pontos-gatilho no glúteo médio e liberação do iliopsoas.[16-19,49] Após a MTM, o fisioterapeuta realizou a manipulação da coluna lombopélvica sobre a qual a RPC estava baseada. O lado direito mais sintomático foi selecionado para a manipulação ser consistente com o protocolo de Flynn e colaboradores.[14] A paciente estava na posição de supino com o fisioterapeuta no lado oposto a ser tratado. O profissional moveu passivamente a paciente em inclinação lateral em direção ao seu lado direito doloroso. Com os dedos da paciente entrelaçados atrás da cabeça, o fisioterapeuta rodou os braços dela e a parte superior do corpo oposta ao lado da manipulação e aplicou um rápido thrust à sua EIAS direita em uma direção posterior e inferior (Fig. 7.1). O fisioterapeuta ouviu um estalido com a manipulação desta paciente.

Logo após a manipulação, a atleta foi instruída a realizar exercícios de estabilização lombar, incluindo o cinturão dinâmico abdominal (contração abdominal), exercício de ponte, rotações em supino com os joelhos a 90° e pés sobre o colchonete, extensões de apenas uma perna alternadas em prono e prancha lateral para os joelhos. Todos os exer-

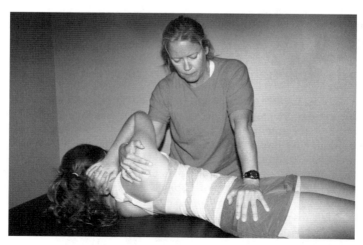

Figura 7.1 Técnica de manipulação lombopélvica em supino. A paciente está em supino com a fisioterapeuta no lado oposto ao que deve ser tratado. A profissional move passivamente a paciente em inclinação lateral na direção do lado direito doloroso. Com os dedos da paciente entrelaçados atrás da cabeça, a fisioterapeuta roda os braços dela e a parte superior do corpo oposta ao lado da manipulação e aplica um *thrust* rápido para a espinha ilíaca anterossuperior (EIAS) em uma direção posterior e inferior.

cícios enfatizaram o cinturão dinâmico abdominal antes do movimento. Ela foi instruída a realizar uma série de 10 repetições de cada exercício três vezes por dia, bem como a permanecer o mais ativa possível sem aumentar sua dor.[1,20]

Esta paciente retornou para um acompanhamento três dias após o exame inicial e as primeiras intervenções. Neste momento, uma classificação de dor e ODQ foram reavaliadas. Ela classificou a dor como levemente melhor em relação à classificação inicial, com uma diminuição para 5/10 com movimento e 3/10 em repouso. Contudo, seu escore de ODQ diminuiu em apenas 25% – não o suficiente para ser considerado bem-sucedido.[14,15,50] Portanto, o fisioterapeuta optou por realizar uma manipulação espinal diferente daquela feita na intervenção inicial. O profissional mudou a manipulação da coluna lombar para a do tipo em decúbito lateral descrita por Cleland e colaboradores.[50] Esse método de manipulação é diferente daquele usado no artigo redigido por Flynn e colaboradores[14] (i.e., manipulação da coluna lombossacra) e visa ao segmento L4-L5 em vez do osso da pelve. Por diversas pesquisas sustentarem que as técnicas de manipulação não são específicas a partir de uma perspectiva de nível vertebral,[47,51-56] o fisioterapeuta estava confiante em tentar o método alternativo descrito por Clenand e colaboradores.[50] A pesquisa também sustenta benefícios mais significativos da terapia manual direcionada à coluna lombar inferior *versus* coluna lombar superior.[57] A paciente foi tratada com seu lado direito para cima com o fisioterapeuta em pé na frente dela. A perna de cima da paciente foi flexionada até que o profissional pudesse palpar o movimento no espaço intervertebral de L4-L5. A atleta colocou o pé na fossa poplítea da perna que estava na base. O fisioterapeuta então puxou o ombro e braço inferior da paciente para flexioná-la para o lado na direção da mesa e rodar para longe da mesa novamente até que o movimento fosse notado no espaço interespinal de L4-L5. O fisioterapeuta aplicou um *thrust* da pelve de baixa amplitude e alta velocidade na direção anterior[50] (Fig. 7.2). Depois, realizou a outra manipulação lombopélvica feita na primeira sessão de fisioterapia porque um relato recente sugere que uma única sessão de manipulação lombar e da ASI foi mais efetiva para melhorar a incapacidade funcional do que a manipulação da ASI isolada em pacientes com síndrome da ASI.[58] O fisioterapeuta encorajou a paciente a continuar com o mesmo programa de exercícios domiciliares (PED) de estabilização lombar.

Após três dias, ela retornou para sua próxima consulta de fisioterapia programada. A dor e incapacidade percebidas não mudaram de forma significativa. Por essa razão, o foco do tratamento foi modificado para se concentrar na restauração da disfunção biomecânica utilizando TEM. A **TEM pode ser efetiva para reduzir a dor lombar e melhorar a função.**[21,22,59] O fisioterapeuta realizou MTM conforme descrito anteriormente antes de iniciar a TEM. A palpação óssea de simetria foi repetida (de modo similar aos procedimentos de exame) e a mesma assimetria foi confirmada a partir do exame inicial da paciente: EIAS direita mais alta, EIPS direita mais baixa e CI levemente mais alta no lado esquerdo. Primeiro, uma liberação do púbis (*pubic clearing*) foi realizada com a paciente em supino com os joelhos flexionados a 90° e os pés apoiados na maca, realizando adução contra a resistência aplicada pelos antebraços do fisioterapeuta colocados entre seus joelhos. Com frequência, essa técnica é usada antes de técnicas específicas para o lado direito ou esquerdo. A contração da musculatura adutora pode restaurar a posição do tubérculo púbico de modo que eles fiquem iguais da direita para a esquerda. Isso sugere também um movimento do ilíaco, que muitas vezes causa um estalo audível. Um

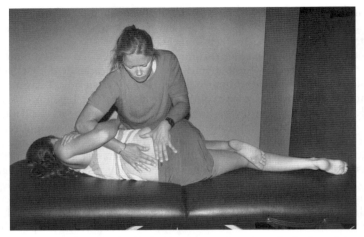

Figura 7.2 Técnica de manipulação lombar alternativa. A paciente é posicionada com o lado doloroso para cima e a fisioterapeuta fica em pé na frente dela. A perna que está em cima é passivamente flexionada até a fisioterapeuta conseguir palpar o movimento no espaço intervertebral de L4-L5. A fisioterapeuta puxa o ombro e o braço inferior da paciente para incliná-la lateralmente na direção da mesa, enquanto roda a paciente para o outro lado, até que o movimento possa ser apalpado em L4-L5 novamente. A fisioterapeuta aplica um thrust de baixa amplitude e alta velocidade na pelve na direção anterior.

estalo audível foi observado com essa manobra, sugerindo resolução da posição. Depois, a paciente foi solicitada a mover-se para a posição de prono e o fisioterapeuta realizou um thrust de grau V no eixo longo para a extremidade inferior direita para corrigir o deslizamento para cima do ilíaco direito (Fig. 7.3). Essa técnica resultou em um clunk percebido pelo fisioterapeuta e pela paciente.

Após essa manobra, a TEM foi realizada para corrigir a rotação posterior do ilíaco direito (Fig. 7.4). Para completar essa técnica, o profissional resistiu à flexão de quadril do lado direito enquanto mantinha inclinação posterior total do lado esquerdo. A posição foi mantida por 5 segundos e repetida cinco vezes. O quadril direito foi estendido de forma passiva para promover um curto descanso antes de cada fase de resistência (Fig. 7.4). Após todo o tratamento, o fisioterapeuta observou resolução de simetria da EIAS, EIPS e CIs. A paciente também demonstrou ADM lombar ativa aumentada com menos dor. Para melhorar o controle e a estabilidade lombopélvicos, o profissional também iniciou movimentos diagonais concêntricos e excêntricos resistidos da pelve em todas as direções. Ele não alterou o programa de exercícios domiciliares (PED) nesse estágio.

A paciente retornou dois dias depois. A classificação de dor e a incapacidade percebida reduziram de modo importante. Ela afirmou que ficou dolorida na região glútea do lado direito por apenas um dia após a sessão de fisioterapia prévia. O tratamento durante essa sessão consistiu em MTM e os seguintes exercícios para melhorar a estabilidade lombopélvica: movimentos diagonais pélvicos manualmente resistidos, exercícios resistidos de ponte em vários planos, exercícios de prancha frontal e reversa, exercícios pran-

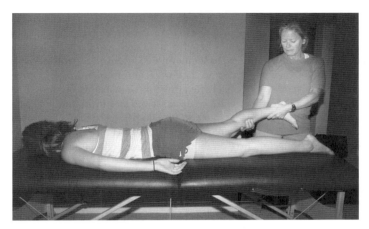

Figura 7.3 Manipulação com *thrust* de grau V no eixo longo para deslizamento para cima do ilíaco direito.

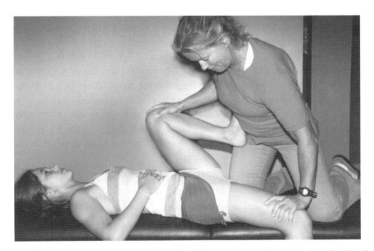

Figura 7.4 Técnica de energia muscular (TEM) para rotação posterior direita do ilíaco. Com o quadril esquerdo da paciente flexionado para cima e a perna direita pendente fora da borda da mesa, a fisioterapeuta resiste à flexão do quadril no lado direito, enquanto mantém inclinação posterior total do lado esquerdo. A posição é mantida por 5 segundos e repetida cinco vezes. O quadril direito é passivamente estendido para promover um curto descanso antes de cada fase de resistência.

cha laterais a partir dos pés e elevações de braços e pernas alternados em prono. Esses exercícios foram adicionados ao PED e o exercício de cinturão dinâmico abdominal foi removido, pois ela dominava essa atividade. A paciente foi instruída a continuar sendo ativa enquanto ainda evitava agravar as atividades. Ela continuou a fisioterapia por mais quatro consultas. Essas consultas consistiram em instrução de exercício supervisionado para estabilização lombopélvica e progressão para atividade no esporte. Embora muitas pesquisas tenham se concentrado nos benefícios do exercício para dor lombar crônica, a **adição de exercícios de estabilização segmentar e abdominais profundos adequados ao exercício geral** é benéfica para alívio da dor, restauração da função e prevenção de dor adicional nas costas.[23-29,60] A paciente também foi instruída quanto às técnicas de TEM domiciliar para autotratamento, se necessário. Estas imitaram a TEM para uma rotação posterior do ilíaco direito sem resistência do fisioterapeuta. Ela também adicionou natação ao seu programa de exercícios devido à ativação da musculatura posterior e seu benefício para fortalecimento e estabilização do tronco. Na oitava e última consulta, estava livre de dor e tinha retornado ao futebol.

Um elemento principal de reabilitação para um episódio de dor lombar aguda requer tomada de decisão clínica baseada na história e exame subjetivos que direcionam o profissional para o resultado de tratamento mais efetivo. A RPC para manipulação espinal oferece aos fisioterapeutas uma ferramenta baseada em evidência e eficiente para iniciar o tratamento de pacientes com dor lombar enquanto otimiza os resultados.[61] Incluir flexão lombar ativa repetida em pé, movimentos de extensão e de inclinação lateral para avaliação da dor e centralização ou periferização de sintomas para afirmar ou descartar dor discogênica e ainda qualificar os pacientes para um tratamento específico também é prudente. Coletar resultados em *cada* consulta é outro componente importante para o tratamento efetivo do paciente. Se os resultados esperados não forem satisfeitos, uma reavaliação completa pode orientar outra intervenção com mais sucesso. Uma RPC pode encorajar a manipulação espinal como um tratamento para aqueles que satisfazem os critérios, mas ter diferentes ferramentas para permitir a implementação de outras intervenções potencialmente bem-sucedidas é imperativo. Exercício, educação e consideração dos objetivos e estilo de vida do paciente são peças importantes do tratamento de dor lombar.[30] Pesquisas futuras continuarão revelando testes diagnósticos e critérios para otimizar as intervenções de tratamento para pacientes com dor lombar aguda e crônica.

Recomendações Clínicas Baseadas em Evidência

SORT: Taxonomia da Força de Recomendação
A: Evidência de boa qualidade e consistente orientada para o paciente.
B: Evidência de qualidade limitada ou inconsistente orientada para o paciente.
C: Evidência consensual, prática geral, opinião de especialista ou série de casos orientada para a doença.

1. Um ensaio de manipulação espinal para o tratamento de dor lombar aguda é defendido quando três ou mais dos seguintes critérios são satisfeitos: (1) Escore FABQW menor que 19 pontos; (2) duração do episódio atual menor que 16 dias; (3) ausência de sintoma distal ao joelho; (4) pelo menos, um segmento da coluna lombar com hipomobilidade; e (5) pelo menos, um quadril com mais de 35° de ADM de rotação interna. **Grau B**
2. Três ou mais testes positivos de provocação da articulação sacroilíaca melhoram a probabilidade de um diagnóstico de dor e disfunção na articulação sacroilíaca. **Grau B**

SEÇÃO III: CASO 7   **135**

3. Um programa de reabilitação incluindo TEM pode ajudar a restaurar a disfunção biomecânica e a simetria, reduzir a dor e melhorar a função da articulação sacroilíaca. **Grau C**
4. A adição de exercícios de estabilização segmentar e abdominal profunda ("estabilização central – *CORE*") a um programa de fisioterapia é benéfica para alívio da dor, restauração da função e prevenção de dor lombar adicional. **Grau B**

QUESTÕES DE REVISÃO

7.1 Qual das seguintes alternativas contém critérios na regra de predição clínica desenvolvida por Flynn e colaboradores (2002) que predizem quando a manipulação espinal pode beneficiar os pacientes com dor lombar aguda?

    A. Escore do Fear-Avoidance Beliefs Questionnaire Work (FABQW) menor que 19 pontos, duração do episódio atual menor que 12 semanas
    B. Ausência de sintoma distal ao joelho, pelo menos, um quadril com mais de 35° de amplitude de movimento (ADM) de rotação externa
    C. Pelo menos, um segmento lombar com hipermobilidade, escore do FABQW menor que 19
    D. Ausência de sintoma distal ao joelho, pelo menos, um quadril com mais de 35° de ADM de rotação interna

7.2 Qual das seguintes alternativas contém os testes com a mais alta sensibilidade, especificidade e razão de probabilidade positiva para dor e disfunção na articulação sacroilíaca (ASI)?

    A. Teste de Patrick, teste de compressão, *thrust* sacral
    B. Teste de Gillet, teste de distração, *thrust* da coxa
    C. Teste de distração, teste de compressão, *thrust* da coxa
    D. Teste de Gaenslen, *thrust* sacral, teste de Patrick

RESPOSTAS

7.1 **D.** Os cinco critérios na regra de predição clínica desenvolvida por Flynn e colaboradores[14] são listados a seguir.

Critério	Definição de positivo
Localização do sintoma	Ausência de sintoma distal ao joelho
Duração do episódio atual	< 16 dias
Subescala de trabalho do FABQ	< 19 pontos
Teste de mobilidade segmentar em uma direção posteroanterior (teste *spring*)	Pelo menos, um segmento com hipomobilidade na coluna lombar
ADM de rotação interna do quadril	Pelo menos, um quadril com > 35° de rotação interna

7.2 C. De acordo com Laslett e colaboradores,[32,38] o desempenho dos testes da ASI em uma ordem específica (distração, *thrust* da coxa, compressão e testes de impulso sacral) melhora a capacidade diagnóstica total. Quando dois testes são positivos, há especificidade e sensibilidade satisfatórias e razão de probabilidade positiva; a precisão diagnóstica aumenta apenas levemente com um teste positivo adicional.

REFERÊNCIAS

1. Casazza BA. Diagnosis and treatment of acute low back pain. *Am Fam Physician*. 2012;85:343-350.
2. Carey TS, Garrett J, Jackman A, McLaughlin C, Fryer J, Smucker DR. The outcomes and costs of care for acute low back pain among patients seen by primary care practitioners, chiropractors, and orthopedic surgeons. The North Carolina Back Pain Project. *N Engl J Med*. 1995;333:913-917.
3. Hoy D, Brooks P, Blyth F, Buchbinder R. The epidemiology of low back pain. *Best Pract Res Clin Rheumatol*. 2010;24:769-781.
4. Hoy D, Bain C, Williams G, et al. A systematic review of the global prevalence of low back pain. *Arthritis Rheum*. 2012;64:2028-2037.
5. Dreyfuss P, Michaelsen M, Pauza K, McLarty J, Bogduk N. The value of medical history and physical examination in diagnosing sacroiliac joint pain. *Spine*. 1996;21:2594-2602.
6. Fortin JD, Dwyer AP, West S, Pier J. Sacroiliac joint: pain referral maps upon applying a new injection/arthrography technique. Part I: Asymptomatic volunteers. *Spine*. 1994;19:1475-1482.
7. Fortin JD, Aprill CN, Ponthieux B, Pier J. Sacroiliac joint: pain referral maps upon applying a new injection/arthrography technique. Part II: Clinical evaluation. *Spine*. 1994;19:1483-1489.
8. Goodman CC, Snyder TEK. *Differential Diagnosis for Physical Therapists: Screening for Referral*. 5th ed. St. Louis, MO: Elsevier Saunders; 2013.
9. Henschke N, Maher CG, Refshauge KM, et al. Prevalence of and screening for serious spinal pathology in patients presenting to primary care settings with acute low back pain. *Arthritis Rheum*. 2009;60:3072-3080.
10. Chou R, Fu R, Carrino JA, Deyo RA. Imaging strategies for low back pain: systematic review and meta-analysis. *Lancet*. 2009;373:463-472.
11. Davis PC, Wippold FJ II, Cornelius RS, et al. Expert panel on neurologic imaging. ACR Appropriateness Criteria® low back pain. Reston, VA: American College of Radiology (ACR); 2011:8. http://www.guideline.gov/content.aspx?id=35145. Retrieved on July 30, 2013.
12. Webster BS, Cifuentes M. Relationship of early magnetic resonance imaging for work-related acute low back pain with disability and medical utilization outcomes. *J Occup Environ Med*. 2010;52:900-907.
13. Andersen JC. Is immediate imaging important in managing low back pain? *J Athl Train*. 2011;46:99-102.
14. Flynn T, Fritz J, Whitman J, et al. A clinical prediction rule for classifying patients with low back pain who demonstrate short-term improvement with spinal manipulation. *Spine*. 2002;27:2835-2843.
15. Childs JD, Fritz JM, Piva SR, Erhard RE. Clinical decision making in the identification of patients likely to benefit from spinal manipulation: a traditional versus an evidence-based approach. *J Orthop Sports Phys Ther*. 2003;33:259-272.
16. Tozzi P, Bongiorno D, Vitturini C. Fascial release effects on patients with non-specific cervical or lumbar pain. *J Bodyw Mov Ther*. 2011;15:405-416.
17. Ramsook RR, Malanga GA. Myofascial low back pain. *Curr Pain Headache Rep*. 2012;16:423-432.
18. Malanga GA, Cruz Colon EJ. Myofascial low back pain: a review. *Phys Med Rehabil Clin N Am*. 2010;21:711-724.

19. Lavelle ED, Lavelle W, Smith HS. Myofascial trigger points. *Med Clin North Am*. 2007;91:229-239.
20. Dahm KT, Brurberg KG, Jamtvedt G, Hagen KB. Advice to rest in bed versus advice to stay active for acute low-back pain and sciatica. *Cochrane Database Syst Rev*. 2010;(6):CD007612.
21. Wilson E, Payton O, Donegan-Shoaf L, Dec K. Muscle energy technique in patients with acute low back pain: a pilot clinical trial. *J Orthop Sports Phys Ther*. 2003;33:502-512.
22. Selkow NM, Grindstaff TL, Cross KM, Pugh K, Hertel J, Saliba S. Short-term effect of muscle energy technique on pain in individuals with non-specific lumbopelvic pain: a pilot study. *J Man Manip Ther*. 2009;17:E14-E18.
23. Wang XQ, Zheng JJ, Yu ZW, et al. A meta-analysis of core stability exercise versus general exercise for chronic low back pain. *PLoS One*. 2012;7:e52082.
24. Liddle SD, Gracey JH, Baxter GD. Advice for the management of low back pain: a systematic review of randomised controlled trials. *Man Ther*. 2007;12:310-327.
25. Hayden JA, van Tulder MW, Malmivaara AV, Koes BW. Meta-analysis: exercise therapy for nonspecific low back pain. *Ann Intern Med*. 2005;142:765-775.
26. Macedo LG, Maher CG, Latimer J, McAuley JH. Motor control exercise for persistent, nonspecific low back pain: a systematic review. *Phys Ther*. 2009;89:9-25.
27. van Middelkoop M, Rubinstein SM, Verhagen AP, Ostelo RW, Koes BW, van Tulder MW. Exercise therapy for chronic nonspecific low-back pain. *Best Pract Res Clin Rheumatol*. 2010;24:193-204.
28. Lizier DT, Perez MV, Sakata RK. Exercises for treatment of nonspecific low back pain. *Rev Bras Anestesiol*. 2012;62:838-846.
29. Inani SB, Selkar SP. Effect of core stabilization exercises versus conventional exercises on pain and functional status in patients with non-specific low back pain: a randomized clinical trial. *J Back Musculoskelet Rehabil*. 2013;26:37-43.
30. Wand BM, Bird C, McAuley JH, Doré CJ, MacDowell M, De Souza LH. Early intervention for the management of acute low back pain: a single-blind randomized controlled trial of biopsychosocial education, manual therapy, and exercise. *Spine*. 2004;29:2350-2356.
31. Becker A, Held H, Redaelli M, et al. Low back pain in primary care: costs of care and prediction of future health care utilization. *Spine*. 2010;35:1714-1720.
32. Laslett M, Young SB, Aprill CN, McDonald B. Diagnosing painful sacroiliac joints: A validity study of McKenzie evaluation and sacroiliac provocation tests. *Aust J Physiother*. 2003;49:89-97.
33. Dreyfuss PH, Dreyer SJ, NASS. Lumbar zygapophysial (facet) joint injections. *Spine J*. 2003;3 (3 suppl):50S-59S.
34. Maigne JY, Aivaliklis A, Pfefer F. Results of sacroiliac joint double block and value of sacroiliac pain provocation tests in 54 patients with low back pain. *Spine*. 1996;21:1889-1892.
35. Slipman CW, Sterenfeld EB, Chou LH, Herzog R, Vresilovic E. The predictive value of provocative sacroiliac joint stress maneuvers in the diagnosis of sacroiliac joint syndrome. *Arch Phys Med Rehabil*. 1998;79:288-292.
36. van der Wurff P, Buijs EJ, Groen GJ. A multitest regimen of pain provocation tests as an aid to reduce unnecessary minimally invasive sacroiliac joint procedures. *Arch Phys Med Rehabil*. 2006;87:10-14.
37. Robinson HS, Brox JI, Robinson R, Bjelland E, Solem S, Telje T. The reliability of selected motion- and pain provocation tests for the sacroiliac joint. *Man Ther*. 2007;12:72-79.
38. Laslett M, Aprill CN, McDonald B, Young SB. Diagnosis of sacroiliac joint pain: validity of individual provocation tests and composites of tests. *Man Ther*. 2005;10:207-218.
39. Magee DJ. *Orthopedic Physical Assessment*. 5th ed. St. Louis, MO: Elsevier Saunders; 2008.
40. Mens JM, Vleeming A, Snijders CJ, Stam HJ, Ginai AZ. The active straight leg raising test and mobility of the pelvic joints. *Eur Spine J*. 1999;8:468-473.
41. O'Sullivan PB, Beales DJ, Beetham JA, et al. Altered motor control strategies in subjects with sacroiliac joint pain during the active straight-leg-raise test. *Spine*. 2002;27:E1-E8.

42. Hungerford BA, Gilleard W, Moran M, Emmerson C. Evaluation of the ability of physical therapists to palpate intrapelvic motion with the Stork test on the support side. *Phys Ther.* 2007;87:879-887.
43. Haneline MT, Young M. A review of intraexaminer and interexaminer reliability of static spinal palpation: a literature synthesis. *J Manipulative Physiol Ther.* 2009;32:379-86.
44. O'Haire C, Gibbons P. Inter-examiner and intra-examiner agreement for assessing sacroiliac anatomical landmarks using palpation and observation: pilot study. *Man Ther.* 2000;5:13-20.
45. Kilby J, Heneghan NR, Maybury M. Manual palpation of lumbo-pelvic landmarks: a validity study. *Man Ther.* 2012;17:259-262.
46. Stovall BA, Kumar S. Reliability of bony anatomic landmark asymmetry assessment in the lumbopelvic region: application to osteopathic medical education. *J Am Osteopath Assoc.* 2010;110:667-674.
47. Flynn TW, Fritz JM, Wainner RS, Whitman JM. The audible pop is not necessary for successful spinal high-velocity thrust manipulation in individuals with low back pain. *Arch Phys Med Rehabil.* 2003;84:1057-1060.
48. Cibulka MT, Delitto A, Koldehoff RM. Changes in innominate tilt after manipulation of the sacroiliac joint in patients with low back pain. An experimental study. *Phys Ther.* 1988;68:1359-1363.
49. Montañez-Aguilera FJ, Valtueña-Gimeno N, Pecos-Martín D, Arnau-Masanet R, Barrios-Pitarque C, Bosch-Morell F. Changes in a patient with neck pain after application of ischemic compression as a trigger point therapy. *J Back Musculoskelet Rehabil.* 2010;23:101-1044.
50. Cleland JA, Fritz JM, Whitman JM, Childs JD, Palmer JA. The use of a lumbar spine manipulation technique by physical therapists in patients who satisfy a clinical prediction rule: a case series. *J Orthop Sports Phys Ther.* 2006;36:209-214.
51. de Oliveira RF, Liebano RE, Costa Lda C, Rissato LL, Costa LO. Immediate effects of region-specific and non-region-specific spinal manipulative therapy in patients with chronic low back pain: a randomized controlled trial. *Phys Ther.* 2013;93:748-756.
52. Ross JK, Bereznick DE, McGill SM. Determining cavitation location during lumbar and thoracic spinal manipulation: is spinal manipulation accurate and specific? *Spine.* 2004;29:1452-1457.
53. Beffa R, Mathews R. Does the adjustment cavitate the targeted joint? An investigation into the location of cavitation sounds. *J Manipulative Physiol Ther.* 2004;27:e2.
54. Dunning J, Mourad F, Barbero M, Leoni D, Cescon C, Butts R. Bilateral and multiple cavitation sounds during upper cervical thrust manipulation. *BMC Musculoskelet Disord.* 2013;14:24.
55. Cramer GD, Ross JK, Raju PK, et al. Distribution of cavitations as identified with accelerometry during lumbar spinal manipulation. *J Manipulative Physiol Ther.* 2011;34:572-583.
56. Flynn TW, Childs JD, Fritz JM. The audible pop from high-velocity thrust manipulation and outcome in individuals with low back pain. *J Manipulative Physiol Ther.* 2006;29:40-45.
57. Chiradejnant A, Maher CG, Latimer J, Stepkovitch N. Efficacy of "therapist-selected" versus "randomly selected" mobilisation techniques for the treatment of low back pain: a randomised controlled trial. *Aust J Physiother.* 2003;49:233-241.
58. Kamali F, Shokri E. The effect of two manipulative therapy techniques and their outcome in patients with sacroiliac joint syndrome. *J Bodyw Mov Ther.* 2012;16:29-35.
59. Day JM, Nitz AJ. The effect of muscle energy techniques on disability and pain scores in individuals with low back pain. *J Sport Rehabil.* 2012;21:194-198.
60. Haladay DE, Miller SJ, Challis J, Denegar CR. Quality of systematic reviews on specific spinal stabilization exercise for chronic low back pain. *J Orthop Sports Phys Ther.* 2013;43:242-250.
61. Kuczynski JJ, Schwieterman B, Columber K, Knupp D, Shaub L, Cook CE. Effectiveness of physical therapist administered spinal manipulation for the treatment of low back pain: a systematic review of the literature. *Int J Sports Phys Ther.* 2012;7:647-662.

Pubalgia do atleta

Christine Panagos
Emily Ohlin

CASO 8

Um jogador de futebol profissional de 23 anos com queixas de dor na região inguinal e na parte anterior do quadril esquerdo foi encaminhado à fisioterapia por seu *athletic trainer** após o treino da pré-temporada com a equipe médica. Sentiu os primeiros sintomas há quatro meses no final da última temporada. Os sintomas são mais notáveis quando ele executa movimentos de drible e salto. Embora observe uma redução na dor com 2 a 3 dias de repouso, os sintomas retornam com a retomada das atividades. Está preocupado com sua capacidade de manter uma programação de treinamento diário com a equipe. A sua história de saúde apresenta: reparo labral acetabular com osteoplastia há dois anos, múltiplas torções de tornozelo e ruptura do menisco medial direito há um ano.

▶ Com base nas informações objetivas, quais métodos de avaliação clínica você utilizaria para diferenciar patologia do quadril intra-articular *versus* extra-articular?
▶ Quais sinais do exame podem estar relacionados à hipótese diagnóstica?
▶ Quais são as intervenções fisioterapêuticas mais apropriadas se um plano de tratamento não operatório for implementado?
▶ Qual é o prognóstico de recuperação?
▶ Quais são as complicações que podem limitar a efetividade da fisioterapia?

---
* N. de RT: Especialidade americana de profissional da área da saúde que acompanha os atletas.

DEFINIÇÕES-CHAVE

PUBALGIA DO ATLETA: conhecida como "hérnia esportiva"; fraqueza da parede inguinal posterior sem uma hérnia clinicamente palpável; os sintomas incluem forte dor na região abdominal inferior, púbica, lombar ou na virilha com o esforço.[1-3]

TESTE DE FABER: acrônimo para Flexão, Adução e Rotação Externa; exame clínico usado para avaliar a disfunção na articulação do quadril ou sacroilíaca quando o quadril é levado a essa posição combinada; a produção de dor na parte anterior do quadril pode indicar patologia do quadril, a dor no aspecto posterior da região pélvica pode indicar patologia da articulação sacroilíaca e a dor na parte lateral do quadril pode indicar síndrome do trato iliotibial ou piriforme.

TESTE DE FADIR: acrônimo para Flexão, Adução e Rotação Interna; a dor produzida na parte anterior do quadril quando o paciente fica nessa posição combinada pode indicar impacto femoroacetabular.

IMPACTO FEMOROACETABULAR (IFA): condição na qual a cabeça femoral e/ou colo faz contato excessivo com o acetábulo.

OSTEÍTE PÚBICA: inflamação da sínfise púbica.

Objetivos

1. Descrever a apresentação clínica de um indivíduo com pubalgia do atleta.
2. Descrever os fatores de risco associados à pubalgia do atleta.
3. Descrever o exame clínico usado para avaliar a disfunção do quadril intra-articular *versus* extra-articular.
4. Listar o diagnóstico diferencial para pubalgia do atleta.
5. Criar um programa de tratamento não operatório apropriado para o atleta com pubalgia.
6. Identificar quando o encaminhamento clínico apropriado é indicado.

Considerações sobre a Fisioterapia

Considerações sobre a fisioterapia durante o tratamento do atleta com pubalgia (hérnia esportiva):

- **Plano de tratamento/objetivos gerais da fisioterapia:** diminuir a dor; aumentar a flexibilidade muscular e mobilidade articular; melhorar a estabilidade lombopélvica; aumentar a força do quadril e abdome inferior; aumentar a consciência postural; aumentar a capacidade de retorno ao esporte; prevenir ou minimizar a perda de condicionamento aeróbio.
- **Intervenções fisioterapêuticas:** educação do paciente sobre a anatomia funcional e patomecânica da lesão; modalidades terapêuticas e terapia manual para diminuir a dor; exercícios de flexibilidade para restaurar ou manter a amplitude de movimento (ADM) normal; exercícios para aumentar a força muscular, o alinhamento e a capacidade de resistência por meio da musculatura do tronco; programa de exercício aeróbio.

▶ **Precauções durante a fisioterapia:** monitorar os sinais vitais; abordar precauções ou contraindicações para o exercício, com base nas condições pré-existentes do paciente; manejo do volume de treinamento para otimizar a cicatrização e redução do risco de uma nova lesão.
▶ **Complicações que interferem na fisioterapia:** excesso de viagens e volume de treinamento; inconsistência com as consultas da fisioterapia e/ou falta de adesão ao programa de exercícios domiciliares.

Visão Geral da Patologia

A pubalgia do atleta é um enfraquecimento da parede abdominal posterior do canal inguinal. A parede enfraquecida permite que a fáscia transversal dilate, causando a ampliação de uma região da parede abdominal conhecida como triângulo inguinal. O reto do abdome (RA), o canal inguinal e os vasos epigástricos inferiores criam as bordas do triângulo inguinal. A inserção do RA e a origem do adutor longo (ADL) combinam-se em uma aponeurose, unindo-se na sínfise púbica.[4] A sínfise púbica une os ramos superiores dos ossos púbicos e é separada por um disco fibrocartilaginoso.[5] A sínfise púbica também é uma complexa interseção para numerosas inserções musculotendinosas que dinamicamente estabilizam e alinham a pelve anterior. Os músculos que se inserem na sínfise púbica incluem a porção anterolateral do RA, transverso do abdome (TA), oblíquos externo e interno (OE, OI) e adutores do quadril (pectíneo, AD longo, AD curto e AD magno).[1] Quando o triângulo inguinal se amplia com a pubalgia do atleta, o RA se retrai cranial e medialmente. Os atletas podem descrever uma dor chata ou ardente que se irradia para o abdome inferior, parte interna da coxa ou escroto. A dor pode ser causada pelo aumento da tensão à medida que o triângulo inguinal se amplia, permitindo que o RA fique saliente, o que pode, por sua vez, comprimir os ramos cutâneos do nervo ílio-hipogástrico (sensação no abdome inferior), nervo ilioinguinal (sensação na virilha) e ramo genital do nervo genitofemoral (sensação no escroto ou lábios).[6] O esforço físico e a lesão muscular nessa área podem exacerbar a condição, causando dor na virilha e no escroto que impede que o atleta participe de seu esporte.[6]

Embora tenham sido descritas variadas apresentações da pubalgia do atleta, a mais comum envolve lesões às regiões musculotendinosas e de inserção do RA e/ou adutor longo e suas aponeuroses.[3] A causa mais provável para enfraquecimento da parede abdominal posterior é um desequilíbrio de força entre o RA mais fraco e o adutor longo mais forte e as forças de cisalhamento criadas sobre a sínfise púbica.[7-9] Hammound e colaboradores[10] formularam a hipótese de que a **alta prevalência da pubalgia do atleta associada com sintomas de impacto femoroacetabular (IFA) observada em jogadores de futebol profissionais** pode ser devido ao estresse anormal imposto sobre a articulação sacroilíaca, a sínfise púbica e a coluna lombar, secundário às limitações de ADM no quadril. O movimento restrito no quadril leva ao movimento compensatório na sínfise púbica, articulação sacroilíaca e coluna lombar. O movimento excessivo nessas estruturas pode aumentar o esforço dos músculos abdominais e do quadril circundantes, pois buscam a estabilização contra o movimento excessivo.

A pubalgia do atleta ocorre com mais frequência em esportistas do sexo masculino que praticam atividades que envolvam movimentações laterais, movimento de pivô, rápida aceleração e desaceleração, chutes e giros.[7,11] Os esportes com a mais alta prevalência são futebol, hóquei no gelo e rúgbi.[6-7,11,12] Para os jogadores de futebol do sexo masculino, a incidência anual de dor na região inguinal varia de 10 a 18%.[12-14] Em geral, a pubalgia do atleta é um diagnóstico de exclusão, mesmo que seja reconhecida como uma fonte comum de dor na virilha no atleta que não consegue responder ao tratamento conservador.[6] O exame físico isolado pode apenas elevar a suspeita de pubalgia atlética. Métodos como protocolo específico de imagem por ressonância magnética (RM), ultrassom dinâmico e injeção diagnóstica com anestésico local têm mostrado resultados na formação do diagnóstico.[15] O diagnóstico diferencial da dor crônica na região inguinal pode ser classificado em quatro categorias gerais: disfunção dos adutores do quadril, osteíte púbica, patologia intra-articular e extra-articular do quadril e pubalgia do atleta. Quando realizados por fisioterapeutas experientes, médicos ou cirurgiões esportivos, os exames clínicos correlacionam-se bem com os achados clínicos.[15-18] Contudo, nenhum grupo de exames clínicos ou de imagem pode diagnosticar com precisão a pubalgia do atleta. O **diagnóstico definitivo** dessa condição pode apenas ser feito por meio do exame laparoscópico.

Se três meses de tratamento conservador não conseguirem aliviar os sintomas, as técnicas laparoscópicas podem ser usadas para reparar a separação da fáscia do RA do ligamento púbico e inguinal. Os procedimentos simultâneos podem incluir uma liberação do tendão do AD e/ou ressecção dos nervos ilioinguinal e/ou genitofemoral.[1,6-7]

Tratamento Fisioterapêutico do Paciente

O exame fisioterapêutico do paciente com dor no quadril, na virilha e/ou no abdome inferior geralmente é desafiador devido à pobre utilidade diagnóstica de muitos exames especiais para danos nessas regiões e pela falta de exames especiais para pubalgia do atleta. Independentemente do local específico do dano, o objetivo inicial é tratar o atleta com dor no quadril, na virilha e/ou no abdome inferior com intervenções que visem aos deficits posturais identificados, à fraqueza muscular e à retração muscular. **A abordagem da razão força-tensão entre os músculos adutores do quadril, assoalho pélvico, glúteos e abdominais inferiores** por meio de um programa de exercícios terapêuticos adequado pode dar ao atleta a melhor oportunidade de um resultado satisfatório.[15] O período de intervenção com exercícios terapêuticos deve ser tentado por cerca de três meses antes de considerar realizar a cirúrgica.[3,16] O atleta que não responder ao manejo conservador deve ser encaminhado a um cirurgião.[19] A **intervenção cirúrgica** oferece maior controle dos sintomas e, em geral, permite o retorno à competição em três meses.[3]

Exame, Avaliação e Diagnóstico

Quando avaliar o paciente com dor na região anterior do quadril e inguinal, todas as possíveis patologias do quadril devem ser consideradas. É útil iniciar com uma avaliação subjetiva que oriente de forma concisa quais exames e medidas objetivas o fisioterapeuta deve priorizar. Neste caso, o atleta relatou um início insidioso de dor inguinal incômoda à esquerda com irradiação para a região anterior da coxa e abdome inferior. Afirmou que a dor piora com as atividades do treinamento (mudando de incômoda para aguda) e se resolve com cerca de três dias de repouso. Atividades como corrida, dribles e saltos exacerbam a dor. Embora sua descrição seja consistente com a pubalgia do atleta, também é consistente com a apresentação clínica de várias patologias intra-articulares e extra-articulares do quadril.[3] O fisioterapeuta deve ter consciência de que o atleta pode ter simultaneamente uma ou mais dessas patologias.

A parte objetiva do exame começa com a observação da postura. Não foram notadas assimetrias ao olhar o paciente de frente. A espinha ilíaca anterossuperior e a crista ilíaca do atleta estavam niveladas; suas extremidades inferiores estavam em leve rotação externa, apresentando uma postura bilateral com os dedos para fora. A partir de uma vista lateral, observou-se uma pelve em inclinação anterior, aumento na lordose lombar e musculatura paraespinal lombar altamente desenvolvida. Com o paciente em supino na maca, a mobilidade ativa e passiva do quadril foram avaliadas. O atleta demonstrou ADM do quadril passiva e ativa plenas, sem dor, iguais ao lado contralateral. Contudo, durante a abdução do quadril esquerdo passiva, o paciente descreveu uma rigidez na região inguinal esquerda, consistente com a área em que relatou dor no quadril. Para avaliar a patologia intra-articular,[20,21] o fisioterapeuta realizou os testes de rotação da perna reta (log roll), FABER, FADIR e de elevação de perna reta (EPR), esse último com resistência. A dor descrita como um "beliscão" na parte anterior do quadril durante esses testes pode indicar IFA com ruptura labral concomitante e/ou osteoartrite (i.e., patologia intra-articular do quadril).[6,19] Se o paciente relatar um estalido na região anterior ou lateral do quadril ou dor na região lateral do quadril, glútea ou inguinal com esses testes, isso poderia indicar a presença de patologia extra-articular do quadril. Os exemplos de patologia extra-articular do quadril incluem quadril em ressalto, osteíte púbica, lesão muscular do AD, síndrome do piriforme, bursite do trocânter maior e síndrome do trato iliotibial. O paciente não relatou qualquer sintoma nos testes.

Depois, a EPR e a EPR resistida a 30° foram realizadas. O paciente demonstrou EPR sem dor a 70°, o que ajudou na eliminação da hipótese de envolvimento de raiz nervosa lombar. O fisioterapeuta baixou seu membro a cerca de 30° e proporcionou uma resistência descendente acima do joelho. A dor gerada durante o teste de EPR resistida pode indicar patologia do iliopsoas, abdominal inferior ou da articulação sacroilíaca. O paciente relatou desconforto abdominal inferior esquerdo e leve desconforto na virilha com a EPR resistida esquerda a 30°. Para ajudar a eliminar a possibilidade de uma fratura do colo femoral proximal, que pode também produzir dor na região anterior do quadril, o fisioterapeuta realizou um teste de percussão púbica-patelar (PPP). Com o paciente ainda em supino com suas extremidades inferiores estendidas sobre a maca, o sino do estetoscópio foi colocado sobre a sínfise púbica. O fisioterapeuta aplicou uma força percussiva alternadamente em cada patela, enquanto estabilizou a perna ipsilateral em uma posição neutra. O profissional comparou os sons para diferenças no tom e volume. No caso de uma ruptura óssea, um som mais monocórdio diminuído será auscultado em comparação com o lado não envolvido.[21] Uma metanálise de 14 artigos concluiu que o teste PPP tem boa especificidade relatada a 86% (IC de 95%, 78-92%) e excelente sensibilidade em 95% (IC de 95%, 92-97%).[22] Não houve diferença detectável no teste PPP do atleta de lado a lado. Com base nos achados de ADM normal do quadril, resultados negativos nos testes especiais do quadril e teste PPP negativo, o fisioterapeuta determinou que seus sintomas provavelmente não eram de natureza intra-articular.

O teste muscular manual foi feito para avaliar a força dos músculos do quadril e estabilizadores do tronco, focando aqueles que se inserem no ramo púbico. A avaliação do glúteo máximo em prono revelou fraqueza bilateral e padrões anormais de ativação dos extensores do quadril. Especificamente, o fisioterapeuta observou que o atleta iniciou a extensão do quadril com os isquiotibiais e extensores lombares, em vez de utilizar a musculatura glútea. Outros achados significativos durante o teste de força do quadril foram fraqueza nos abdutores e flexores do quadril esquerdo e dor e fraqueza dos adutores do quadril esquerdo. O fisioterapeuta avaliou a força dos músculos do tronco (TA, RA, oblíquos). Durante uma EPR esquerda ativa, o fisioterapeuta observou um atraso na contração do TA. Com a palpação, o profissional observou que a contração do TA ocorreu *depois d*a elevação de perna ter sido iniciada, ao contrário de antes da elevação da perna. Essa contração atrasada do TA estava associada à dor inguinal de longa duração.[23,24] Ao testar a força do RA (com um abdominal parcial), o atleta apresentou dor nas regiões da virilha e do abdome inferior esquerdo. Ao testar a força dos oblíquos, a resistência manual no ombro direito durante um exercício abdominal parcial exacerbou os sintomas no abdome inferior esquerdo. A palpação revelou sensibilidade no anel inguinal superficial esquerdo, na sínfise púbica e na inserção do adutor longo.

Nesta etapa do exame, o fisioterapeuta suspeitou de um diagnóstico de pubalgia do atleta neste esportista de alto nível com uma história prévia de IFA com base nos seguintes achados: dor com atividade que diminui com o repouso, ADM do quadril plena sem dor, testes especiais negativos para patologia intra-articular do quadril, reprodução de sintoma na virilha/abdome inferior no teste de força e sensibilidade à palpação nos marcos inguinais, sem palpação de hérnia superficial.

Os testes especiais que podem auxiliar no diagnóstico diferencial de pubalgia do atleta são o teste da adução forçada (Fig. 8.1) e a manobra de Valsalva (i.e., inclinando-se

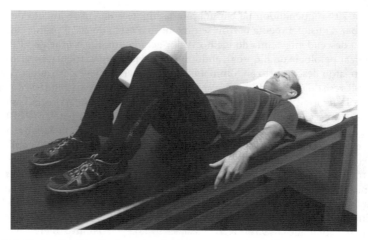

Figura 8.1 Teste da adução forçada. Instrua o paciente a ficar em uma posição de exercício abdominal. Coloque um objeto de cerca de 15 cm de comprimento entre os joelhos e solicite ao paciente para apertar o objeto. Se os sintomas do atleta forem reproduzidos, o teste da adução forçada é positivo para lesão muscular do adutor.

para baixo com a glote fechada). O teste da adução forçada é realizado com o paciente em uma posição de exercício abdominal contraindo ativamente os adutores do quadril. A reprodução dos sintomas da região adutora e da sínfise púbica indica um teste positivo. Deve ser feita uma pesquisa adicional para avaliar o valor clínico desse teste, mas os resultados preliminares mostram que a especificidade do teste adutor bilateral varia de 88 a 93%.[25] A manobra de Valsalva também reproduziu dor (mas não saliência) na região abdominal inferior esquerda.[3,15]

A Tabela 8.1 descreve os diagnósticos diferenciais e as apresentações clínicas de um paciente que apresenta sintomas na região anterior do quadril. Com um diagnóstico provisório de pubalgia do atleta, o paciente, o fisioterapeuta e a equipe médica optaram pelo manejo conservador de seus problemas com fisioterapia por um período de 8 a 12 semanas antes de buscarem um teste diagnóstico adicional. O tratamento conservador, se bem-sucedido, deve permitir que o atleta retorne ao esporte sem dor em 8 a 12 semanas.[26] Se o paciente for incapaz de retornar ao treinamento, um teste diagnóstico adicional é indicado. A RM sem contraste usando um protocolo para hérnia do esporte é atualmente a opção de exame de imagem.[27]

Tabela 8.1 DIAGNÓSTICO DIFERENCIAL PARA DOR NO QUADRIL, NA VIRILHA E NO ABDOME

Condição	Aspectos clínicos	Teste diagnóstico
IFA	Teste de FABER positivo; dor com flexão, adução e rotação interna de quadril passivas combinadas; ADM do quadril diminuída em relação ao lado não envolvido[23]	Radiografia: incidência na posição de pernas de sapo, RM[27]
Patologia do psoas maior	Flexão de quadril ativa dolorosa; ADM de extensão passiva e ativa do quadril possivelmente diminuída; sensibilidade no tendão do iliopsoas[30]	Ultrassom, TC[28,29]
Intra-articular (p. ex., osteoartrite, ruptura labral)	Teste de FABER positivo; teste de Scour positivo; ADM da rotação interna do quadril passiva possivelmente diminuída em comparação com o lado não envolvido[22]	RM, artrografia por RM, injeção[22]
Tendinopatia/lesão muscular do adutor	Abdução do quadril passiva dolorosa; teste da adução forçada positivo; adução do quadril resistida dolorosa; sensibilidade no tendão do adutor[18]	Ultrassom, RM[4,27,31]
Fratura por estresse do colo femoral	Teste de percussão do calcanhar positivo; dor com atividade de impacto[21]	RM
Osteíte púbica	Sensibilidade na sínfise púbica; fraqueza e dor com adução do quadril resistida; teste de adução forçada positivo[25]	RM

Abreviações: ADM, amplitude de movimento; FABER, Flexão, ABdução e Rotação Externa; IFA, impacto femoroacetabular; RM, ressonância magnética; TC, tomografia computadorizada.

Plano de Tratamento e Intervenções

A primeira fase do programa de reabilitação deve consistir em intervenções direcionadas à redução da dor e melhora da força postural. Atualmente, este atleta não apresenta qualquer déficit de ADM do quadril. Contudo, dois anos atrás, ele apresentou problemas com a ADM do seu quadril esquerdo que se resolveram com osteoplastia femoral. Com frequência, a pubalgia do atleta e o IFA se apresentam concomitantemente. Nos casos agudos de pubalgia do atleta, a mobilidade lombar, a força glútea, a ADM do quadril ativa e o momento da contração do TA podem ser afetados de forma adversa.[24] Para abordar os problemas identificados, um programa aquático de caminhada sem dor, fortalecimento do quadril e agachamentos bilaterais com atenção especial ao alinhamento pélvico foi iniciado. O atleta avançou para a segunda fase quando não sentia dores com as atividades normais da vida diária.

A segunda fase da reabilitação incluiu exercícios de estabilização lombar na posição supina, avançando para a posição em quatro apoios, semiajoelhada e, por fim, em pé. Foram escolhidos exercícios que visam à integração do fortalecimento do TA, psoas maior, glúteos e oblíquos, em todos os planos de movimento. O fisioterapeuta instruiu o atleta a realizar o exercício da ostra (Fig. 8.2), mosca morta em supino (Fig. 8.3) e oposição do membro inferior (MI) e membro superior (MS) na posição em quatro apoios (Fig. 8.4). A ponte bilateral avançou para ponte com marcha, com orientações para focar o alinhamento lombopélvico em todos os planos. O exercício da ostra é realizado para abordar a fraqueza da parte lateral do quadril, especificamente, o glúteo médio e

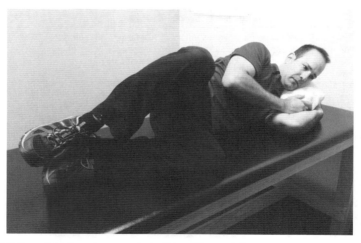

Figura 8.2 Exercício da ostra para trabalhar glúteo médio e rotadores externos do quadril. O paciente fica em decúbito lateral com a pelve rodada um pouco à frente, joelhos e tornozelos juntos e flexionados a 45°. O paciente eleva o joelho de cima, mantendo os tornozelos juntos e impedindo a pelve de rodar posteriormente à medida que o joelho é elevado.

SEÇÃO III: CASO 8   **147**

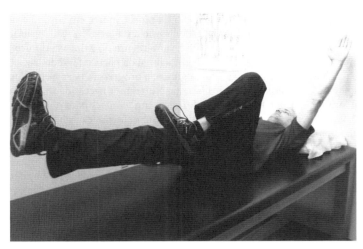

Figura 8.3 Exercício da mosca morta em supino para melhorar o momento da contração do transverso do abdome (TA) e promover a estabilização lombopélvica. O paciente fica em supino com os braços ao lado do corpo e joelhos e quadris flexionados a 90°. Ele estende a perna direita, enquanto eleva a extremidade superior esquerda acima da cabeça e, então, alterna com a perna esquerda e extremidade direita superior. O paciente pode precisar de orientação para manter a pelve e o tronco estáveis durante a realização do exercício.

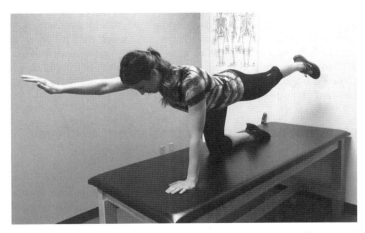

Figura 8.4 Exercício em quatro apoios para aumentar a força glútea e estabilidade rotacional do tronco lateral. Oriente o indivíduo para ficar na posição em quatro apoios. Instrua-o a manter um tronco plano e reto à medida que eleva o braço e a perna contralateral até a altura do corpo. O fisioterapeuta instrui o paciente a abaixar o braço e a perna de um modo lento e controlado e repetir o movimento no lado oposto.

os rotadores externos do quadril. O exercício da mosca morta em supino é usado para melhorar o momento da contração do TA e promover a estabilização lombopélvica. O exercício na posição em quatro apoios com levantamento do MI e MS oposto (*cachorrinho*) promove a força glútea e estabilidade rotacional da parte lateral do tronco. A ponte também é realizada para aumentar a força glútea; a progressão para ponte com marcha ajuda a isolar os músculos glúteos ipsilaterais e integra a necessidade de estabilização rotacional lombopélvica. É fundamental fornecer um *feedback* para o paciente de modo a evitar a rotação pélvica, aumento da lordose lombar, inclinação do tronco e/ou queda do quadril. Quando o paciente estiver apto a realizar esses exercícios do modo correto, o fisioterapeuta orienta-o para o exercício de *Pallof press* ajoelhado (ver Fig. 13.14) para desafiar a estabilidade rotacional. Para promover a força muscular do tronco e quadril em um alinhamento pélvico neutro, o profissional também realiza movimentos de MS resistidos em todos os planos com o paciente semiajoelhado. Os exercícios de fortalecimento da extensão e abdução do quadril também foram feitos na posição em pé com o fisioterapeuta fornecendo *feedback* para diminuir a lordose lombar e a inclinação anterior da pelve. A partir do momento que o paciente conseguiu realizar esses exercícios com perturbação interna e externa enquanto mantinha um bom controle lombopélvico e do quadril, os exercícios pliométricos foram introduzidos com retorno gradual às manobras específicas do esporte.

Recomenda-se aos pacientes com sintomas de pubalgia do atleta a participação em um programa de 12 semanas de tratamento conservador abordando a força muscular e a estabilidade lombopélvica. Um estudo de séries de casos mostrou que o manejo conservador da pubalgia proporcionou um retorno bem-sucedido ao esporte dentro de 6 a 8 semanas.[32] Contudo, existem inúmeros relatos de caso que sustentam o reparo cirúrgico; esses relatos de estudos registram que até 80% daqueles indivíduos submetidos ao reparo cirúrgico retornaram à competição.[6] Como fisioterapeuta responsável, é importante reconhecer pacientes que não respondem a medidas conservadoras e encaminhá-los adequadamente para um exame de imagem adicional e provável intervenção cirúrgica. Aqueles que não respondem ao tratamento conservador devem ser avaliados para um IFA concomitante porque estudos têm mostrado que o estresse proveniente da limitação de movimento no quadril cria estresses maiores à pelve e à musculatura circundante, contribuindo para a pubalgia do atleta.[10]

Recomendações Clínicas Baseadas em Evidência

SORT: Taxonomia da Força de Recomendação
A: Evidência de boa qualidade e consistente orientada para o paciente.
B: Evidência de qualidade limitada ou inconsistente orientada para o paciente.
C: Evidência consensual, prática geral, opinião de especialista ou série de casos orientada para a doença.

1. A alta predominância de pubalgia associada com sintomas de impacto femoroacetabular (IFA) em atletas de alto desempenho em esporte como o futebol pode ser devido ao estresse anormal sobre a articulação sacroilíaca, a sínfise púbica e a coluna lombar, secundário às limitações de ADM no quadril. **Grau C**

SEÇÃO III: CASO 8   **149**

2. O diagnóstico de pubalgia do atleta é feito por exclusão e pode apenas ser confirmado por exploração cirúrgica. **Grau B**
3. Os exercícios fisioterapêuticos para abordar os desequilíbrios de força entre os adutores e abdutores do quadril e a musculatura abdominal inferior reduzem os sintomas em indivíduos com suspeita de pubalgia do atleta. **Grau C**
4. A correção cirúrgica da pubalgia do atleta é efetiva para a redução da dor e para o retorno dos indivíduos ao seu nível anterior de desempenho. **Grau A**

QUESTÕES DE REVISÃO

8.1 Quais são os cinco testes diagnósticos diferenciais e sinais clínicos usados na avaliação de um paciente com suspeita de pubalgia do atleta?

   A. Abdução do quadril resistida, adução do quadril resistida, sensibilidade no tendão do iliopsoas, dor com exercício abdominal resistido, dor com a manobra de Valsalva
   B. Dor com adução do quadril resistida, sensibilidade nos ramos púbicos, dor com exercício abdominal resistido, dor profunda na virilha aliviada com repouso e exacerbada com o esporte, dor com a manobra de Valsalva
   C. Dor no adutor do quadril e abdominal inferior, sensibilidade na sínfise púbica, perda de ADM passiva do quadril, dor com adução do quadril resistida, quadril em ressalto
   D. Sensibilidade no trocânter maior, sensibilidade na articulação sacroilíaca, dor com teste de percussão, fraqueza no glúteo médio, dor com abdução do quadril resistida

8.2 Quais dos seguintes grupos musculares em geral requerem a prescrição de exercícios para abordar a disfunção musculoesquelética em indivíduos com pubalgia do atleta?

   A. Oblíquos, adutores do quadril, extensores da coluna
   B. Transverso do abdome, oblíquos, multífidos, abdutores do quadril
   C. Rotadores internos do quadril, abdutores do quadril, quadríceps
   D. Adutores do quadril, reto do abdome, transverso do abdome

RESPOSTAS

8.1 **B.** Com frequência, indivíduos com pubalgia do atleta têm dor na virilha/abdominal inferior que é exacerbada com o esporte e aliviada com repouso, dor com adução do quadril resistida e exercícios abdominais resistidos, sensibilidade dos ramos púbicos e aumento da dor com tosse/espirro ou com a manobra de Valsalva. Não há mudança na ADM do quadril passiva (opção C) ou abdução do quadril resistida (opções A e D).

8.2 **B.** Os grupos musculares que afetam a estabilidade lombopélvica e são abordados no tratamento de uma hérnia de esporte incluem, mas não estão limitados a, transverso do abdome, oblíquos, abdutores do quadril e multífidos.

REFERÊNCIAS

1. Kachingwe AF, Grech S. Proposed algorithm for the management of athletes with athletic pubalgia (sports hernia): a case series. *J Orthop Sports Phys Ther*. 2000;38:768-781.
2. Ahumada LA, Ashruf S, Espinosa-de-los-Monteros A, et al. Athletic pubalgia: definition and surgical treatment. *Ann Plast Surg*. 2005;55:393-396.
3. Meyers WC, Foley DP, Garrett WE, Lohnes JH, Mandelbaum BR. Management of severe lower abdominal or inguinal pain in high-performance athletes. PAIN (Performing Athletes with Abdominal or Inguinal Neuromuscular Pain Study Group). *Am J Sports Med*. 2000;28:2-8.
4. Shortt CP, Zoga AC, Kavanaugh EC, Meyers WC. Anatomy, pathology, and MRI findings in the sports hernia. *Semin Musculoskelet Radiol*. 2008;12:54-61.
5. Gamble JG, Simmons SC, Freedman M. The symphysis pubis: anatomic and pathologic considerations. *Clin Orthop Relat Res*. 1986;203;361-372.
6. Minnich JM, Hanks JB, Muschaweck U, Brunt LM, Diduch DR. Sports hernia: diagnosis and treatment highlighting a minimal repair surgical technique. *Am J Sports Med*. 2011;39:1341-1349.
7. Anderson K, Strickland SM, Warren R. Hip and groin injuries in athletes. *Am J Sports Med*. 2001;29:521-533.
8. LeBlanc KE, LeBlanc KA. Groin pain in athletes. *Hernia*. 2003;7:68-71.
9. Morales-Conde S, Socas M, Barranco A. Sportsmen hernia: what do we know? *Hernia*. 2010;14:5-15.
10. Hammound S, Bedi A, Magennis E, Meyers WC, Kelly BT. High incidence of athletic pubalgia symptoms in professional athletes with symptomatic femoroacetabular impingement. *Arthroscopy*. 2012;28:1388-1395.
11. Gilmore J. Groin pain in the soccer athlete: fact, fiction, and treatment. *Clin Sports Med*. 1998;17:787-793.
12. Caudill P, Nyland J, Smith C, Yerasimides J, Lach J. Sports hernias: a systematic literature review. *Br J Sports Med*. 2008;42:954-964.
13. Taylor DC, Meyers WC, Moylan JA, Lohnes J, Bassett FH, Garrett E. Abdominal musculature abnormalities as a cause of groin pain in athletes: Inguinal hernias and pubalgia. *Am J Sports Med*. 1991;19:239-242.
14. Ekstrand J, Hilding J. The incidence and differential diagnosis of acute groin injuries in male soccer players. *Scand J Med Sci Sports*. 1999;9:98-103.
15. Farber AJ, Wilckens JH. Sports hernia: diagnosis and therapeutic approach. *J Am Acad Orthop Surg*. 2007;15:507-514.
16. Hackney RG. The sports hernia: a cause of chronic groin pain. *Br J Sports Med*. 1993;27:58-62.
17. Fricker PA. Management of groin pain in athletes. *Br J Sports Med*. 1997;31:97-101.
18. Orchard JW, Read JW, Neophyton J, Garlick D. Groin pain associated with ultrasound findings of inguinal canal posterior wall deficiency in Australian Rules footballers. *Br J Sports Med*. 1998;32:134-139.
19. Byrd JW. Evaluation of hip history and physical exam. *N Am J Sport Phys Ther*. 2007;2:231-240.
20. Muschaweck U, Berger LM. Sportsmen's groin-diagnostic approach with the minimal repair technique: a single center uncontrolled clinical review. *Sports Health*. 2010;2:216-221.
21. Martin RL, Irrgang JJ, Sekiya JK. The diagnosis accuracy of a clinical exam in determining intra-articular hip pain for potential hip scopes. *Arthoscopy*. 2008;24:1013-1018.
22. Reiman MP, Goode AP, Hegedus EJ, Cook CE, Wright AA. Diagnostic accuracy of clinical tests of the hip: a systematic review with meta-analysis. *Br J Sports Med*. 2013;47:893-902.
23. Cowan SM, Schache AG, Brinker P, et al. Delayed onset of transverse abdominals in long standing groin pain. *Med Sci Sports Exerc*. 2004;36:2040-2045.

24. Hemmingway AE, Herington L, Blower AL. Changes in muscle strength and pain in response to surgical repair of post abdominal wall disruption followed by rehab. *Br J Sports Med.* 2003;37:54-58.
25. Verrall GM, Slavotinek JP, Barnes PG, Fon GT. Description of pain provocation tests used for the diagnosis of sports-related chronic groin pain: relationship of tests to defined clinical (pain and tenderness) and MRI (pubic bone marrow oedema) criteria. *Scand J Med Sci Sports.* 2005;15:36-42.
26. Woodward JS, Parker A, MacDonald RM. Non-surgical treatment of a professional hockey player with signs and symptoms of sports hernia: a case report. *Int J Sports Phys Ther.* 2012;7:85-100.
27. Khan W, Zoga AC, Meyers WC. MRI of athletic pubalgia and the sports hernia: current understanding and practice. *Magn Reson Imaging Clin N Am.* 2013;21:97-110.
28. Kalebo P, Karlsson J, Sward L, Peterson L. Ultrasonography of chronic tendon injuries in the groin. *Am J Sports Med.* 1992;20:634-639.
29. Deslanders M, Guillin R, Hobden R, Burean NT. The snapping iliopsoas tendon: new mechanisms using dynamic sonography. *AJR Am J Roentgeol.* 2008:109:576-581.
30. Holmich P, Holmich LR, Bjerg AM. Clinical exam of athletes with groin pain: an intraobserver reliability study. *Br J Sports Med.* 2004;38:446-457.
31. Albers SL, Spritzer CE, Garrett WE, Meyers WC. MR findings in athletes with pubalgia. *Skeletal Radiol.* 2001;30:270-277.
32. Yuill EA, Pajaczkowshi JA, Howitt SD. Conservative care of sports hernias with in soccer players: a case series. *J Bodyw Mov Ther.* 2012;16:540-548.

Contusão do quadríceps

Jason Brumitt

CASO 9

Um jogador de futebol de 22 anos da segunda divisão sofreu uma lesão na coxa direita hoje, durante o jogo. Ele relata ter sido chutado na parte anterior da coxa por um zagueiro da equipe adversária em um escanteio. Ele pôde continuar a jogar pelo restante da partida; contudo, após o jogo, procurou atendimento fisioterapêutico. Nesse momento, apresentou dor, edema e rigidez. O exame na coxa direita revelou hematoma e limitação na amplitude de movimento (ADM) ativa na flexão de joelho em 120° devido à dor. O atleta espera poder jogar sua próxima partida em 10 dias, sem dor.

▶ Com base na hipótese diagnóstica do paciente, quais fatores poderiam ter contribuído para essa condição?
▶ Quais sintomas estão associados a esse diagnóstico?
▶ Quais são os testes de exame mais adequados?
▶ Quais são as intervenções fisioterapêuticas mais apropriadas?

DEFINIÇÕES-CHAVE

HEMATOMA: acúmulo de sangue no tecido devido a dano em vasos sanguíneos.

MIOSITE OSSIFICANTE (MO): ossificação heterotópica do osso dentro de um músculo lesionado; a patogênese é desconhecida; deve-se avaliar a presença de MO nos atletas que não conseguiram se recuperar após uma contusão na coxa.

SÉRIE DE CONTRAÇÕES DO QUADRÍCEPS (*QUAD SET*): exercício isométrico para os músculos do quadríceps. A posição mais adotada no *Quad Set* é a com o joelho estendido; contudo, o exercício também pode ser feito com o joelho em qualquer ângulo.

Objetivos

1. Descrever os sinais e sintomas associados a uma contusão do quadríceps.
2. Descrever o diagnóstico diferencial para uma contusão do quadríceps.
3. Prescrever um programa de reabilitação baseado em evidências para o atleta com uma contusão do quadríceps.

Considerações sobre a Fisioterapia

Considerações sobre a fisioterapia durante o tratamento de um atleta universitário com uma contusão do quadríceps:

▶ **Plano de tratamento/objetivos gerais da fisioterapia:** diminuir a dor; aumentar a flexibilidade muscular; aumentar a ADM ativa e/ou passiva; aumentar o força do quadrante inferior; prevenir ou reduzir a perda de condicionamento aeróbio.
▶ **Intervenções fisioterapêuticas:** educação do paciente sobre a anatomia funcional e patomecânica da lesão; exercícios de flexibilidade muscular; exercícios de resistência para aumentar a força da extremidade inferior; programa de exercícios aeróbios.
▶ **Precauções durante a fisioterapia:** evitar terapia manual e exercícios de fortalecimento agressivos durante o tratamento inicial desta condição; evitar contatos frequentes na mesma área durante a fase intermediária de manejo.
▶ **Complicações que interferem na fisioterapia:** desenvolvimento de uma comorbidade associada com ou resultante da contusão inicial; estresse devido à pressão da equipe técnica para o retorno ao jogo.

Visão Geral da Patologia

O quadríceps femoral é um conjunto de músculos que forma a massa da parte anterior da coxa. Os quatro músculos que compõem o quadríceps são o reto femoral, o vasto medial, o vasto lateral e o vasto intermédio. Originam-se da pelve ou coxa e se inserem na tuberosidade tibial via tendão patelar. A ativação muscular concêntrica primária do quadríceps estende o joelho. Devido à sua origem na espinha ilíaca anterossuperior, o reto femoral também contribui para a flexão do quadril.

Uma contusão do quadríceps (também conhecida como contusão da parte anterior da coxa) resulta de uma força traumática à musculatura, em geral, uma pancada direta, como um impacto na coxa. Essa lesão é relatada como a segunda lesão mais comum na parte anterior da coxa no esporte.[1] As contusões na parte anterior (ou, algumas vezes, lateral) da coxa foram relatadas no futebol americano, rúgbi, futebol e artes marciais.[2-8] Uma contusão do quadríceps ocorre quando o músculo é comprimido contra o fêmur e a força compressiva não consegue dispersar, o que leva ao dano nos vasos capilares e fibras musculares das regiões impactadas.[9] Ocorre a formação de hematoma, que pode vir acompanhado de dor, edema, massa palpável, perda de força e perda de ADM.[1,3,6,10] A gravidade da contusão varia de branda a grave e muitos atletas permanecem aptos a continuar com a prática ou competição após a lesão. Contudo, após uma contusão moderada ou grave, alguns atletas sentem dor significativa e não conseguem praticar o esporte (média de 45 dias; variação 2-180 dias).[11] Em geral, o atleta sente dor na presença de sangramento contínuo e aumento do edema após a competição ou prática.

Tratamento Fisioterapêutico do Paciente

As intervenções fisioterapêuticas primárias para um atleta com contusão no quadríceps incluem modalidades terapêuticas, repouso e exercícios terapêuticos. O tratamento deve iniciar no momento em que o atleta perde a capacidade de continuar jogando. Antes de iniciar o tratamento, o fisioterapeuta deve realizar um diagnóstico diferencial para eliminar outras condições musculoesqueléticas agudas da coxa. Um atleta com sinais e sintomas de lesão por síndrome compartimental aguda (p. ex., parestesia, ausência de pulso, dor excessiva) deve ser encaminhado ao departamento de emergência para o imediato tratamento. Um atleta que não consegue atingir uma ADM plena, sem dor em quatro semanas do início da lesão, precisa de encaminhamento a um ortopedista para eliminar a possibilidade de ossificação heterotópica.[4]

Exame, Avaliação e Diagnóstico

O atleta com uma contusão no quadríceps conseguirá lembrar com detalhe o mecanismo da lesão durante a prática do esporte ou jogo, como um impacto traumático (p. ex., impacto, chute na coxa). Em geral, o atleta que sofreu uma contusão na parte anterior da coxa apresenta um ou mais dos seguintes aspectos: dor localizada na região do impacto, perda de ADM devido à dor, desconforto na palpação da região lesionada, hematoma, marcha antálgica e edema ou massa palpável.[1,3,6,9] A perimetria da coxa pode fornecer uma medida do edema; contudo, essa medida não é diagnóstica e deve ser usada apenas para ajudar na comparação da circunferência com o lado não envolvido. As medidas goniométricas da ADM ativa podem ajudar a classificar a gravidade da lesão. Jackson e Feagin[11] desenvolveram um sistema de classificação para as contusões do quadríceps com base na consequente perda da ADM de flexão da perna acometida (Tab. 9.1).[11]

Como os atletas podem sentir várias lesões musculoesqueléticas na coxa, o fisioterapeuta deve realizar um diagnóstico diferencial para o atleta com uma contusão na coxa (Tab. 9.2). Uma distensão muscular pode ser diferenciada de uma contusão com base no local e mecanismo de lesão. As distensões musculares no quadríceps podem ocorrer

Tabela 9.1 SISTEMA DE CLASSIFICAÇÃO DA CONTUSÃO DO MÚSCULO QUADRÍCEPS

Gravidade	Descrição
Branda	Flexão do joelho a, pelo menos, 90°, hematoma, sensibilidade à palpação, ausência de anormalidades na marcha
Moderada	Flexão do joelho a, pelo menos, 90°, hematoma, edema, sensibilidade à palpação, marcha antálgica Incapacidade de realizar os seguintes movimentos sem dor: agachamento profundo, subir escadas, levantar-se a partir de uma posição sentada
Grave	Igual à da moderada, mas com flexão de joelho inferior a 45°

Tabela 9.2 DIAGNÓSTICO DIFERENCIAL PARA LESÕES NA PARTE ANTERIOR DA COXA

Diagnóstico	Aspectos clínicos
Distensão do quadríceps	Dor (menor a significativa dependendo da gravidade) Dor na flexão do quadril e/ou extensão do joelho ou dor na palpação do músculo no local da lesão Palpação de um defeito no músculo Edema (mínimo a significativo) Perda de força (mínima a maior dependendo da gravidade)
Distensão do iliopsoas	Dor e fraqueza associada com uma lesão nos músculos psoas maior e ilíaco Dor na região anterior do quadril ou na região inguinal Lesões com frequência resultam da corrida ou do salto
Coxa saltans ("síndrome do ressalto/estalido")	Pode ter origem intra ou extra-articular Som de estalido audível com ou sem dor durante os movimentos do quadril
Síndrome compartimental	Dor excessiva com edema da coxa Dor com alongamento passivo do quadríceps Pode apresentar parestesia, paralisia e/ou ausência de pulso Medidas de pressão compartimentais elevadas
Osteomielite (infecção óssea)	Pode incluir perda de movimento nas articulações adjacentes, febre, fadiga e sinais/sintomas de inflamação (rubor, tumor, dor, calor)
Miosite ossificante (ossificação heterotópica em um músculo)	Dor persistente e perda de movimento além do período de tempo esperado para recuperação de uma contusão Pode ser uma massa palpável

em qualquer lugar junto ao músculo e/ou tendão, mas tendem a ocorrer principalmente na junção miotendínea.[10,12] Em geral, o mecanismo causador de uma distensão no quadríceps é a contração excêntrica do músculo,[13-15] como a que ocorre na corrida rápida e no chute (contração excêntrica do reto femoral). De forma similar, uma distensão no iliopsoas (psoas maior e ilíaco) é uma lesão aguda comum sentida por atletas, que pode ocorrer quando esses músculos são excentricamente ativados.[3] Em contraste, uma contusão ocorre no local que sofreu impacto em uma colisão traumática. A *coxa saltans*, também conhecida como "síndrome do ressalto/estalido", está associada à dor na região anterior do quadril ou região inguinal e à presença de um som de estalido audível que ocorre no movimento no quadril.[16,17] Embora a síndrome compartimental da coxa seja rara, um atleta que apresenta sinais e sintomas dessa condição deve ser imediatamente levado a um departamento de emergência. Poucos casos de síndrome compartimental aguda desenvolvida após uma contusão do quadril foram relatados.[18-22] Isso pode ocorrer devido à gravidade do dano muscular ou ao sangramento contínuo no local da lesão.[18] O fisioterapeuta deve suspeitar de síndrome compartimental se o atleta apresentar os *seis Ps:* Parestesia, ausência de Pulso, Paralisia, Palidez, Pressão e Dor (*Pain*) excessiva.[18]

Se o atleta não conseguir atingir a ADM plena, sem dor no joelho em quatro semanas após a lesão, as radiografias são indicadas.[4] Bonsell e colaboradores[4] relataram o raro caso de um jogador de futebol americano universitário que desenvolveu osteomielite, a qual foi descoberta cinco meses após uma contusão do quadríceps. Nesse caso, o atleta retornou ao esporte dois meses após a lesão; contudo, continuava a sentir dor e rigidez quando jogava. Procurou novamente atendimento cinco meses após a lesão devido à dor residual e ao incômodo durante a corrida. Nesse momento, o médico questionou o paciente se tinha sentido sintomas de infecção (p. ex., febre, tremores) durante os cinco meses anteriores. O paciente negou ter sentido qualquer um desses sinais sistêmicos. O médico solicitou uma radiografia que revelou osteomielite. Exames adicionais realizados após a radiografia incluíram uma imagem por ressonância magnética (RM), velocidade de hemossedimentação e exame de proteína C-reativa para confirmar o diagnóstico de osteomielite.[4] Os procedimentos cirúrgicos e a medicação intravenosa durante o curso de seis semanas foram necessários para curar a infecção. Bonsell e colaboradores[4] formularam a hipótese de que o início da osteomielite poderia ter sido preexistente ou ocorrido após a lesão por contusão. Quando um atleta continua a sentir dor e perda de ADM além do esperado para uma recuperação de contusão no quadríceps, o fisioterapeuta deve suspeitar de miosite ossificante (MO) ou formação de osso anormal em um músculo no local do trauma.[23,24] O atleta com uma contusão moderada a grave no quadríceps tem maior probabilidade de desenvolver MO.[10,11] O indivíduo também pode apresentar uma massa palpável.[23,24] Se o fisioterapeuta suspeitar de MO, os tratamentos terapêuticos devem ser deferidos até o atleta passar pela avaliação de um ortopedista.

Plano de Tratamento e Intervenções

O programa de tratamento para um atleta com uma contusão do quadríceps deve incluir repouso, modalidades terapêuticas e exercícios.[1,25] Conforme já mencionado, alguns atletas podem não procurar ajuda logo no início. O atleta que não procura tratamento imediato e consegue competir no evento provavelmente procurará atenção médica após o evento em resposta ao aumento da dor e à perda de movimento. O paciente deve manter a coxa e o joelho imobilizados com uma atadura elástica, com o joelho posicionado a 120° de flexão (ou no ponto de tolerância de dor no caso de uma contusão grave).[25] Uma vez imobilizado, o atleta deve ser auxiliado na sala de fisioterapia por um ou mais indivíduos da equipe de medicina esportiva. Na sala de fisioterapia, a atadura elástica é substituída por um **imobilizador de joelho com o ângulo de flexão mantido em 120°** (ou o mais próximo possível).[25] Pelas próximas 24 horas, o atleta deve usar a imobilização para evitar qualquer sustentação de peso no lado envolvido e deambular com muletas. Se o médico da equipe estiver presente, podem ser prescritos anti-inflamatórios não esteroidais durante 2 a 3 dias.[25] No dia seguinte, o fisioterapeuta pode remover a imobilização e iniciar os exercícios terapêuticos (Tab. 9.3).[25] O atleta deve continuar a deambular com muletas (sustentar o peso conforme tolerância) até a restauração da ADM plena sem dor da extremidade inferior. O uso de crioterapia (20 minutos por sessão, a cada hora ou em horas alternadas) é indicado para ajudar na redução da dor e do edema.[9,25] A Tabela 9.3 resume o protocolo de tratamento que visa ao retorno do atleta ao esporte em 2 a 5 dias.[25] Ele estará apto a retornar ao esporte quando a ADM plena do joelho for restaurada e puder realizar movimentos específicos do esporte sem dor. Como precaução, o atleta deve usar uma **proteção para a coxa** para proteger a região e evitar a recorrência.[25]

Aronen e colaboradores[25] usaram o programa de treinamento descrito na Tabela 9.3 com 47 aspirantes da marinha que sofreram uma contusão no quadríceps. Após vinte e quatro horas da lesão, todos os aspirantes tiveram 120° de ADM ativa sem dor no joelho e 75% estavam aptos a iniciar o *Quad Set* (contrações isométricas do quadríceps) e um exercício de levantamento de perna reta sem sentir dor. Todos os indivíduos tiveram a ADM sem dor restaurada igual àquela no lado não envolvido. Em 3,5 dias (variação, 2-5 dias), os aspirantes estavam aptos a retornar à atividade e ao esporte sem limitações, embora devessem usar uma proteção para a coxa. Este protocolo de tratamento pode também ter reduzido a incidência de MO nessa amostra. Em 3 a 6 meses após a lesão, as radiografias realizadas em 23 de 47 indivíduos mostraram que apenas um sujeito desenvolveu MO. **A incidência geral de MO na população de aspirantes foi 4%,**[25] **que é mais baixa do que a incidência de 9 a 17% registrada na literatura.**[8,11,24,26-29]

Tabela 9.3 PROTOCOLO DE REABILITAÇÃO PARA A CONTUSÃO NO QUADRÍCEPS

Estágio inicial	Tratamento
Manejo paralelo para a lesão aguda	Joelho imobilizado em 120° de flexão com o uso de atadura elástica. O atleta é auxiliado a sair do campo até a sala da fisioterapia no local
Tratamento imediato em uma sala de fisioterapia no local	A atadura elástica é substituída por um imobilizador para o joelho com a flexão mantida em 120°. O atleta é orientado a usar a imobilização pelas próximas 24 horas e a deambular com o auxílio de muletas
Um dia (24 horas) após a lesão	A imobilização é removida. O atleta pode começar o alongamento do quadríceps sem dor e *Quad Set* (Fig. 9.1). A deambulação com muletas prossegue até o paciente atingir ADM ativa plena sem dor no joelho e quadril e ter a força restaurada no quadríceps envolvido

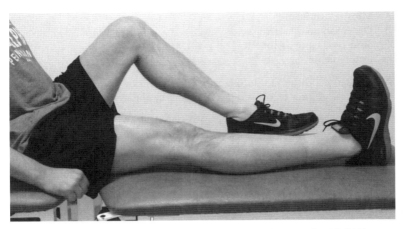

Figura 9.1 Exercício de contrações isométricas do quadríceps – *QUAD SET*.

Recomendações Clínicas Baseadas em Evidência

SORT: Taxonomia da Força de Recomendação
A: Evidência de boa qualidade e consistente orientada para o paciente.
B: Evidência de qualidade limitada ou inconsistente orientada para o paciente.
C: Evidência consensual, prática geral, opinião de especialista ou série de casos orientada para a doença.

1. O tratamento imediato para o atleta com uma contusão no quadríceps consiste em imobilização do joelho a 120° de flexão e deambulação sem descarga de peso com muletas. **Grau B**
2. Após uma contusão do quadríceps, o atleta deve usar uma proteção para a coxa de modo a proteger a região e reduzir o risco de nova lesão. **Grau C**
3. Tratar um indivíduo com contusão no quadríceps utilizando um protocolo de reabilitação desenvolvido por Aronen e colaboradores pode reduzir a formação de miosite ossificante. **Grau B**

QUESTÕES DE REVISÃO

9.1 Um jogador de futebol americano universitário sofreu um impacto na coxa direita no final do primeiro tempo e não conseguiu continuar a partida devido à dor. No intervalo, o fisioterapeuta examinou a região lesionada. A observação visual da coxa revelou um hematoma. A coxa estava dolorosa na palpação e ele se queixava de perda de sensação nesse local. O fisioterapeuta foi incapaz de detectar pulsos pedais à direita. Quais das seguintes condições deve ser imediatamente eliminada?

A. Miosite ossificante
B. Distensão do quadríceps
C. Síndrome compartimental
D. Osteomielite

9.2 A contusão e a distensão do quadríceps causam dor na região anterior da coxa. Quais das seguintes técnicas de exame podem ajudar na diferenciação das duas condições?

A. Palpação no local lesionado
B. História de impacto traumático
C. Perda de amplitude de movimento
D. Dor com o teste muscular manual

RESPOSTAS

9.1 **C**. A síndrome compartimental é uma possível complicação da contusão do quadríceps. Os principais aspectos da síndrome compartimental incluem dor excessiva com edema na coxa, paralisia, ausência de pulso e parestesia. Um atleta com suspeita de síndrome compartimental da coxa deve ser imediatamente encaminhado a um departamento de emergência.

9.2 **B**. A contusão no quadríceps ocorre devido a um trauma (p. ex., chute na coxa, capacete na coxa durante um bloqueio) ao passo que a distensão geralmente ocorre devido à sobrecarga excêntrica do quadríceps. As opções A, C e D não são corretas porque as distensões e as contusões provavelmente resultam em dor durante a palpação e o teste de força e em perda de amplitude de movimento.

REFERÊNCIAS

1. Beiner JM, Jokl P. Muscle contusion injuries: current treatment options. *J Am Acad Orthop Surg*. 2001;9:227-237.
2. Alonso A, Hekeik P, Adams R. Predicting a recovery time from the initial assessment of a quadriceps contusion injury. *Aust J Physiother*. 2000;46:167-177.
3. Anderson K, Strickland SM, Warren R. Hip and groin injuries in athletes. *Am J Sports Med*. 2001;29:521-533.
4. Bonsell S, Freudigman PT, Moore HA. Quadriceps muscle contusion resulting in osteomyelitis of the femur in a high school football player. A case report. *Am J Sports Med*. 2001;29:818-820.
5. Chomiak J, Junge A, Peterson L, Dvorak J. Severe injuries in football players. Influencing factors. *Am J Sports Med*. 2000;28:S58-S68.
6. Diaz JA, Fischer DA, Rettig AC, Davis TJ, Shelbourne KD. Severe quadriceps muscle contusions in athletes. A report of three cases. *Am J Sports Med*. 2003;31:289-293.
7. Kary JM. Diagnosis and management of quadriceps strains and contusions. *Curr Rev Musculoskeletal Med*. 2010;3:26-31.
8. Ryan JB, Wheeler JH, Hopkinson WJ, Arciero RA, Kolakowski KR. Quadriceps contusions. West Point update. *Am J Sports Med*. 1991;19:299-304.
9. Trojian TH. Muscle contusion (thigh). *Clin Sports Med*. 2013;32:317-324.
10. Armfield DR, Kim DH, Towers JD, Bradley JP, Robertson DD. Sports-related muscle injury in the lower extremity. *Clin Sports Med*. 2006;25:803-842.

11. Jackson DW, Feagin JA. Quadriceps contusions in young athletes. Relation of severity of injury to treatment and prognosis. *J Bone Joint Surg Am*. 1973;55:95-105.
12. Pescasio M, Browning BB, Pedowitz RA. Clinical management of muscle strains and tears. *J Musculoskelet Med*. 2008;25:526-532.
13. Burns BJ, Sproule J, Smyth H. Acute compartment syndrome of the anterior thigh following quadriceps strain in a footballer. *Br J Sports Med*. 2004;38:218-220.
14. Zakaria AA, Housner JA. Managing quadriceps strains for early return to play. *J Musculoskeletal Med*. 2011;28:257-262.
15. Mendiguchia J, Alentorn-Geli E, Idoate F, Myer GD. Rectus femoris muscle injuries in football: a clinically relevant review of mechanisms of injury, risk factors and preventive strategies. *Br J Sports Med*. 2013;47:359-366.
16. Hoskins JS, Burd TA, Allen WC. Surgical correction of internal coxa saltans: a 20-year consecutive study. *Am J Sports Med*. 2004;32:998-1001.
17. Lewis CL. Extra-articular snapping hip: a literature review. *Sports Health*. 2010;2:186-190.
18. Joglekar SB, Rehman S. Delayed onset thigh compartment syndrome secondary to contusion. *Orthopedics*. 2009;32.
19. Mithofer K, Lhowe DW, Vrahas MS, Altman DT, Altman GT. Clinical spectrum of acute compartment syndrome of the thigh and its relation to associated injuries. *Clin Orthop Relat Res*. 2004;425:223-229.
20. Robinson D, On E, Halperin N. Anterior compartment syndrome of the thigh in athletes – indications for conservative treatment. *J Trauma*. 1992;32:183-186.
21. Rooser B. Quadriceps contusion with compartment syndrome. Evacuation of hematoma in 2 cases. *Acta Orthop Scand*. 1987;58:170-172.
22. Rooser B, Bengtson S, Hagglund G. Acute compartment syndrome from anterior thigh muscle contusion: a report of eight cases. *J Orthop Trauma*. 1991;5:57-59.
23. Beiner JM, Jokl P. Muscle contusion injury and myositis ossificans traumatica. *Clin Orthop Relat Res*. 2002;(403 suppl):S110-S119.
24. King JB. Post-traumatic ectopic calcification in the muscles of athletes: a review. *Br J Sports Med*. 1998;32:287-290.
25. Aronen JG, Garrick JG, Chronister RD, McDevitt ER. Quadriceps contusions: clinical results of immediate immobilization in 120 degrees of knee flexion. *Clin J Sport Med*. 2006;16:383-387.
26. Nalley J, Jay MS, Durant RH. Myositis ossificans in an adolescent following sports injury. *J Adolesc Health Care*. 1985;6:460-462.
27. Webner D, Huffman GR, Sennett BJ. Myositis ossificans traumatica in a recreational marathon runner. *Curr Sports Med Rep*. 2007;6:351-353.
28. Ryan JM. Myositis ossificans: a serious complication of a minor injury. *CJEM*. 1999;1:198.
29. Rothwell AG. Quadriceps hematoma. A prospective clinical study. *Clin Orthop Relat Res*. 1982;171:97-103.

Distensão aguda dos isquiotibiais

Marc Sherry
Amanda Gallow
Bryan Heiderscheit

CASO 10

Um jovem de 17 anos de idade com uma lesão aguda na coxa foi encaminhado para fisioterapia. Três dias antes, o atleta estava competindo em uma corrida de 200 m e, ao acelerar para fazer a curva, sentiu um pequeno estalido e uma dor aguda no aspecto posterior de sua coxa direita. Ele não conseguiu completar a corrida. Na avaliação fisioterapêutica, o paciente apresentou um padrão de marcha antálgica com comprimento de passada diminuído e flexão de joelho aumentada no lado envolvido. Não tinha equimose, mas queixou-se de dor significativa à palpação em 7 cm distais à tuberosidade isquiática e uma reprodução dessa dor com teste de força e de flexibilidade. O ângulo poplíteo ativo foi 40° no lado não envolvido e 56° no lado envolvido. A força de flexão isométrica do joelho no lado envolvido foi 5/5 em 90° de flexão e 4$^+$/5 em 15° de flexão. Quando testado em 15° de flexão do joelho com rotação tibial, a força de flexão isométrica do joelho foi 4/5 com rotação tibial externa e 4$^+$/5 com rotação tibial interna. Com base na história e nos achados do exame físico, o fisioterapeuta considerou que o atleta apresentava uma distensão aguda dos isquiotibiais.

▶ Quais outras informações sobre o paciente são necessárias para estabelecer um diagnóstico diferencial baseado em hipótese?
▶ Quais são os testes de exame mais apropriados?
▶ Quais são as intervenções fisioterapêuticas mais apropriadas?
▶ Qual é o prognóstico de reabilitação do paciente?

DEFINIÇÕES-CHAVE

DISTENSÃO AGUDA DOS ISQUIOTIBIAIS: ruptura na junção musculotendinosa de um ou mais músculos isquiotibiais com hemorragia e reação inflamatória dentro dos 10 dias anteriores.

ÂNGULO DE TORQUE MÁXIMO: o ângulo articular no qual a maior quantidade de produção de torque é observada. Com frequência, indivíduos com história de lesões por distensão dos isquiotibiais mostram um maior ângulo de flexão do joelho de torque máximo (~40°) no membro lesionado em comparação com o membro não lesionado (~30°).[1,2] O fortalecimento excêntrico repetitivo pode alterar essa relação de modo que o torque máximo é produzido em uma posição articular mais estendida (i.e., comprimento muscular mais longo).

CONTRAÇÃO EXCÊNTRICA: produção de força muscular que ocorre quando a unidade musculotendinosa está estendendo ativamente por estar se opondo a uma força que é maior do que a gerada por ele. Esse tipo de contração muscular tem o potencial de levar ao alongamento além dos limites normais do complexo de miofilamentos, criando dano na fibra e ruptura dentro do músculo.

MOMENTO DE RETORNO AO ESPORTE: o momento de retornar ao nível prévio de desempenho,[3] à competição[4] ou à prática.[5] Para este caso, é definido como o momento desde a lesão até a liberação para a atividade atlética total.[6] Este pode ser o momento de alta da fisioterapia,[7] embora a evidência tenha sustentado a necessidade de reabilitação continuada mesmo na liberação total para atividade.[7,8]

Objetivos

1. Descrever os testes de exame mais apropriados e prováveis achados em um indivíduo após uma lesão aguda de isquiotibiais e como os resultados se relacionam com o plano de reabilitação, o prognóstico e o retorno ao esporte.
2. Descrever as intervenções de reabilitação baseadas em evidência e as progressões de tratamento após uma lesão aguda dos isquiotibiais.
3. Implementar estratégias para reduzir a probabilidade de lesão repetitiva quando o atleta retorna ao seu nível de desempenho pré-lesão.

Considerações sobre a Fisioterapia

Considerações sobre a fisioterapia durante o tratamento do jovem corredor com uma distensão aguda dos isquiotibiais:

- ▶ **Plano de tratamento/objetivos gerais da fisioterapia:** normalizar a marcha; restaurar a força e a amplitude de movimento (ADM) total sem dor; restaurar o controle neuromuscular durante movimentos específicos do esporte; retornar para a velocidade máxima durante movimentos específicos do esporte sem dor, rigidez ou apreensão.
- ▶ **Intervenções fisioterapêuticas:** educação do paciente quanto a anatomia funcional e patomecânica da lesão e precauções gerais para proteger a cicatrização da unidade

musculotendinosa; crioterapia para tratamento de inflamação e dor; exercícios para aumentar o controle neuromuscular da região lombopélvica; fortalecimento excêntrico dos isquiotibiais com ênfase nas posições alongadas.
▶ **Precauções durante a fisioterapia:** evitar alongamento excessivo do tecido dos isquiotibiais no início da reabilitação; promover o retorno específico e gradual à atividade.
▶ **Complicações que interferem na fisioterapia:** os fatores psicossociais incluem medo e apreensão de ocorrer nova lesão; local da lesão próximo à tuberosidade isquiática; lesões que envolvem maior área de secção cruzada ou extensão; lesão prévia no mesmo músculo isquiotibial; falta de adesão ao programa de reabilitação.

Visão Geral da Patologia

A distensão aguda dos isquiotibiais é uma condição musculoesquelética complexa que muitas vezes leva a uma alta taxa de recidiva da lesão, sintomas persistentes e tempo perdido longe do esporte. Na população de atletas, as lesões agudas dos isquiotibiais ocorrem durante a corrida de alta velocidade, que é comum no futebol americano, atletismo e rúgbi, ou durante atividades que requerem uma combinação de flexão excessiva do quadril e extensão do joelho, como dança ou esportes que envolvem chutes.[9,10] A etiologia das distensões dos isquiotibiais é multifatorial e pode levar os profissionais e os pacientes a um período de reabilitação desafiador. A reabilitação bem-sucedida e o retorno ao esporte para um atleta após uma distensão aguda dos isquiotibiais requer que o profissional tenha conhecimento sobre a anatomia dos isquiotibiais, fatores prognósticos, mecanismo de lesão e o papel do fortalecimento excêntrico e dos exercícios de controle neuromuscular lombopélvico para tratar déficit e prevenir recidiva de lesão.

Em um estudo de 10 anos com um time da Liga Nacional de Futebol Americano (1998-2007), as distensões nos isquiotibiais foram a segunda lesão mais comum (atrás de entorses de joelho), com tempo perdido de esporte variando de 8 a 25 dias.[9] As distensões dos isquiotibiais em *running backs, defesive backs/safeties* e *wide receivers* foram responsáveis por 22, 14 e 12% de todas as lesões nesses grupos, respectivamente.[9] Quando foram analisados 51 times profissionais de futebol europeu durante um período de 8 anos (2001-2009), 37% das lesões musculares envolveram os isquiotibiais com tempo perdido longe do esporte variando de 1 a 128 dias e uma taxa de recidiva de lesão de 16%.[9,11] Em um estudo com jogadores de futebol americano da Austrália, a recidiva de lesão após o retorno ao esporte foi a mais alta nas primeiras duas semanas.[10] O risco de nova lesão no grupo foi de 30,6% durante toda a temporada de 22 semanas. A alta incidência de lesões recorrentes de distensão dos isquiotibiais após o retorno ao esporte sugere que os programas de reabilitação utilizados podem ser ineficazes em apontar fatores causais para esse tipo de lesão e sua recidiva.

O complexo dos músculos isquiotibiais inclui as cabeças longa e curta do bíceps femoral, o semitendinoso e o semimembranoso. Com a exceção da cabeça curta do bíceps femoral, o complexo é biarticular, cruzando as articulações do quadril e do joelho. Uma contração concêntrica do complexo produz extensão do quadril e flexão do joelho, ao passo que uma contração excêntrica controla a flexão do quadril e a extensão do joelho.[12] Durante muitas atividades esportivas, os isquiotibiais produzem altos níveis de força excêntrica para a estabilização adequada das articulações do quadril e do joelho. A incapacidade de produzir força suficiente em uma posição alongada aumenta a chance de lesão nos músculos. Após uma lesão nos isquiotibiais, o torque máximo de flexão do joelho ocorre em um comprimento musculotendíneo mais curto (ângulo de flexão de joelho maior).[1,2] A recidiva de lesão tem sido ligada a esse deslocamento na relação torque-ângulo, porque o desenvolvimento de força em posições alongadas fica comprometido.[1,2]

A localização anatômica precisa da lesão dentro do complexo dos músculos isquiotibiais varia entre as lesões que resultam de corrida de alta velocidade e aquelas que resultam de alongamento excessivo lento.[13,14] Durante a corrida de alta velocidade, a fase de balanço final tem sido identificada como o momento de ocorrência de lesão nos isquiotibiais, muitas vezes, envolvendo o tendão intramuscular da cabeça longa do bíceps femoral.[15,16] Quando o membro entra na fase de balanço final, os isquiotibiais estão alongando-se ativamente para desacelerar o membro para o contato inicial com o solo.[16-19] A cabeça longa do bíceps femoral sofre a maior quantidade de alongamento musculotendíneo e de carga, o que pode explicar sua alta incidência de lesão durante esses movimentos em comparação com o semitendinoso e o semimembranoso.[17,18,20-22] Em contraste, as lesões nos isquiotibiais durante atividades, como dança ou outras que envolvam chutes, em geral, ocorrem dentro do tendão proximal do semimembranoso devido ao alongamento musculotendíneo excessivo.[13,21,23] A localização da lesão dentro do complexo dos isquiotibiais é um dos fatores que determina o tempo de recuperação. Os indivíduos com lesões no tendão intramuscular da cabeça longa do bíceps femoral (comum durante a corrida de alta velocidade) apresentam um tempo de recuperação mais rápido que aqueles com lesões do tendão livre proximal do semimembranoso.[13,14,23]

Está bem documentado na literatura que o maior fator de risco para uma distensão aguda dos isquiotibiais é a distensão prévia desses músculos.[24-27] Dentro das primeiras três semanas de retorno ao esporte após esse tipo de lesão, os atletas podem ter risco 20 vezes maior para reincidência.[24] Um outro fator de risco para lesão nos isquiotibiais é o desequilíbrio de força dos mesmos em relação ao quadríceps.[28,29] Croisier e colaboradores[28] descobriram que jogadores de futebol profissional que demonstraram um desequilíbrio de força durante o teste pré-temporada tinham 4,7 vezes mais probabilidade de sofrerem uma lesão de isquiotibiais durante a temporada regular. As mudanças que ocorrem após lesão de isquiotibiais podem contribuir para a alta taxa de recidiva de lesão, incluindo extensibilidade musculotendínea insatisfatória e alterações nos padrões de movimento e na biomecânica.[30] Embora com frequência o alongamento dessa musculatura seja um componente de reabilitação, o benefício do alongamento e da flexibilidade dos isquiotibiais sobre a recuperação ou prevenção de distensões tem sido questionado.[31-33] Ainda que a idade mais avançada seja considerada um fator de risco não modificável para distensões dos isquiotibiais, algumas mudanças musculoesqueléticas da idade podem ser reversíveis. As mudanças relacionadas à idade incluem redução na área de secção cruzada do músculo, diminuição no tamanho da fibra muscular e possível desnervação de fibras musculares.[36] O momento exato dessas mudanças não é conhecido, mas elas podem contribuir para risco aumentado de distensões nos isquiotibiais na população mais velha. Gabbe e colaboradores[25] descobriram que jogadores de futebol americano da Austrália com mais de 24 anos de idade com história de lesão nos isquiotibiais nos 12 meses anteriores tinham risco quatro vezes maior de sofrer uma segunda lesão em comparação com seus pares mais jovens. Outros fatores de risco para distensões agudas dos isquiotibiais, como fraqueza desses músculos, fraqueza e falta de coordenação lombopélvicas e falta de flexibilidade no quadríceps devem ser abordados no tratamento multifatorial dos atletas.[5,37,38]

Tratamento Fisioterapêutico do Paciente

A distensão aguda dos isquiotibiais pode ser um caso desafiador para o fisioterapeuta. **Uma anamnese detalhada do paciente e um exame completo** permitem que o fisioterapeuta confirme o diagnóstico fisioterapêutico preciso, avalie a gravidade da lesão e determine se é necessário um exame de imagem. O exame de imagem ou encaminhamento médico podem ser indicados se houver preocupação quanto a avulsão do tendão ou fratura apofisária por avulsão. A anatomia relevante, um plano de reabilitação baseado em evidência e individualizado e o prognóstico devem ser discutidos com o paciente. Os objetivos da fisioterapia são: (1) promover o retorno do paciente ao seu nível anterior de desempenho no esporte sem dor e (2) prevenir uma segunda lesão.

Exame, Avaliação e Diagnóstico

Com frequência, um atleta que apresenta distensão aguda dos isquiotibiais relata um início repentino de dor na parte posterior da coxa secundária a um movimento repentino de alta velocidade, muitas vezes corrida, ou flexão extrema de quadril e extensão de joelho.[39] Outros sintomas podem incluir um estalido audível,[23] marcha antálgica com comprimento encurtado da passada,[24,40] equimose, edema na parte posterior da coxa e dor ao sentar ou na pressão direta.[40] Enquanto o mecanismo de lesão relatado pode levar o atleta e o fisioterapeuta a afirmar que se trata de uma distensão aguda dos isquiotibiais, uma anamnese subjetiva completa e o exame minucioso ajudam no diagnóstico diferencial. Como os sinais e sintomas de distensão dos isquiotibiais podem se assemelhar a condições como envolvimento de raiz nervosa de L5-S1, avulsão de tendão dos isquiotibiais, fratura por avulsão apofisária, tendinopatia dos isquiotibiais proximais, lesão dos adutores e fratura pélvica, essas patologias precisam ser descartadas para permitir um plano de reabilitação individualizado e retorno mais rápido ao jogo para o atleta.[6,41] Se houver preocupação relativa a uma avulsão do tendão ou fratura por avulsão apofisária após o exame físico, um exame de imagem deve ser realizado. A Tabela 10.1 descreve achados clínicos e diagnósticos para auxiliar no diagnóstico diferencial de dor na parte posterior da coxa.

O mecanismo de lesão, as estruturas envolvidas, a localização da sensibilidade dolorosa e o tempo de retorno à caminhada livre de dor são fatores prognósticos para recuperação da lesão e devem ser determinados durante o exame.[3,14,24] Os achados comuns no exame físico de um paciente com distensão aguda dos isquiotibiais incluem dor e fraqueza com flexão de joelho e extensão de quadril resistidas, dor com flexão passiva de quadril e extensão de joelho, dor à palpação e um padrão de marcha antálgico.[5,24,54] Esses fatores também auxiliam a determinar o prognóstico para lesões do tendão intramuscular ou da aponeurose vistas durante a corrida de alta velocidade.[4,14,24] As lesões no tendão proximal requerem um período de reabilitação muito mais longo. De fato, a localização da lesão pode fornecer informação prognóstica importante, com o tempo de recuperação aumentando quanto mais próxima da tuberosidade isquiática for a dor máxima.[3,13,23]

Um exame físico abrangente dos isquiotibiais e da região lombopélvica inclui a comparação com a extremidade inferior não envolvida. Contudo, é importante observar que déficit de força e neuromusculares *bilaterais* foram observados após uma lesão unilateral.[55] Para explicar os vários comprimentos musculotendíneos que ocorrem com ângulos de extensão de quadril e de flexão do joelho durante o esporte, o teste de força dos isquiotibiais deve ser realizado na posição pronada em vários ângulos de quadril e de joelho. Com o quadril estabilizado em 0° de extensão, o desvio na direção dos músculos isquiotibiais mediais e laterais é realizado com rotação tibial interna e externa, respectivamente, em 90 e 15° de flexão do joelho.[6] Além de seu papel como flexores do joelho, os isquiotibiais também contribuem para a extensão do quadril. A força de extensão do quadril deve ser avaliada com o joelho posicionado em 90 e 0°, aplicando resistência manual à região posterior da coxa distal e ao calcanhar, respectivamente. A amplitude de movimento é mensurada com o teste de elevação da perna reta passiva e o teste de extensão de joelho ativo (Fig. 10.1).[6] A rigidez dos isquiotibiais está presente se o ângulo da articulação do quadril for menor do que 80° durante a elevação da perna reta passiva[56] e se o ângulo de flexão do joelho for maior do que 20° durante o teste de extensão ativa do joelho.[57] O teste de extensão ativa do joelho é uma medida confiável da flexibilidade dos isquiotibiais em pacientes com lesão aguda nesses músculos (< 5 dias).[58] Deve haver preocupação com uma lesão por avulsão se houver ADM significativamente aumentada no lado envolvido em comparação com o lado não envolvido.[46] A atrofia muscular pode ser observada em um atleta com história de lesões prévias nos isquiotibiais. A palpação ajuda a determinar a proximidade da dor máxima com a tuberosidade isquiática, a extensão da região dolorosa, os músculos envolvidos e os defeitos dentro do músculo.

Fatores relacionados ao paciente, como dor e apreensão, podem interferir na realização de um exame físico detalhado após uma distensão aguda dos isquiotibiais. A dor pode levar à inibição muscular durante o teste. Os achados do exame clínico e da imagem por ressonância magnética (RM), se disponíveis, podem auxiliar a estimar a linha do tempo de reabilitação e retorno ao esporte. A Tabela 10.2 salienta os **fatores prognósticos para recuperação após uma distensão aguda de isquiotibiais,** incluindo achados de exame clínico e de RM.

Plano de Tratamento e Intervenções

Após realizar um exame físico completo e descartar outras possíveis fontes de dor na parte posterior da coxa, o tratamento inicial de uma distensão aguda dos isquiotibiais deve se concentrar na proteção do tecido lesionado. A proteção deve incluir evitar alongamento passivo ou ativo extremo dos isquiotibiais, porque isso pode levar a dor, propagação da lesão ou formação aumentada de tecido cicatricial.[61] A modificação da marcha utilizando um comprimento de passada encurtado ou muletas deve ser encorajada para permitir proteção e evitar tensão aumentada no tecido lesionado.[6] Deve-se aplicar gelo várias vezes por dia para auxiliar no controle da dor e inflamação. A mobilização precoce do tecido junto à prevenção de estresse na amplitude final dos isquiotibiais pode ajudar

Tabela 10.1 DIAGNÓSTICO DIFERENCIAL DE DOR NA PARTE POSTERIOR DA COXA

Condição	Achados comuns	Achados clínicos/diagnósticos
Avulsões apofisárias isquiáticas[42,43]	Idade: 13 a 16 anos MDL: corrida ou alongamento, possível estalido audível	Dor e sensibilidade no ísquio ao sentar Amplitude aumentada com elevação da perna reta e extensão ativa de joelho (em relação ao lado não envolvido) Imagem recomendada: radiografia AP da pelve
Avulsão de tendão isquiotibial[6,44,45]	MDL: flexão de quadril e extensão de joelho forçadas (p. ex., montaria em touro, esqui aquático)	Protuberância distal com flexão do joelho devido à retração Hematoma e equimose Defeitos palpáveis Sintomas neurológicos devido à compressão do nervo isquiático Incapacidade de sustentar peso corporal no membro envolvido Imagem recomendada: RM
Dor referida na parte posterior da coxa[4,6,46-48]	MDL: início gradual ou repentino Dor mínima	Teste neurodinâmico positivo (p. ex., *slump test*) Sintomas mínimos ao caminhar ou correr Exames sacroilíacos e lombares anormais Sintomas proximais à tuberosidade isquiática e distais ao joelho (p. ex., cãibra, formigamento, dor penetrante) Teste do quadrante lombar positivo
Fratura pélvica[49]	Mais comum em mulheres MDL: evento traumático ou início insidioso de dor glútea assimétrica ou lombar	Sensibilidade sobre a sínfise púbica e/ou articulação sacroilíaca ADM de quadril dolorosa em flexão, abdução e rotação externa Possíveis sintomas radiculares Exame de imagem recomendado: radiografias seguidas por RM
Tendinopatia proximal dos isquiotibiais[50-52]	Idade: 29 a 37 anos MDL: início insidioso História prévia de lesões nos isquiotibiais Comum em jogadores de futebol, corredores de média e longa distâncias, esquiadores de *cross-country*	Força normal dos isquiotibiais Sensibilidade dolorosa sobre a tuberosidade isquiática Teste de flexibilidade produz desconforto Teste de alongamento do joelho flexionado modificado positivo (Sn: 89%; Sp: 91%; VPP: 0,91; VPN: 0,89) Exame de imagem recomendado para pacientes que não respondem ao tratamento conservador: RM
Distensões dos adutores[6,46,53]	MDL: aceleração ou mudança rápida de direção; alongamento em abdução de quadril e/ou rotação externa	Sensibilidade dolorosa sobre o ramo púbico Reprodução de dor com adução resistida do quadril

Abreviações: ADM, amplitude de movimento; AP, anteroposterior; MDL, mecanismo de lesão; RM, ressonância magnética; Sn, sensibilidade; Sp, especificidade; VPN, valor preditivo negativo; VPP, valor preditivo positivo.

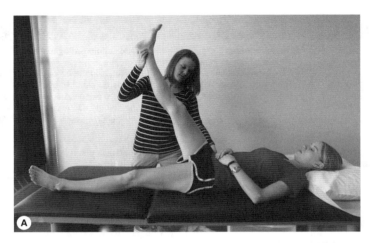

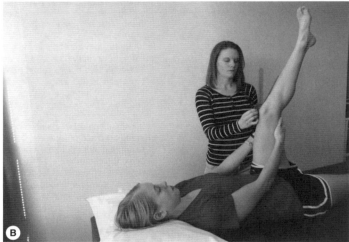

Figura 10.1 A Teste de elevação da perna reta e teste de extensão ativa do joelho. **A.** Teste de elevação da perna reta. A perna contralateral é mantida em extensão sobre a mesa, enquanto o examinador flexiona passivamente o quadril envolvido com o joelho em extensão total e tornozelo em leve flexão plantar. O ângulo articular do quadril é mensurado no final da amplitude de movimento disponível. A rigidez dos isquiotibiais está presente se o ângulo articular do quadril for menor do que 80° apesar da dor e do desconforto durante o teste.[56] **B.** Teste de extensão ativa do joelho. A paciente mantém o quadril em 90° de flexão, enquanto estende ativamente o joelho até a tolerância máxima. A rigidez dos isquiotibiais está presente se o ângulo de flexão do joelho for maior do que 20° apesar da dor e do desconforto durante o teste.[57] O teste de extensão ativa do joelho é uma medida confiável de flexibilidade dos isquiotibiais em pacientes com lesão aguda nesses músculos (< 5 dias).[58]

Tabela 10.2 FATORES PROGNÓSTICOS DE TEMPO DE RECUPERAÇÃO APÓS DISTENSÕES AGUDAS DOS ISQUIOTIBIAIS

Achados de exame	Prognóstico
Proximidade da lesão à tuberosidade isquiática	Quanto mais próxima a lesão estiver da tuberosidade isquiática (determinado via palpação), mais tempo é necessário para retorno ao esporte.[3,14,23]
Mecanismo de lesão	Lesões por alongamento excessivo observadas em bailarinas requerem reabilitação mais longa do que lesões que ocorrem durante a corrida de alta velocidade.[3,13]
Localização da lesão dentro do complexo dos isquiotibiais	A lesão no tendão livre proximal está associada a tempo de recuperação mais longo em comparação com a lesão na junção musculotendínea.[14]
Hora de caminhar	Os atletas que levam mais de um dia para caminhar sem dor após a lesão têm mais probabilidade de precisar de três semanas extras de reabilitação antes do total retorno ao esporte.[24]
Teste de extensão ativa do joelho	Esse teste não tem relação com o tempo necessário para retornar ao esporte ou risco de nova lesão dos isquiotibiais.[24]
Achados da RM	
Comprimento craniocaudal da lesão	Quanto maior o comprimento craniocaudal, mais tempo é necessário antes de retornar ao esporte.[4,7,13]
Área transversal	A área transversal aumentada de lesão na RM é associada a um período de recuperação mais longo antes de retornar ao esporte.[59,60]
Hipersensibilidade máxima em T2	O edema mais extenso na RM avaliado via hipersensibilidade em T2 está associado a tempo de recuperação mais longo.[59,60]
Distância a partir da tuberosidade isquiática de hipersensibilidade máxima em T2	A distância aumentada de hipersensibilidade máxima na RM está associada a período de recuperação mais longo.[13]

a minimizar a atrofia muscular e as alterações de controle neuromuscular, aumentar a recapilarização no local da lesão e minimizar efeitos prejudiciais de formação de tecido cicatricial.[5,30,62,63] Os objetivos durante a fase inicial de reabilitação (1 a 2 semanas após a lesão) devem incluir normalização da marcha, controle da dor e do edema e fortalecimento submáximo livre de dor em uma posição de extensão média dos isquiotibiais.

Devido aos locais de inserção dos músculos isquiotibiais sobre a pelve, é necessário o controle neuromuscular da região lombopélvica para permitir função ideal durante atividades esportivas normais. Isso tem levado os fisioterapeutas a utilizar cada vez mais vários exercícios de agilidade progressiva e de estabilização do tronco para a reabilitação dos isquiotibiais. Por exemplo, o **programa de agilidade progressiva e estabilização do tronco (PATS, do inglês, *progressive agility and trunk stabilization*) iniciado dentro da primeira semana após distensões agudas dos isquiotibiais** diminuiu significativamente a recidiva de lesão durante as primeiras duas semanas e um ano após o retorno ao esporte, em comparação com um programa que consiste em alongamento e fortalecimento tradicional dos isquiotibiais.[5] O programa PATS consiste em exercícios de controle neuromuscular, começando com mobilização ativa precoce nos planos frontal e transversal, depois, progredindo para movimentos no plano sagital. Embora as mudanças neuromusculares exatas que contribuíram para a redução de uma segunda lesão no grupo PATS sejam desconhecidas, exercícios de controle neuromuscular precoces e movimento nos planos frontal e transversal podem melhorar o controle lombopélvico. A melhora nessa capacidade pode reduzir o risco de nova lesão ao permitir que os isquiotibiais atuem em amplitudes seguras durante movimentos dinâmicos.[5,30] Exemplos de exercícios do programa PATS incluem passo para o lado (3 séries de 1 minuto), cariocas (3 séries de 1 minuto), movimento do boxeador (3 séries de 1 minuto) e prancha lateral com rotação (Fig. 10.2; 3 séries de 20 repetições). Os pacientes nos grupos PATS foram solicitados a realizar esses exercícios diariamente até satisfazerem os critérios requeridos para retornar ao esporte, o que ocorreu em uma média de 19 dias.

Os problemas de controle neuromuscular, como ativação muscular alterada e percepção proprioceptiva de membro inferior diminuída, estão presentes após uma distensão dos isquiotibiais. Em indivíduos com lesões prévias de isquiotibiais, a ativação precoce do bíceps femoral e dos isquiotibiais mediais nos lados envolvido e não envolvido foi observada durante uma tarefa com um único membro.[55] As mudanças bilaterais demonstram o papel do sistema nervoso central nas alterações de controle neuromuscular.[55] Além disso, a propriocepção insatisfatória com base em um teste de discriminação de movimento de balanço da perna tem sido associada a lesão dos isquiotibiais nos jogadores de futebol da Liga Australiana.[64] Para tratar o déficit proprioceptivo, o programa HamSprint foi desenvolvido para incorporar exercícios de reeducação neuromuscular, equilíbrio unipodal e movimentos de agilidade progressivos.[38] Exemplos de exercícios baseados nesse programa incluem movimentos de tornozelo em pé, corrida para a frente, saltos, marcha alta (marchar com o joelho alto) e exercícios de reação rápida (arrancadas).[38]

O fortalecimento excêntrico mostrou facilitar um deslocamento no desenvolvimento de força máxima para comprimentos musculotendíneos mais longos. Permitir que o músculo gere mais força em ângulos menores de flexão de joelho diminui bastante o risco de lesão durante a corrida de alta velocidade quando as cargas excêntricas são maiores perto da extensão final.[21,22] Após uma lesão aguda de isquiotibiais, o comprimento ideal para tensão ativa desloca-se para uma posição encurtada devido às mudanças no controle neuromuscular ou formação de tecido cicatricial que começa sete dias após a lesão.[12,55,63] Proske e colaboradores[2] encontraram que o ângulo de flexão do joelho de torque máximo nos isquiotibiais é 12° maior em atletas previamente lesionados *versus* não lesionados, sem qualquer diferença de força significativa entre os grupos. Além da formação de tecido cicatricial, o comprimento ideal mais curto para tensão ativa após lesão pode ser um efeito de treinamento secundário aos exercícios de fortalecimento concêntrico repetitivos como parte de reabilitação de lesão ou de treinamento normal.[6] O fortalecimento excêntrico dos isquiotibiais pode levar a um comprimento musculotendíneo mais longo e restaurar o comprimento ideal dos músculos isquiotibiais na tensão ativa para uma posição mais longa.[22] O torque flexor excêntrico em posições mais alongadas (i.e., cerca de 25-5° de flexão de joelho) foi significativamente menor

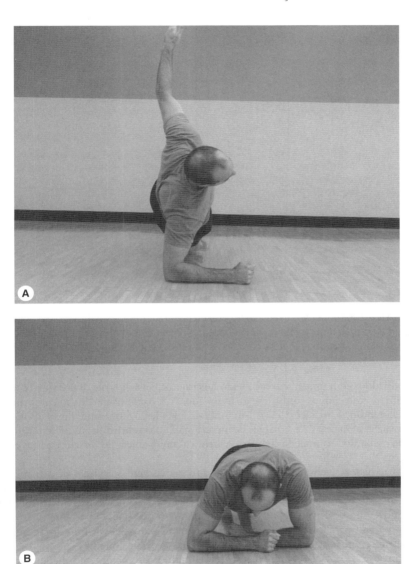

Figura 10.2 Exercício de prancha lateral em rotação. **A.** O atleta inicia na posição de prancha lateral com os ombros, os quadris e os tornozelos em uma linha reta no lado direito, mantendo a posição por 5 segundos. **B.** Com a mesma posição de quadril, o atleta gira seu corpo de modo que o tórax fque paralelo ao chão.

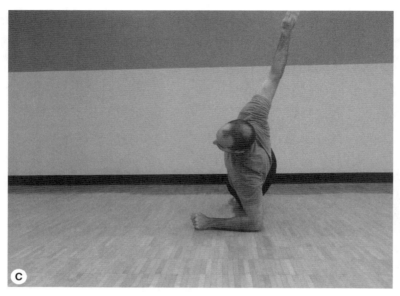

Figura 10.2 (*Continuação*) Exercício de prancha lateral em rotação. **C.** O atleta então gira para uma posição de prancha do lado esquerdo, novamente, por 5 segundos. Este exercício é repetido inversamente até a posição inicial. Pode-se difcultá-lo adicionando halteres.

em indivíduos com uma história de lesão nos isquiotibiais durante os últimos 12 meses, em comparação com os controles não lesionados.[65] A combinação de um comprimento musculotendíneo mais curto dos isquiotibiais após lesão,[2] o torque flexor diminuído nas posições alongadas[65] e as cargas de inércia mais altas sobre os isquiotibiais durante a fase de oscilação terminal da corrida[17] salienta a importância do fortalecimento excêntrico em 25 a 5° de flexão do joelho.

O uso de fortalecimento excêntrico em programas bem-sucedidos de prevenção de lesão dos isquiotibiais é sustentado por vários estudos.[21,31,66,67] Mjølsnes e colaboradores[68] salientaram o benefício de um programa de fortalecimento excêntrico sobre um concêntrico no desenvolvimento de força excêntrica máxima. O paciente está pronto para progredir para fortalecimento excêntrico quando consegue realizar uma contração isométrica submáxima de isquiotibiais sem dor. O fortalecimento excêntrico deve se concentrar em contrações submáximas na amplitude de movimento média. Quando o atleta demonstra força 5/5 em 90° de flexão de joelho, o fisioterapeuta pode evoluir a intervenção para fortalecimento na amplitude final com cargas aumentadas.[5,21,65] Exemplos de exercícios de fortalecimento excêntrico na amplitude final incluem *windmill* com uma perna só (Fig. 10.3), ponte com uma perna só sobre a cadeira (Fig. 10.4), levantamento-terra com uma perna (Fig. 10.5) e caminhada sagital na posição supina com as pernas dobradas (Fig. 10.6).

As etapas finais do processo de reabilitação incluem exercícios específicos e relacionados ao esporte do atleta e teste de retorno ao esporte. Devido ao alto risco de nova lesão, os atletas devem satisfazer todos os critérios especificados antes de retornar à participação total no esporte.[5,7,8,26,69-71] Esses critérios de retorno à prática esportiva incluem: (1) força isométrica máxima de, pelo menos, quatro repetições em vários graus de flexão de joelho (p. ex., 90 e 15°) com desvio de rotação tibial lateral e medial; (2) ADM total de quadril e joelho sem dor; (3) teste isocinético (se disponível) demonstrando menos de 5% de déficit na relação entre isquiotibial excêntrico e quadríceps concêntrico; (4) nenhuma sensibilidade dolorosa palpável ao longo da coxa posterior; (5) realização de tarefas funcionais e específicas do esporte sem dor ou apreensão; e (6) ausência de dor ou apreensão no teste ativo dos isquiotibiais. O teste ativo dos isquiotibiais é uma ferramenta avaliativa de flexibilidade balística dos isquiotibiais, na qual o paciente é instruído a realizar uma elevação ativa da perna reta, o mais rápido possível

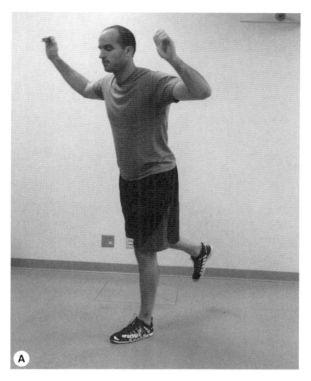

Figura 10.3 Windmills em uma perna só com alcances contralaterais. **A.** O atleta inicia em uma posição de apoio unipodal sobre o membro envolvido com os ombros abduzidos em 90° (podem ser adicionados halteres nas mãos).

176 CASOS CLÍNICOS EM FISIOTERAPIA ESPORTIVA

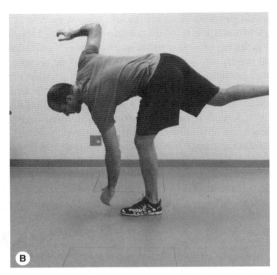

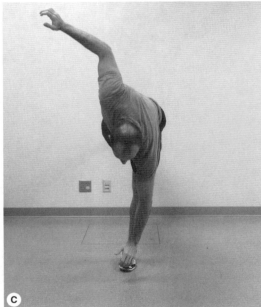

Figura 10.3 (*Continuação*) Windmills em uma perna só com alcances contralaterais. **B** e **C**. O atleta realiza um movimento de windmill, deixando seu tórax cair para a frente, enquanto gira o braço para o chão. Ele deve manter leve flexão de quadril e de joelho com o objetivo de fazer o tronco ficar paralelo ao chão. O atleta retorna à posição inicial e repete o mesmo movimento com o braço oposto.

SEÇÃO III: CASO 10

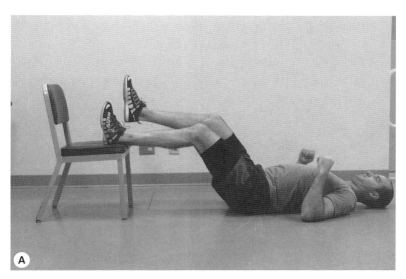

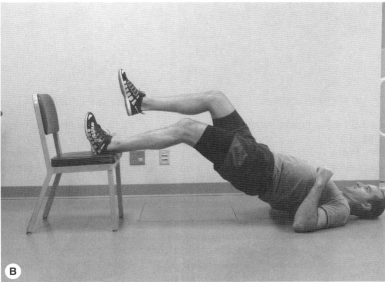

Figura 10.4 Ponte em uma perna só sobre a cadeira. **A.** O atleta inicia com a perna envolvida sobre a cadeira. **B.** O atleta eleva seus quadris e a pelve, enquanto mantém uma posição neutra de coluna e quadril. Ele mantém essa posição por 5 segundos e abaixa lentamente os quadris e a pelve até a posição inicial. Esse movimento pode ser realizado em velocidades progressivamente mais rápidas e em vários ângulos de flexão do joelho para alterar o comprimento dos isquiotibiais, usando ambas as pernas, se necessário.

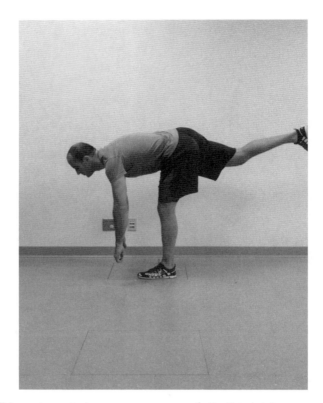

Figura 10.5 Levantamento-terra em uma perna só. O atleta inicia em uma posição de apoio unipodal sobre a extremidade envolvida. Enquanto mantém a mesma posição de joelho, leva o tronco para a frente flexionando um quadril, ao mesmo tempo que o quadril oposto estende-se alinhado com o tronco. Uma vez que tensão é sentida nos isquiotibiais, o atleta retorna à posição inicial.

e até o maior ângulo de flexão do quadril possível, sem risco de lesão.[69] Ao tensionar rapidamente as estruturas musculotendíneas no final da amplitude máxima, esse teste é útil para identificar as inseguranças do atleta ao realizar o movimento. Para aqueles indivíduos que passaram por um exame clínico padrão e de flexibilidade passiva antes de retornar ao esporte após uma distensão dos isquiotibiais, 95% relataram insegurança com o teste ativo dos isquiotibiais. Após a repetição do teste em duas semanas de desenvolvimentos, aqueles que relataram segurança com o teste ativo permaneceram sem lesão quatro semanas após o retorno ao esporte.[69] O salto em altura, o salto em distância e o salto cruzado não foram critérios efetivos de retorno ao esporte.[5] Apesar dos critérios de retorno ao esporte apresentados na literatura, pesquisas futuras precisam ser realizadas para determinar a eficácia desses critérios na prevenção de nova lesão além

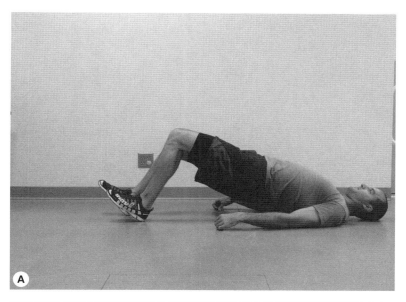

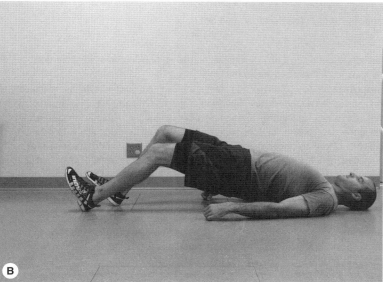

Figura 10.6 Caminhar na posição de supino com os joelhos flexionados. **A.** O atleta inicia na posição de ponte. **B.** O atleta leva seus pés para longe do corpo (estendendo os joelhos).

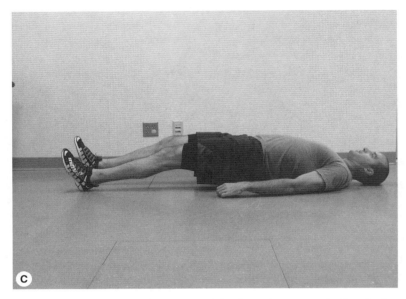

Figura 10.6 (*Continuação*) Caminhar na posição de supino com os joelhos flexionados. **C.** Enquanto mantém os quadris elevados.

do possível desenvolvimento de um algoritmo baseado em evidência para retorno ao esporte após lesões dos isquiotibiais.

A importância dos critérios de retorno ao esporte é reforçada em vários estudos de imagem. Silder e colaboradores[7] observaram, em RM, que 26% da área transversal do complexo de músculos isquiotibiais mostraram evidência de lesão muscular continuada no momento de retorno ao esporte apesar de os indivíduos satisfazerem os critérios atuais. Sanfilippo e colaboradores[8] descobriram não apenas edema residual na RM no retorno ao esporte após distensão dos isquiotibiais, mas também uma redução no torque flexor isocinético do joelho. Ambos os déficit se resolveram em seis meses após a lesão. O fisioterapeuta deve estar ciente de que as alterações de força e morfológicas continuadas no músculo provavelmente estão presentes apesar de os pacientes satisfazerem ou superarem os critérios de retorno ao esporte. Continuar com um programa de fortalecimento lombopélvico e excêntrico progressivo independente após o retorno ao esporte pode ajudar o atleta a recuperar o nível prévio de desempenho, enquanto diminui o risco de uma segunda lesão.

Recomendações Clínicas Baseadas em Evidência

SORT: Taxonomia da Força de Recomendação
A: Evidência de boa qualidade e consistente orientada para o paciente.
B: Evidência de qualidade limitada ou inconsistente orientada para o paciente.
C: Evidência consensual, prática geral, opinião de especialista ou série de casos orientada para a doença.

1. A anamnese e o exame físico completos, incluindo teste de força, palpação, amplitude de movimento e observação da marcha, ajudam o fisioterapeuta a desenvolver um diagnóstico diferencial, prognóstico e plano de reabilitação individualizado após uma distensão aguda dos isquiotibiais. **Grau C**
2. Os fatores usados para determinar o prognóstico e o tempo de retorno ao esporte após uma distensão aguda dos isquiotibiais incluem tempo para caminhar, distância de sensibilidade dolorosa máxima até a tuberosidade isquiática, área transversal da lesão, comprimento craniocaudal da lesão e mecanismo da lesão. **Grau B**
3. Os programas de reabilitação para atletas com lesão aguda dos isquiotibiais devem incluir exercícios para melhorar a estabilização lombopélvica, controle neuromuscular da extremidade inferior e força excêntrica dos isquiotibiais. **Grau B**
4. Apesar do intervalo para retorno ao esporte, os atletas devem continuar um programa de exercícios independente devido à persistência de alterações morfológicas presentes no tecido lesionado. **Grau B**

QUESTÕES DE REVISÃO

10.1 Qual das seguintes alternativas é o tratamento mais apropriado para um atleta com distensão aguda dos isquiotibiais?

   A. Fortalecimento excêntrico dos isquiotibiais de 25 até 5° de flexão do joelho e exercícios de controle neuromuscular
   B. Fortalecimento concêntrico máximo dos isquiotibiais
   C. Exercícios de alongamento
   D. Exercícios de alongamento passivo dos isquiotibiais e de fortalecimento isométrico do quadril

10.2 Com base nos fatores prognósticos demonstrados, ao estimar o tempo necessário para retornar ao esporte, qual dos seguintes atletas você acha que retornaria ao esporte mais rápido?

   A. Um jogador de futebol de 25 anos de idade que relata um estalido na parte posterior da coxa enquanto chuta
   B. Um jogador de futebol de 18 anos de idade com duas lesões prévias de distensão dos isquiotibiais que relata um início repentino de dor na parte posterior da coxa enquanto corre

C. Uma corredora de 16 anos de idade que sofre sua primeira distensão de isquiotibiais em uma corrida de 100 m e sai da pista caminhando com um padrão de marcha não antálgica
D. Uma bailarina de 21 anos de idade que relata um início repentino de dor na parte posterior da coxa enquanto se move em uma posição extrema de flexão do quadril e extensão do joelho

10.3 Um garoto de 14 anos de idade comparece à fisioterapia com dor moderada na parte posterior da coxa direita após uma lesão de corrida durante o jogo de futebol cinco dias antes. Relata ter sentido um pequeno estalido no momento da lesão e dor significativa, o que o impediu de continuar jogando. Ele demonstra um padrão de marcha antálgica secundário à dor e relata dor mais intensa ao sentar. O teste de extensão ativa do joelho foi 35° no lado não envolvido e 20° no lado envolvido, e a elevação da perna reta foi 80° no lado não envolvido e 95° no lado envolvido. O paciente relata dor significativa à palpação sobre a tuberosidade isquiática e não apresenta equimose. O teste de força de flexão do joelho em prono em 90 e 15° foi 4/5. Considerando esses achados de exame, qual seria a próxima etapa?

A. Orientar o uso de muletas para normalização da marcha e proteção do local da lesão, bem como encaminhar o paciente a outro profissional de saúde para obter radiografia pélvica anteroposterior e descartar uma avulsão apofisária isquiática
B. Orientar o uso de muletas para normalização da marcha e proteção do local de lesão, bem como encaminhar o paciente a outro profissional de saúde para obter RM pélvica anteroposterior e descartar uma avulsão apofisária isquiática
C. Encaminhar o paciente a outro profissional de saúde para obter uma RM e descartar a avulsão de tendão de algum dos isquiotibiais
D. Iniciar leve alongamento dos isquiotibiais e exercícios de ADM e progredir para exercícios isquiotibiais concêntricos conforme apropriado

RESPOSTAS

10.1 **A.** O fortalecimento excêntrico é necessário para corrigir duas mudanças comumente observadas após distensão dos isquiotibiais: o deslocamento no desenvolvimento de força máxima para comprimentos musculotendíneos mais curtos e a perda de força de 25° para 5° de flexão do joelho.[1,2,22] Alterações de controle neuromuscular incluindo mudanças na ativação muscular e na propriocepção do membro ocorrem após essa lesão e devem ser tratadas durante a fisioterapia.[5,55,64] O fortalecimento concêntrico pode encorajar um deslocamento na direção do comprimento ideal mais curto para tensão ativa, possivelmente, aumentando a recidiva de lesão (opção B). Por fim, a influência de alongamento dos isquiotibiais quanto à recuperação da lesão é incerta (opção D).

10.2 **C.** A paciente descrita na opção C não se encaixa em nenhum dos preditores prognósticos para duração mais longa de recuperação e de retorno ao esporte (ver a Tab. 10.2). Primeiro, ela sofreu a lesão durante a corrida, situação que remete a um tempo de recuperação mais curto do que as lesões do tipo alongamento excessivo (opções A e D). Segundo, essa é a primeira lesão de isquiotibial da atleta. As lesões recorrentes de isquiotibiais, em geral, são mais severas e têm um período de recuperação e de retorno ao esporte mais longo (opção B).[72,73] Por fim, ela imediatamente demonstrou um padrão de marcha não antálgica; um tempo de recuperação mais longo é esperado quando a marcha normal sem dor surge apenas depois de 24h da lesão.[24]

10.3 **A.** O paciente demonstra um padrão de marcha antálgica devido à dor, de modo que a proteção do tecido lesionado e normalização da marcha por meio do uso de muletas é a primeira etapa quando esse paciente é visto na clínica. Vários fatores presentes nesse caso estão associados a avulsão apofisária isquiática no diagnóstico diferencial (ver a Tab. 10.1). Primeiro, a fusão da apófise isquiática ocorre entre as idades de 16 e 25 anos, com o momento mais provável de ocorrer lesão entre as idades de 13 e 16 anos.[5,42] Segundo, o paciente relata sensibilidade e dor sobre a tuberosidade isquiática ao sentar e tem sensibilidade aumentada à palpação sobre essa área.[46] Por fim, ele tem movimento aumentado com elevação da perna reta e extensão ativa do joelho, o que eleva a preocupação com o deslocamento da apófise.

REFERÊNCIAS

1. Brockett CL, Morgan DL, Proske U. Predicting hamstring strain injury in elite athletes. *Med Sci Sports Exerc*. 2004;36:379-387.
2. Proske U, Morgan DL, Brockett CL, Percival P. Identifying athletes at risk of hamstring strains and how to protect them. *Clin Exp Pharmacol Physiol*. 2004;31:546-550.
3. Askling C, Saartok T, Thorstensson A. Type of acute hamstring strain affects flexibility, strength, and time to return to pre-injury level. *Br J Sports Med*. 2006;40:40-44.
4. Schneider-Kolsky ME, Hoving JL, Warren P, Connell DA. A comparison between clinical assessment and magnetic resonance imaging of acute hamstring injuries. *Am J Sports Med*. 2006;34:1008-1015.
5. Sherry MA, Best TM. A comparison of 2 rehabilitation programs in the treatment of acute hamstring strains. *J Orthop Sports Phys Ther*. 2004;34:116-125.
6. Heiderscheit BC, Sherry MA, Silder A, Chumanov ES, Thelen DG. Hamstring strain injuries: recommendations for diagnosis, rehabilitation, and injury prevention. *J Orthop Sports Phys Ther*. 2010;40:67-81.
7. Silder A, Sherry MA, Sanfilippo J, Tuite MJ, Hetzel SJ, Heiderscheit BC. Clinical and morphological changes following 2 rehabilitation programs for acute hamstring strain injuries: a randomized clinical trial. *J Orthop Sports Phys Ther*. 2013;43:284-299.
8. Sanfilippo JL, Silder A, Sherry MA, Tuite MJ, Heiderscheit BC. Hamstring strength and morphology progression after return to sport from injury. *Med Sci Sports Exerc*. 2013;45:448-454.
9. Feeley BT, Kennelly S, Barnes RP, et al. Epidemiology of National Football League training camp injuries from 1998 to 2007. *Am J Sports Med*. 2008;36:1597-1603.
10. Orchard J, Seward H. Epidemiology of injuries in the Australian Football League, seasons 1997-2000. *Br J Sports Med*. 2002;36:39-44.
11. Ekstrand J, Hagglund M, Walden M. Epidemiology of muscle injuries in professional football (soccer). *Am J Sports Med*. 2011;39:1226-1232.
12. Koulouris G, Connell D. Hamstring muscle complex: an imaging review. *Radiographics*. 2005;25:571-586.
13. Askling CM, Tengvar M, Saartok T, Thorstensson A. Acute first-time hamstring strains during slow-speed stretching: clinical, magnetic resonance imaging, and recovery characteristics. *Am J Sports Med*. 2007;35:1716-1724.

14. Askling CM, Tengvar M, Saartok T, Thorstensson A. Acute first-time hamstring strains during high-speed running: a longitudinal study including clinical and magnetic resonance imaging findings. *Am J Sports Med*. 2007;35:197-206.
15. Heiderscheit BC, Hoerth DM, Chumanov ES, Swanson SC, Thelen BJ, Thelen DG. Identifying the time of occurrence of a hamstring strain injury during treadmill running: a case study. *Clin Biomech (Bristol, Avon)*. 2005;20:1072-1078.
16. Schache AG, Wrigley TV, Baker R, Pandy MG. Biomechanical response to hamstring muscle strain injury. *Gait Posture*. 2009;29:332-338.
17. Chumanov ES, Heiderscheit BC, Thelen DG. The effect of speed and influence of individual muscles on hamstring mechanics during the swing phase of sprinting. *J Biomech*. 2007;40:3555-3562.
18. Chumanov ES, Heiderscheit BC, Thelen DG. Hamstring musculotendon dynamics during stance and swing phases of high-speed running. *Med Sci Sports Exerc*. 2011;43:525-532.
19. Thelen DG, Chumanov ES, Sherry MA, Heiderscheit BC. Neuromusculoskeletal models provide insights into the mechanisms and rehabilitation of hamstring strains. *Exerc Sport Sci Rev*. 2006;34:135-141.
20. Thelen DG, Chumanov ES, Best TM, Swanson SC, Heiderscheit BC. Simulation of biceps femoris musculotendon mechanics during the swing phase of sprinting. *Med Sci Sports Exerc*. 2005;37:1931-1938.
21. Askling CM, Tengvar M, Thorstensson A. Acute hamstring injuries in Swedish elite football: a prospective randomised controlled clinical trial comparing two rehabilitation protocols. *Br J Sports Med*. 2014;48:532-539.
22. Brockett CL, Morgan DL, Proske U. Human hamstring muscles adapt to eccentric exercise by changing optimum length. *Med Sci Sports Exerc*. 2001;33:783-790.
23. Askling CM, Tengvar M, Saartok T, Thorstensson A. Proximal hamstring strains of stretching type in different sports: injury situations, clinical and magnetic resonance imaging characteristics, and return to sport. *Am J Sports Med*. 2008;36:1799-1804.
24. Warren P, Gabbe BJ, Schneider-Kolsky M, Bennell KL. Clinical predictors of time to return to competition and of recurrence following hamstring strain in elite Australian footballers. *Br J Sports Med*. 2010;44:415-419.
25. Gabbe BJ, Bennell KL, Finch CF, Wajswelner H, Orchard JW. Predictors of hamstring injury at the elite level of Australian football. *Scand J Med Sci Sports*. 2006;16:7-13.
26. Verrall GM, Slavotinek JP, Barnes PG, Fon GT, Spriggins AJ. Clinical risk factors for hamstring muscle strain injury: a prospective study with correlation of injury by magnetic resonance imaging. *Br J Sports Med*. 2001;35:435-440.
27. Engebretsen AH, Myklebust G, Holme I, Engebretsen L, Bahr R. Intrinsic risk factors for hamstring injuries among male soccer players: a prospective cohort study. *Am J Sports Med*. 2010;38:1147-1153.
28. Croisier JL, Ganteaume S, Binet J, Genty M, Ferret JM. Strength imbalances and prevention of hamstring injury in professional soccer players: a prospective study. *Am J Sports Med*. 2008;36:1469-1475.
29. Yeung SS, Suen AM, Yeung EW. A prospective cohort study of hamstring injuries in competitive sprinters: preseason muscle imbalance as a possible risk factor. *Br J Sports Med*. 2009;43:589-594.
30. Orchard JW, Best TM. The managment of muscle strain injuries:an early return versus the risk of recurrence. *Clin J Sport Med*. 2002;12:3-5.
31. Arnason A, Andersen TE, Holme I, Engebretsen L, Bahr R. Prevention of hamstring strains in elite soccer: an intervention study. *Scand J Med Sci Sports*. 2008;18:40-48.
32. Bennell K, Tully E, Harvey N. Does the toe-touch test predict hamstring injury in Australian Rules footballers? *Aust J Physiother*. 1999;45:103-109.

33. Malliaropoulos N, Papalexandris S, Papalada A, Papacostas E. The role of stretching in rehabilitation of hamstring injuries: 80 athletes follow-up. *Med Sci Sports Exerc.* 2004;36:756-759.
34. Gabbe BJ, Bennell KL, Finch CF. Why are older Australian football players at greater risk of hamstring injury? *J Sci Med Sport.* 2006;9:327-333.
35. Orchard JW. Intrinsic and extrinsic risk factors for muscle strains in Australian football. *Am J Sports Med.* 2001;29:300-303.
36. Doherty TJ. The influence of aging and sex on skeletal muscle mass and strength. *Curr Opin Clin Nutr Metab Care.* 2001;4:503-508.
37. Gabbe BJ, Finch CF, Wajswelner H, Bennell KL. Predictors of lower extremity injuries at the community level of Australian football. *Clin J Sport Med.* 2004;14:56-63.
38. Cameron ML, Adams RD, Maher CG, Misson D. Effect of the HamSprint Drills training programme on lower limb neuromuscular control in Australian football players. *J Sci Med Sport.* 2007;12:24-30.
39. Clanton TO, Coupe KJ. Hamstring strains in athletes: diagnosis and treatment. *J Am Acad Orthop Surg.* 1998;6:237-248.
40. Cohen S, Bradley J. Acute proximal hamstring rupture. *J Am Acad Orthop Surg.* 2007;15:350-355.
41. Orchard JW, Farhart P, Leopold C. Lumbar spine region pathology and hamstring and calf injuries in athletes: is there a connection? *Br J Sports Med.* 2004;38:502-504.
42. Servant CT, Jones CB. Displaced avulsion of the ischial apophysis: a hamstring injury requiring internal fixation. *Br J Sports Med.* 1998;32:255-257.
43. Gidwani S, Bircher MD. Avulsion injuries of the hamstring origin - a series of 12 patients and management algorithm. *Ann R Coll Surg Engl.* 2007;89:394-399.
44. Konan S, Haddad F. Successful return to high level sports following early surgical repair of complete tears of the proximal hamstring tendons. *Int Orthop.* 2010;34:119-123.
45. Sarimo J, Lempainen L, Mattila K, Orava S. Complete proximal hamstring avulsions: a series of 41 patients with operative treatment. *Am J Sports Med.* 2008;36:1110-1115.
46. Sherry M. Examination and treatment of hamstring related injuries. *Sports Health.* 2012;4:107-114.
47. Turl SE, George KP. Adverse neural tension: a factor in repetitive hamstring strain? *J Orthop Sports Phys Ther.* 1998;27:16-21.
48. Kornberg C, Lew P. The effect of stretching neural structures on grade one hamstring injuries. *J Orthop Sports Phys Ther.* 1989;10:481-487.
49. Hosey RG, Fernandez MM, Johnson DL. Evaluation and management of stress fractures of the pelvis and sacrum. *Orthopedics.* 2008;31:383-385.
50. Cacchio A, Borra F, Severini G, et al. Reliability and validity of three pain provocation tests used for the diagnosis of chronic proximal hamstring tendinopathy. *Br J Sports Med.* 2012;46:883-887.
51. Cacchio A, Rompe JD, Furia JP, Susi P, Santilli V, De Paulis F. Shockwave therapy for the treatment of chronic proximal hamstring tendinopathy in professional athletes. *Am J Sports Med.* 2011;39:146-153.
52. Lempainen L, Sarimo J, Mattila K, Vaittinen S, Orava S. Proximal hamstring tendinopathy: results of surgical management and histopathologic findings. *Am J Sports Med.* 2009;37:727-734.
53. Maffey L, Emery C. What are the risk factors for groin strain injury in sport? A systematic review of the literature. *Sports Med.* 2007;37:881-894.
54. Malliaropoulos N, Isinkaye T, Tsitas K, Maffulli N. Reinjury after acute posterior thigh muscle injuries in elite track and field athletes. *Am J Sports Med.* 2011;39:304-310.
55. Sole G, Milosavljevic S, Nicholson H, Sullivan SJ. Altered muscle activation following hamstring injuries. *Br J Sports Med.* 2011;46:118-123.
56. Davis DS, Quinn RO, Whiteman CT, Williams JD, Young CR. Concurrent validity of four clinical tests used to measure hamstring flexibility. *J Strength Cond Res.* 2008;22:583-588.

57. Magee DJ. *Orthopedic Physical Assessment.* 5th ed. Philadelphia, PA: WB Saunders Company; 2008.
58. Reurink G, Goudswaard GJ, Oomen HG, et al. Reliability of the active and passive knee extension test in acute hamstring injuries. *Am J Sports Med.* 2013;41:1757-1761.
59. Connell DA, Schneider-Kolsky ME, Hoving JL, et al. Longitudinal study comparing sonographic and MRI assessments of acute and healing hamstring injuries. *AJR Am J Roentgenol.* 2004;183:975-984.
60. Slavotinek JP, Verrall GM, Fon GT. Hamstring injury in athletes: using MR imaging measurements to compare extent of muscle injury with amount of time lost from competition. *AJR Am J Roentgenol.* 2002;179:1621-1628.
61. Järvinen MJ, Lehto MU. The effects of early mobilisation and immobilisation on the healing process following muscle injuries. *Sports Med.* 1993;15:78-89.
62. Järvinen TA, Järvinen TL, Kääriäinen M, et al. Muscle injuries: optimising recovery. *Best Pract Res Clin Rheumatol.* 2007;21:317-331.
63. Kääriäinen M, Järvinen T, Järvinen M, Rantanen J, Kalimo H. Relation between myofibers and connective tissue during muscle injury repair. *Scand J Med Sci Sports.* 2000;10:332-337.
64. Cameron M, Adams R, Maher C. Motor control and strength as predictors of hamstring injury in elite players of Australian football. *Phys Ther Sport.* 2003;4:159-166.
65. Sole G, Milosavljevic S, Nicholson HD, Sullivan SJ. Selective strength loss and decreased muscle activity in hamstring injury. *J Orthop Sports Phys Ther.* 2011;41:354-363.
66. Askling C, Karlsson J, Thorstensson A. Hamstring injury occurrence in elite soccer players after preseason strength training with eccentric overload. *Scand J Med Sci Sports.* 2003;13:244-250.
67. Gabbe BJ, Branson R, Bennell KL. A pilot randomised controlled trial of eccentric exercise to prevent hamstring injuries in community-level Australian Football. *J Sci Med Sport.* 2006;9:103-109.
68. Mjølsnes R, Arnason A, Osthagen T, Raastad T, Bahr R. A 10-week randomized trial comparing eccentric vs. concentric hamstring strength training in well-trained soccer players. *Scand J Med Sci Sports.* 2004;14:311-317.
69. Askling CM, Nilsson J, Thorstensson A. A new hamstring test to complement the common clinical examination before return to sport after injury. *Knee Surg Sports Traumatol Arthrosc.* 2010;18:1798-1803.
70. Croisier JL, Forthomme B, Namurois MH, Vanderthommen M, Crielaard JM. Hamstring muscle strain recurrence and strength performance disorders. *Am J Sports Med.* 2002;30:199-203.
71. Orchard J, Best TM, Verrall GM. Return to play following muscle strains. *Clin J Sport Med.* 2005;15:436-441.
72. Koulouris G, Connell DA, Brukner P, Schneider-Kolsky M. Magnetic resonance imaging parameters for assessing risk of recurrent hamstring injuries in elite athletes. *Am J Sports Med.* 2007;35:1500-1506.
73. Brooks JH, Fuller CW, Kemp SP, Reddin DB. Incidence, risk, and prevention of hamstring muscle injuries in professional rugby union. *Am J Sports Med.* 2006;34:1297-1306.

Tendinopatia dos isquiotibiais: tratamento pós-operatório

Daniel Cooper
Jonathan Eng
Jason James
Timothy Mansour

CASO 11

No dia de Ano Novo, uma mulher ativa de 35 anos sofreu uma avulsão do tendão proximal dos isquiotibiais na junção osteotendínea enquanto praticava esqui *cross-country*. A lesão ocorreu quando seu esqui subitamente passou por uma pedra de gelo. Ela caiu com a extremidade inferior esquerda em extrema flexão de quadril e extensão de joelho. Imediatamente, sentiu dor na região posterior da coxa e nádega esquerdas e não conseguia caminhar sem auxílio de outra pessoa. Uma imagem por ressonância magnética (RM) realizada dois dias após a lesão revelou uma avulsão completa dos isquiotibiais esquerdos da tuberosidade isquiática com retração de 5 cm. Ela foi submetida a um reparo do tendão proximal dos isquiotibiais esquerdos dezesseis dias após a lesão. Duas âncoras bioabsorvíveis foram colocadas na tuberosidade isquiática e quatro suturas foram passadas pelo tendão proximal comum dos isquiotibiais para fixá-los. A equipe cirúrgica realizou também uma neurólise do nervo isquiático para remover o tecido cicatrizado e aderências livres. Ela seguiu um protocolo de recuperação traçado pelo cirurgião. A paciente compareceu a uma avaliação de fisioterapia nove meses após a cirurgia, de modo a abordar a dor localizada e persistente na tuberosidade isquiática esquerda, que sentia ao sentar e ao esforço durante atividades de corrida e ciclismo. Em repouso, ela classifica sua dor como 0/10 na escala de classificação numérica da dor. Contudo, durante o sentar ou a prática prolongada de um esporte, a dor atinge 5/10 em sua pior classificação. Ela relata uma tolerância à dor no sentar inferior a 10 minutos. Sua dor é aliviada com o cessar da atividade provocativa e com o alongamento prolongado dos isquiotibiais afetados. A paciente atualmente participa de quatro aulas por semana de um exercício do tipo campo de treino (*boot-camp*). Antes da lesão, era maratonista e praticava bicicross. Seus objetivos são retornar à corrida e ao ciclismo sem dores, com o foco no retorno às corridas de bicicross.

▶ Com base no diagnóstico da paciente, intervenção cirúrgica e esquema de reabilitação, quais fatores podem ter contribuído para esta condição?
▶ Quais sinais de exame podem estar associados a este diagnóstico?
▶ Quais são as intervenções fisioterapêuticas mais apropriadas neste estágio da recuperação?
▶ Quais complicações podem limitar a efetividade da fisioterapia?

DEFINIÇÕES-CHAVE

CORRIDA DE BICICROSS: forma de corrida de ciclismo que combina corrida de rua e ciclismo de montanha (*mountain biking*). Em geral, as corridas duram 45 minutos em uma trilha que inclui trechos pavimentados e na terra, pequenos aclives e obstáculos que podem somente ser transpostos descendo da bicicleta e prosseguindo a pé. Este é um evento aeróbio, mas envolve muitos trechos de atividade anaeróbia com caminhos que requerem uma significativa potência muscular da extremidade inferior.

AVULSÃO OSTEOTENDÍNEA: ruptura das fibras do tendão muscular na inserção óssea.

TENDINOPATIA: termo clínico que abrange todas as condições de uso excessivo que afetam tendões. Essa condição é caracterizada pela dor crônica e fraqueza; o tendão afetado apresenta mudanças histológicas específicas.

Objetivos

1. Identificar os fatores de risco para uma distensão nos isquiotibiais e uma lesão por avulsão.
2. Identificar o encaminhamento médico e exame diagnóstico apropriados para avaliar uma potencial lesão por avulsão.
3. Descrever as intervenções baseadas em evidência ou de melhor prática para um indivíduo com um reparo de avulsão nos isquiotibiais e subsequente tendinopatia.
4. Descrever os critérios apropriados para a evolução do paciente utilizando o protocolo de exames para retorno ao esporte.

Considerações sobre a Fisioterapia

Considerações sobre a fisioterapia para o tratamento de um indivíduo com isquiotibiais cirurgicamente reparados após uma lesão por avulsão:

- ▶ **Plano de tratamento/objetivos gerais da fisioterapia:** diminuir a dor; restaurar a amplitude de movimento (ADM) sem dor e a flexibilidade muscular; aumentar a força muscular e a resistência no quadril; manter a capacidade aeróbia.
- ▶ **Intervenções fisioterapêuticas:** educação da paciente em relação a anatomia, procedimento cirúrgico e protocolo de reabilitação; terapia manual para restaurar a ADM e mobilidade articular; exercícios de flexibilidade muscular; treinamento de resistência para aumentar a força do quadril e melhorar a estabilidade dinâmica; treinamento de resistência e força do *CORE* e extremidade inferior para melhorar a estabilidade e potência.
- ▶ **Precauções durante a fisioterapia:** considerar a evolução temporal pós-cirúrgica em relação às propriedades de cicatrização tecidual e selecionar e dosar adequadamente o exercício terapêutico.
- ▶ **Complicações que interferem na fisioterapia:** não adesão da paciente às precauções iniciais e ao plano de tratamento; progressão prematura de fase; cicatrização tecidual deficiente; desafios psicológicos (p. ex., influência de outros atletas, medo de uma nova lesão, visão irreal das atuais capacidades, experiência/conhecimento prévio da fisioterapia).

Visão Geral da Patologia

O grupo muscular dos isquiotibiais consiste em três músculos: semitendinoso, semimembranoso e bíceps femoral. Esses músculos se originam proximalmente na tuberosidade isquiática e se inserem distalmente na tíbia medial e na fíbula lateral. A Tabela 11.1 lista as inserções específicas dos músculos individuais. Em geral, a ativação concêntrica dos isquiotibiais flexiona o joelho ou contribui para a extensão do quadril. Se as extremidades inferiores estiverem fixas (i.e., em contato com o solo), o grupo muscular dos isquiotibiais pode auxiliar fazendo inclinação posterior da pelve e extensão dos quadris. Quando o joelho é flexionado, os isquiotibiais podem rodar internamente (via contração do semitendinoso e do semimembranoso) ou rodar externamente (via contração do bíceps femoral) a parte inferior da perna. A cabeça longa do bíceps femoral também pode auxiliar na adução do quadril.[1]

O mecanismo primário para a lesão dos isquiotibiais é a sobrecarga excêntrica repentina quando os músculos são alongados até sua amplitude final.[2-5] Na flexão de quadril e extensão de joelho máximas, tensão significativa é aplicada sobre os isquiotibiais à medida que o joelho desacelera. As avulsões do tendão dos isquiotibiais são observadas em cerca de 8% de todas as lesões nesses músculos.[6] Os esportes mais comuns que resultam em uma avulsão dos isquiotibiais incluem esqui *cross-country*, esqui alpino e esqui aquático.[2,5] As avulsões também foram relatadas no futebol americano e na corrida.[2] Em adolescentes, é mais comum ter uma fratura por avulsão apofisária, na qual a apófise isquiática é deslocada. Após a fusão da apófise (em torno dos 25 anos de idade), torna-se mais comum o tendão provocar avulsão a partir do osso.[4,5]

Quando ocorre uma avulsão isquiática, a reinserção cirúrgica é recomendada se a massa que sofreu avulsão retrair mais de 2 cm.[7-9] Indivíduos com avulsões completas de tendão que se submeteram a reparo cirúrgico experimentam melhoras na força muscular e na resistência, relatam escores altos de satisfação e possuem uma boa chance de re-

Tabela 11.1 ORIGENS E INSERÇÕES DOS ISQUIOTIBIAIS

Músculo	Origem	Inserção	Ação muscular concêntrica
Bíceps femoral	Cabeça longa: tuberosidade isquiática Cabeça curta: linha áspera e linha supracondilar lateral	Cabeça fibular	Flexão de joelho Rotação lateral da tíbia sobre o fêmur Extensão do quadril (cabeça longa)
Semimembranoso	Tuberosidade isquiática	Côndilo tibial medial	Flexão do joelho Extensão do quadril Rotação medial da tíbia sobre o fêmur
Semitendinoso	Tuberosidade isquiática	Tíbia medial superior	Flexão de joelho Extensão do quadril Rotação medial da tíbia sobre o fêmur

tornar ao esporte.[10-12] O reparo cirúrgico também diminui a incidência de dor crônica e a incapacidade resultante dessa lesão.[10-13] Em uma revisão sistemática incluindo 286 avulsões proximais dos isquiotibiais tratadas cirurgicamente e 14 tratadas sem cirurgia, 82% daqueles que fizeram intervenção cirúrgica foram capazes de retornar ao esporte no seu nível pré-lesão, comparados com apenas 14% daqueles que foram tratados de modo conservador.[14]

As avulsões dos isquiotibiais podem inicialmente ser diagnosticadas de forma incorreta como lesões por esforço. Se o fisioterapeuta estiver preocupado com o risco de o paciente ter sofrido uma avulsão, é crucial encaminhá-lo a um ortopedista para solicitar acompanhamento e exames de imagem, porque o reparo cirúrgico precoce (dentro do primeiro mês após a avulsão) diminui a chance de o nervo isquiático ser danificado.[5,13] Com avulsões crônicas dos isquiotibiais, pode ocorrer dano no nervo isquiático devido à formação de tecido cicatricial que pode aderir o nervo ao tendão.[5,10,13] Quando possível, o fisioterapeuta deve obter um registro operatório para revisar os procedimentos específicos realizados e para obter uma percepção do estado dos tecidos envolvidos. Por exemplo, é prática comum o cirurgião ortopedista identificar o nervo isquiático durante a cirurgia e realizar uma neurólise para remover o tecido cicatrizado do nervo isquiático.[4,13]

Tratamento Fisioterapêutico do Paciente

As considerações de reabilitação após um reparo de avulsão dos isquiotibiais incluem o estado atual de saúde dos tecidos envolvidos e limitações funcionais do paciente, bem como fatores ambientais e considerações específicas do esporte. Para determinar a saúde do tecido em cicatrização e facilitar o prognóstico, o fisioterapeuta considera a idade e as comorbidades do paciente, tempo desde a cirurgia, relato cirúrgico (observando a presença de aderências ou tecido cicatrizado), exame de imagem subsequente e relatos subjetivos do indivíduo. Em um estudo de coorte retrospectivo com 11 adultos que sofreram avulsões completas dos isquiotibiais, 7 de 9 indivíduos atleticamente ativos retornaram ao esporte em uma média de seis meses após o reparo cirúrgico e fisioterapia pós-operatória.[10] Mais recentemente, Cohen e colaboradores[12] relataram uma série de casos de 52 adultos submetidos ao reparo do tendão proximal dos isquiotibiais, com 40 deles tendo reparos agudos e 12 tendo reparos crônicos. Todos os indivíduos participaram de um protocolo de reabilitação de 6 a 8 semanas que incluiu o uso de uma imobilização para o quadril, descarga de peso progressiva, exercícios de ADM e exercícios isotônicos progressivos.[12] O tempo médio para o retorno ao esporte foi de 6,6 meses após a cirurgia. O retorno ao esporte deve ser baseado nas medidas funcionais, incluindo a força e o comprimento dos isquiotibiais e as atividades específicas do esporte, em vez de um esquema de tempo específico. Ao basear o retorno ao esporte na capacidade funcional dos isquiotibiais do indivíduo, reduz-se o risco de uma nova lesão.[15]

Exame, Avaliação e Diagnóstico

As lesões agudas dos isquiotibiais são dolorosas e geralmente resultam em lesões extensas na parte posterior da coxa e nádega. Na ruptura completa, com frequência, os pacientes relatam sentir a ruptura do tendão ou ouvem um "estalido" imediatamente, acompanhado por dor e fraqueza. O fisioterapeuta pode conseguir palpar um defeito distal à tuberosidade isquiática quando o tendão sofreu avulsão completa; contudo, isso pode ser de difícil detecção se houver edema significativo. Se houver suspeita de avulsão, o fisioterapeuta deve rapidamente encaminhar o paciente a um cirurgião ortopédico[5,10-13] para determinar a integridade do tendão e facilitar o rápido reparo cirúrgico, se indicado. O **padrão de excelência para o diagnóstico da lesão ao tecido dos isquiotibiais** em adultos é a RM.[16]

A avaliação fisioterapêutica inicial ocorre de 7 a 10 dias após o reparo do tendão proximal dos isquiotibiais. Neste momento, o paciente ainda está seguindo o protocolo pós-operatório do cirurgião e deve ser encaminhado à clínica de fisioterapia com uma imobilização e deambulando com muletas. A paciente no caso em questão não seguiu o encaminhamento do cirurgião ortopédico à fisioterapia e optou por um autotratamento após a reabilitação. Assim, ela inicialmente se apresentou à fisioterapia para uma avaliação nove meses após a cirurgia para tratar de dor e fraqueza persistentes. Devido ao esquema de tempo atípico da avaliação, não teve precauções pós-cirúrgicas e uma avaliação ortopédica padrão foi concluída. A avaliação inclui um exame subjetivo detalhado, medidas objetivas de danos (força, ADM, comprimento dos isquiotibiais, perimetria da coxa), limitações funcionais e avaliações funcionais (equilíbrio em uma perna só e exames de saltos com uma perna só). Devido à proximidade e ao frequente envolvimento do nervo isquiático nas avulsões dos isquiotibiais, um exame neurológico, incluindo força, sensação e reflexos das extremidades inferiores, deve ser realizado.

Durante a parte subjetiva do exame, o fisioterapeuta deve perguntar sobre a frequência da dor, intensidade e local, bem como sobre a tolerância ao sentar, o nível atual de atividade, a tolerância à atividade em geral e à atividade específica do esporte e os objetivos específicos da paciente. A avaliação da força inclui teste muscular manual (TMM) da musculatura do quadril e do joelho e a observação dos movimentos funcionais. Por exemplo, observar um sinal de Trendelenburg durante a fase de apoio da marcha, falta de controle lombopélvico e da extremidade inferior com a descida de degraus e/ou desvio medial do joelho (valgo) em agachamentos unipodais podem indicar fraqueza funcional do *CORE*, quadril e extremidade inferior. A ADM, força, palpação e estabilidade funcional devem ser comparadas com o lado não afetado. O comprimento muscular dos isquiotibiais pode ser avaliado com um teste 90/90 (Fig. 11.1). O teste 90/90 é realizado com a paciente na posição de supino. O fisioterapeuta move a extremidade inferior em 90° de flexão do quadril, com um joelho completamente flexionado e, então, estende o joelho até uma sensação de final de movimento macia ser percebida. O ângulo de flexão do joelho é medido e representa o comprimento dos isquiotibiais. A perimetria da coxa e a palpação dos isquiotibiais a partir da fossa poplítea até a tuberosidade isquiática devem ser feitas de modo bilateral. A Tabela 11.2 apresenta achados subjetivos e objetivos para a paciente neste caso.

As atividades específicas do esporte devem ser avaliadas. Neste caso, uma avaliação de corrida e ciclismo poderia ser feita porque o objetivo primário da paciente é o retorno sem dor a essas duas modalidades. Inicialmente, os testes de agachamento unipodal e o salto unipodal foram usados para avaliar o controle dinâmico da extremidade inferior e pelve. Um exame de salto unipodal foi usado para avaliar o mais alto nível de estabilidade lombopélvica dinâmica e controle motor da extremidade inferior sob carga do

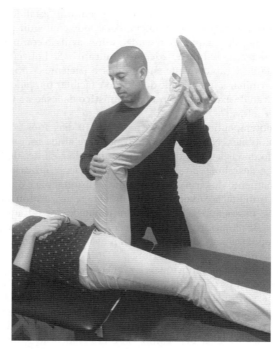

Figura 11.1. Exame de força muscular 90/90 para os isquiotibiais.

Tabela 11.2 ACHADOS DO EXAME FISIOTERAPÊUTICO	
Queixas subjetivas	Diminuição da tolerância ao sentar (< 10 minutos) Dor com o exercício
Amplitude de movimento (ADM)	Diminuição da extensão, rotação interna e externa do quadril esquerdo Diminuição do comprimento dos isquiotibiais esquerdos
Flexibilidade	Diminuição da flexibilidade do tensor da fáscia lata esquerdo
Força	Abdutores do quadril esquerdo: 4/5; flexores do joelho esquerdo: 3/5
Movimento funcional	Aumento da inclinação da parte lateral do tronco e colapso medial da extremidade inferior esquerda durante o agachamento unipodal
Palpação	Sensibilidade à palpação na tuberosidade isquiática esquerda

impacto do peso coporal. Um agachamento unipodal foi usado para avaliar o controle motor fino voluntário e as estratégias de equilíbrio da pelve e extremidade inferior mais similares às demandas do ciclismo. Uma avaliação do ajuste da bicicleta e da atividade de pedalar foi feita durante a sessão seguinte de fisioterapia (ver Caso 13).

Plano de Tratamento e Intervenções

O objetivo primário após a reinserção cirúrgica proximal dos isquiotibiais é promover a cicatrização adequada e prevenir uma nova lesão. Os programas de **reabilitação pós-operatória** variam e são determinados principalmente pela preferência do cirurgião. A maioria dos cirurgiões ortopédicos defende a imobilização pós-operatória imediata por quatro semanas (uso de uma órtese para quadril que impeça a flexão de quadril) e ausência de descarga de peso sobre o membro da cirurgia, com progressão para a descarga de peso conforme tolerância (DPCT), em 4 a 6 semanas após a cirurgia. Em geral, o início do treinamento de resistência pode iniciar seis semanas após a cirurgia. A Tabela 11.3 apresenta um protocolo geral de reabilitação pós-operatório de tempo esquematizado após a reinserção cirúrgica proximal dos isquiotibiais.

A paciente deste caso avançou da não descarga de peso para a descarga total de peso após cinco semanas. Começou o fortalecimento para o *CORE* e os isquiotibiais com exercícios de cadeia cinética fechada (CCF) progressivos em seis semanas e em 10 semanas iniciou o treinamento específico do esporte. Ela avançou por conta própria pelos exercícios. Em cerca de nove meses após a cirurgia, as queixas primárias da paciente eram fraqueza, dor e intolerância ao sentar. Durante o exame, o fisioterapeuta observou uma sensibilidade palpável na tuberosidade isquiática esquerda, fraqueza dolorosa da flexão do joelho esquerdo, fraqueza da abdução do quadril esquerdo, diminuição da dorsiflexão esquerda e da ADM de rotação interna e externa de quadril bilateralmente, diminuição da flexibilidade dos isquiotibiais esquerdos e estabilidade de tronco deficiente durante o agachamento unipodal (ver Tab. 11.2). Assim, as intervenções de fisioterapia foram projetadas para diminuir a sensibilidade dolorosa, melhorar a força e a ADM e melhorar a tolerância ao sentar de modo a permitir que a paciente retorne à participação plena na corrida e no bicicross.

Em média, os indivíduos podem esperar retornar ao esporte seis meses após o reparo cirúrgico do tendão proximal dos isquiotibiais.[10,12] É crucial para o fisioterapeuta

Tabela 11.3 PROTOCOLO DE REABILITAÇÃO PÓS-OPERATÓRIA

Tempo após a cirurgia	Precauções/progressão
Dias 1-10	SDP
Dias 10-14	DPTD, início da ADMP
Semana 3	25% de DP, início da ADMA
Semana 4	50% de DP Interromper o uso da órtese spica Exercício de resistência de CCF e treinamento de força pélvica para o *CORE* limitados
Semana 5	DP total
Semana 10	Início de *jogging* e do programa de treinamento específico do esporte

Abreviações: ADMA, amplitude de movimento ativa; ADMP, amplitude de movimento passiva; CCF, cadeia cinética fechada; DP, descarga de peso; DPTD, descarga de peso com toque de dedo; SDP, sem descarga de peso.

informar o paciente de que o tendão cirurgicamente reparado nunca mais readquirirá sua força de tensão original, mas atingirá sua força *ideal* um ano após a cirurgia.[17] Um estudo prospectivo com 11 indivíduos relatou um retorno médio de 91% da força dos músculos isquiotibiais em relação aos isquiotibiais saudáveis,[10] enquanto outro estudo retrospectivo com 15 indivíduos relatou uma recuperação da força dos isquiotibiais lesionados de até 78% do lado contralateral três anos após a cirurgia.[11] Para reduzir o risco de uma nova lesão, o **retorno ao esporte** deve ser baseado em critérios funcionais, incluindo força e comprimento dos isquiotibiais e atividades específicas do esporte, e não baseado em um determinado cronograma.[15] Os seguintes critérios de retorno ao jogo após a lesão dos isquiotibiais foram classificados por trinta e sete médicos do esporte de clubes de futebol da França e Bélgica: alívio completo da dor, desempenho da força muscular, sensação subjetiva relatada pelo jogador, flexibilidade muscular e desempenho de teste específico do esporte.[18] Embora esta paciente não seja uma jogadora de futebol, esses cinco critérios ajudaram o fisioterapeuta a tomar uma decisão informada conforme o melhor interesse da paciente e seus objetivos específicos.

É importante entender que os indivíduos com reparos cirúrgicos nos isquiotibiais estão se reabilitando de uma significativa lesão tecidual que pode ser associada a complicações crônicas como a tendinopatia. A tendinopatia é uma condição clínica comum, caracterizada por dor durante a atividade, sensibilidade dolorosa localizada na palpação, edema do tendão e prejuízo de desempenho.[19] Estudos de RM têm demonstrado **tendinopatia** em 25% dos pacientes após três anos, em média, de reparo do tendão proximal dos isquiotibiais.[11,19] Em nível celular, a tendinopatia é atualmente compreendida como o tendão com distúrbios de matriz devido a "a falha na cicatrização" levando à hipervascularidade focal, neoinervação e ao aumento na concentração de citocinas.[20] De modo funcional, um indivíduo com tendinopatia nos isquiotibiais pode apresentar dor, fraqueza, intolerância ao sentar, intolerância à atividade e fadiga dos isquiotibiais envolvidos. Relatos de dor moderada na distribuição do nervo isquiático, especificamente na região posterior das nádegas, e desconforto na tuberosidade isquiática são comuns.[10-12]

Neste caso, os sintomas da paciente são consistentes com tendinopatia do tendão reparado. A **carga excêntrica** do músculo e tendão durante a reabilitação pode aumentar a síntese de colágeno e regular de forma ascendente a expressão do mesmo.[19] A síntese ideal de colágeno ocorre entre 2 e 4 dias após o exercício.[19] Em jogadores de futebol, o exercício nórdico (em inglês, *nordic hamstring curl exercise*) reduziu o risco de lesão nos isquiotibiais e preveniu a recidiva da lesão nesses músculos em 70% em comparação com o treinamento geral sem intervenção específica dos isquiotibiais.[21] Para realizar esse exercício, a paciente começa ajoelhada com os tornozelos em flexão plantar e os pés presos ao chão, seja colocados sob um suporte fixo ou com outra pessoa ajoelhada sobre eles de modo a impedir que saiam do chão durante o exercício. Mantendo uma postura ereta da cabeça aos joelhos, a paciente inclina-se à frente de um modo lento e controlado (Fig. 11.2A). A atleta abaixa a parte superior do corpo em direção ao chão, mantendo o tronco o mais reto possível (Fig. 11.2B) e interrompendo o impacto com o chão usando as mãos estendidas para flexão e retorno à posição inicial. Esse padrão de movimento é repetido pelo número determinado de repetições.

A carga excêntrica dos isquiotibiais possui o mais forte nível de evidência para o tratamento da tendinopatia[19] e redução do risco de uma nova lesão,[21] no entanto, outras intervenções para a reabilitação das lesões dos isquiotibiais foram investigadas. Em um

SEÇÃO III: CASO 11   **195**

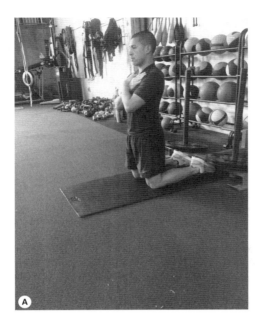

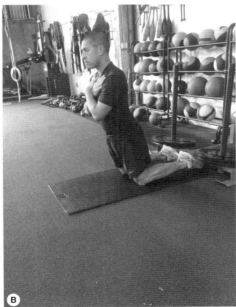

Figura 11.2 Exercício nórdico. **A.** Posição inicial. **B.** Flexão do corpo em direção ao chão.

estudo com 24 atletas que haviam sofrido distensão aguda dos isquiotibiais, os indivíduos foram designados a um protocolo de alongamento estático, exercício de resistência dos isquiotibiais progressivo e isolado e aplicação de gelo (grupo STST, do inglês, *static stretching*) ou um protocolo de exercícios de agilidade progressiva e estabilização do tronco (PATS). Em duas semanas e um ano após o retorno ao esporte, o grupo STST demonstrou uma significativa taxa mais elevada de recidiva da lesão comparado com o grupo PATS,[22] indicando que a inclusão de exercícios de agilidade e estabilização do tronco foi importante para reduzir o risco de recorrência da lesão. O treinamento pliométrico progressivo também foi considerado efetivo na promoção do retorno ao esporte e na prevenção de lesões recorrentes.[23] Assim, as intervenções devem incluir carga excêntrica no membro afetado, exercícios de propriocepção/controle lombopélvico e treinamento pliométrico/de agilidade progressivo.[22-24] Por fim, o fisioterapeuta deve incluir movimentos específicos do esporte e demandas necessárias para um retorno à prática dos esportes.[15] Para a paciente deste caso, a carga excêntrica usando o exercício nórdico, rápidos chutes em pé com caneleiras e leve flexão do quadril (Fig. 11.3) e exercícios excêntricos com roldana com a perna reta na posição de supino (Fig. 11.4) foram implementados. Exercícios de apoio unipodal foram prescritos para melhorar o equilíbrio e controle lombopélvico. Passos altos laterais sobre um obstáculo (Fig. 11.5) e um programa de sobrecarga para corrida de alta velocidade foram prescritos ao final do programa de reabilitação para preparar a atleta para o retorno ao esporte.[23]

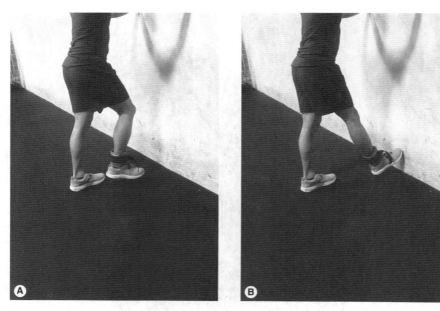

Figura 11.3 Chutes rápidos na posição em pé com caneleiras. **A.** Posição inicial. **B.** Posição final.

SEÇÃO III: CASO 11   197

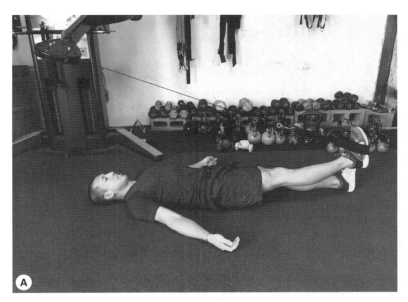

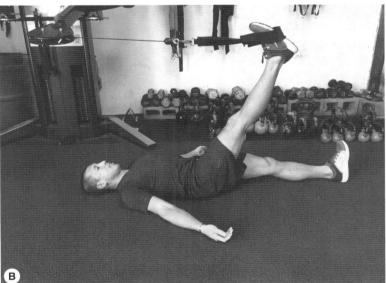

Figura 11.4 Exercício excêntrico com roldana com perna reta na posição de supino. **A.** Posição inicial. **B.** Posição final.

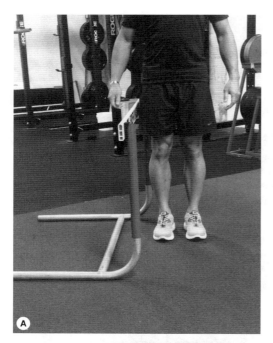

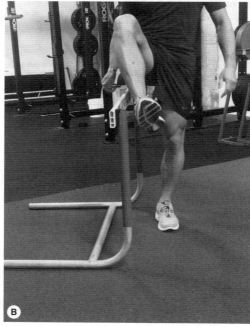

Figura 11.5 Passos altos laterais sobre um obstáculo. **A.** Posição inicial. **B.** Posição final. O passo alto é realizado de uma maneira lenta e controlada inicialmente com o foco no controle lombopélvico (realiza-se um passo elevado completo a cada repetição). À medida que o paciente demonstrar um controle lombopélvico adequado, aumenta-se a velocidade do movimento para simular a rápida execução, como se estivesse subindo/descendo de uma bicicleta.

SEÇÃO III: CASO 11   **199**

Recomendações Clínicas Baseadas em Evidência

SORT: Taxonomia da Força de Recomendação
A: Evidência de boa qualidade e consistente orientada para o paciente.
B: Evidência de qualidade limitada ou inconsistente orientada para o paciente.
C: Evidência consensual, prática geral, opinião de especialista ou série de casos orientada para a doença.

1. O padrão de excelência para o diagnóstico de uma lesão ao tecido dos isquiotibiais é a imagem por ressonância magnética. **Grau A**
2. Os fisioterapeutas devem considerar a tendinopatia como uma complicação após o reparo cirúrgico da inserção proximal dos isquiotibiais. **Grau B**
3. Os exercícios excêntricos melhoram a síntese de colágeno e reduzem o risco de uma lesão subsequente. **Grau B**
4. O tratamento da tendinopatia dos isquiotibiais deve incluir a carga excêntrica dos mesmos. **Grau A**

QUESTÕES DE REVISÃO

11.1 Qual tratamento demonstrou ser o mais efetivo para tendinopatia?

   A. Crioterapia
   B. Carga excêntrica
   C. Ultrassom
   D. Mobilização manual de tecidos moles

11.2 Qual, dentre as seguintes alternativas, *não* é uma sequela comum da avulsão dos isquiotibiais?

   A. Dano ao nervo isquiático
   B. Tendinopatia dos isquiotibiais
   C. Intolerância ao sentar
   D. Fraqueza no quadríceps

RESPOSTAS

11.1 **B.** A carga excêntrica demonstrou tratar de modo efetivo a tendinopatia dos isquiotibiais. Quando adequadamente dosada, pode fornecer um efeito positivo sobre a unidade musculotendínea.
11.2 **D.** O envolvimento do nervo isquiático é comum, em particular, quando o reparo cirúrgico não é realizado dentro de um mês da lesão. A tendinopatia ocorre em cerca de 25% dos pacientes três anos após o reparo cirúrgico. A intolerância ao sentar era uma complicação importante desta paciente e foi comumente documentada após a avulsão dos isquiotibiais.

REFERÊNCIAS

1. Moore K, Dalley A, Agur A. *Clinically Oriented Anatomy*. 6th ed. Baltimore, MD: Lippincott Williams & Wilkins; 2010.

2. Abebe ES, Moorman CT, Garrett WE. Proximal hamstring avulsion injuries: Injury mechanism, diagnosis and disease course. *Oper Techniq Sports Med.* 2009;17:205-209.
3. Porr J, Lucaciu C, Birkett S. Avulsion fractures of the pelvis - a qualitative systematic review of the literature. *J Can Chiropr Assoc.* 2011;55:247-255.
4. Gidwani S, Bircher MD. Avulsion injuries of the hamstring origin - a series of 12 patients and management algorithm. *Ann R Coll Surg Engl.* 2007;89:394-399.
5. Sarimo J, Lempainen L, Mattila K, Orava S. Complete proximal hamstring avulsions: a series of 41 patients with operative treatment. *Am J Sports Med.* 2008;36:1110-1115.
6. Koulouris G, Connell D. Evaluation of the hamstring muscle complex following acute injury. *Skeletal Radiol.* 2003;32:582-589.
7. Copland ST, Tipton JS, Fields KB. Evidence-based treatment of hamstring tears. *Curr Sports Med Rep.* 2009;8:308-314.
8. Wootton JR, Cross MJ, Holt KW. Avulsion of the ischial apophysis. The case for open reduction and internal fixation. *J Bone Joint Surg Br.* 1990;72:625-627.
9. Servant CT, Jones CB. Displaced avulsion of the ischial apophysis: a hamstring injury requiring internal fixation. *Br J Sports Med.* 1998;32:255-257.
10. Klingele KE, Sallay PI. Surgical repair of complete proximal hamstring tendon rupture. *Am J Sports Med.* 2002;30:742-747.
11. Chahal J, Bush-Joseph CA, Chow A, et al. Clinical and magnetic resonance imaging outcomes after surgical repair of complete proximal hamstring ruptures: does the tendon heal? *Am J Sports Med.* 2012;40:2325-2330.
12. Cohen SB, Rangavajjula A, Vyas D, Bradley JP. Functional results and outcomes after repair of proximal hamstring avulsions. *Am J Sports Med.* 2012;40:2092-2098.
13. Carmichael J, Packham I, Trikha SP, Wood DG. Avulsion of the proximal hamstring origin. Surgical technique. *J Bone Joint Surg Am.* 2009;91:249-256.
14. Harris JD, Griesser MJ, Best TM, Ellis TJ. Treatment of proximal hamstring ruptures - a systematic review. *Int J Sports Med.* 2011;32:490-495.
15. Thorborg K. Why hamstring eccentrics are hamstring essentials. *Br J Sports Med.* 2012;46:463-465.
16. Linklater JM, Hamilton B, Carmichael J, Orchard J, Wood DG. Hamstring injuries: anatomy, imaging, and intervention. *Semin Musculoskelet Radiol.* 2010;14:131-161.
17. Goodman C, Kuller K. *Pathology Implications for the Physical Therapist.* 3rd ed. St. Louis, MO: Saunders; 2009.
18. Delvaux F, Rochcongar P, Bruyère O, et al. Return-to-play criteria after hamstring injury: actual medicine practice in professional soccer teams. *J Sports Sci Med.* 2014;13:721-723.
19. Magnusson P, Langberg H, Kjaer M. The pathogenesis of tendinopathy: balancing the response to loading. *Nat Rev Rheumatol.* 2010;6:262-268.
20. Fu SC, Rolf C, Cheuk YC, Lui PP, Chan KM. Deciphering the pathogenesis of tendinopathy: a three-stages process. *Sports Med Arthrosc Rehabil Ther Technol.* 2010;2:30.
21. Petersen J, Thorborg K, Nielsen MB, Budtz-Jorgensen E, Holmich P. Preventive effect of eccentric training on acute hamstring injuries in men's soccer: a cluster-randomized controlled trial. *Am J Sports Med.* 2011;39:2296-2303.
22. Sherry MA, Best TM. A comparison of 2 rehabilitation programs in the treatment of acute hamstring strains. *J Orthop Sports Phys Ther.* 2004;34:116-125.
23. Kirkland A, Garrison JC, Singleton SB, Rodrigo J, Boettner F, Stuckey S. Surgical and therapeutic management of a complete proximal hamstring avulsion after failed conservative approach. *J Orthop Sports Phys Ther.* 2008;38:754-760.
24. Brukner P, Nealon A, Morgan C, Burgess D, Dunn A. Recurrent hamstring muscle injury: applying the limited evidence in the professional football setting with a seven-point programme. *Br J Sports Med.* 2014;48:929-938.

Dor patelofemoral em uma corredora de *cross-country*

B. J. Lehecka
Robert C. Manske

CASO 12

Uma corredora universitária de *cross-country* de 17 anos de idade com dor na região anterior do joelho veio à fisioterapia para avaliação e tratamento. Ela observou um início insidioso da dor com edema concomitante em seu joelho direito após retomar a corrida regular dois meses atrás, durante a preparação para a temporada de *cross-country*. Há dois meses, estava se exercitando em um aparelho elíptico algumas vezes por semana durante seis semanas, mas sem correr. Ela não apresentava história prévia de lesão na extremidade inferior. Seus sintomas surgiram após correr cerca de 640 metros e se intensificaram com o aumento da distância. Em uma escala numérica da dor, classifica sua dor em repouso como 1/10 e, na pior das hipóteses, como 5/10 (geralmente em corridas de 3,2 km ou mais). Após alguns dias de repouso, a dor e o edema desaparecem. Esta é a sua primeira sessão formal de fisioterapia; contudo, ela vem tomando por conta própria medicações anti-inflamatórias e alongando para reduzir seus sintomas. Embora sua equipe de *cross-country* tenha começado o condicionamento há duas semanas, não teve condições de participar devido à dor. O seu objetivo é retornar à corrida sem sintomas o mais cedo possível. O médico encaminhou a paciente à fisioterapia e recomendou que parasse de correr.

▶ Com base na condição de saúde da paciente, quais fatores podem ter contribuído para as limitações na atividade?
▶ Quais são as prioridades do exame?
▶ Quais são as intervenções fisioterapêuticas mais apropriadas?

DEFINIÇÕES-CHAVE

DOR PATELOFEMORAL: uma das mais comuns formas de dor crônica na região anterior do joelho; em geral tem início insidioso.

PÉ PLANO: quando o arco longitudinal medial do pé é mais baixo que o normal, também chamado de pé chato.

ÂNGULO Q: o ângulo entre a linha do reto femoral cursando a partir da espinha ilíaca anteroinferior para a patela e a linha do tendão patelar distal à patela; representa o ângulo da força do músculo quadríceps.

INTERDEPENDÊNCIA REGIONAL: teoria de que a disfunção que ocorre proximal ou distalmente (ou ambas) à articulação tibiofemoral possa contribuir para a patologia do joelho.

Objetivos

1. Descrever a dor patelofemoral.
2. Identificar métodos para avaliar a interdependência regional.
3. Descrever as fraquezas musculares comuns que podem contribuir para a produção da dor patelofemoral.
4. Selecionar as intervenções de tratamento apropriadas para o indivíduo com dor patelofemoral.
5. Implementar um programa de exercícios terapêuticos que vise à disfunção nas extremidades inferiores para tratar a dor patelofemoral.

Considerações sobre a Fisioterapia

Considerações sobre a fisioterapia para o tratamento do atleta com dor patelofemoral:

- ▶ **Plano de tratamento/objetivos gerais da fisioterapia:** diminuir a dor; aumentar a flexibilidade muscular; aumentar a força do quadrante inferior; prevenir ou minimizar a perda da capacidade de condicionamento aeróbio; retornar à corrida de *cross-country* com a equipe.
- ▶ **Intervenções fisioterapêuticas:** educação da paciente sobre a anatomia funcional e patomecânica da lesão; modalidades e terapia manual para diminuir a dor; exercícios de flexibilidade muscular; exercícios de resistência para aumentar a capacidade de resistência muscular do *CORE* e para aumentar a força dos músculos da extremidade inferior ao redor do quadril; programa de exercício aeróbio; programa de exercícios domiciliares com ênfase no fortalecimento da extremidade inferior sintomática em posições que não permitam padrões de compensação.
- ▶ **Precauções durante a fisioterapia:** monitorar os sinais vitais; abordar precauções ou contraindicações ao exercício, com base nas condições preexistentes da paciente.
- ▶ **Complicações que interferem na fisioterapia:** dor ou edema persistentes; dano excessivo aos tecidos moles.

Visão Geral da Patologia

A dor patelofemoral (DPF) é uma das condições crônicas de joelho mais comuns em adolescentes e adultos ativos.[1] A DPF também é uma das patologias mais comuns entre corredores, em particular nas mulheres, sendo responsável por até 17% das lesões em corridas.[2] A DPF é caracterizada pela dor difusa na região anterior do joelho, a qual é agravada pelas atividades que aumentam as forças compressivas sobre o joelho. Vários fatores estão correlacionados com a DPF, incluindo mau alinhamento patelar, aumento do ângulo Q, fraqueza na extremidade inferior, diminuição da flexibilidade da extremidade inferior, uso excessivo da extremidade inferior e desequilíbrios musculares dentro da extremidade inferior.[2]

A patela é um grande osso sesamoide dentro do tendão do quadríceps. A sua forma é igual a um triângulo invertido, com o ápice orientado inferiormente e a base localizada superiormente. Os aspectos superior e inferior ficam ásperos nas inserções do quadríceps e ligamento patelar, respectivamente. A superfície patelar anterior é convexa em cada direção, e a superfície posterior possui duas áreas levemente côncavas chamadas de facetas (ver Fig. 16.1A). A superfície posterior é coberta com cartilagem articular que tem cerca de 6 mm de espessura na região da patela média, mas se estreita para menos de 1 mm de espessura na periferia.[3-6]

Além de agir como um escudo ósseo para a parte anterior do joelho, as funções primárias da patela são orientar o tendão do quadríceps e aumentar o momento do braço para o quadríceps. Devido à patela, o momento do braço do quadríceps está localizado a uma distância adicional do eixo de movimento do joelho. Esse braço de momento mais longo facilita a extensão do joelho ao aumentar a distância do mecanismo extensor do centro da articulação do joelho. Esse braço de momento extensor fornece o máximo torque do quadríceps entre 20 e 60° de flexão do joelho.[7,8] Essa variação coincide com a maior quantidade de força compressiva patelofemoral. Quando a flexão do joelho aumenta durante a sustentação de peso, as forças compressivas aumentam à medida que o ângulo entre o fêmur e a tíbia diminui. As forças de contato sobre a patela posterior são 0,5 a 1,5 vezes o peso do corpo de um indivíduo em uma caminhada, 3 vezes o peso do corpo durante uma subida de escadas e até 8 vezes o peso do corpo em um agachamento.[9]

Diversos estudos têm demonstrado uma relação entre a disfunção do quadril e a patologia patelofemoral. Dierks e colaboradores[10] examinaram a relação entre força do quadril e cinemática do quadril em corredores com DPF durante uma corrida de duração média de 40 minutos no ritmo selecionado de cada corredor. Os autores concluíram que os corredores com síndrome de dor patelofemoral (SDPF) demonstravam músculos abdutores do quadril mais fracos do que os corredores não lesionados antes e depois da corrida prolongada. Mais recentemente, Ferber e colaboradores[11] investigaram a relação entre a força do abdutor do quadril e a mecânica do joelho no plano frontal em corredores com SDPF. Os corredores com essa condição demonstraram força de abdução do quadril significativamente menor do que os controles; além disso, o **fortalecimento dos abdutores do quadril nessa população** diminuiu a dor no joelho, aumentou a força e normalizou a variação da passada. Em um estudo que mediu a produção de torque isométrico no músculo do quadril com um dinamômetro multimodal, as mulheres com DPF demonstraram força 14% menor de abdutores de quadril e força 17% menor de extensores de quadril do que os controles sem dor.[12] Fica claro, a partir desses estudos e de outros, que a **força da musculatura do quadril, em especial aquela de abdutores e extensores, está intimamente relacionada à DPF**.[2,13]

Tratamento Fisioterapêutico do Paciente

Defende-se uma abordagem conservadora para indivíduos com DPF. Um programa de tratamento fisioterapêutico deve incluir exercícios de alongamento e fortalecimento para a extremidade inferior e terapia manual. Os exercícios terapêuticos para abordar a fraqueza muscular proximal efetivamente reduzem a DPF.[14] O treinamento de força (quadríceps e abdutores do quadril) e os exercícios de alongamento (quadríceps) são fortemente sustentados como intervenções efetivas para corredores com SDPF.[1] Tratamentos adjuntos como aplicação de bandagens e órteses demonstraram fornecer pequenos benefícios adicionais, mas não mostram um benefício significativo quando usados de forma isolada.[1]

Exame, Avaliação e Diagnóstico

Os destaques do exame clínico incluem uma revisão da história e dos sintomas da paciente seguida de exame do joelho e de seus movimentos funcionais (incluindo uma análise da marcha), amplitude de movimento do joelho (ADM) e perimetria, medidas da força da extremidade inferior, exame neurológico e testes especiais. Em geral, a avaliação clínica começa com uma análise da marcha para orientar os procedimentos do exame (embora alguns profissionais prefiram realizar isso mais para ao final do exame) seguida pela observação do joelho e medidas de ADM, teste de força da extremidade inferior e mapeamento neurológico. Durante a análise da marcha neste caso, o fisioterapeuta observou que a paciente demonstrava pé plano bilateralmente, porém sem outros desvios. Para determinar se a paciente possui edema na articulação do joelho afetado, o fisioterapeuta pode realizar a perimetria e o teste do rechaço patelar. A perimetria pode ser medida de modo circunferencial com uma fita na linha articular. Com a paciente sentada com as pernas estendidas (ou na posição de supino com os joelhos estendidos) e os músculos do quadríceps relaxados, o fisioterapeuta pode realizar o teste do rechaço patelar (ou teste da patela flutuante). O profissional coloca uma mão próxima ao joelho e outra distal a ele, movendo ambas as mãos em direção ao joelho. Em seguida, pressiona-se a patela para baixo na tróclea e rapidamente libera-se a mesma. Um teste de rechaço patelar positivo é indicado pela palpação ou observação da patela flutuando de volta à sua posição original, o que revela a presença de efusão na articulação.[15] O teste de rechaço tem uma sensibilidade de 83% e especificidade de 49% em pacientes com dor aguda no joelho, comparado com a efusão observada na imagem por ressonância magnética (RM).[19] Pesquisadores encontraram igualmente valores de 80% de sensibilidade e 45% de especificidade para o joelho com edema quando os pacientes relatavam ter observado edema no joelho ao serem questionados. **O relato de edema por parte dos pacientes além do teste de rechaço** produziu uma combinação de sensibilidade de 67% e especificidade de 82%, para a detecção do edema na articulação do joelho, em comparação com a ressonância magnética (RM).[15] Para esta paciente em questão, o fisioterapeuta observou que a circunferência do joelho direito na linha articular igualava-se à do joelho esquerdo e o teste de rechaço foi negativo, confirmando a ausência de efusão articular.

Depois, o fisioterapeuta mediu a ADM do joelho da atleta nas posições de supino e prono, pois a ADM de flexão do joelho pode variar devido à retração do reto femoral. Na posição de supino, a ADM passiva do joelho acometido era similar à do joelho não afetado; este último mediu 7°-0°-150° (7° de hiperextensão e 150° de flexão), e o joelho direito acometido mediu 7°-0°-147°. Ao medir a flexão do joelho em prono, o fisioterapeuta deve garantir que o quadril ipsilateral da paciente não se flexione de forma espontânea, o que indica um reto femoral retraído (teste de Ely positivo). A paciente em questão ainda demonstrava 150° de flexão à esquerda, mas apenas 140° de flexão à direita. Isso significava um reto femoral mais retraído à direita (limitando a flexão do joelho em cerca de 10°) e indicava a necessidade de alongamento do reto femoral no plano de tratamento.

O próximo passo do fisioterapeuta é avaliar a mobilidade patelar com a paciente na posição sentada estendida. A mobilidade patelar era igual bilateralmente, com cada patela deslizando do mesmo modo em todas as direções, incluindo medial, lateral, superior e inferiormente. Uma diminuição de inclinação medial foi observada em ambos os lados, embora uma hipomobilidade maior fosse vista à direita. Por exemplo, enquanto o fisioterapeuta era capaz de mobilizar a borda lateral da patela da paciente em mais de 5° de inclinação medial, a patela direita não podia ser mobilizada passando a horizontal. Essa incapacidade da borda lateral da patela de se mover além da horizontal é indicativa de retração das fibras do retináculo lateral profundo se inserindo na patela.[16]

O fisioterapeuta avaliou então a força da extremidade inferior da atleta, testando primeiro o lado esquerdo não envolvido. A maioria dos músculos do quadril e joelho no lado esquerdo foi classificada com força 5/5, com exceção dos abdutores do quadril, que receberam grau 4+/5. No lado direito da paciente, o quadríceps, isquiotibiais, flexores do quadril, rotadores internos do quadril e adutores do quadril apresentaram força 5/5; contudo, os extensores do quadril, rotadores externos do quadril e abdutores do quadril foram classificados como 4/5. Além das alterações de força observadas com o teste muscular manual, a paciente demonstrou controle motor deficiente durante o teste funcional. A observação do salto vertical em uma perna só revelou um significativo colapso em valgo na aterrissagem, o que foi sugerido como fator de risco para a DPF (Fig. 12.1).[17] Durante o *Star Excursion Balance Test* (SEBT; ver Caso 23), a atleta apresentou um déficit de 6 cm no lado direito em comparação com o lado esquerdo, o que foi mostrado como fator de risco para a lesão.[18] Além disso, demonstrou um significativo colapso em valgo do joelho direito durante o SEBT com uma inclinação de tronco compensatória para a direita. O colapso e a compensação indicaram fraqueza glútea direita devido à incapacidade de controlar a adução e rotação interna do quadril durante a aterrissagem.

Por fim, um mapeamento neurológico das extremidades inferiores foi realizado, incluindo testes de sensibilidade e reflexos. A paciente tinha sensibilidade normal bilateralmente ao toque leve (testada com uma bola de algodão) e toque profundo (testada com a palpação do dedo) junto aos dermátomos da extremidade inferior. Os reflexos patelar e do tendão do calcâneo profundo estavam normais e simétricos em 2/3 bilateralmente.

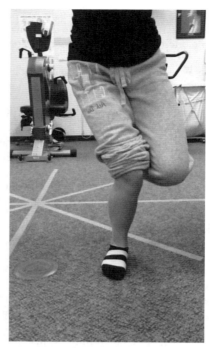

Figura 12.1 Colapso do joelho em valgo na aterrissagem de um salto vertical com uma perna só.

Os reflexos do tendão profundo foram classificados do seguinte modo: 0 = sem reflexo ou ausente; 1/3 = reflexo hipotônico; 2/3 = reflexo normal; 3/3 = reflexo hipertônico.

Plano de Tratamento e Intervenções

Existem várias intervenções baseadas em evidências para o tratamento da jovem corredora com DPF. As intervenções devem abordar as disfunções encontradas durante o exame clínico. Por exemplo, a paciente em questão demonstrou fraqueza muscular (extensores, rotadores externos, abdutores), hipomobilidade da articulação patelofemoral direita (diminuição de inclinação medial patelar), déficit de controle motor (colapso do joelho em valgo direito na aterrissagem) e retração do reto femoral direito (10° de retração medida via teste de Ely). Portanto, a intervenção deve abordar essas alterações com um programa gradativo de demandas crescentes, considerando sempre a tolerância da paciente para as atividades prescritas. O profissional deve orientar a paciente em exercícios sem dor e aconselhá-la a evitar atividades que produzam edema no joelho. Deve-se perguntar rotineiramente se as atividades prescritas reproduzem os sintomas e monitorar a circunferência do joelho para edema, o que pode indicar que a progressão do exercício foi muito agressiva.

Durante a fase inicial da reabilitação, o fortalecimento isométrico e o alongamento são mais apropriados dada a incapacidade da paciente de realizar exercícios com apenas um membro sem colapso em valgo do membro afetado. Os exercícios isométricos para extensão, rotação externa e abdução do quadril foram prescritos na forma de pontes estáticas em supino; sentada com os calcanhares unidos para rotação externa; e abdução do quadril em supino contra a parede, com cada repetição realizada por 3 segundos. O fisioterapeuta prescreveu esses exercícios para serem feitos até a fadiga duas vezes por dia para promover o fortalecimento e a resistência. A paciente também foi orientada a realizar o alongamento do quadríceps em prono (manter por 30 segundos, três repetições, três vezes por dia) e inclinações patelares mediais para abordar o déficit observado na mobilidade patelar. A paciente realizou inclinações patelares mediais na posição sentada com o joelho direito estendido. Com os polegares estabilizando a borda medial da patela, usou seus dedos para aplicar uma força anterior sob a borda lateral patelar por 30 segundos. Ela foi instruída a realizar essa mobilização três vezes por sessão, três vezes por dia.

A segunda fase da reabilitação avançou para o fortalecimento do quadril e continuou com o alongamento do quadríceps e a mobilização patelar. As pontes em supino com manutenções isométricas no topo do movimento progrediram para a ponte isotônica, incluindo a ênfase em ambas as contrações concêntrica e excêntrica do glúteo máximo. Estas foram feitas primeiro de modo bilateral, então unilateral (ponte com um joelho estendido) quando duas séries de 15 repetições foram obtidas com boa execução e sem dor. A rotação externa isométrica do quadril prosseguiu para rotação externa do quadril em pé. Para esse exercício, a paciente ficou em pé sobre a perna esquerda, com seu joelho direito flexionado de modo que a perna estivesse sobre um banco com rodinhas. Foi instruída a rotar externamente o quadril direito movendo a parte inferior e o pé de sua perna direita no sentido medial. A resistência foi aplicada ao prender um tubo de resistência elástica, fixado a um suporte na parede, na altura dos joelhos à direita, em seu tornozelo direito. Esse exercício foi realizado em duas séries de 15 repetições, usando uma resistência elástica progressiva conforme a tolerância da paciente. Os exercícios de fortalecimento para abdutores do quadril avançaram para a posição de abdução de quadril em decúbito lateral (com as repetições realizadas até o cansaço) e inclinação do quadril (em inglês, *hip hike*). Para a inclinação do quadril, o fisioterapeuta instruiu a paciente a ficar em pé sobre a extremidade inferior direita enfraquecida e "elevar" o quadril esquerdo. Os dois últimos exercícios não apenas ativam os músculos do quadril, mas também minimizam o estresse na articulação patelofemoral, pois são feitos com o joelho completamente estendido.[19,20]

Quando a paciente estava apta a realizar exercícios de nível mais exigente sem exacerbar os sintomas ou demonstrar padrões compensatórios, o fisioterapeuta substituiu os exercícios prévios com diversos exercícios de postura unipodal. Agachamento unipodal, levantamento-terra unipodal e caminhadas para o lado com uma resistência elástica presa ao pé foram usados porque recrutam altos níveis de atividade no glúteo médio e glúteo máximo.[19,21] Esses exercícios devem ser feitos apenas quando a paciente estiver apta a realizá-los da forma correta e sem exacerbação dos sintomas para prevenir a inflamação articular.[22]

Após a força do quadril direito da paciente aumentar para 5/5 no teste muscular manual e a retração do reto femoral e a mobilidade patelar serem restauradas para ficar em equilíbrio com o lado não afetado, o fisioterapeuta promove atividades específicas do esporte. O salto vertical no plano sagital e no plano frontal foi realizado durante várias semanas, avançando de saltos bilaterais para unilaterais, para aumentar a tolerância da paciente ao aumento das cargas (ver Caso 15). Para ajudar a reeducar os padrões de aterrissagem e reduzir o estresse patelofemoral, o fisioterapeuta orienta para evitar o joelho em valgo e a aterrissagem sobre os artelhos.

Após cerca de oito sessões de fisioterapia (1-2 vezes por semana durante seis semanas) e o desempenho dos exercícios sem dor, a paciente realizou uma lenta progressão de *jogging* e prosseguiu com diversas sessões de retreinamento na esteira. Foi mostrado que o aumento da frequência do passo (i.e., cadência) para 110% da frequência de passo preferida reduz a força na articulação patelofemoral em 14%, principalmente, ao deixar o joelho mais estendido na fase de apoio médio.[23,24] A frequência de passos inicial preferida da paciente era 150 passos por minuto, o que levava a um significativo contato de calcanhar anterior ao plano frontal do corpo. Desse modo, a paciente foi orientada a aumentar sua cadência para 165 passos por minuto (com o auxílio de um metrônomo) e a fazer um contato de calcanhar mais próximo do plano frontal do corpo e da linha do quadril em vez de usar seu padrão de aterrissagem anterior inicial (Fig. 12.2). O fisio-

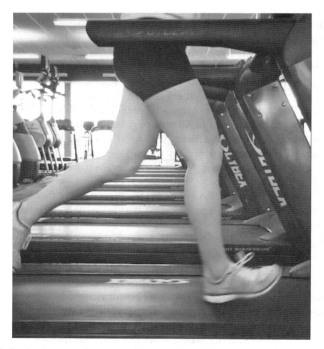

Figura 12.2 Paciente com dor na região anterior do joelho correndo em uma esteira. Observe o contato de calcanhar direito significativamente anterior à linha do quadril, o que aumenta as forças na articulação patelofemoral pelo aumento da flexão do joelho no apoio médio.

terapeuta deve fornecer dicas do tipo "mantenha suas rótulas à frente" e "contraia seus glúteos", porque isso também se mostrou útil na melhora da mecânica da corrida e na redução da dor em indivíduos com SDPF.[25] O profissional incorporou um treinamento espelhado na marcha em duas sessões, pois tal estratégia pode reduzir a dor e melhorar a mecânica em corredoras com SDPF.[26]

Recomendações Clínicas Baseadas em Evidência

SORT: Taxonomia da Força de Recomendação
A: Evidência de boa qualidade e consistente orientada para o paciente.
B: Evidência de qualidade limitada ou inconsistente orientada para o paciente.
C: Evidência consensual, prática geral, opinião de especialista ou série de casos orientada para a doença.

1. O uso de exercícios para o fortalecimento do quadril no programa de reabilitação para indivíduos com dor patelofemoral diminui a dor no joelho e aumenta a força. **Grau B**
2. Indivíduos com síndrome da dor patelofemoral (SDPF) demonstram fraqueza muscular no quadril ipsilateral. **Grau B**
3. O relato por parte do paciente de edema na articulação do joelho combinado com o teste do rechaço patelar permite que o fisioterapeuta detecte a presença de edema na articulação do joelho com especificidade moderada. **Grau B**

QUESTÕES DE REVISÃO

12.1 Durante o exame do agachamento unipodal e o salto vertical da paciente, o fisioterapeuta observou uma significativa rotação interna femoral e colapso em valgo do joelho. Quais exercícios seriam os *mais* apropriados para abordar os grupos musculares fracos?

   A. Elevações da perna reta e marcha
   B. Rotação interna e adução do quadril com resistência elástica
   C. Abdução do quadril em decúbito lateral e caminhadas com resistência elástica
   D. *Leg press* e roscas para os isquiotibiais

12.2 Ao avaliar o padrão de corrida da paciente com dor patelofemoral, o fisioterapeuta registra a cadência de 145 passos por minuto com significativo contato do calcanhar, anterior ao plano frontal. Qual é a dica de treinamento *mais* adequada?

   A. Aumentar a cadência de corrida para 160 passos por minuto
   B. Manter a cadência de corrida de 145 passos por minuto
   C. Diminuir a cadência de corrida para 140 passos por minuto
   D. Aumentar a cadência de corrida para 185 passos por minuto

RESPOSTAS

12.1 **C.** A rotação interna femoral e o colapso em valgo na aterrissagem são indicativos de fraqueza nos abdutores do quadril. O teste muscular manual dos extensores e rotadores externos do quadril também deveria detectar os déficit. A abdução do quadril em decúbito lateral demonstrou uma ativação relativamente alta do glúteo médio em um grupo de corredores. As caminhadas com resistência lateral também desafiam o glúteo médio a um alto grau: se a resistência elástica for usada ao redor do pé, esse exercício pode ativar de modo significativo o glúteo máximo. as elevações da perna reta e a marcha utilizam primariamente o quadríceps e os flexores do quadril (opção A). O *leg press* e a rosca para os isquiotibiais ativam mais o quadríceps e os isquiotibiais (opção D).

12.2 **A.** Aumentos sutis (5-10%) na cadência da corrida demonstraram reduzir a carga no joelho e articulações do quadril durante a corrida, portanto, podem ser efetivos para ajudar na redução das lesões comuns relacionadas à corrida, como a DPF. O aumento da cadência da corrida em mais de 10% (opção D) pode gerar uma demanda extrema sobre o sistema metabólico e ser uma mudança muito drástica no ritmo preferido da paciente.

REFERÊNCIAS

1. Rixe JA, Glick JE, Brady J, Olympia RP. A review of the management of patellofemoral pain syndrome. *Phys Sportsmed*. Sep 2013;41:19-28.
2. Prins MR, van der Wurff P. Females with patellofemoral pain syndrome have weak hip muscles: a systematic review. *Aust J Physiother*. 2009;55:9-15.
3. Fulkerson JP. *Disorders of the Patellofemoral Joint*. 3rd ed. Baltimore, MD: Williams & Wilkins; 1997.
4. Fulkerson JP. Diagnosis and treatment of patients with patellofemoral pain. *Am J Sports Med*. 2002;30:447-456.
5. Grelsamer RP, Weinstein CH. Applied biomechanics of the patella. *Clin Orthop Rel Res*. 2001;389:9-14.
6. Heegaard J, Leyvraz PF, Curnier A, Rakotomanana L, Huiskes R. The biomechanics of the human patella during passive knee flexion. *J Biomech*. 1995;28:1265-1279.
7. Huberti HH, Hayes WC. Patellofemoral contact pressures. The incidence of q-angle and tendofemoral contact. *J Bone Joint Surg*. 1984;66:715-724.
8. Huberti HH, Hayes WC, Stone JL, Shybut GT. Force ratios in the quadriceps tendon and ligamentum patella. *J Orthop Res*. 1984;21:49-54.
9. Reilly DT, Martens M. Experimental analysis of the quadriceps muscle force and patellofemoral joint reaction force for various activities. *Acta Orthop Scan*. 1972;43:126-137.
10. Dierks TA, Manal KT, Hamill J, Davis IS. Proximal and distal influences on hip and knee kinematics in runners with patellofemoral pain during a prolonged run. *J Orthop Sports Phys Ther*. 2008;38:448-456.
11. Ferber R, Kendall KD, Farr L. Changes in knee biomechanics after a hip-abductor strengthening protocol for runners with patellofemoral pain syndrome. *J Athl Train*. 2011;46:142-149.
12. Souza RB, Powers CM. Differences in hip kinematics, muscle strength, and muscle activation between subjects with and without patellofemoral pain. *J Orthop Sports Phys Ther*. 2009;39:12-19.
13. Meira EP, Brumitt J. Influence of the hip on patients with patellofemoral pain syndrome: a systematic review. *Sports Health*. 2011;3:455-465.

14. Peters JS, Tyson NL. Proximal exercises are effective in treating patellofemoral pain syndrome: a systematic review. *Int J Sports Phys Ther*. 2013;8:689-700.
15. Kastelein M1, Luijsterburg PA, Wagemakers HP, et al. Diagnostic value of history taking and physical examination to assess effusion of the knee in traumatic knee patients in general practice. *Arch Phys Med Rehabil*. 2009;90:82-86.
16. Manske RC, Davies GJ. A nonsurgical approach to examination and treatment of the patellofemoral joint, part I: examination of the patellofemoral joint. *Crit Rev Phys Rehabil Med*. 2003;15:141-166.
17. Boling MC, Padua DA, Marshall SW, Guskiewicz K, Pyne S, Beutler A. A prospective investigation of biomechanical risk factors for patellofemoral pain syndrome: the Joint Undertaking to Monitor and Prevent ACL Injury (JUMP-ACL) cohort. *Am J Sports Med*. 2009;37:2108-2116.
18. Plisky PJ, Rauh MJ, Kaminski TW, Underwood FB. Star Excursion Balance Test as a predictor of lower extremity injury in high school basketball players. *J Orthop Sports Phys Ther*. 2006;36:911-919.
19. Boren K, Conrey C, Le Coguic J, Paprocki L, Voight M, Robinson TK. Electromyographic analysis of gluteus medius and gluteus maximus during rehabilitation exercises. *Int J Sports Phys Ther*. 2011;6:206-223.
20. McBeth JM, Earl-Boehm JE, Cobb SC, Huddleston WE. Hip muscle activity during 3 side-lying hip-strengthening exercises in distance runners. *J Athl Train*. 2012;47:15-23.
21. Cambridge ED, Sidorkewicz N, Ikeda DM, McGill SM. Progressive hip rehabilitation: the effects of resistance band placement on gluteal activation during two common exercises. *Clin Biomech (Bristol, Avon)*. 2012;27:719-724.
22. Distefano LJ, Blackburn JT, Marshall SW, Padua DA. Gluteal muscle activation during common therapeutic exercises. *J Orthop Sports Phys Ther*. 2009;39:532-540.
23. Heiderscheit BC, Chumanov ES, Michalski MP, Wille CM, Ryan MB. Effects of step rate manipulation on joint mechanics during running. *Med Sci Sports Exerc*. 2011;43:296-302.
24. Lenhart RL, Thelen DG, Wille CM, Chumanov ES, Heiderscheit BC. Increasing running step rate reduces patellofemoral joint forces. *Med Sci Sports Exerc*. 2014;46:557-564.
25. Noehren B, Scholz J, Davis I. The effect of real-time gait retraining on hip kinematics, pain and function in subjects with patellofemoral pain syndrome. *Br J Sports Med*. 2011;45:691-696.
26. Willy RW, Scholz JP, Davis IS. Mirror gait retraining for the treatment of patellofemoral pain in female runners. *Clin Biomech (Bristol, Avon)*. 2012;27:1045-1051.

Dor patelofemoral em um ciclista

Christine Panagos
Emily Ohlin

CASO 13

Um ciclista de 32 anos de idade consultou um ortopedista devido à dor no joelho direito que piorou progressivamente durante os últimos três meses da temporada de competição. Os raios X do joelho realizados no consultório do médico foram negativos para anormalidades ósseas e o paciente foi encaminhado à fisioterapia. Na clínica, o atleta afirma pedalar uma média semanal de 240 km no inverno e mais de 400 km semanais na primavera e outono. Ele é um ciclista de nível Cat 3. Relata uma história de dor no joelho direito que ocorreu quando jogava basquetebol colegial. A história de saúde inclui fratura na clavícula esquerda há dois anos e fraturas na tíbia e fíbula distal com redução aberta e fixação interna (RAFI) há 13 anos. Segundo o relato do paciente, os sintomas atuais do joelho pioram após pedalar cerca de 56 km e melhoram quando pedala em pé. Ele também refere dor ao descer escadas, mas apenas quando precedido pelo ciclismo no mesmo dia ou no dia anterior. O ajuste da altura do selim da bicicleta não melhorou os sintomas.

▶ Com base na história e na condição atual do paciente, quais padrões de movimento anormais podem contribuir para os sintomas patelofemorais?
▶ Quais são os exames de avaliação mais apropriados?
▶ Quais danos você esperaria encontrar?
▶ Quais complicações podem limitar a efetividade da fisioterapia?
▶ Quais são as intervenções fisioterapêuticas mais apropriadas?

DEFINIÇÕES-CHAVE

ANATOMIA DE UMA BICICLETA: Figura 13.1.

CADÊNCIA: número de rotações por minuto de pedaladas.

CORREDOR DE CAT 3: CAT (abreviação para categoria) é um nível designado a ciclistas amadores e profissionais de modo a classificar o nível de sucesso competitivo: considera-se CAT 5 como nível iniciante e CAT 1 como nível de elite. Um ciclista deve competir com sucesso e manter-se em altíssimo nível em sua categoria durante, pelo menos, 10 corridas antes de poder passar para a próxima categoria de nível mais elevado.

PEDAIS DE ENCAIXE (*pedal clip*): sistema de pedal e sapatilha no qual um gancho na sola da sapatilha prende-se ao topo do pedal; diferentes sistemas permitem variados graus de "flutuação", que é a quantidade de rotação interna e externa disponível na interface gancho-pedal.

ESTABILIZAÇÃO DINÂMICA: estabilidade articular que é produzida pela contração muscular *ativa*.

EXTENSÃO DO GUIDÃO: distância da extremidade frontal do selim até o centro do guidão (Fig. 13.1).

COMPRIMENTO ENTREPERNAS DO CICLISTA: medida do chão até a virilha tomada com o ciclista em pé e descalço.

CONTRAÇÃO VOLUNTÁRIA MÁXIMA (CVM): maior quantidade de tensão que um músculo pode produzir e manter (embora brevemente) durante o teste.

CURSO DA PEDALADA: volta completa do pedal de 360° no plano sagital.

INTERDEPENDÊNCIA REGIONAL: o conceito de que regiões proximais ou distais a um segmento do corpo podem contribuir para a dor localizada ou ao redor de uma estrutura específica.

SELIM: assento da bicicleta.

ALTURA DO SELIM: distância do centro do pedivela até o topo do selim (Fig. 13.1).

ESTABILIZADORES ESTÁTICOS: estruturas passivas em uma articulação e ao redor dela que fornecem estabilidade (p. ex., ligamentos, cápsula articular, meniscos, congruidade óssea).

ALTURA DO EIXO: ângulo entre o topo do tubo da cabeça e o topo da área de empunhadura do guidão (Fig. 13.1).

TRAINER: dispositivo que mantém a bicicleta imóvel e permite que o atleta pedale a bicicleta estacionária.

Objetivos

1. Descrever a síndrome da dor patelofemoral.
2. Descrever o exame e a avaliação da extremidade inferior específicos para o ciclista.
3. Identificar os fatores que contribuem para as lesões distais na extremidade inferior do ciclista.

SEÇÃO III: CASO 13 **215**

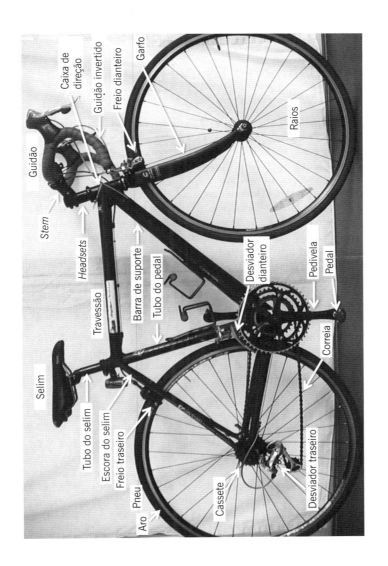

Figura 13.1 Partes de uma bicicleta

4. Identificar como o selim, posição do gancho e mecânica de pedalar inadequada podem contribuir para a síndrome da dor patelofemoral no ciclista.
5. Identificar questões importantes para o ajuste da bicicleta e análise da pedalada.
6. Prescrever as intervenções apropriadas para diminuir a dor no joelho ao tratar as possíveis fontes provocadoras proximais e/ou distais ao joelho.

Considerações sobre a Fisioterapia

Considerações sobre a fisioterapia para o tratamento do ciclista com dor patelofemoral:

- ▶ **Plano de tratamento/objetivos gerais da fisioterapia:** diminuir a dor; melhorar o curso da pedalada para a simetria bilateral da extremidade inferior; restaurar a amplitude de movimento (ADM) normal do tornozelo e quadril; aumentar a estabilidade proximal no quadril nos planos frontal e transverso; prevenir ou minimizar a perda de condicionamento cardiovascular.
- ▶ **Intervenções fisioterapêuticas:** educação do paciente sobre a estabilização do quadril e patomecânica da lesão; terapia manual e alongamento para normalizar a ADM do tornozelo, joelho e quadril; exercícios com resistência para melhorar a força, equilíbrio e resistência; reeducação neuromuscular para promover o controle articular e muscular; orientação do paciente sobre a importância do treinamento sem a bicicleta para abordar aspectos de saúde específicos do ciclismo; ajuste da bicicleta e análise da pedalada.
- ▶ **Precauções durante a fisioterapia:** monitorar de perto os padrões de movimentos atuais e evitar reforçar a técnica de ciclismo imprópria; monitorar os sinais vitais; abordar precauções ou contraindicações para o exercício baseadas na condição preexistente do paciente.
- ▶ **Complicações que interferem na fisioterapia:** falta de adesão às restrições de ciclismo recomendadas até a gravidade dos sintomas diminuírem; danos permanentes devido a lesões anteriores; incapacidade de fazer as modificações sugeridas à bicicleta ou repor o equipamento desgastado no momento correto.

Visão Geral da Patologia

A patela é um osso sesamoide de formato triangular que se situa dentro do tendão do quadríceps. A função mecânica primária da patela é criar uma vantagem mecânica para o quadríceps pelo aumento do comprimento do tendão para criar uma força maior no joelho. A patela também serve para proteger o tendão do quadríceps da fricção excessiva durante a flexão e extensão do joelho. A parte inferior da patela é coberta com uma camada espessa de 4 a 7 mm de cartilagem articular, que é mais espessa lateralmente para ajudar a manter a posição da patela dentro do sulco troclear.[1] A superfície patelar é dividida em facetas medial e lateral, as quais acomodam a superfície côncava do sulco troclear do fêmur (ver Fig. 16.1). A estabilidade dessa articulação sinovial deslizante depende do equilíbrio adequado entre os estabilizadores estáticos e dinâmicos do joelho, bem como da estabilidade dinâmica fornecida no quadril, pé e tornozelo. A posição de repouso estática da patela depende da profundidade do sulco femoral, altura da parede do côndilo femoral lateral, forma da patela e tensão do retináculo lateral.

Dinamicamente, o grupo muscular do quadríceps influencia a posição patelar. Em geral, a patela situa-se no meio do caminho entre os côndilos femoral lateral e medial quando o joelho está flexionado a 20°.[2]

A dor patelofemoral (DPF) é um tipo de dor na região anterior do joelho que ocorre quando os estabilizadores estáticos e dinâmicos não conseguem manter o alinhamento patelar adequado dentro do sulco troclear.[2-6] Com frequência, a DPF ocorre durante as atividades que aumentam as forças compressivas como subir e descer escadas, saltar e o sentar prolongado.[7] O quadríceps é capaz de produzir a maior quantidade de força entre 20 e 60° de flexão do joelho.[4] É nessa ADM que ocorre a maior quantidade de forças compressivas patelofemorais.[3]

A dor no joelho relacionada ao ciclismo é a lesão que mais frequentemente resulta em perda de tempo de treinamento pelos ciclistas profissionais.[8] O curso do pedal ocorre primariamente no plano sagital e, em geral, é considerado uma atividade de não sustentação de peso. O ciclista profissional realiza em média 90 a 100 rotações por minuto (RPM) em superfícies longas e planas, chegando a até 6 mil rotações por hora.[9] Até mesmo um ciclista amador competitivo pode passar entre 2 e 6 horas por dia treinando na bicicleta. Embora dinâmico por natureza, o ciclismo requer ADM limitada no quadril, joelho e tornozelo. No joelho, cerca de 25 a 112° são requeridos para realizar uma rotação completa.[10] Essa ADM corresponde à amplitude na qual o quadríceps produz a maior quantidade de força. Devido à natureza repetitiva do esporte e as horas que o atleta passa treinando ou competindo, as lesões por uso excessivo no ciclismo são cada vez mais prevalentes entre amadores e ciclistas recreacionais.[8]

Tratamento Fisioterapêutico do Paciente

Especialistas em *bike fit* em lojas de bicicletas possuem variados níveis de conhecimento e usam orientações gerais para melhorar o conforto do ciclista e minimizar o risco de lesão. Contudo, os fisioterapeutas esportivos com treinamento em ajuste de bicicletas (*bike fit*) têm o conhecimento para abordar o ciclista e a bicicleta. Quando da avaliação do ciclista com DPF, é importante que o fisioterapeuta avalie o paciente na bicicleta e fora dela. Na bicicleta, existem padrões de ADM para o ciclista de rua ser capaz de encaixar-se de modo adequado na posição de corrida. O ângulo médio de flexão do quadril na posição flexionada à frente é de cerca de 133°.[11] A flexão máxima de joelho é de 112° e a dorsiflexão máxima de tornozelo é de 13°.[10] O joelho também é proximal e distalmente influenciado pelo quadril, pé e tornozelo.[5,6,12-14] Esse conceito de interdependência regional implica que os sintomas localizados em uma região do corpo podem ser influenciados pelo déficit de movimento, força e controle neuromuscular proximal e/ou distal à área afetada do corpo. Portanto, o fisioterapeuta deve também avaliar a ADM e a força no quadril, joelho e pé, padrões de movimento patelar e quaisquer padrões de movimento excessivo na extremidade inferior fora do plano sagital do ciclista com DPF. A DPF pode ser causada por uma combinação de preparo inadequado para longas horas de corrida, equipamento defeituoso, técnica defeituosa, técnicas de treinamento inadequadas e uso excessivo. A prevenção da dor crônica na região anterior do joelho deve ser o foco das intervenções fisioterapêuticas, com particular atenção ao ajuste da bicicleta, alinhamento corporal do ciclista na bicicleta, equipamento apropriado, mecânica de pedalada e treinamento apropriado. O manejo mais efetivo da DPF inclui educação do paciente, correção do alinhamento da extremidade inferior, modificação da atividade, repouso e progressão do exercício terapêutico.[15] Em contraste, ultrassom, massagem por fricção transversa, iontoforese, injeções de glicocorticoides e anti-inflamatórios não esteroidais orais não se mostraram efetivos.[15-17]

Exame, Avaliação e Diagnóstico

O principal objetivo do exame do paciente ciclista é identificar os danos – na bicicleta e fora dela – que possam contribuir para a dor no joelho. O objetivo primário do paciente é retornar ao esporte sem dores.

O exame começa fora da bicicleta. Primeiro, o fisioterapeuta realiza uma avaliação do movimento da região inferior do corpo e verifica disfunções na estabilidade e mobilidade. A avaliação fora da bicicleta inicia com a observação de um agachamento com ambas as pernas. O ciclista deste caso demonstrou uma articulação de quadril adequada no agachamento com ambas as pernas (i.e., início do agachamento com um movimento posterior nos quadris), mas uma inclinação pélvica lateral à esquerda foi observada (Fig. 13.2). Depois, o agachamento unipodal é realizado para observar cada

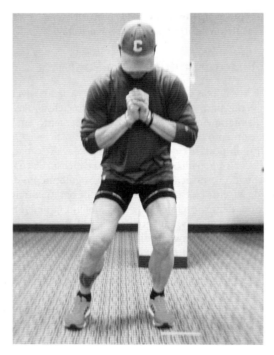

Figura 13.2 Agachamento com ambas as pernas. Observe a inclinação pélvica lateral e o joelho em valgo à direita.

extremidade inferior de forma isolada. O paciente demonstrou um bom alinhamento nos planos frontal e transverso e uma boa execução do movimento de flexão do quadril, movimento à frente da tíbia sobre o pé e não apresentou desequilíbrio no agachamento unipodal à esquerda. No agachamento unipodal à direita, o paciente demonstrou uma inclinação lateral à direita da pelve, colapso em valgo do joelho (Fig. 13.3A), limitação na flexão do quadril, ausência de movimento anterior da tíbia sobre o pé e desequilíbrio (Fig. 13.3B). Em uma segunda tentativa usando a extremidade superior para equilíbrio, a qualidade do agachamento unipodal à direita não mudou. Após, o equilíbrio unipodal estático é avaliado. O paciente conseguiu manter o equilíbrio unipodal controlado por 30 segundos à esquerda e 8 segundos à direita. A observação da postura unipodal no lado direito também revelou pronação excessiva do pé, colapso em valgo do joelho, inclinação pélvica lateral no plano frontal e aumento da oscilação do tronco. Depois, a dorsiflexão em cadeia fechada deve ser medida (Fig. 13.4), porque a ADM de dorsiflexão em cadeia fechada limitada resultará em compensação mais acima na cadeia cinética no joelho e quadril. Para medir a dorsiflexão em cadeia fechada, o paciente ficou de frente para a parede, com os artelhos a 8 cm de distância da parede. Ele foi instruído a fazer dorsiflexão do tornozelo esquerdo movendo o joelho em direção à parede até o contato entre o joelho e a parede. Foi orientado a manter o contato de calcanhar com o chão e a evitar qualquer movimento da parte inferior do corpo fora do plano sagital. A mesma

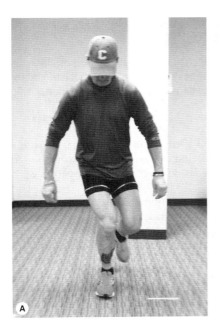 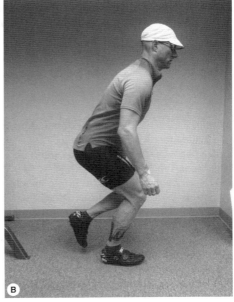

Figura 13.3 Agachamento unipodal. **A.** Vista frontal: observe a inclinação pélvica lateral à direita e o colapso em valgo no joelho. **B.** Vista lateral: observe a falta de flexão no quadril e diminuição da translação anterior da tíbia sobre o pé.

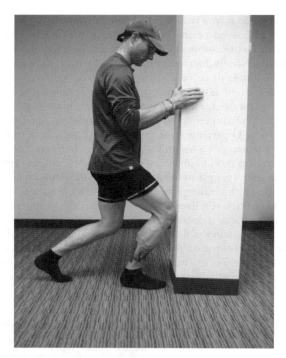

Figura 13.4 Avaliação da dorsiflexão em cadeia fechada. Com os artelhos posicionados a pouco mais de 3 cm da parede, observe a incapacidade do joelho do paciente de tocar a parede sem elevar o calcanhar do chão. Isso demonstra uma perda de dorsiflexão em cadeia fechada.

manobra foi repetida no lado direito. O paciente apenas conseguiu realizar de forma adequada a tarefa com os artelhos a 3 cm da parede, indicando uma perda da dorsiflexão em cadeia fechada no tornozelo direito. As medidas do nível de dano do paciente são listadas na Tabela 13.1.

Os problemas observados no exame objetivo incluíram perda de dorsiflexão passiva do tornozelo direito (posições de cadeia aberta e fechada), diminuição da força do tornozelo direito (teste muscular manual [TMM] dos dorsiflexores, flexores plantares, inversores e eversores), diminuição da força do quadril direito (TMM dos extensores, abdutores, rotadores internos e externos do quadril), déficit funcional no agachamento unipodal e diminuição do equilíbrio na extremidade inferior direita (22 segundos a menos na posição unipodal). A ADM do joelho era igual bilateralmente e a força do quadríceps e isquiotibiais era normal, realçando a ausência de achados objetivos anormais no joelho direito sintomático do paciente. Esses achados objetivos cumulativos sustentam o conceito de interdependência regional, assim como o trabalho de Powers[3] e Powers e colaboradores[5], afirmando que os déficit nas estruturas proximais e distais ao joelho podem contribuir para a síndrome da DPF. **Uma forte correlação foi encontrada**

SEÇÃO III: CASO 13   221

Tabela 13.1 RESULTADOS DA AMPLITUDE DE MOVIMENTO E TESTE MUSCULAR MANUAL PARA CADA PACIENTE

	ADMP/ADMA		Força	
	Esquerda	Direita	Esquerda	Direita
Flexão de quadril	130°/125°	130°/125°	5/5	5/5
Extensão de quadril	30°/20°	30°/20°	5/5	4⁻/5
Abdução de quadril	45°/40°	45°/40°	5/5	4⁻/5
Rotação externa de quadril	45°/35°	40°/30°	5/5	4⁻/5
Rotação interna de quadril	25°/20°	30°/25°	5/5	4⁻/5
ADMP do joelho	0°-140°	3°-0°-142°	–	–
Extensão do joelho	–	–	5/5	5/5
Flexão do joelho	–	–	5/5	5/5
Dorsiflexão do tornozelo	14°-10°	6°/4°	5/5	3⁻/5
Plantiflexão do tornozelo	60°-60°	48°/48°	5/5	3⁻/5
Inversão do tornozelo	30°/30°	16°/16°	5/5	2⁺/5
Eversão do tornozelo	14°/14°	8°/8°	5/5	3⁻/5
Elevação de perna reta	75°/75°	80°/80°	–	–

Abreviações: ADMA, amplitude de movimento ativa; ADMP, amplitude de movimento passiva.

entre a dorsiflexão restrita e a dor na região anterior do joelho.[18-20] Quanto à cadeia cinética, também foi mostrado que a incapacidade de realizar corretamente um agachamento unipodal isolando o movimento ao plano frontal indica fraqueza funcional do músculo abdutor do quadril.[21]

A avaliação fora da bicicleta confere ao fisioterapeuta um discernimento da biomecânica da pedalada quando da avaliação do paciente em sua bicicleta. A inspeção minuciosa da bicicleta do paciente pode proporcionar valiosa informação sobre a pedalada do ciclista. Primeiro, o fisioterapeuta deve garantir que a bicicleta esteja presa ao *trainer*. O selim deve estar nivelado. Se um lado do selim estiver mais desgastado que o outro, isso pode indicar deslocamento pélvico durante o curso da pedalada. O selim deve sustentar as tuberosidades isquiáticas e o osso púbico do ciclista, mas evitar pressão sobre os tecidos moles do períneo e o nervo pudendo. Vários modelos de selins e materiais são projetados para melhorar o conforto do ciclista e diminuir a parestesia (p. ex., selins recortados). Todos os selins têm medidas de largura que devem coincidir com a largura da tuberosidade isquiática. A seleção do modelo e dos materiais deve basear-se na distância entre as tuberosidades isquiáticas e no conforto e preferência do atleta. O ciclista deve ser estimulado a visitar uma loja de bicicletas para medir a largura adequada do selim e para testar vários tipos. Após escolher o melhor selim para sua anatomia específica e conforto, o fisioterapeuta pode fazer os ajustes de altura e da posição para a frente/trás (fore/aft). O tubo inferior traseiro e as sapatilhas também devem ser inspecionados para sinais de desgaste. Se houver assimetria no curso da pedalada do ciclista, o desgaste será observado na porção medial do calçado onde o ciclista esfregou seu calcanhar sobre o tubo inferior traseiro. O profissional deve medir o comprimento da pedivela (Fig. 13.1) e determinar se está consistente com as recomendações para o comprimento entrepernas do ciclista (Tab. 13.2). Embora o comprimento do pedivela seja importante para o posicionamento ideal sobre a bicicleta,[10,22,23] as modificações no pedivela não se correlacionam com as modificações na produção do pico de força.[23] Por fim, o fisioterapeuta deve inspecionar a extremidade frontal da bicicleta. As pontas dos niveladores dos freios devem estar alinhadas com o fundo do guidão para permitir que o ciclista acione de forma adequada os freios[10] (Fig. 13.5).

Tabela 13.2 COMPRIMENTO DO PEDIVELA SUGERIDO ASSOCIADO COM O COMPRIMENTO ENTREPERNAS DO CICLISTA[10]

Pedivela	Entrepernas
170 mm	74-80 cm
172,5 mm	81-86 cm
175 mm	87-93 cm

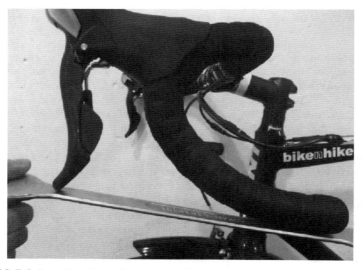

Figura 13.5 Colocação adequada dos niveladores do freio sobre o guidão. Observe que as pontas dos niveladores dos freios estão em paralelo com o fundo do guidão invertido.

Após o fisioterapeuta realizar uma investigação minuciosa do atleta e da bicicleta, a análise da atividade na bicicleta pode começar. Com o paciente vestindo o calção e a sapatilha que geralmente usa ao pedalar, ele sobe na bicicleta e começa a pedalar por cerca de 10 minutos. Isso permite que o paciente realize um aquecimento aeróbio e acomode-se na sua posição de corrida preferida. Durante esse tempo, o fisioterapeuta observa a mecânica da postura de pedalar do ciclista e a mecânica de pedalada em todos os três planos de movimento. Recomenda-se iniciar a observação na pelve. Uma pelve estável produz eficiência e potência ideal em cada pedalada e reduz o risco de lesão por alinhamento corporal inadequado e biomecânica alterada. De maneira ideal, o atleta deve manter a pelve em uma posição neutra em vez de girar de modo excessivo posterior ou anteriormente. O profissional deve avaliar se o deslocamento lateral da pelve ocorre durante o curso da pedalada; essa "oscilação" sobre o selim pode indicar uma altura de selim elevada demais ou uma limitação na ADM e/ou força no quadril ou tornozelo. A partir dessa visão, o fisioterapeuta mede a posição do ombro, ângulo do tronco, ângulo do joelho e posição do cotovelo com o punho em posição neutra (Fig. 13.6). Para iniciar essas medidas, o selim deve estar na posição para a frente/trás para alinhar o polo patelar inferior sobre o eixo do pedal. O ângulo do tronco é medido em relação ao fêmur horizontal com as mãos sobre o guidão invertido. O ângulo de flexão do cotovelo é medido com o punho em posição neutra. A quantidade de plantiflexão e dorsiflexão em cada rotação é facilmente observada a partir da vista lateral. Observando o ciclista de frente, o joelho deve ficar logo sobre o pé durante toda a pedalada. O fisioterapeuta deve garantir que o atleta não demonstre joelho em varo e/ou em valgo nas posições de 12h e 6h do relógio durante a pedalada. A rotação interna ou externa femoral excessiva e movimento anormal de pé e tornozelo não devem ocorrer. Embora o sistema de pedal de encaixe permita uma rotação tibial, o pé deve permanecer na posição neutra da articulação subtalar, com os artelhos à frente e o calcanhar não fazendo contato com o eixo da corrente.

O paciente deste caso demonstrou um joelho direito em valgo e diminuição da dorsiflexão do tornozelo direito da posição do pedivela em 9h até a posição de 3h durante a rotação (Fig. 13.7). Durante a mesma fase do curso da pedalada, também demonstrou aumento na rotação interna do quadril direito e aumento na pronação do pé direito. A dorsiflexão limitada no tornozelo do paciente resultou em um alinhamento em valgo no joelho, que ficou aparente quando ele ergueu o corpo na fase mais alta da pedalada. Essa é a ADM na qual o quadríceps começa a gerar a maior quantidade de força descendente no pedal.[24,25]

Plano de Tratamento e Intervenções

O tratamento fisioterapêutico deve incluir intervenções na bicicleta e fora dela. As intervenções fora da bicicleta incluem terapia manual, prescrição de exercício terapêutico e treinamento do equilíbrio. As intervenções na bicicleta incluem avaliação ergonômica e ajuste da bicicleta.

Para o paciente em questão, os tratamentos fora da bicicleta devem focar as restrições articulares e de tecidos moles identificadas (no tornozelo direito), bem como fraqueza do quadril direito e déficit de controle neuromuscular. Deve ser observado que

224 CASOS CLÍNICOS EM FISIOTERAPIA ESPORTIVA

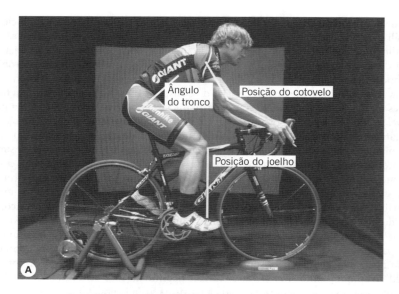

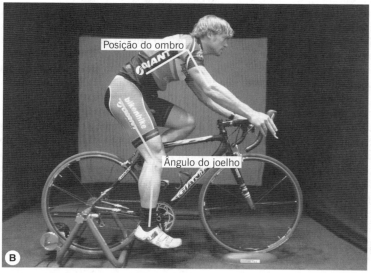

Figura 13.6 A. Vista lateral do ciclista em um *trainer* no qual os ângulos do tronco e joelho, posição do ombro e cotovelo e posição do joelho sobre o eixo do pedal podem ser avaliados. **B.** Com o pedivela na posição de 6 horas, o joelho deve estar em 25° a 30° de flexão com o tornozelo em leve plantiflexão. Os ombros devem estar em cerca de 90° de flexão.

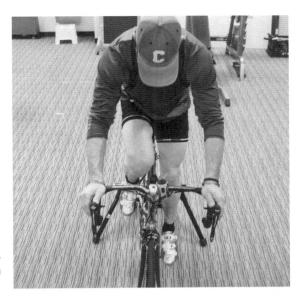

Figura 13.7 Pedalada inadequada. Observe o colapso em valgo no joelho direito.

a atenção à ADM e força isoladamente se mostrou insuficiente para o retorno com segurança do atleta ao esporte.[26] Para este ciclista, o fisioterapeuta deu ênfase à educação do paciente a respeito de seus déficit atuais e suas implicações, pois ele estava tentando aumentar o tempo de treinamento na bicicleta.

As alterações no pé e tornozelo devem ser abordadas por meio de técnicas de terapia manual, exercício terapêutico e treinamento proprioceptivo. Para promover ganhos na dorsiflexão direita, a mobilização com movimento de Mulligan (MWM) foi aplicada ao tornozelo com um deslizamento talar posterior combinado ao movimento de dorsiflexão ativo (Fig. 13.8).[27-29] Acredita-se que a aplicação dessa técnica em cadeia cinética fechada resulte em maiores ganhos no movimento devido ao princípio da artrocinemática de que o tálus desliza posteriormente durante a dorsiflexão.[29-31] Esse movimento melhorou a dorsiflexão em 26% do déficit pré-aplicação entre os lados afetado e não afetado em indivíduos com entorses de tornozelo recorrentes.[30]

O ciclista foi orientado a realizar alongamento do sóleo e gastrocnêmio em pé, bem como a automobilização de dorsiflexão. O alongamento foi prescrito para melhorar os tecidos moles e a mobilidade muscular dentro do complexo gastrocnêmio-sóleo e as mobilizações articulares foram feitas para facilitar o deslizamento talar posterior. Ambas as intervenções visam aumentar a dorsiflexão para permitir suficiente ADM na fase mais alta da pedalada, quando é necessário maior quantidade de dorsiflexão. As restrições da dorsiflexão na fase alta da pedalada produzem uma compensação mais acima, na cadeia cinética do joelho, quadril e pelve. A automobilização de dorsiflexão foi realizada em uma postura semiajoelhada de frente para a parede (Fig. 13.9). Para realizar essa atividade, o paciente é instruído a ajoelhar-se sobre o membro não afetado e colocar o tornozelo a ser imobilizado com o pé plano no chão. Então, é solicitado a deslocar seu peso à frente até o joelho tocar a parede, o que leva à dorsiflexão do tornozelo.

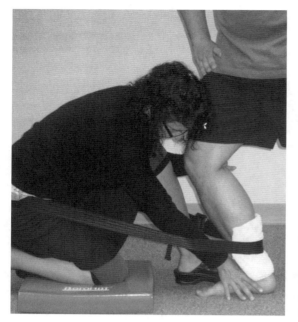

Figura 13.8 Mobilização de Mulligan para aumentar a dorsiflexão do tornozelo. Uma tira é colocada ao redor da região posterior da tíbia do paciente e depois ao redor da pelve do fisioterapeuta. O profissional aplica uma força posterior sobre o tálus e inclina-se para trás sobre a tira para fornecer uma força anterior sobre a tíbia, enquanto o paciente avança o corpo. Essa manobra é repetida por três séries de 10 repetições em uma amplitude de movimento sem dor.

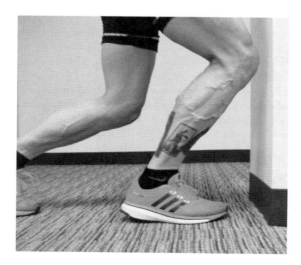

Figura 13.9 Automobilização para aumentar a dorsiflexão no tornozelo. Para facilitar o deslizamento talar posterior no tornozelo direito, o paciente fica em uma posição semiajoelhada com o joelho direito virado para a parede. Ele move o joelho na direção da parede, enquanto mantém o contato do calcanhar com o chão, realizando desse modo a dorsiflexão do tornozelo. Essa mobilização é realizada por três séries de 10 repetições, pelo menos, duas vezes por dia.

Se o joelho puder fazer contato com a parede sem compensação mais acima da cadeia cinética (p. ex., rotação da pelve), pede-se ao paciente para afastar seu pé da parede para permitir uma grande mobilização. O fisioterapeuta compara a distância entre os artelhos e a parede no lado não afetado. Essa comparação permite que o paciente monitore seu progresso e compare o movimento entre os dois lados.

O fortalecimento do pé e tornozelo fora da bicicleta é fundamental para fornecer ao ciclista a força necessária para manter o pé e o tornozelo em alinhamento neutro da articulação subtalar durante a pedalada. Como o paciente demonstrou fraqueza do tornozelo direito em todas as direções e diminuição do equilíbrio em apenas um membro, foi orientado a praticar exercícios de fortalecimento do tornozelo nas quatro direções com faixa elástica, exercícios para o arco do pé para fortalecimento intrínseco e uma progressão de posturas em apoio unipodal para o fortalecimento intrínseco e treinamento de equilíbrio. Para desenvolver a força intrínseca do arco do pé, o paciente pode sentar ou ficar em pé. O fisioterapeuta aconselha o paciente a elevar o arco do pé enquanto mantém as extremidades dos artelhos e calcanhar em contato com o chão (Fig. 13.10). A progressão da postura unipodal envolve ficar estático em pé sobre uma perna em uma superfície plana, primeiro com os olhos abertos, depois fechados e em seguida abertos fazendo movimentos de "sim" e "não". À medida que o paciente melhora sua capacidade de realizar essas atividades, passa para uma superfície não nivelada com a mesma progressão de atividade e com o acréscimo de perturbações internas e externas.

A fraqueza do quadril e a falta de controle neuromuscular do atleta foram tratadas com uma variedade de exercícios de fortalecimento, estabilização, propriocepção e equilíbrio. A fraqueza de abdutores do quadril causa pequenas alterações na mecânica do joelho no plano frontal. Um programa de oito semanas de **fortalecimento isolado dos músculos abdutores e rotadores externos do quadril** demonstrou melhorar a dor e a condição de saúde de mulheres com DPF.[12,32] Este paciente recebeu a prescrição de praticar os exercícios que visam ao fortalecimento dos músculos glúteo máximo,

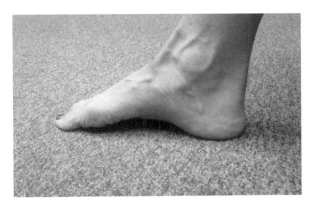

Figura 13.10 Fortalecimento intrínseco do arco do pé. O paciente é solicitado a elevar o arco do pé enquanto mantém as extremidades dos artelhos e calcanhar em contato com o chão. Este exercício deve ser feito por três séries de 10 repetições, três vezes por dia.

glúteo médio e do tronco: exercício da ostra, abdução do quadril em decúbito lateral, prancha lateral, em quatro apoios com elevação de perna e braço, ponte com uma perna só e *Pallof press* ou exercício oblíquo isométrico na posição semiajoelhada (Figs. 13.11 a 13.14). Os exercícios ostra, abdução do quadril em decúbito lateral e prancha lateral (com o lado acometido para baixo) demonstraram produzir altos níveis de ativação do músculo glúteo médio.[33,34] Para abordar os danos à força no glúteo máximo, várias posições podem ser usadas. A posição em quatro apoios fornece *input* de sustentação de peso ao quadril, enquanto a posição semiajoelhada (com o joelho acometido para baixo) melhora a propriocepção e ativa o glúteo máximo e os oblíquos.[35] Na posição semiajoelhada, a prática na frente do espelho fornece um *feedback* visual para garantir que

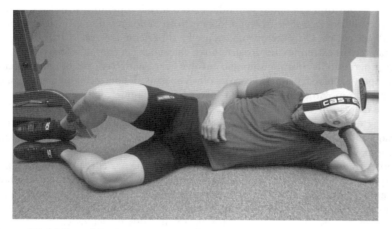

Figura 13.11 Exercício da ostra em decúbito lateral.

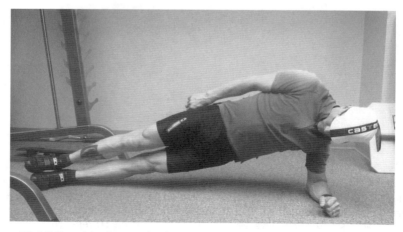

Figura 13.12 Exercício de prancha lateral.

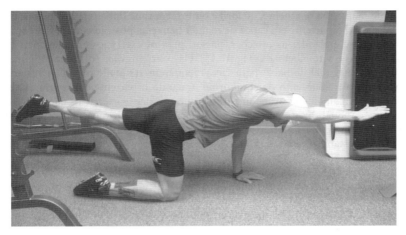

Figura 13.13 Exercício em quatro apoios alternando a elevação de perna e braço.

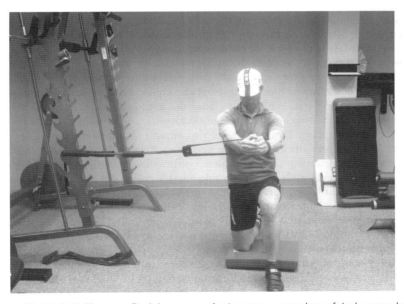

Figura 13.14 *Palloff press*. Posicione o paciente com o membro afetado para baixo em uma posição semiajoelhada, com a polia pesada alinhada com o eixo do ombro. Com os braços estendidos, deve haver uma linha de tração lateral direta a partir da polia pesada. O exercício é iniciado solicitando-se ao paciente para manter o peso na linha média contra seu tórax e então estender por completo seus cotovelos, enquanto mantém a ativação glútea e a postura ereta. Este exercício visa aos músculos glúteos, bem como aos estabilizadores rotacionais do tronco e quadril. O paciente deve manter a posição final por 10 segundos e realizar de 5 a 10 repetições.

o paciente mantenha seu joelho, quadril e ombro em uma linha reta nos planos frontal e sagital. Como o paciente era capaz de manter bem essa posição com perturbação nos ombros e pelve em todas as direções, passou para os exercícios em diagonais (*lifts* e *chops*) na posição semiajoelhada (Fig. 13.15). Os exercícios *chop* (diagonal de cima para baixo) e *lift* (diagonal de baixo para cima) requerem atividade muscular instantânea e promovem o treinamento de equilíbrio.[36] Quando o paciente conseguiu estabilizar sua posição semiajoelhada, avançou para a realização desses exercícios na posição ereta. A postura unipodal direita com padrões de facilitação neuromuscular proprioceptiva (FNP) da extremidade superior pode ser incorporada para integrar a propriocepção do tornozelo, estabilização do quadril, do tronco e lombopélvica para o treinamento de toda a cadeia cinética.

Como o paciente estava ansioso para retomar suas atividades de ciclismo de alto nível, o fisioterapeuta tratou simultaneamente as disfunções teciduais, de mobilidade articular e do quadril. Ele ganhou força e estabilidade em amplitudes de movimento maiores à medida que a mobilidade da articulação do tornozelo melhorava. O fisioterapeuta aconselhou o paciente a limitar sua corrida a 48 km por dia ou menos para prevenir a provocação da dor no joelho e até que a maioria dos problemas tivesse se resolvido.

Para abordar de forma completa o objetivo do ciclista de pedalar longas distâncias sem dor, o tratamento dos problemas fora da bicicleta deve ser acompanhado por intervenções na bicicleta. **As correções de alinhamento corporal na bicicleta e as mecânicas da pedalada** são parte do tratamento abrangente do ciclista com DPF. Como a posição do corpo afeta os perfis de força e padrões de movimento articular por toda a cadeia cinética, um ajuste apropriado da bicicleta é fundamental.[23] As orientações para o ajuste do ciclista na bicicleta apresentadas aqui são baseadas em especialistas no campo do ciclismo[10] e na experiência clínica dos autores. A bicicleta é uma máquina estacionária, mas muitos componentes são ajustáveis. O corpo humano é uma máquina dinâmica, mas adaptável. Portanto, é muito importante abordar a ergonomia do ciclista na bicicleta para prevenir estresses anormais e repetitivos sobre o corpo. Ao ajustar a bicicleta para posicionar o ciclista em uma postura de comprimento-tensão muscular ideal, o fisioterapeuta pode otimizar a tolerância à posição, melhorar a produção de potência e prevenir lesões. Para uma união perfeita, a bicicleta e o ciclista precisam ser abordados. É importante reconhecer as limitações do ciclista (p. ex., comprimento curto dos isquiotibiais) e ajustar a bicicleta de acordo. A Tabela 13.3 lista as orientações para posicionamento do ciclista na bicicleta que não levam em consideração as limitações individuais do atleta.

Antes de iniciar o ajuste, o fisioterapeuta deve certificar-se de que a bicicleta está nivelada no *trainer* e de que o selim também está ajustado. Usando o equipamento de ciclismo adequado, o atleta sobe e pedala por cerca de 10 minutos, acomodado em sua posição de corrida. Durante esse tempo, o fisioterapeuta observa a mecânica corporal do ciclista enquanto pedala, como previamente descrito. Quaisquer mudanças na bicicleta devem começar na interface gancho/pedal e ascender pela cadeia cinética. A interface gancho/pedal é o ponto de contato para a transferência de energia em cadeia fechada do ciclista para a bicicleta. Um posicionamento inadequado na interface gancho/pedal resultará em mau alinhamento no tornozelo, pé e joelho. O gancho deve estar posicionado na cabeça do primeiro metatarso, alinhado com o eixo do pedal, evitando a rotação tibial (Fig. 13.16). Depois, a altura do selim é ajustada para criar 25 a 30° de

SEÇÃO III: CASO 13   231

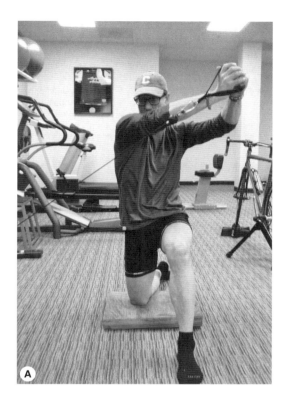

Figura 13.15 A. Diagonal *Lifts* na posição semiajoelhada. Posicione a polia no chão com o paciente semiajoelhado com o joelho afetado para baixo. Certifique-se de que o paciente tenha o joelho, quadril e ombro alinhados nos planos sagital e frontal. O paciente segura o cabo da polia com ambas as mãos em frente ao quadril afetado. Enquanto mantém uma postura ereta em todos os planos, ele puxa para cima e diagonalmente acima de seu ombro oposto. Este exercício fortalece os glúteos e estabilizadores rotacionais e anteriores do tronco. **B.** Diagonal *Chops* na posição semiajoelhada. Posicione o paciente no lado oposto ao da polia do peso. O paciente segura a polia com o fulcro acima de sua cabeça e puxa o cabo para baixo e sobre o corpo em direção ao quadril oposto, enquanto mantém uma postura ereta em todos os planos. Este exercício visa aos glúteos e estabilizadores rotacionais do tronco.

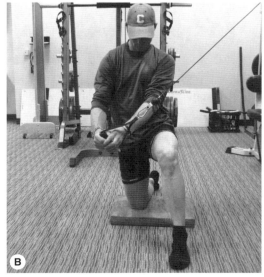

Tabela 13.3 ORIENTAÇÕES PARA AJUSTE DA BICICLETA (COM AS MÃOS SOBRE OS FREIOS)

Flexão de joelho	25-30° quando o pedivela está na posição de 6h
Posição patelar	Polo inferior esquerdo diretamente sobre o eixo do pedal quando o pedivela esquerdo estiver na posição de 9h
Ângulo do tronco	25-35°
Flexão de ombro	90°
Posição do selim até o tubo	≤5 cm
Flexão de cotovelo	25°
Posição de punho	Neutra

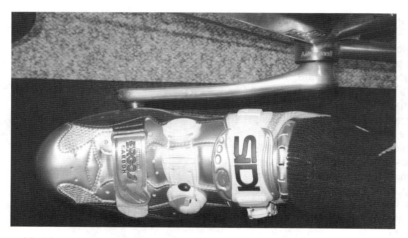

Figura 13.16 Posição ideal do gancho. Observe que o gancho está posicionado na cabeça do primeiro metatarso e alinhado com o eixo do pedal.

ângulo de flexão do joelho quando o pedivela está na posição de 6h (Fig. 13.6B). O selim também deve ser ajustado na posição para a frente/trás para alinhar o polo inferior da patela sobre o eixo do pedal quando o pedivela está na posição de 9h. Todas as medidas de posicionamento da parte superior do corpo são realizadas com as mãos do ciclista sobre os freios. O ângulo do tronco até a coxa deve ser entre 25 e 35° quando a coxa está em paralelo com o chão. O ângulo de flexão do ombro deve ser de 90° e o ângulo de flexão do cotovelo deve ser de 25°. Os punhos devem ficar em posição neutra – evitando flexão, extensão, desvios ulnar e radial. Os autores recomendam registrar a altura e alcance do selim antes e depois dos ajustes da bicicleta para identificar os valores anteriores e registrar todas as mudanças feitas na bicicleta.

Um ajuste correto da bicicleta e a orientação sobre a postura e pedalada devem ser feitos usando um espelho na frente do paciente para *feedback* visual. Durante a marcha, o *feedback* visual em tempo real melhora o controle neuromuscular.[37] Embora ainda tenham que ser publicados estudos similares sobre a bicicleta, o *feedback* visual aumenta a compreensão do ciclista e do fisioterapeuta a respeito dos danos e da capacidade de corrigi-los. A análise por vídeo do ciclista antes e após o ajuste é útil e pode ser utilizada para modificar o curso da pedalada e a postura do atleta após o ajuste ter sido concluído. A modificação da bicicleta sem abordar fraquezas, restrições articulares e controle neuromuscular não tratará a atual lesão ou prevenirá uma futura lesão. Esses problemas devem ser abordados com um programa fisioterapêutico domiciliar fora da bicicleta e com um *feedback* visual que o ciclista pode obter pedalando no *trainer* à frente de um espelho para melhorar o controle neuromuscular.

Recomendações Clínicas Baseadas em Evidência

SORT: Taxonomia da Força de Recomendação
A: Evidência de boa qualidade e consistente orientada para o paciente.
B: Evidência de qualidade limitada ou inconsistente orientada para o paciente.
C: Evidência consensual, prática geral, opinião de especialista ou série de casos orientada para a doença.

1. Com frequência, a dor patelofemoral está associada com uma perda de dorsiflexão no tornozelo. **Grau B**
2. O fortalecimento dos glúteos máximo e médio diminui a dor patelofemoral. **Grau B**
3. A correção do alinhamento corporal e da mecânica de pedalada e as técnicas de treinamento apropriadas reduzem a incidência de dor patelofemoral no ciclista competitivo. **Grau C**

QUESTÕES DE REVISÃO

13.1 Qual déficit de força seria *mais* provável de ser identificado no exame de um ciclista com dor no joelho?

   A. Flexão e abdução do quadril
   B. Abdução e rotação externa do quadril
   C. Extensão e abdução do quadril
   D. Rotação interna e abdução do quadril

13.2 Uma ciclista dirige-se à clínica de fisioterapia com queixas de dor lombar enquanto pedala. Quais destas possibilidades seriam as *mais* prováveis de contribuírem para os sintomas?

   A. Altura do selim muito elevada
   B. Diminuição da flexão do quadril
   C. Diminuição da força abdominal
   D. Diminuição do comprimento do quadríceps

RESPOSTAS

13.1 **B.** O ciclismo envolve movimentos da extremidade inferior no plano sagital. O desvio do plano sagital pode levar à lesão no pé/tornozelo, joelho, quadril e região lombar, devido à sua natureza repetitiva. É importante manter o alinhamento neutro na extremidade inferior durante os 360° do curso da pedalada. Os abdutores do quadril e rotadores externos ajudam a manter a pelve e a parte inferior da perna em alinhamento neutro à medida que o ciclista movimenta-se na pedalada. Os ciclistas são propensos à fraqueza nos abdutores e rotadores externos do quadril, porque raramente eles são fortalecidos fora do plano sagital.

13.2 **B.** A diminuição na flexão do quadril causará deslocamento pélvico à medida que o ciclista atinge a fase mais alta da pedalada, contribuindo para a dor lombar. Uma posição de selim baixa (opção A) terá um maior impacto sobre os sintomas do joelho. Nos ciclistas, os músculos abdominais agem principalmente como acessórios na respiração [38] em vez de estabilizadores pélvicos (opção C). O quadríceps permanece em uma posição encurtada durante todo o curso da pedalada (opção D).

REFERÊNCIAS

1. Standring S. *Gray's Anatomy. The Anatomical Basis of Clinical Practice*. 40th ed. London: Churchill Livingstone; 2009.
2. Fulderson JP. Diagnosis and treatment of patients with patellofemoral pain. *Am J Sports Med*. 2002;30:447-456.
3. Powers CM. Rehabilitation of patellofemoral joint disorders: a critical review. *J Orthop Sports Phys Ther*. 1998;28:345-354.
4. Huberti HH, Hayes WC, Stone JL, Shybut GT. Force ratios in the quadriceps tendon and ligametum patella. *J Orthop Res*. 1984;21:49-54.
5. Powers CM, Bolgia LA, Callaghan MJ, Collins N, Sheehan FT. Patellofemoral pain: proximal, distal, and local factors, 2nd International Research Retreat. *J Orthop Spors Phys Ther*. 2012;42:A1-A54.
6. Piva SF, Goodnite EA, Childs JD. Strength around the hip and flexibility of soft tissue in individuals with and without patellofemoral pain syndrome. *J Orthop Sports Phys Ther*. 2005;35:793-801.
7. Yamaguchi GT, Zajac FE. A planar model of the knee joint to characterize the knee extensor mechanism. *J Biomech*. 1989;22:1-10.
8. Clarsen B, Krosshaug T, Bahr R. Overuse injuries in professional road cyclists. *Am J Sports Med*. 2010;38:2492-2501.
9. Abbiss CR, Peiffer JJ, Laursen PB. Optimal cadence selection during cycling. *Int J Sports Med*. 2009;10:1-15.
10. Burke ER. *The Science of Cycling*. Champaign, IL: Human Kinetics; 1988.
11. Lajam C, Bharam S, Hall G, Hadley S. Evaluation of hip flexion angle in cyclists and hip impingement. Poster presentation at *International Society for Hip Arthroscopy*. NYU Langone Medical Center; 2012.
12. Khayambashi K, Mohammadkhani Z, Ghaznayi K, Lyle MA, Powers CM. The effects of isolated hip abductor and external rotator muscle strengthening on pain, health status, and hip strength in females with patellofemoral pain: a randomized controlled trial. *J Orthop Sports Phys Ther*. 2012;41:22-29.
13. Cook G. *Movement*. 1st ed. Santa Cruz, CA: On Target Publications; 2010.
14. Wainner RS, Whitman JM, Cleland JA, Flynn TW. Regional interdependence: a musculoskeletal examination model whose time has come. *J Orthop Sports Phys Ther*. 2007;37:658-660.

15. JOSPT perspectives for patients. Anterior knee pain: a holistic approach to treatment. *J Orthop Sports Phys Ther.* 2012;42:573.
16. Stasinopoulos D, Stasinopoulos I. Comparison of effects of exercise program, pulsed ultrasound and transverse friction in the treatment of chronic patellar tendinopathy. *Clin Rehabil.* 2004;18:347-352.
17. Speed CA. Fortnightly review: Corticosteroid injections in tendon lesions. *BMJ.* 2001;323:382-386.
18. Witvrouw E, Lysens R, Bellemans J, Cambier D, Vanderstraaeten G. Intrinsic risk factors for the development of anterior knee pain in an athletic population. A two-year prospective study. *Am J Sports Med.* 2000;28:480-489.
19. Backman LJ, Danielson P. Low range of ankle dorsiflexion predisposes patellar tendinopathy in junior elite basketball players: a 1-year prospective study. *Am J Sports Med.* 2011;39:2626-2633.
20. Burton CJ, Bananno D, Levinger R, Menz HB. Foot and ankle characteristics in patellofemoral pain syndrome: a case control and reliability study. *J Ortho Sports Phys Ther.* 2010;40:286-296.
21. Crossley KM, Zhang WJ, Schache AG, Bryant A, Cowan SM. Performance on the single-leg--squat task indicates hip abductor muscle function. *Am J Sports Med.* 2011;39:866-873.
22. Smith D, Searle B, Thomas S. *The Racing Bike Book.* 3rd ed. London: Haynes Publications; 2008.
23. Barratt PR, Korff T, Elmar SJ, Martin JC. Effect of crank length on joint-specific power during maximal cycling. *Med Sci Sports Exerc.* 2011;43:1689-1697.
24. Cavanaugh PR, Sanderson DJ. *The Biomechanics of Cycling: Studies of the Pedaling Mechanics of Elite Pursuit Riders.* Champaign, IL. Human Kinematics; 1986:105.
25. Gregor RJ, Broker JP, Ryan MM. The biomechanics of cycling. *Exerc Sports Sci Rev.* 1991;19:127-169.
26. Baer G, Heidersheit B. ACL Reconstruction: Third Time's the Charm for Wisconsin Athlete When Professionals Collaborate. *JBJS-JOSPT.* Special Report. 2013:1-6.
27. Mulligan B. *Manual Therapy: "NAGS," "SNAGS," "MWM," etc.* 4th ed. Wellington, NZ: Plane View Services Ltd; 1999.
28. Vincenzino B, Branjerdporn M, Teys P, Jordan K. Initial changes in posterior talar glide and dorsiflexion of the ankle after mobilization with movement in individuals with recurrent ankle sprain. *J Ortho Sports Phys Ther.* 2006;36:464-471.
29. Vincenzino B, O'Brien T. A study of the effects of Mulligan's mobilization with movement. *Manual Therapy.* 1998;3:78-84.
30. Trevino SG, Davis P, Hecht PJ. Management of acute and chronic lateral ankle injuries of the ankle. *Orthop Clin North Am.* 1994;25:1-16.
31. Youdas JW, Krause DA, Egan KS, Theeau TM, Laskowski ER. The effect of static stretching of the calf muscle-tendon unit on active ankle dorsiflexion range of motion. *J Orthop Sports Phys Ther.* 2003;33:408-417.
32. Geiser CF, O'Connor KM, Earl JE. Effects of isolated hip abductor fatigue on frontal plane knee mechanics. *Med Sci Sports Exerc.* 2010;42:535-545.
33. McBeth JW, Earl-Boehm JE, Cobb SC, Huddleston WE. Hip muscle activity during 3 sidelying hip strengthening exercises in distance runners. *J Athl Train.* 2012;47:15-23.
34. Boren K, Conrey C, LeCoguic J, Paprocki L, Voight M, Robinson TK. Electromyographic analysis of gluteus medius and maximus during rehab exercises. *Int J Sports Phys Ther.* 2011;6:206-223.
35. Ekstrom RA, Donatelli RA, Carp KC. Electromyographic analysis of core trunk, hip, and thigh muscle during 9 rehabilitation exercises. *J Orthp Sports Phys Ther.* 2007;37:754-762.
36. Voight ML, Hoogenboom BJ, Cook G. The chop and lift reconsidered: integrating neuromuscular principles into orthopedic and sports rehabilitation. *N Am J Sports Phys Ther.* 2008;3:151-159.
37. Teran-Yengle P, Birkhofer R, Weber MA, Patton K, Thatcher E, Yack HJ. Efficacy of gait training in real-time biofeedback in correcting knee hyperextension patterns in young women. *J Orthop Sports Phys Ther.* 2011;12:948-952.
38. Usabiaga J, Crespo R, Iza I, Aramendi J, Terrados N, Poza JJ. Adaptations of the lumbar spine to different positions of bicycle racing. *Spine.* 1997;22:1965-1969.

Tendinose patelar em jogadora de voleibol com tríade da mulher atleta

Jill Thein-Nissenbaum

CASO 14

Uma jogadora de voleibol competitivo de 15 anos de idade com dor no joelho esquerdo que piorou nos últimos seis meses é encaminhada para fisioterapia por seu pediatra. É uma atacante de ponta de rede e sua perna esquerda é a que utiliza para o impulso. A dor é "logo abaixo da patela". Durante a prática de voleibol, atacar, saltar, correr e agachar-se pioram a dor no joelho. A dor alivia muito pouco com a aplicação de gelo. Ela fez repouso total e evitou qualquer atividade que provocasse dor por três semanas apenas até que a dor retornou logo após retomar a atividade. Relata que cresceu 10 cm no último ano e agora está com 1,72 m de altura e pesa 54,8 kg (índice de massa corporal 17,4 kg/m^2). Por causa de sua altura, passou da equipe juvenil para a equipe principal de voleibol. Fala que o treinador "depende" dela para ganhar e que isso é muito estressante. Além disso, as práticas da equipe principal são muito mais longas e tem sentido dificuldade para encaixar seus deveres de casa dentro dessa rotina. Ela relata fazer treinamento "extra" em um aparelho elíptico por 60 a 75 minutos a cada noite. Desde que começou o Ensino Médio no último ano, seu ciclo menstrual tornou-se mais irregular. Nos últimos 12 meses, teve apenas quatro ciclos menstruais e seu último ciclo foi há quatro meses. Considera a falta de menstruação como "muito conveniente". Nos últimos dois anos, teve várias lesões por uso excessivo, incluindo tendinite do calcâneo, uma fratura metatársica por estresse e uma distensão crônica nos isquiotibiais. Segundo a paciente, cada uma dessas condições levou muito tempo para curar, mesmo com repouso. Quando a paciente caminhava na clínica, o fisioterapeuta notou um padrão de marcha normal, com visível atrofia do quadríceps esquerdo. Com base em seu esporte, na sua história de saúde, na descrição dos sintomas e na breve observação, o fisioterapeuta suspeita que a paciente apresenta tendinose patelar crônica devido ao ambiente de cicatrização insatisfatório relacionado à tríade da mulher atleta.

▶ Quais sinais de exame estão relacionados ao diagnóstico de tendinose patelar?
▶ Identifique os encaminhamentos para outros membros da equipe médica.

DEFINIÇÕES-CHAVE

TRÍADE DA MULHER ATLETA: condição originalmente identificada em 1992[1] como uma associação de distúrbio alimentar, amenorreia e osteoporose; devido aos critérios diagnósticos rigorosos, muitas mulheres com doenças relacionadas à tríade não foram identificadas ou adequadamente tratadas.[2] Em 2007, os termos foram modificados para disponibilidade de energia, função menstrual e densidade mineral óssea.[2]

AMENORREIA SECUNDÁRIA: cessação da menstruação por três meses consecutivos na mulher pós-menarca.[2]

TENDINOPATIA: termo amplo que abrange qualquer condição dolorosa que ocorre dentro e ao redor dos tendões em resposta ao uso excessivo; tendinite e tendinose são formas de tendinopatia.[3]

TENDINOSE: degeneração celular crônica de um tendão *sem* inflamação; as características clássicas são mudanças degenerativas na matriz do colágeno, hipercelularidade, hipervascularidade e uma redução de células inflamatórias; imagina-se que seja causada por microrrupturas no tecido conjuntivo dentro e ao redor do tendão, levando à força de tensão reduzida e risco aumentado de ruptura do tendão.[3]

Objetivos

1. Identificar os componentes da tríade da mulher atleta e descrever sua inter-relação.
2. Utilizar ferramentas de exame adequadas para uma paciente com suspeita de tríade da mulher atleta.
3. Descrever o tratamento adequado de tendinose patelar.
4. Explicar como a tríade da mulher atleta está associada aos distúrbios musculoesqueléticos por uso excessivo e como a presença dessa condição influencia ou modifica o tratamento da paciente.

Considerações sobre a Fisioterapia

Considerações sobre a fisioterapia durante o tratamento da atleta com tendinose patelar e uma hipótese diagnóstica de tríade da mulher atleta:

▶ **Plano de tratamento/objetivos gerais da fisioterapia:** para tendinose patelar: diminuir a dor no joelho; aumentar a flexibilidade e a força da extremidade inferior; retornar ao esporte e às atividades funcionais com mínima dor. Para sintomas relacionados à tríade: mapear todos os três componentes da tríade; encaminhar para o pediatra ou médico clínico geral para teste de acompanhamento e tratamento com equipe multiprofissional.

▶ **Intervenções fisioterapêuticas:** para tendinose patelar: educação da paciente quanto à anatomia funcional e patomecânica da lesão; modalidades terapêuticas e terapia manual para diminuir a dor; mobilização e alongamento passivo para melhorar a mobilidade articular e a flexibilidade da extremidade inferior; exercício excêntrico

para aumentar a força e a resistência musculares do quadríceps e remodelar o tendão* patelar; instrução de exercícios domiciliares. Para sintomas relacionados à tríade: educação quanto a repouso e recuperação adequados para cicatrização de tecido normal; educação quanto a importância do teinamento funcional (*cross-training*) e exercício anaeróbio específico do esporte.
▶ **Precauções durante a fisioterapia:** para tendinose patelar: monitorar sinais e sintomas de uso e treinamento excessivos; educar a paciente sobre a dor muscular de inicio tardio e como tratar apropriadamente a doença. Para sintomas relacionados à tríade: monitorar sinais de cicatrização tardia ou muito lenta, fadiga e recomeço da menstruação.
▶ **Complicações que interferem na fisioterapia:** não adesão da paciente à modificação da atividade, em especial, à diminuição no regime de exercício e na prática de voleibol; incapacidade da família em fornecer suporte emocional tal como transporte para as sessões de fisioterapia; hábitos de estilo de vida (p. ex., dieta, padrão de sono) que interferem na cicatrização tecidual favorável.

Visão Geral da Patologia

A tendinose patelar (joelho do saltador) é uma condição por uso excessivo caracterizada por dor no salto e aterrissagem. A doença é frequentemente identificada em jogadores de voleibol e pode afetar 38 a 50% dos jogadores[4] e diminuir de forma significativa o desempenho no esporte.[5] Embora o repouso do esporte possa reduzir os sintomas, um retorno ao treinamento e à competição é muitas vezes acompanhado por piora dos sintomas.[6] Cerca de 30% dos jogadores de voleibol com tendinose patelar precisaram de, pelo menos, seis meses de repouso antes de retomar a atividade.[5] O tratamento de tendinose patelar requer um programa de reabilitação supervisionado e estruturado, pois se trata de uma condição crônica com resultados potencialmente insatisfatórios. Em geral, o diagnóstico clínico é baseado nos relatos subjetivos de dor durante a atividade. A localização mais comum da dor é a inserção patelar proximal, logo abaixo do ápice da patela.[5] A sensibilidade durante a palpação do tendão confirma o diagnóstico clínico, que pode ser verificado também por ultrassom ou ressonância magnética (RM).[3,5] Muitos fatores de risco influenciam o início das mudanças degenerativas no tendão patelar. Fatores intrínsecos incluem flexibilidade muscular diminuída nos isquiotibiais, no quadríceps e no complexo gastrocnêmio-sóleo, bem como mobilidade diminuída na articulação talocrural, limitando a dorsiflexão.[5] Fatores extrínsecos incluem calçados e treinamento inadequados – em especial, um aumento rápido na frequência e intensidade da atividade.[5]

Por mais de uma década, **o exercício excêntrico foi uma base de reabilitação para tendinose** e um corpo de evidência substancial sustenta sua eficácia.[4-9] Em particular, agachamentos excêntricos dolorosos em declive demonstraram ser uma intervenção de exercício terapêutico superior em comparação com os agachamentos excêntricos padrão.[9] Contudo, os resultados após a reabilitação ainda são pouco satisfatórios. Em um estudo comparando tratamento cirúrgico *versus* conservador em 35 atletas com tendinose patelar, os atletas no grupo de tratamento conservador realizaram treinamento

---

* N. de RT: A nova terminologia anatômica sugere o uso do termo ligamento patelar em vez de tendão patelar. Neste capítulo, não será modificado pela explicação do autor.

excêntrico em declive duas vezes por dia, 3 × 15 repetições cada sessão por 12 semanas.[4] Os atletas retomaram lentamente à atividade após a intervenção de 12 semanas e continuaram o programa de treinamento excêntrico duas vezes por semana. Enquanto os autores concluíram que o treinamento de força excêntrico por 12 semanas era prudente, porque o tratamento cirúrgico não oferecia vantagem sobre o treinamento de força excêntrico, apenas 55% dos atletas atingiram resultados excelentes ou bons no acompanhamento de 12 meses.[4] O treinamento de força tal como o treinamento com resistência lento e pesado (exercícios com as duas pernas) também provou ser tão efetivo quanto o treinamento excêntrico.[8] Em um estudo feito por Kongsgaard e colaboradores,[8] os pacientes foram divididos em três grupos: um grupo de agachamento em declive, um grupo de treinamento com resistência lento e um grupo de injeção de glicocorticoide. O agachamento em declive foi realizado duas vezes por dia, todos os dias, por 12 semanas em casa. O grupo de treinamento com resistência treinou três vezes por semana por 12 semanas em uma sala de musculação. No acompanhamento de seis semanas, os pacientes dos dois grupos de exercício atingiram resultados superiores aos do grupo de injeção de esteroides; contudo, os resultados entre os dois grupos de exercícios não foram estatisticamente diferentes.[8] A terapia por ondas de choque extracorpóreas (ESWT) é um tratamento não invasivo que utiliza ondas sonoras fortes direcionadas aos tecidos conjuntivos para diversas doenças musculoesqueléticas. Na Europa, a ESWT foi avaliada por sua eficácia em tratar tendinopatia patelar. Em um ensaio controlado randomizado com 62 atletas sintomáticos de salto, o tratamento com ESWT administrado durante a temporada de competição não foi mais efetivo do que o tratamento com placebo para tendinopatia patelar.[10] Outros tratamentos como massagem, injeções de plasma rico em plaquetas ou de glicocorticoides, agulhamento seco e desbridamento artroscópico não são tão efetivos quanto os exercícios com agachamentos excêntricos.[7]

A tríade da mulher atleta é uma síndrome que descreve a inter-relação de três condições: disponibilidade de energia, função menstrual e densidade mineral óssea. Sua prevalência e características foram extensamente examinadas em adolescentes do sexo feminino.[11-16] Embora há alguns anos imaginava-se que ocorria principalmente em atletas cujos esportes exigiam magreza, como ginástica, mergulho e animação de torcida, os componentes da tríade foram identificados em mulheres que participam de quase todos os esportes, incluindo voleibol, basquetebol e natação. A disponibilidade de energia é definida como ingesta de energia menos gasto de energia. A energia pós-exercício resultante deve ser utilizada para a regulação da homeostase do corpo, incluindo cicatrização do tecido, funcionamento cardiovascular e menstruação.[2,17] A baixa disponibilidade de energia pode ocorrer intencionalmente (por meio de exercício excessivo, diminuição drástica na ingesta calórica, ou uma combinação destes) ou não intencionalmente (os atletas não estão cientes de suas necessidades calóricas e deixam de ingerir as calorias necessárias para compensar as queimadas na atividade física).[2] Em uma amostra de 311 atletas do Ensino Médio do sexo feminino, aquelas com distúrbios alimentares tinham probabilidade duas vezes maior de sofrer lesão durante a temporada esportiva em comparação com as que relataram comportamentos alimentares normais.[16] **A disponibilidade de energia também pode afetar as taxas de cicatrização de lesões por uso excessivo.** Se a quantidade de energia pós-exercício estiver baixa, pode não haver energia suficiente disponível para promover um ambiente adequado de cicatrização. A função menstrual pode variar desde eumenorreia (menstruação normal) até amenorreia. A disfunção menstrual inclui amenorreia primária, amenorreia secundária e oligomenorreia. A amenorreia primária é a falta de início da menstruação por volta dos 15 anos de idade.[2,11] A amenorreia secundária é a cessação da menstruação por três meses consecutivos na mulher pós-menarca. A oligomenorreia é quando os ciclos menstruais ocorrem com intervalos de mais de 35 dias.[2] A prevalência de disfunção menstrual em atletas do Ensino Médio do sexo feminino varia de 27 a 54%.[13,16] O terceiro componente da tríade é a densidade mineral óssea (DMO). A DMO varia de saúde óssea ideal até osteoporose. Embora osteopenia e osteoporose sejam termos bem-definidos em mulheres na pós-menopausa, existem inúmeros desafios para determinar a DMO ideal na atleta adolescente.[18] A DMO de um atleta reflete inúmeras variáveis, incluindo disponibilidade de energia, estado menstrual, composição genética e fatores ambientais, (p. ex., quantidade de exposição à luz solar, absorção de vitamina D).[19] Um único registro da DMO da atleta adolescente pode não fornecer informação sobre as mudanças na DMO com o passar do tempo.[2,20] Embora os estudos relacionados à DMO em mulheres jovens sejam limitados, a prevalência de DMO baixa foi relatada como sendo de cerca de 22% em atletas do Ensino Médio do sexo feminino.[13,14]

Tratamento Fisioterapêutico do Paciente

A atleta que apresenta uma lesão por uso excessivo beneficia-se da educação sobre a natureza da patologia, incluindo variáveis que são tratáveis por meio de intervenções fisioterapêuticas. Neste caso, a atleta com tendinose patelar pode se beneficiar de um regime de tratamento com foco no aumento da flexibilidade da extremidade inferior e da força excêntrica do quadríceps. Ela apresenta uma história de irregularidade menstrual, aumento abrupto no treinamento, mudança rápida na composição corporal (requerendo energia adicional para sustentar o crescimento tecidual e a homeostase) e estressores externos, incluindo pressão para melhor desempenho, por parte de seu treinador, e manejo de tempo para os estudos. A irregularidade menstrual é uma preocupação; a atleta pode estar entrando em um equilíbrio de energia negativa (involuntariamente) devido ao rápido aumento na atividade que pode não estar sendo compensado por um aumento no consumo calórico. Além disso, o recente estirão de crescimento garante energia adicional para sustentar o crescimento do tecido e a homeostase. O fisioterapeuta pode tratar a atleta para a tendinose patelar, mas se recomenda o encaminhamento para o pediatra ou clínico geral da paciente para exames relativos à amenorreia secundária. O relato da atleta de cicatrização lenta ou demorada de lesões prévias por uso excessivo pode estar relacionado de forma direta ao equilíbrio de energia negativo; seu corpo pode simplesmente não ter energia "de sobra" suficiente para sustentar a cicatrização do tecido e a menstruação. Exames adicionais para investigar a disfunção menstrual, bem como os outros componentes relacionados à Tríade, são indicados.

Exame, Avaliação e Diagnóstico

O exame dessa atleta tem dois focos: a extremidade inferior esquerda e os aspectos relacionados à tríade. O exame físico da extremidade inferior deve começar em pé, com observação para atrofia de quadríceps e perimetria para documentar diferenças entre os membros. Alinhamento patelar, posição do pé (pronação ou supinação) e quaisquer alterações no plano transversal na tíbia e no fêmur devem ser observados. Em posições sem sustentação de peso, a amplitude de movimento ativa e passiva do quadril, joelho e tornozelo deve ser avaliada. Além disso, a flexibilidade da extremidade inferior deve ser examinada. **Flexibilidade diminuída no quadríceps e nos isquiotibiais** foi identificada como fator contribuinte para tendinose patelar.[21,22] Nesta paciente, o teste de flexibilidade da extremidade inferior revelou tensão bilateral dos isquiotibiais, com os isquiotibiais esquerdos mais tensos do que os direitos. Os testes de Ely, de Ober e de Thomas foram positivos no lado esquerdo. Na posição sentada estendida, o ajuste do movimento patelar com série de exercícios isométricos de quadríceps (*Quad Set*). Se a patela estiver se movimentando lateralmente, a tração lateral aumentada sobre o tendão patelar pode contribuir para a dor do atleta. A tensão nas estruturas laterais, incluindo o trato iliotibial (TIT) e o retináculo patelar lateral, pode ser fator contribuinte para o movimento lateral da patela. Com o *Quad Set*, essa atleta demonstrou uma patela lateralmente ajustada e dolorosa. A avaliação isolada de força do quadríceps, dos isquiotibiais, do glúteo máximo e do glúteo médio deve ser realizada. Há evidência sugerindo que a menor **força do quadríceps** está associada à tendinose patelar.[21] A fraqueza glútea também pode contribuir para a rotação femoral interna, que pode causar irritação do tendão patelar em atividades de cadeia cinética fechada, como agachamento e salto.[23] A força da extremidade inferior esquerda dessa atleta apresentou-se diminuída em abdução e rotação externa de quadril e extensão de joelho. Deve-se palpar o tendão patelar com a atleta sentada com as pernas estendidas e os joelhos flexionados em cerca de 20° para permitir melhor acesso ao polo inferior da patela. Na tendinose patelar, **sensibilidade pontual é observada ao longo do comprimento do tendão patelar, em especial, na região proximal, na inserção na patela.**[21] Nessa atleta, o fisioterapeuta observou leve espessamento do tendão patelar esquerdo, com sensibilidade pontual no seu polo inferior.

Por fim, avalia-se a função. O fisioterapeuta pode primeiro pedir para a paciente realizar agachamentos com as duas pernas, observando qualquer transferência de peso no plano frontal, rotação femoral aumentada, joelho valgo e/ou pronação do pé. Depois, a atleta deve realizar agachamentos unipodais, iniciando com o lado não acometido para demonstrar ao examinador o seu movimento "normal". No membro acometido, o examinador deve observar em qual grau de amplitude de movimento a atleta tem dor. Além disso, o fisioterapeuta deve verificar se a dor ocorre principalmente com uma contração concêntrica ou excêntrica. Durante o desempenho do agachamento com as duas pernas, a paciente demonstrou confiança (i.e., sustentação de peso aumentada) na sua extremidade inferior direita. Quando realizou o agachamento unipodal sobre a perna esquerda, relatou dor em 25° de flexão de joelho que piorou com flexão de joelho continuada (fase excêntrica do agachamento). Ela também demonstrou joelho valgo e rotação interna de quadril aumentados durante o agachamento unipodal sobre o lado esquerdo em relação ao direito.

Devido à sua história de amenorreia secundária, fratura por estresse recente, cicatrização demorada de lesões por uso excessivo, atividade física aumentada, estresse físico e emocional e crescimento rápido recente, o mapeamento para a tríade da mulher atleta é indicado. Embora o tratamento dos sintomas relacionados à tríade esteja além do objetivo do fisioterapeuta, é fundamental realizar o mapeamento e encaminhamento para o profissional de saúde apropriado. Existem inúmeras ferramentas de avaliação, muitas das quais se concentram primariamente nos comportamentos de distúrbios alimentares.[24-28] Uma ferramenta breve que aborda todos os componentes da tríade é o Female Athlete Triad Coalition Screening Questionnaire.[29] O questionário possui 12 perguntas, de modo que muitas podem ser respondidas com "sim" ou "não", abordando problemas como imagem corporal, comportamentos alimentares, idade na menarca e história de fratura por estresse. O questionário leva menos de 5 minutos para a atleta completar (Fig. 14.1).[29] Não há número determinado de questões que devem ser respondidas com "sim" ou "não" para garantir um encaminhamento; em vez disso, o questionário deve ser revisado pelo médico e usado para iniciar uma discussão com a

---

QUESTIONÁRIO DE RASTREAMENTO DA TRÍADE DA MULHER ATLETA

Esta ferramenta pode ser fornecida a atletas do sexo feminino durante a avaliação pré-temporada, conhecida como o exame pré-participação. Respostas positivas para as questões a seguir devem gerar preocupação no médico que está avaliando, de modo a identificar a paciente com risco para a tríade da mulher atleta. Na identificação de uma atleta "em risco", o médico pode investigar ainda mais completando um questionário de segundo nível, mais aprofundado, um exame físico e uma avaliação laboratorial encontrados logo após este questionário de mapeamento.

1) Você se preocupa com seu peso ou composição corporal?
   Sim   Não

2) Você limita ou controla com cuidado os alimentos que come?
   Sim   Não

3) Você tenta perder peso para satisfazer os requisitos de peso ou imagem/aparência no seu esporte?
   Sim   Não

4) Seu peso afeta a maneira como você se sente?
   Sim   Não

5) Você se preocupa quando percebe que se descuidou de controlar o quanto come?
   Sim   Não

6) Você provoca vômito, usa diuréticos ou laxantes após comer?
   Sim   Não

7) Você sofre ou já sofreu algum distúrbio alimentar?
   Sim   Não

8) Você já comeu escondido?
   Sim   Não

9) Em qual idade foi seu primeiro período menstrual?
   _____

10) Você tem ciclos menstruais mensalmente?
    Sim   Não

11) Quantos ciclos menstruais você teve no último ano?
    _____

12) Você já teve uma fratura por estresse?
    Sim   Não

Figura 14.1 Questionário de mapeamento da tríade da mulher atleta. (Reproduzida, com permissão, da Female Athlete Triad Coalition, incluindo Drs. Margo Mountjoy, Mark Hutchinson, Laura Cruz e Connie Lebrun.)

244 CASOS CLÍNICOS EM FISIOTERAPIA ESPORTIVA

paciente sobre a tríade da mulher atleta. Devido à sua menstruação irregular, atividade aumentada, estresse, história de fratura por estresse e lesões por uso excessivo, essa atleta deve ser encaminhada para um profissional de saúde adequado para avaliação adicional. A Female Athlete Triad Coalition desenvolveu diretrizes para auxiliar os médicos e os profissionais de atenção básica na realização de um exame profundo para uma paciente em risco de tríade da mulher atleta (Fig. 14.2).[29] O fisioterapeuta pode formar uma

---

QUESTIONÁRIO DE RASTREAMENTO DA TRÍADE DA MULHER ATLETA
Acompanhamento médico

Este documento descreve as diretrizes a serem seguidas pelo médico quando este identificar uma paciente em risco para a tríade da mulher atleta no processo de rastreamento inicial. Uma análise nutricional detalhada de disponibilidade energética pode ser completada em cooperação com uma nutricionista do esporte

HISTÓRIA DETALHADA
Circule a resposta que melhor combina com sua situação.

Nunca = 1
Raramente = 2
Ocasionalmente = 3
Na maioria das vezes = 4
Com frequência = 5
Sempre = 6

1. Você quer pesar aproximadamente o que você pesa?
   1 2 3 4 5 6
2. Você perde peso com frequência para satisfazer os requisitos de peso para seu esporte?
   1 2 3 4 5 6
   Como você faz? _____
3. O peso/composição corporal é um problema para você?
   1 2 3 4 5 6
4. Você está satisfeita com seus hábitos alimentares?
   1 2 3 4 5 6
5. Você acredita que seu desempenho é afetado diretamente pelo seu peso?
   1 2 3 4 5 6
   Caso sim, como? _____
6. Você tem restrição alimentar?
   1 2 3 4 5 6
7. Você é vegetariana?
   1 2 3 4 5 6
   Desde qual idade? _____

Figura 14.2 Questionário da tríade aprofundado para ser completado se o questionário de rastreamento (Fig. 14.1) gerar preocupação. (Reproduzida, com permissão, da Female Athlete Triad Coalition, incluindo Drs. Margo Mountjoy, Mark Hutchinson, Laura Cruz e Connie Lebrun.)

8. Você pula refeições?
   1   2   3   4   5   6
   Caso sim, com que frequência? Por qual motivo? _____
9. Você tem episódios rápidos de perda de peso?
   1   2   3   4   5   6
10. Qual peso você considera ideal para competição? _____
11. Alguém já sugeriu que você perdesse peso ou mudasse seus hábitos alimentares?
    1   2   3   4   5   6
12. Algum treinador, juiz ou membro da família já chamou você de gorda?
    1   2   3   4   5   6
13. O que você faz para controlar o seu peso? _____
14. Você fica preocupada se perder um treino de exercícios?
    1   2   3   4   5   6
15. Você se exercita ou é fisicamente ativa assim como treina para seu esporte?
    1   2   3   4   5   6
16. Você tem estresse fora de seu esporte?
    1   2   3   4   5   6
17. Você consegue lidar com o estresse?
    1   2   3   4   5   6
    Como? _____
18. Qual é a sua estrutura familiar?
19. Você usa ou usou estas estratégias para perder peso?
    a. Laxantes   1   2   3   4   5   6
    b. Diuréticos   1   2   3   4   5   6
    c. Vômito   1   2   3   4   5   6
    d. Comprimidos para emagrecer   1   2   3   4   5   6
    e. Sauna   1   2   3   4   5   6
    f. Sacos plásticos ou bandagens durante o treinamento 1   2   3   4   5   6
    g. Outros métodos (mencione) _____   1   2   3   4   5   6

Figura 14.2 (*Continuação*) Questionário da tríade aprofundado para ser completado se o questionário de rastreamento (Fig. 14.1) gerar preocupação.

> **Revisão de sistemas**: (cefaleias/problemas visuais, galactorreia/acne/distribuição de pelos de padrão masculino)
>
> **História completa das lesões.**
>
> **Análise nutricional avaliando equilíbrio energético e equilíbrio de nutrientes.**
>
> **EXAME FÍSICO**
>
> Altura: _____
> Peso: _____
> Pressão arterial: _____
> Pulso: _____
> Sinais físicos de distúrbio alimentar (lanugo, aumento da glândula parótida, carotenemia):
> _____
> Pele (acne/hirsutismo de padrão masculino): _____
> Estagios de Tanner: _____
> Percentual de gordura corporal (dobras cutâneas): _____
> Avaliação de lesão musculoesquelética: _____

Figura 14.2 (*Continuação*) Questionário da tríade aprofundado para ser completado se o questionário de rastreamento (Fig. 14.1) gerar preocupação.

equipe multiprofissional ao atuar em cooperação com a atleta, seus pais, o pediatra, a nutricionista do esporte, o psicólogo do esporte e os treinadores para auxiliá-la a atingir os objetivos de reduzir a dor no joelho, melhorar o desempenho esportivo, promover o retorno da menstruação e a diminuição do estresse.

Plano de Tratamento e Intervenções

Neste caso, a atleta precisará ser tratada e encaminhada. Como sua história de saúde provoca algumas preocupações, deve ser encaminhada novamente para seu pediatra para acompanhamento de sinais e sintomas relacionados à tríade da mulher atleta. Contudo, ela também pode ser tratada para sua tendinose patelar.

O tratamento bem-sucedido de tendinose patelar inclui muitas estratégias publicadas. Vários autores sugeriram que a reabilitação abrangente da tendinose patelar inclui exercícios excêntricos, exercícios realizados em cadeia cinética fechada, manutenção da capacidade aeróbia e incorporação de alongamento funcional (multiplanar) de músculos encurtados.[3,30] As pacientes devem ser avisadas de que a dor moderada durante o exercício excêntrico é normal. Especificamente, usando a escala de classificação de dor numérica na qual 0 representa ausência de dor e 10 é dor máxima, um nível de 3 a 4 é aceitável.[3]

A atleta deste caso apresentava flexibilidade diminuída da extremidade inferior, em especial, no quadríceps e nos isquiotibiais. O alongamento desses músculos, bem como

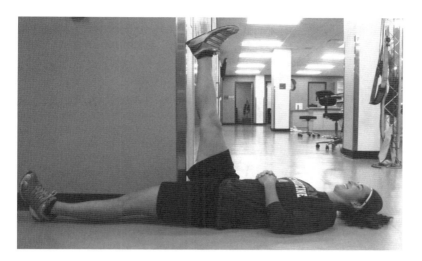

Figura 14.3 Isquiotibiais sendo alongados no batente da porta. O alongamento prolongado nesta posição permite que as fibras musculares remodelem-se para uma posição alongada.

de outros músculos da extremidade inferior, como o trato iliotibial (TIT) e o complexo gastrocnêmio-sóleo, deve ser realizado com frequência durante o dia. O alongamento dos isquiotibiais pode ser realizado no batente da porta (Fig. 14.3) ou com uma toalha de modo que o quadríceps permaneça passivo. O alongamento contrai-relaxa pode ser realizado em prono com uma inclinação pélvica posterior usando uma toalha enrolada no pé ou em pé com uma cadeira (Fig. 14.4). O alongamento do complexo gastrocnêmio-sóleo pode ser realizado em pé. O alongamento do Trato IT pode ser realizado em decúbito lateral, com um *foam roller*. Um substituto para o *foam roller* pode ser uma garrafa de 2 L, cheia de água, depois congelada. O gelo fornece uma superfície firme e fria. Na experiência deste autor, o alongamento, independentemente do modo, deve ser realizado com frequência durante o dia, pelo menos, 5 a 7 vezes por dia, com cada alongamento sendo mantido por cerca de 30 segundos. Além do alongamento estático já descrito, a atleta deve realizar alongamento de aquecimento dinâmico que inclui movimentos multiplanares, como oscilações da perna para a frente e para trás que incorporam alguma rotação, bem como elevação do joelho (Fig. 14.5) e coices de mula. Essas atividades de alongamento dinâmico podem ser realizadas depois que a atleta estiver aerobicamente aquecida, mas antes do início da prática ou da competição. O alongamento estático pretende aumentar o comprimento muscular levando o músculo até sua amplitude final e mantendo essa posição por uma duração específica. Infelizmente, alguns estudos demonstraram que o alongamento estático vigoroso logo antes do esporte pode afetar de forma negativa os resultados de desempenho.[31] Em contraste, muitos estudos de pesquisa mostraram que o alongamento dinâmico tem um efeito positivo sobre o desempenho.[31] Assim, o alongamento estático pode ser realizado com segurança em casa com o objetivo de aumentar o comprimento muscular, ao passo que o alongamento dinâmico realizado antes da participação esportiva pode afetar positivamente o desempenho.[31]

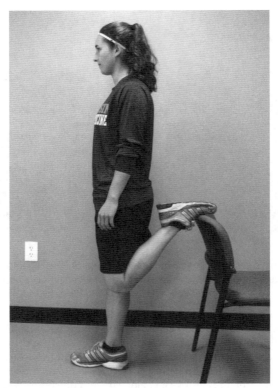

Figura 14.4 Alongamento de quadríceps em pé com uma cadeira. A atleta está realizando uma inclinação pélvica posterior simultânea para incorporar o reto.

O fortalecimento de quadríceps, em especial, o treinamento de força excêntrica, é crucial. O exercício excêntrico sobre uma superfície inclinada a 25° deve ser realizado.[5] Essa posição limita o uso de flexores plantares e permite que a atleta com mobilidade de dorsiflexão diminuída realize o agachamento em sua amplitude de movimento maior sem alterar a mecânica do corpo. A fase excêntrica é realizada com a atleta abaixando-se até 60° de flexão de joelho enquanto fica em pé apenas sobre a extremidade inferior envolvida (Fig. 14.6). A fase concêntrica do agachamento deve ser feita usando as duas extremidades, com o tronco em uma posição vertical. Biernat e colaboradores[5] investigaram a eficácia do treinamento de força com agachamento excêntrico durante a temporada de voleibol em jogadores de voleibol do sexo masculino com tendinose patelar. Os atletas realizaram os agachamentos excêntricos por três séries de 15 repetições, uma vez ao dia. Em dias de jogo ou em dias em que a sessão de treinamento era muito intensa, os jogadores de voleibol não realizaram os exercícios. Cada atleta só executou os exercícios se seu nível de dor não excedesse 4 pontos na escala analógica visual (0-10 pontos). Na quarta semana do programa de treinamento de 12 semanas, os jogadores foram solicitados a realizar os exercícios de agachamento excêntrico em declive sobre

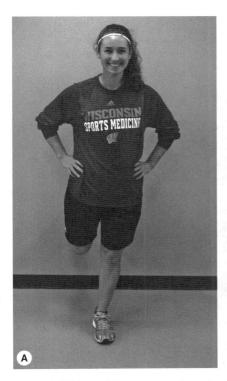 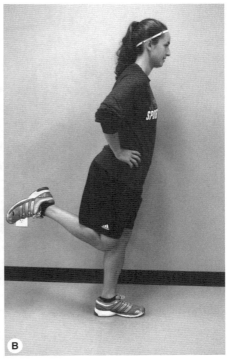

Figura 14.5 Exercícios de coice de mula. **A.** Coice de mula de frente. **B.** Coice de mula de lado. Esse aquecimento dinâmico requer contração concêntrica dos isquiotibiais, criando uma inibição recíproca do quadríceps, resultando em um alongamento dinâmico desse músculo.

uma superfície instável. Os resultados mostraram que os atletas com tendinose patelar tiveram uma diminuição na dor quando realizaram o programa de treinamento excêntrico durante a temporada de voleibol.[5] Com base nesses achados, a atleta deste caso poderia começar com a orientação de três séries de 15 repetições realizadas diariamente, se o nível de dor for menor do que 5 pontos e não for um dia de jogo ou de prática pesada. A progressão poderia ocorrer ao incluir uma superfície instável ou ao aumentar a carga fazendo a paciente segurar pesos ou halteres (Fig. 14.7).

O fortalecimento geral da extremidade inferior, incluindo isquiotibiais, abdutores e extensores do quadril, deve iniciar com exercício isolado de cadeia cinética aberta e progredir para fortalecimento de cadeia cinética fechada funcional. A paciente pode ser instruída a realizar esses exercícios em casa com pesos ou faixas elásticas. A abdução do quadril em decúbito lateral com a perna contra a parede (Fig. 14.8) é um exercício de abdução de quadril de cadeia aberta que mostrou ser particularmente eficaz para recrutar o glúteo médio.[32] Outros exercícios que ativam o glúteo médio incluem abdução em prancha lateral com a perna dominante no topo ou na base e agachamento

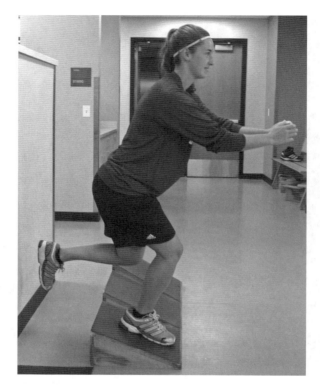

Figura 14.6 Fase excêntrica de agachamento de joelho em uma placa de declínio de 25°. O atleta, em pé, abaixa-se até 60° de flexão de joelho na perna envolvida, então, usa ambas as pernas para sair do agachamento (fase concêntrica).

unipodal.[33] O fortalecimento dos isquiotibiais pode ser atingido por meio de rosca para isquiotibiais sentado contra resistência ou ponte com uma perna estendida e com o membro afetado sobre uma bola fisioterapêutica (Fig. 14.9). Os exercícios que ativam o glúteo máximo incluem levantamento-terra unipodal, prancha frontal com extensão de quadril, contração glútea, abdução em prancha lateral com a perna dominante no topo ou na base e agachamento unipodal (Fig. 14.10).[32,33] A frequência dessas atividades depende da resistência e do propósito do exercício. Se o exercício for determinado para reeducação neuromuscular ou para ensinar o atleta a recrutar músculos específicos, a resistência deve ser baixa, mas a prática pode ser diária. Por outro lado, se o propósito for aumentar a produção de força, a atividade deve ser realizada contra uma resistência mais alta, mas com frequência menor, como três vezes por semana, por exemplo.

A massagem de fricção profunda (MFP) para o tendão patelar também pode ser realizada. A teoria por trás da utilização de MFP é aumentar a carga mecânica para o tecido tendinopático, bem como reduzir *ligação cruzada* molecular. Na tendinose, o tecido cicatricial torna-se desorganizado. A MFP, seguida por alongamento e treinamento

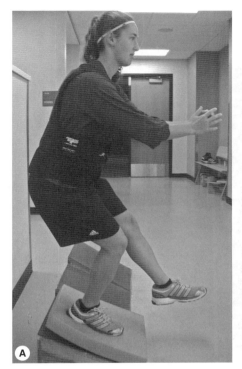 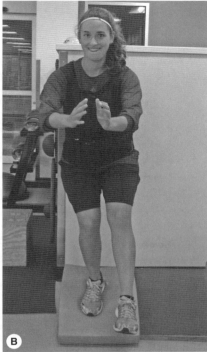

Figura 14.7 Progressão de agachamento de joelho com o paciente vestindo um colete de peso, de pé, sobre uma superfície instável. **A.** Vista lateral. **B.** Vista frontal.

de força excêntrico, pode ajudar o tecido cicatricial a remodelar-se ao longo das linhas de carga.[34] O profissional pode realizar MFP e também ensinar o atleta a realizar essa terapia manual em casa por 5 a 7 minutos antes de suas sessões de exercício. Embora haja limitada evidência sustentando o uso de MFP na tendinose, há estudos empíricos e uma análise racional para seu uso que suprem a compreensão atual de tendinose.[34]

Por fim, a capacidade aeróbia precisa ser mantida.[3,30] Esta paciente está atualmente realizando atividade cardiovascular adicional fora da prática de voleibol programada. Como o voleibol é principalmente um esporte aeróbio, o condicionamento aeróbio além daquele completado em sessões de treino regular não é necessário e pode estar agravando sua tendinose patelar. É provável que a atividade realizada na prática seja suficiente para manter uma capacidade aeróbia saudável. Na avaliação inicial, o fisioterapeuta recomendou que o condicionamento diário "extra" que ela está realizando no equipamento elíptico deve ser descontinuado. Um programa intervalado que consiste em explosões curtas (30 a 45 segundos) de atividade de alta intensidade, seguidas por uma recuperação de 30 segundos, pode ser mais benéfico e pode lentamente ser reintroduzido à medida que os sintomas da atleta diminuem.

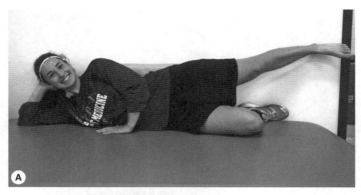

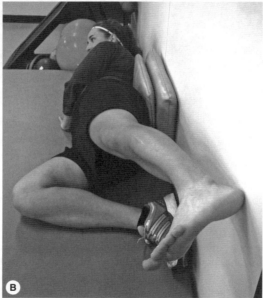

Figura 14.8 Abdução do quadril em decúbito lateral com a perna contra a parede. A atleta coloca um travesseiro atrás das costas, coloca o calcanhar na parede (inclinando-se para a extensão do quadril) e empurra sua mão superior para dentro do tapete ou do chão, aumentando a ativação do glúteo médio. O calcanhar da perna superior é mantido contra a parede enquanto o atleta executa abdução do quadril. **A.** Vista frontal. **B.** Vista lateral. Observe como o uso de travesseiros atrás das costas polariza o quadril em extensão.

SEÇÃO III: CASO 14   253

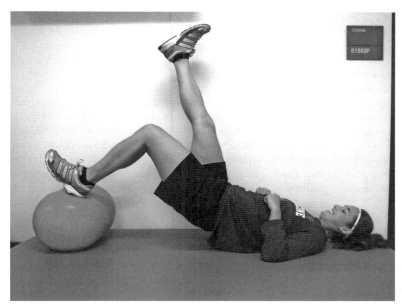

Figura 14.9 Fortalecimento dos isquiotibiais usando uma bola fisioterapêutica.

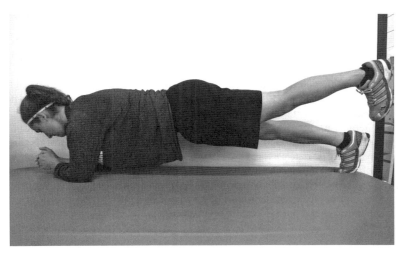

Figura 14.10 Prancha frontal com elevação de perna e extensão de quadril. A atleta pode alternar a elevação da perna.

Além da implementação do programa para tendinose patelar, esta atleta requer **encaminhamento novamente para seu médico clínico geral** para exames de acompanhamento das condições relacionadas à tríade da mulher atleta. O fisioterapeuta precisará trabalhar junto com o clínico geral, relatando sinais e sintomas observados durante a consulta de tratamento. Após o médico examinar e desenvolver um plano de cuidado para esta atleta, o papel do fisioterapeuta é monitorar a atividade física e os sintomas de tendinose. O fisioterapeuta precisará observá-la para sinais de fadiga, cicatrização demorada e lesões adicionais ou subsequentes, sendo todos estes indicativos de que a atleta não está melhorando e pode ter problemas contínuos relacionados à tríade. A educação dela, bem como de seus pais, é crucial; eles devem entender a importância da ingestão calórica adequada e também do repouso para promover um bom ambiente de cura para lesões por uso excessivo. Como em qualquer lesão por uso excessivo, os pacientes devem ser educados sobre a alta taxa de recidiva e sintomas que merecem atenção. Como esta atleta tem uma história de amenorreia e de lesões por uso excessivo, deve compreender a importância do *treinamento funcional (cross-training)*, do descanso e da recuperação para sua saúde global em longo prazo.

Recomendações Clínicas Baseadas em Evidência

SORT: Taxonomia da Força de Recomendação
A: Evidência de boa qualidade e consistente orientada para o paciente.
B: Evidência de qualidade limitada ou inconsistente orientada para o paciente.
C: Evidência consensual, prática geral, opinião de especialista ou série de casos orientada para a doença.

1. O tratamento bem-sucedido da atleta com tendinose patelar inclui modificação da atividade, fortalecimento excêntrico do quadríceps usando uma superfície inclinada, manutenção da capacidade aeróbia e incorporação de alongamento funcional (multiplanar) de músculos retraídos. **Grau B**
2. As mulheres com ingesta calórica diminuída e equilíbrio energético negativo podem ter cicatrização lenta ou demorada. **Grau C**
3. Em geral, o exame físico dos pacientes com tendinose patelar revela flexibilidade diminuída da extremidade inferior, dor na palpação do tendão patelar na inserção sobre o ápice da patela e força excêntrica do quadríceps diminuída sem sinais atuais de inflamação aguda. **Grau B**
4. Devido à inter-relação dos componentes da tríade da mulher atleta, as mulheres com um componente devem ser mapeadas para outros componentes e reencaminhadas a seu clínico geral para teste adicional. **Grau B**

QUESTÕES DE REVISÃO

14.1 A evidência sustenta que pacientes com tendinose patelar beneficiam-se mais de qual tipo de contração muscular do quadríceps?

A. Concêntrico
B. Excêntrico
C. Isométrico
D. Isocinético

14.2 Quando ocorre disfunção menstrual na atleta adolescente, ela deve ser mapeada para os outros componentes da tríade, os quais incluem:

A. Distúrbio alimentar e de densidade mineral óssea
B. Distúrbio alimentar e osteoporose
C. Disponibilidade energética e densidade mineral óssea
D. Disponibilidade energética e osteoporose

RESPOSTAS

14.1 **B.** O exercício excêntrico tem sido a base da reabilitação de tendinopatia por mais de uma década e um corpo de evidência importante sustenta sua eficácia.[7] É aceitável sentir dor leve durante tais exercícios. Isso poder ser contraintuitivo, por essa razão, o fisioterapeuta deve educar a atleta quanto a esse treinamento.

14.2 **C.** A tríade da mulher atleta é a inter-relação de disponibilidade energética, função menstrual e densidade mineral óssea.[11-16] Termos como distúrbio alimentar e osteoporose são muito exclusivos (opções A, B e D); eles não "capturam" todos os indivíduos que sofrem da tríade. Uma atleta pode ter disponibilidade energética diminuída por não estar ciente de suas necessidades calóricas e não estar consumindo calorias suficientes para a energia que está gastando. Essa paciente não tem distúrbio alimentar, mas tem disponibilidade energética diminuída. Ela não seria identificada como tendo um componente da tríade se o termo de definição fosse distúrbio alimentar.

REFERÊNCIAS

1. Otis CL, Drinkwater B, Johnson M, Loucks A, Wilmore J. American College of Sports Medicine position stand. The Female Athlete Triad. Med Sci Sports Exerc. 1997;29:i-ix.
2. Nattiv A, Loucks AB, Manore MM, Sanborn CF, Sundgot-Borgen J, Warren MP. American College of Sports Medicine position stand. The female athlete triad. Med Sci Sports Exerc. 2007;39:1867-1882.

3. Peers KH, Lysens RJ. Patellar tendinopathy in athletes: current diagnostic and therapeutic recommendations. Sports Med. 2005;35:71-87.
4. Bahr R, Fossan B, Loken S, Engebretsen L. Surgical treatment compared with eccentric training for patellar tendinopathy (Jumper's Knee). A randomized, controlled trial. J Bone Joint Surg Am. 2006;88:1689-1698.
5. Biernat R, Trzaskoma Z, Trzaskoma L, Czaprowski D. Rehabilitation protocol for patellar tendinopathy applied amongst 16-19 year old volleyball players. J Strength Cond Res. 2014;28:43-52.
6. Kountouris A, Cook J. Rehabilitation of Achilles and patellar tendinopathies. Best Pract Res Clin Rheumatol. 2007;21:295-316.
7. Gaida JE, Cook J. Treatment options for patellar tendinopathy: critical review. Curr Sports Med Rep. 2011;10:255-270.
8. Kongsgaard M, Kovanen V, Aagaard P, et al. Corticosteroid injections, eccentric decline squat training and heavy slow resistance training in patellar tendinopathy. Scand J Med Sci Sports. 2009;19:790-802.
9. Purdam CR, Jonsson P, Alfredson H, Lorentzon R, Cook JL, Khan KM. A pilot study of the eccentric decline squat in the management of painful chronic patellar tendinopathy. Br J Sports Med. 2004;38:395-397.
10. Zwerver J, Hartgens F, Verhagen E, van der Worp H, van den Akker-Scheek I, Diercks RL. No effect of extracorporeal shockwave therapy on patellar tendinopathy in jumping athletes during the competitive season: a randomized clinical trial. Am J Sports Med. 2011;39:1191-1199.
11. Barrack MT, Rauh MJ, Nichols JF. Prevalence of and traits associated with low BMD among female adolescent runners. Med Sci Sports Exerc. 2008;40:2015-2021.
12. Barrack MT, Rauh MJ, Nichols JF. Cross-sectional evidence of suppressed bone mineral accrual among female adolescent runners. J Bone Miner Res. 2010;25:1850-1857.
13. Hoch AZ, Pajewski NM, Moraski L, et al. Prevalence of the female athlete triad in high school athletes and sedentary students. Clin J Sport Med. 2009;19:421-428.
14. Nichols JF, Rauh MJ, Lawson MJ, Ji M, Barkai HS. Prevalence of the female athlete triad syndrome among high school athletes. Arch Pediatr Adolesc Med. 2006;160:137-142.
15. Rauh MJ, Nichols JF, Barrack MT. Relationships among injury and disordered eating, menstrual dysfunction, and low bone mineral density in high school athletes: a prospective study. J Athl Train. 2010;45:243-252.
16. Thein-Nissenbaum JM, Rauh MJ, Carr KE, Loud KJ, McGuine TA. Associations between disordered eating, menstrual dysfunction, and musculoskeletal injury among high school athletes. J Orthop Sports Phys Ther. 2011;4:60-69.
17. Rumball JS, Lebrun CM. Preparticipation physical examination: selected issues for the female athlete. Clin J Sport Med. 2004;14:153-160.
18. World Health Organization. Assessment of fracture risk and its application to screening for postmenopausal women. World Health Organ Tech Rep Ser. 1994;843:1-129.
19. Pekkinen M, Viljakainen H, Saarnio E, Lamberg-Allardt C, Makitie O. Vitamin D is a major determinant of bone mineral density at school age. PLoS One. 2012;7:e40090.
20. Khan KM, Liu-Ambrose T, Sran MM, Ashe MC, Donaldson MG, Wark JD. New criteria for female athlete triad syndrome? As osteoporosis is rare, should osteopenia be among the criteria for defining the female athlete triad syndrome? Br J Sports Med. 2002;36:10-13.
21. van der Worp H, van Ark M, Roerink S, Pepping GJ, van den Akker-Scheek I, Zwerver J. Risk factors for patellar tendinopathy: a systematic review of the literature. Br J Sports Med. 2011;45:446-452.
22. Witvrouw E, Bellemans J, Lysens R, Danneels L, Cambier D. Intrinsic risk factors for the development of patellar tendinitis in an athletic population. A two-year prospective study. Am J Sports Med. 2001;29:190-195.

23. Willson JD, Kernozek TW, Arndt RL, Reznichek DA, Scott Straker J. Gluteal muscle activation during running in females with and without patellofemoral pain syndrome. Clin Biomech (Bristol, Avon). 2011;26:735-740.
24. Binford RB, Le Grange D, Jellar CC. Eating disorders examination versus eating disorders examination-questionnaire in adolescents with full and partial-syndrome bulimia nervosa and anorexia nervosa. Int J Eat Disorders. 2005;37:44-49.
25. Carter JC, Stewart DA, Fairburn CG. Eating disorder examination questionnaire: norms for young adolescent girls. Behav Res Ther. 2001;39:625-632.
26. Celio AA, Wilfley DE, Crow SJ, Mitchell J, Walsh BT. A comparison of the binge eating scale, questionnaire for eating and weight patterns-revised, and eating disorder examination questionnaire with instructions with the eating disorder examination in the assessment of binge eating disorder and its symptoms. Int J Eat Disorders. 2004;36:434-444.
27. Goldfein JA, Devlin MJ, Kamenetz C. Eating Disorder Examination-Questionnaire with and without instruction to assess binge eating in patients with binge eating disorder. Int J Eat Disorders. 2005;37:107-111.
28. Passi VA, Bryson SW, Lock J. Assessment of eating disorders in adolescents with anorexia nervosa: self-report questionnaire versus interview. Int J Eat Disorders. 2003;33:45-54.
29. Mountjoy M, Hutchinson M, Cruz L, Lebrun C. Screening the female athlete algorithm. http://www.sunnjenteidrett.no/media/6680/ppe_for_website.pdf. Accessed August 14, 2015.
30. Cook JL, Khan KM. What is the most appropriate treatment for patellar tendinopathy? Br J Sports Med. 2001;35:291-294.
31. Amiri-Khorasani M, Abu Osman NA, Yusof A. Acute effect of static and dynamic stretching on hip dynamic range of motion during instep kicking in professional soccer players. J Strength Cond Res. 2011;25:1647-1652.
32. Distefano LJ, Blackburn JT, Marshall SW, Padua DA. Gluteal muscle activation during common therapeutic exercises. J Orthop Sports Phys Ther. 2009;39:532-540.
33. Boren K, Conrey C, Le Coguic J, Paprocki L, Voight M, Robinson TK. Electromyographic analysis of gluteus medius and gluteus maximus during rehabilitation exercises. Int J Sports Phys Ther. 2011;6:206-223.
34. Joseph MF, Taft K, Moskwa M, Denegar CR. Deep friction massage to treat tendinopathy: a systematic review of a classic treatment in the face of a new paradigm of understanding. J Sport Rehabil. 2012;21:343-353.

Ligamento cruzado anterior do joelho: prevenindo a lesão

Kevin R. Ford
Jeffrey B. Taylor

CASO 15

O técnico de uma equipe feminina de futebol ouviu sobre a alta prevalência de rupturas do ligamento cruzado anterior (LCA) em atletas do sexo feminino. Ele foi conduzido a um fisioterapeuta esportivo para receber auxílio no desenvolvimento de um programa de prevenção de lesão que quer implementar durante a temporada que se aproxima. O fisioterapeuta concordou em ajudar, aguardando os resultados da avaliação pré-temporada realizada para identificar os fatores de risco para a lesão do LCA. Durante essa avaliação, o fisioterapeuta observou uma jogadora canhota de 13 anos de idade que demonstrava um "alto" risco de romper o LCA. O treinador comentou que é uma de suas melhores jogadoras, com aspirações de jogar pelo time de alguma universidade. O formulário da história de saúde indica que ela recentemente passou por um estirão de crescimento e tem uma irmã que rompeu o LCA quando tinha 15 anos. O teste estático revelou que apresenta joelho recurvado bilateral de 10° e arcos dos pés anormalmente diminuídos. Na avaliação dinâmica, ela exibe um colapso em valgo evidente de ambas as extremidades (direita > esquerda) durante a aterrissagem e manobras de dribles. Além disso, ao aterrissar em uma perna só, demonstra níveis aumentados de inclinação lateral do tronco em direção à perna direita.

▶ Quais eventos da história da atleta são importantes para ajudar a identificar um alto risco de lesões no LCA?
▶ Quais testes devem ser incluídos na bateria de exames para identificar os fatores de risco?
▶ Quais são os principais fatores de risco para a lesão do LCA que devem ser abordados durante o programa preventivo?
▶ Quais são as intervenções fisioterapêuticas mais efetivas para prevenir lesões do LCA?

DEFINIÇÕES-CHAVE

FATORES DE RISCO MODIFICÁVEIS: características que podem ser mudadas ou controladas por uma intervenção.

FATORES DE RISCO NÃO MODIFICÁVEIS: variáveis que não podem ser mudadas.

Objetivos

1. Descrever testes objetivos para determinar se um indivíduo corre um risco aumentado de lesão de não contato do LCA.
2. Descrever uma prescrição de exercícios apropriada, incluindo intervenções neuromusculares, que aborde os fatores de risco modificáveis para a lesão do LCA.
3. Identificar progressões fisioterapêuticas que abordem o controle neuromuscular inadequado da extremidade inferior, déficit na força do *CORE* e quadril e assimetrias entre lado esquerdo e direito durante as aterrissagens.
4. Descrever a efetividade esperada dos programas preventivos de lesão do LCA e o prognóstico para os atletas que participam.

Considerações sobre a Fisioterapia

Considerações sobre a fisioterapia durante o desenvolvimento e implementação do programa preventivo de lesão do LCA:

▶ **Plano de tratamento/objetivos gerais da fisioterapia:** educar o treinador e as atletas sobre a técnica apropriada e o risco de lesão no LCA; melhorar a força dos isquiotibiais e musculatura posterolateral do quadril; melhorar as técnicas de aterrissagem e drible reduzindo o colapso em valgo dinâmico da extremidade inferior; reduzir a incidência de lesão no LCA.
▶ **Testes e medidas fisioterapêuticas:** salto pliométrico vertical (*drop jump*), salto flexionando as pernas, salto unipodal, teste de força para a extremidade inferior.
▶ **Intervenções fisioterapêuticas:** intervenções neuromusculares incluindo treinamento de força e pliométrico; *feedback* sobre a execução da técnica; aquecimento dinâmico.
▶ **Precauções durante a fisioterapia:** o *feedback* deve ser fornecido durante o treinamento do exercício para aumentar a probabilidade de a atleta seguir a técnica ideal.

Visão Geral da Patologia

As mulheres que praticam esportes como basquete e futebol sofrem uma taxa mais alta de lesões no LCA do que homens na mesma condição.[1] O aumento do risco de lesão, combinado com aumentos acentuados na prática esportiva, tem levado a um significativo número de lesões no LCA em mulheres. Essas lesões geram consequências de curto e longo prazo que podem incluir cirurgia, reabilitação e uma elevada probabilidade de osteoartrite incapacitante no joelho. Desse modo, as estratégias preventivas de lesão no LCA foram minuciosamente investigadas durante a última década. Um modelo teórico para a prevenção das lesões no LCA é o modelo de "Sequência de Prevenção".[2,3] Esse modelo visa aos fatores de risco modificáveis reconhecidos de forma mais frequente, que são de natureza biomecânica e neuromuscular.[2,3] Usando esse esquema de trabalho, um programa de intervenção que enfatize o *feedback* detalhado da técnica de movimento durante uma combinação de treinamento pliométrico e de resistência pode ser eficaz na redução do risco de lesão do LCA nas atletas jovens.[4]

Os programas preventivos de lesão no LCA reduzem a incidência de lesão no LCA e/ou joelho em atletas.[4-12] Uma revisão de cinco programas de treinamento neuromuscular projetados para prevenir as lesões de não contato do LCA em atletas concluiu que a redução do risco relativo agrupado foi de 70% (intervalo de confiança de 95, 54-80%), com números agrupados precisando de tratamento de 89 (intervalo de confiança de 95, 66-136%).[13] Várias abordagens preventivas foram utilizadas, incluindo treinamento neuromuscular com uma combinação de componente de pré-temporada abrangente e/ou componente de aquecimento focado durante a temporada. Independentemente de como os programas individuais são implementados, a adesão da atleta ao programa de exercício é um importante elemento para seu sucesso. Em uma recente metanálise de programas de treinamento neuromuscular, Sugimoto e colaboradores[5] sugeriram que as taxas de adesão devem ser superiores a 66% para que esses programas demonstrem efeitos profiláticos.

Tratamento Fisioterapêutico do Paciente

Os fisioterapeutas desempenham um papel fundamental na prevenção da ruptura do LCA. Antes de desenvolver um programa preventivo de lesão do LCA, os fatores de risco precisam ser identificados na tomada da história, durante testes de desempenho físico e na análise de movimento. Em geral, as intervenções consistem em treinamento neuromuscular e educação de atletas, técnicos e pais. A educação dos treinadores merece destaque, pois esses programas podem não ser realizados sob a supervisão do fisioterapeuta esportivo. A implementação de programas preventivos para atletas pode exigir um esforço interprofissional, por isso, a comunicação entre a equipe de medicina esportiva (p. ex., médico, fisioterapeuta, treinador atlético, treinadores de força e condicionamento) é essencial para o cuidado ideal do atleta.

Exame, Avaliação e Diagnóstico

O mapeamento e o exame devem incluir dados subjetivos e objetivos para ajudar a identificar os fatores de risco intrínsecos para a lesão do LCA (Tab. 15.1). A informação que é obtida durante todo o processo de mapeamento deve ser avaliada como parte do programa preventivo. O questionamento específico sobre a história clínica da atleta (em especial, para lesões prévias no LCA ou na extremidade inferior) pode ajudar a identificar atletas mais suscetíveis à lesão do LCA. Com frequência, as lesões prévias na extremidade inferior levam a estratégias de movimento neuromuscular alteradas como resultado de reabilitação falha ou padrões de compensação. Por exemplo, Paterno e colaboradores[14] identificaram que as assimetrias do membro na força de reação do solo na aterrissagem ainda estão presentes dois anos após a reconstrução do LCA e a reabilita-

262   CASOS CLÍNICOS EM FISIOTERAPIA ESPORTIVA

TABELA 15.1 FATORES DE RISCO A SEREM AVALIADOS EM UM EXAME PREVENTIVO DE LESÃO NO LCA

Avaliação subjetiva
- Lesões anteriores na coluna ou extremidade inferior
- História familiar de ruptura no LCA
- Recente estirão de crescimento

Características anatômicas
- Lassidão articular generalizada
- Joelho recurvado
- Lassidão no joelho anterior
- Queda do navicular excessiva

Características neuromusculares
- Diminuição da força no quadríceps e/ou isquiotibiais
- Diminuição na força do *CORE* e/ou quadril posterolateral

Estratégias de movimento durante um *drop jump* vertical (bilateral e unilateral), salto lateral ou salto flexionando as pernas
- Valgo dinâmico na extremidade inferior
- Aterrissagem assimétrica

ção. Além disso, os indivíduos com síndrome de dor patelofemoral podem demonstrar fatores de risco similares àqueles anteriores à lesão do LCA.[15] Pode também ser importante perguntar sobre uma história familiar de ruptura do LCA, pois se associou o risco de lesão do LCA com a predisposição familiar e genética.[16,17]

Além de uma história subjetiva completa, os **testes de avaliação na pré-temporada** que identificam desvios posturais e estratégias de movimento neuromuscular alteradas podem ajudar os profissionais de saúde a estabelecer intervenções para atletas que correm risco mais alto de lesão do LCA. O mapeamento postural é realizado para identificar alterações de alinhamento que podem aumentar o risco de lesão. Os pesquisadores formularam a hipótese de que as características anormais do joelho podem levar a taxas mais altas de lesão no LCA em razão de níveis maiores de valgo dinâmico durante as atividades esportivas.[18] No momento, não foram identificadas relações definitivas entre medidas estáticas e biomecânicas alteradas e o risco de lesão no LCA. Contudo, as medidas da estrutura do pé podem ser úteis devido ao papel dos pés na função dinâmica da extremidade inferior. A queda do navicular é a diferença em altura do tubérculo navicular entre a postura relaxada e a postura em neutro subtalar, e a queda do navicular excessiva está relacionada a taxas mais altas de lesão no LCA.[19] Isso pode ocorrer pois níveis mais altos de queda do navicular estão associados com a pronação excessiva da articulação subtalar, produzindo translação tibial anterior e tensão no LCA.[20]

Os aumentos na lassidão do joelho são preditivos de uma lesão de não contato no LCA.[21,22] O fisioterapeuta pode determinar se um indivíduo possui lassidão articular generalizada (LAG) ao avaliar a presença de hiperextensão bilateral da quinta articulação metacarpofalangiana, hiperextensão de joelho e cotovelo, capacidade de tocar o polegar no aspecto volar do antebraço de forma bilateral e capacidade de inclinar-se à frente e colocar as palmas planas no chão, enquanto mantém os joelhos estendidos. Esse teste é classificado em uma escala de 0 a 9, com escores mais altos indicando maior LAG.[22] Os níveis de hiperextensão do joelho (joelho recurvado) são de muita relevância. Quer sejam medidos de forma passiva ou de forma ativa, os graus mais altos de joelho recurvado alteram as estratégias de movimento, colocando os atletas em risco mais elevado de lesão no LCA.[23,24] Em particular, os valores da lassidão no joelho anterior (LJA) mais altos são tipicamente encontrados em mulheres e podem ser preditivos de lesão no LCA.[21,25] Um artrômetro de joelho (p. ex., KT-2000) pode ser usado para quantificar os níveis de LJA.

Embora o uso de suportes externos, como órteses funcionais para joelhos e pés, possa limitar a lassidão de joelho ou a pronação do pé, essas características anatômicas são consideradas fatores de risco não modificáveis para a lesão no LCA. Enquanto as características anatômicas ajudam o profissional com a precoce identificação do atletas em risco, os programas de prevenção devem ser desenvolvidos para abordar as características neuromusculares modificáveis (p. ex., estratégias de movimento inadequadas, fraqueza) para a redução ideal do risco de lesão. As biomecânicas de alto risco durante as atividades de salto e aterrissagem, incluindo graus importantes de valgo dinâmico na extremidade inferior, são fortes prognosticadores de lesão no LCA.[26] O valgo dinâmico na extremidade inferior é definido como uma combinação de movimentos e rotações em todas as três articulações do membro inferior, incluindo adução e rotação interna do quadril, abdução do joelho, rotação externa tibial e translação anterior e eversão do tornozelo[27]. Durante os movimentos atléticos, o valgo dinâmico das extremidades inferiores apresenta-se frequentemente com uma postura de joelho flexionado (Fig. 15.1).

A identificação do valgo dinâmico na extremidade inferior é especialmente importante durante a avaliação do risco de lesão e pode ser observada em tempo real ou por meio de um vídeo bidimensional com uma câmera de vídeo, *tablet* ou equivalente. Esse padrão de movimento pode ser observado durante uma variedade de tarefas do esporte.[27-30] Com frequência, um salto pliométrico (*drop jump*) vertical (DJV) é realizado. No DJV, o atleta aterrissa com ambos os pés, direto de uma caixa, a uma altura de 30 cm e imediatamente realiza um salto vertical máximo. A primeira aterrissagem desta atividade é analisada para a presença de valgo dinâmico ou assimetria (em movimento ou sincronizada) durante a aterrissagem. Outras tarefas de aterrissagem bilateral, como o salto com as pernas flexionadas, também podem ser usadas para complementar ou substituir o DJV.[31] A avaliação do salto flexionando as pernas requer que o atleta realize 10 segundos de saltos repetitivos flexionando as pernas. A natureza desafiadora deste salto desvia o foco do atleta para o desempenho da atividade e não para a mecânica de aterrissagem, permitindo que o profissional identifique com mais clareza mecânicas anormais, assimetrias ou problemas no desempenho.

Dependendo das demandas do esporte do atleta, outras avaliações podem ser relevantes. Em esportes como basquete ou voleibol, onde aterrissagens em uma perna só predominam, o fisioterapeuta pode modificar o DJV instruindo o atleta a sair da caixa e aterrissar em apenas uma perna. Contudo, devido à dificuldade da tarefa, o atleta pode não conseguir realizar um salto vertical máximo subsequente em uma perna, como visto no DJV em duas pernas. Assim, a caracterização do padrão de movimento do atleta durante a aterrissagem pode ser suficiente. Além disso, qualquer forma de salto unipodal triplo horizontal pode ser útil para identificar discrepâncias de desempenho e assimetrias no membro. Com frequência, esses testes são usados junto com os protocolos de reabilitação da reconstrução do LCA nos critérios para o retorno ao jogo.[31] As

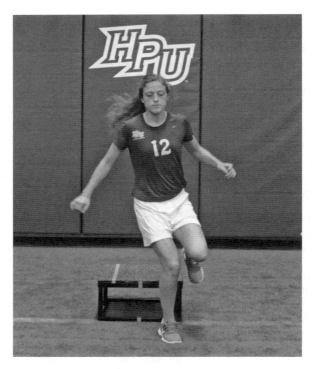

Figura 15.1 Atleta exibindo valgo dinâmico na extremidade inferior direita durante aterrissagem em uma perna só.

demandas específicas do esporte também podem direcionar para a inclusão de tarefas de aterrissagem que são realizadas fora do plano sagital. No plano frontal, o fisioterapeuta pode analisar a mecânica de aterrissagem do atleta durante um salto unipodal lateral. Nesse teste, o fisioterapeuta pede ao atleta para ficar em pé na posição unipodal, saltar lateralmente sobre uma pequena barreira e aterrissar sobre a mesma perna (p. ex., o atleta pode se posicionar sobre a perna esquerda e saltar para a esquerda). No plano transverso, uma avaliação similar pode ser realizada ao solicitar a realização de vários tipos de manobras de drible.[32]

Enquanto a análise da biomecânica durante as atividades esportivas é o ponto crucial da bateria de exames, mais medidas clínicas padronizadas podem ser incluídas. A razão de força entre os grupos musculares do quadríceps e isquiotibiais pode ter implicações para o risco de lesão no LCA.[27] O quadríceps pode trabalhar como um antagonista do LCA produzindo cisalhamento tibial anterior e tensão no LCA durante as contrações forçadas isoladas. Os isquiotibiais podem agir em oposição à força do quadríceps limitando a quantidade de cisalhamento anterior durante a cocontração. Portanto, enquanto uma razão de força de quadríceps com isquiotibiais não for definida, abordar qualquer fraqueza nos isquiotibiais pode ser apropriado. Além disso, o déficit na força do quadril posterolateral pode levar a um pobre controle da extremidade inferior e aumento no colapso em valgo durante as atividades de cadeia cinética fechada. A quantificação da força dos abdutores, extensores e rotadores internos do quadril por meio de teste muscular manual, dinamômetro manual ou dinamômetro isocinético pode fornecer informação importante para o desenvolvimento de um individualizado programa preventivo de lesão no LCA.

Plano de Tratamento e Intervenções

Muitos programas de prevenção foram bem-sucedidos na redução da incidência de lesão no joelho e/ou LCA.[4-12,33] Diversos aspectos desses programas publicados podem ser úteis para um novo programa de prevenção de lesão para jovens atletas do sexo feminino.[4,5] As intervenções preventivas devem abordar resultados relevantes do rastreamento e exame de um atleta específico ou equipe de atletas. Direcionar o foco para os déficit no momento mais apropriado é um elemento importante para a redução do risco de lesão de não contato no LCA.[30] Para avançar apropriadamente um atleta não lesionado em uma série de exercícios, é importante que o fisioterapeuta entenda a teoria por trás da seleção de cada exercício.[34-37]

Várias alterações ou assimetrias comuns foram identificadas na bateria de exames dos atletas: falta de controle neuromuscular, assimetrias nas forças de aterrissagem e diminuição de força (no CORE, musculatura do quadril e isquiotibiais). Exemplos das progressões de exercício que visam aos mecanismos responsáveis pelo valgo na extremidade inferior são detalhados nesta seção.[38-40]

Para abordar a falta de controle neuromuscular identificada no DJV, como o movimento excessivo do joelho em plano frontal, uma progressão simples de exercícios iniciando com um salto na parede (Fig. 15.2) é útil. O salto na parede é um exercício bilateral de intensidade baixa, no qual a atleta é solicitada a saltar repetidas vezes na vertical, com mínima flexão de joelho e foco na planti/dorsiflexão. À medida que a atleta aterrissa durante os saltos repetidos, um *feedback* consistente em tempo real deve ser fornecido. **O *feedback* foi considerado um componente crucial** nos programas de prevenção bem-sucedidos de lesão no LCA.[4] Para ajudar a identificar os padrões de ativação neuromuscular durante a fase de *decolagem* do salto que resulta em valgo dinâmico na extremidade inferior, é relevante praticar um exercício de salto seguido de manutenção da postura (Fig. 15.3).[40] Esse exercício de intensidade moderada também pode ser usado para reforçar a postura de aterrissagem adequada. A progressão para um salto amplo pode ser utilizada para desafiar o atleta durante todo um protocolo preventivo de lesão no LCA na pré-temporada. Em geral, outras progressões de movimentos em plano sagital para plano frontal (i.e., saltos com barreiras) e plano transverso (i.e., saltos em 180°) são incluídas no programa para desafiar o controle neuromuscular multidirecional.

Enquanto o DJV é frequentemente usado para identificar assimetrias entre lado esquerdo e direito, as atividades com uma perna só são usadas para examinar as assimetrias nas forças de aterrissagem. Por exemplo, uma diferença na distância total percorrida entre os lados esquerdo e direito durante um salto triplo com uma perna será evidente se a atleta possui um desequilíbrio funcional de lado a lado. Passar dos

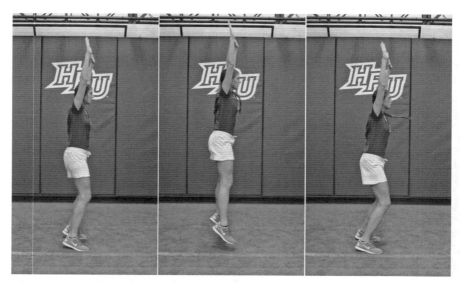

Figura 15.2 Exercício do salto na parede. O fisioterapeuta deve visualizar o exercício de frente e de lado e fornecer um constante *feedback* a respeito do desempenho.

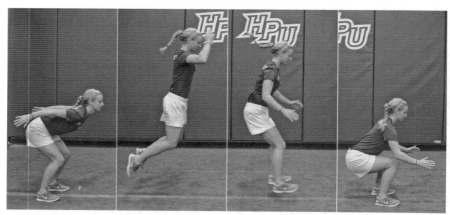

Figura 15.3 Salto amplo e manutenção. A atleta é instruída a saltar à frente o máximo que puder com ambas as pernas, enquanto tenta uma aterrissagem "suave" e reduz o movimento do joelho no plano frontal durante a decolagem e a aterrissagem. Após aterrissar, ela é instruída a manter a posição por 2 segundos.

exercícios que exigem atividade das duas pernas para exercícios com uma perna é um importante componente nos programas preventivos de lesão no LCA para corrigir esses desequilíbrios.[40] Um salto com flexão das pernas (Fig. 15.4) com uma aterrissagem suave é relevante para identificar uma perna potencialmente "mais fraca" porque a atleta irá com frequência posicionar sua perna levemente posterior à perna "mais forte" durante a aterrissagem. A aterrissagem apropriada é uma importante habilidade básica, pois o exercício avançará para saltos pliométricos com flexão das pernas repetidos de intensidade mais alta com foco na aterrissagem equilibrada.[40] O salto flexionando as pernas pode ser usado para treinar e medir as melhoras nos desequilíbrios neuromusculares.[41] Para ajudar na transição de tarefas bilaterais para unilaterais, saltos em X com uma perna (Fig. 15.5) e atividades de equilíbrio são úteis. Durante o salto em X com uma perna, a atleta move-se nas direções medial/lateral e anterior/posterior saltando, aterrissando e imediatamente mantendo cada posição enquanto controla o joelho no plano frontal. A progressão para exercícios de avanço (Fig. 15.6) foca os movimentos de aterrissagem

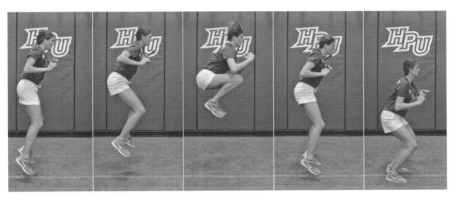

Figura 15.4 Exercício de repetidos saltos com as pernas flexionadas. O fisioterapeuta deve visualizar o exercício de frente e de lado durante este exercício desafiador. A paciente é instruída a puxar seus joelhos em direção ao tórax durante o salto e realizar outro salto imediatamente após o contato com o chão.

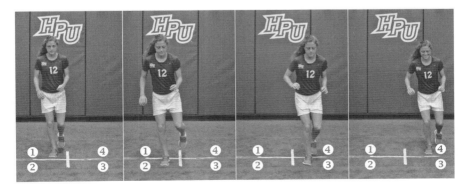

Figura 15.5 Salto em X com uma perna. Este exercício de equilíbrio requer que a atleta salte e aterrisse das posições 1 até a 4 usando apenas uma perna.

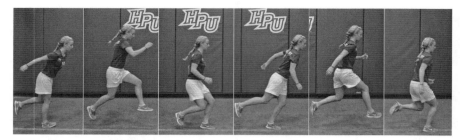

Figura 15.6 Exercício do avanço. A atleta é solicitada a correr como se estivesse saltando e pode ser instruída a focar a altura e/ou distância durante o salto.

e decolagem sobre uma perna de um modo controlado. O fisioterapeuta pode fornecer *feedback* sobre altura e potência do salto durante esses movimentos; isso é importante pois esses aspectos podem influenciar diretamente vários esportes.[40]

O último déficit comum identificado no exame de lesão pré-participação é a diminuição da força. O teste isocinético pode ser usado para identificar não apenas os desequilíbrios entre isquiotibiais/quadríceps, mas também a diminuição na força de abdução do quadril.[36,42] Um agachamento unipodal enquanto se mantém em pé sobre uma caixa pode ser um valioso componente da bateria de exames, pois pode identificar uma falta de força no *CORE*, quadril e/ou isquiotibiais em mulheres adultas. À medida que essas atletas atingem o final do estirão de crescimento puberal, as mudanças que ocorrem na altura e no peso resultam em dificuldades de controlar as extremidades inferiores e o tronco, se um aumento concomitante na força do *CORE*/quadril/isquiotibiais não tiver ocorrido. Por exemplo, o déficit na força do quadril pode ser observado no aumento do valgo dinâmico na extremidade inferior e movimento do tronco quando a atleta desce da caixa com um membro. A melhora na força dos músculos do *CORE*, quadril e isquiotibiais pode ser acompanhada de uma variedade de progressões de exercícios que demonstraram aumentar a força do quadril nas mulheres atletas.[36] Em um estudo piloto avaliando o efeito dos exercícios de treinamento de tronco e quadril sobre a força do quadril e joelho, Myer e colaboradores[36] apresentaram numerosas progressões. Um exemplo envolve exercícios na posição ajoelhada sobre superfícies instáveis. A atleta pode começar em uma posição ajoelhada (Fig. 15.7) sobre a superfície redonda de um BOSU e passar para a posição semiajoelhada (Fig. 15.8). A atenção à postura atlética com flexão do quadril deve ser estimulada durante todos esses exercícios. Perturbações externas e arremessos de bola também podem ser incluídos para desafiar a atleta durante todo o programa. As flexões nórdicas para os isquiotibiais (Fig. 15.9) buscam o fortalecimento dos mesmos e incluem contração excêntrica e concêntrica com uma resistência elástica para fornecer assistência.[39]

Quanto aos programas preventivos de lesão no LCA, o protocolo pode ser implementado durante a temporada ou na pré-temporada. A Tabela 15.2 fornece um exemplo de progressão destinada à época de temporada, o qual inclui componentes pliométricos e de fortalecimento e foi desenvolvido com base na literatura publicada.[11,35,36,40] O *feedback* consistente sobre a técnica durante cada um dos exercícios deve ser enfatizado. O programa inclui um aquecimento dinâmico que dura cerca de 5 a 8 minutos

SEÇÃO III: CASO 15   269

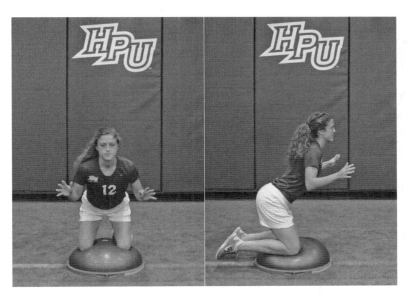

Figura 15.7 Exercício de manutenção ajoelhado. A atleta posiciona-se sobre um BOSU em uma postura atlética com flexão do quadril e peitoral elevado. A atleta é instruída a manter essa posição durante 10 segundos com ênfase do controle do movimento da coxa e do tronco.

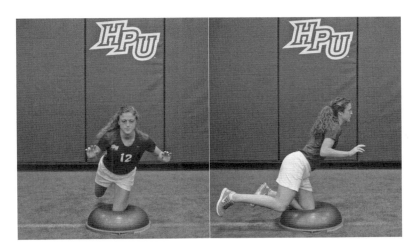

Figura 15.8 Exercício de manutenção na posição semiajoelhada. A atleta deve ficar semiajoelhada em uma postura atlética com flexão de quadril e tórax elevado. Logo após, é instruída a manter essa posição durante 10 segundos com ênfase no controle do movimento da coxa e do tronco.

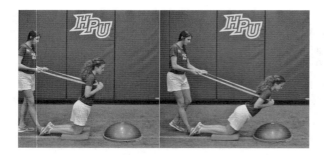
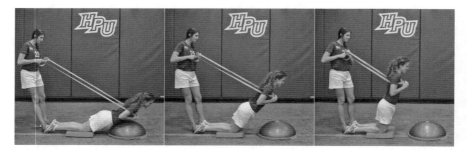

Figura 15.9 Exercício da rosca nórdica para os isquiotibiais com faixa elástica. Em uma posição ajoelhada, a atleta inclina-se à frente (contração excêntrica dos isquiotibiais) até o tórax tocar o BOSU. Ao final desse movimento, a atleta volta à posição inicial (contração concêntrica dos isquiotibiais). A assistência durante ambas as fases é fornecida com uma faixa elástica ao redor do tórax da paciente.

com padrões de movimento relacionado ao esporte. Por exemplo, em geral, os autores incluem uma corrida rápida com rotações internas/externas de quadril para jogadores de futebol e, para os jogadores de basquete, um avanço a cada alcance. Em geral, os autores propõem 4 a 5 exercícios-chave durante cada prática, alternando a primeira e última parte do exercício dentro de cada fase (Tab. 15.2). Cada fase é implementada por 2 a 3 semanas e é de natureza progressiva.

TABELA 15.2 EXEMPLO DE UM PROGRAMA DE AQUECIMENTO DENTRO DA TEMPORADA

Fase 1	Fase 2	Fase 3	Fase 4
Movimentação em diagonal	Corridas em diagonal	Corridas em diagonal	Corrida em diagonal
Salto amplo e manutenção	Salto com agachamento	Salto amplo, salto com agachamento (2 x)	Salto amplo (2 x) e salto com agachamento (2 x)
Salto com uma perna	Salto e equilíbrio em uma perna só	Salto e equilíbrio em uma perna só 180	Saltos alternados e equilíbrio em uma perna só
Salto com flexão de perna e aterrissagem suave	Salto com flexão de ambas as pernas	Saltos repetidos	Saltos laterais
Avanço (afundo) de pernas caminhando	Avanço de pernas caminhando com salto	Saltos com avanço	Saltos com as pernas cruzadas
Avanço de pernas lateral	Avanço lateral caminhando	Avanços laterais segurando a bola	Salto lateral e equilíbrio em uma perna só
Abdominais grupados com a bola	Abdominais com rotação lateral de tronco com bola	Abdominal na bola estilo V incompleto (enquanto segura a bola, flexionar a parte superior do corpo em uma posição de *half V* incompleto)	Abdominal na bola estilo V completo (enquanto segura a bola, flexionar a parte superior do corpo e abaixar o corpo para uma posição de V completo)
Prancha de antebraço alternando a perna	Extensão alternada de mãos e pernas em prono	Extensão das duas pernas em prono	Exercício do super-homem em prono
Rosca nórdica para os isquiotibiais	Rosca nórdica para os isquiotibiais	Rosca nórdica para os isquiotibiais	Rosca nórdica para os isquiotibiais

Recomendações Clínicas Baseadas em Evidência

SORT: Taxonomia da Força de Recomendação

A: Evidência de boa qualidade e consistente orientada para o paciente.
B: Evidência de qualidade limitada ou inconsistente orientada para o paciente.
C: Evidência consensual, prática geral, opinião de especialista ou série de casos orientada para a doença.

1. Os programas preventivos de lesão no LCA que incluem uma combinação de treinamento pliométrico e de força são efetivos na redução do risco de lesão no LCA em mulheres atletas. **Grau A**

2. Os testes de mapeamento pré-competição que identificam as características posturais e estratégias neuromusculares de movimento alteradas podem ajudar os profissionais de saúde na identificação e no preparo dos atletas que correm risco mais alto de lesão no LCA. **Grau B**
3. O *feedback* detalhado sobre a técnica de movimento e o desempenho reduz as biomecânicas de alto risco durante a execução dos movimentos relacionados ao esporte. **Grau B**

QUESTÕES DE REVISÃO

15.1 Qual das seguintes alternativas tem *menor* evidência para identificar potenciais fatores de risco relacionados à lesão de não contato no LCA em atletas mulheres?

   A. Teste do *drop jump* vertical
   B. Teste do salto flexionando as pernas
   C. Corrida em velocidade linear de 40 metros
   D. Avaliação da força do quadril

15.2 Qual dos seguintes componentes possui *menor* evidência para inclusão em um programa preventivo de lesão no LCA de pré-temporada?

   A. Técnica de *feedback* detalhada
   B. Fortalecimento dos isquiotibiais e da musculatura do CORE e quadril
   C. Exercícios pliométricos
   D. Exercícios de flexibilidade

RESPOSTAS

15.1 **C.** Um atleta que exibe uma velocidade linear maior pode ser considerado um atleta de alto desempenho; contudo, esse teste não identifica claramente os fatores de risco conhecidos para a lesão de não contato no LCA em mulheres.

15.2 **D.** Os programas de treinamento neuromuscular que reduziram a incidência de lesão no LCA em mulheres sustentam a inclusão da técnica de *feedback* detalhada, treinamento pliométrico e fortalecimento do *CORE*/quadril/isquiotibiais.

REFERÊNCIAS

1. Agel J, Arendt EA, Bershadsky B. Anterior cruciate ligament injury in national collegiate athletic association basketball and soccer: a 13-year review. Am J Sports Med. 2005;33:524-530.
2. van Mechelen W, Hlobil H, Kemper HC. Incidence, severity, aetiology and prevention of sports injuries. A review of concepts. Sports Med. 1992;14:82-99.
3. Hewett TE, Myer GD, Ford KR, Paterno MV, Quatman CE. The 2012 ABJS Nicolas Andry Award: the sequence of prevention: a systematic approach to prevent anterior cruciate ligament injury. Clin Orthop Relat Res. 2012;470:2930-2940.
4. Hewett TE, Ford KR, Myer GD. Anterior cruciate ligament injuries in female athletes: part 2, a meta-analysis of neuromuscular interventions aimed at injury prevention. Am J Sports Med. 2006;34:490-498.

5. Sugimoto D, Myer GD, Bush HM, Klugman MF, Medina McKeon JM, Hewett TE. Compliance with neuromuscular training and anterior cruciate ligament injury risk reduction in female athletes: a meta-analysis. J Athl Train. 2012;47:714-723.
6. Hewett TE, Lindenfeld TN, Riccobene JV, Noyes FR. The effect of neuromuscular training on the incidence of knee injury in female athletes. A prospective study. Am J Sports Med. 1999;27:699-706.
7. Petersen W, Braun C, Bock W, et al. A controlled prospective case control study of a prevention training program in female team handball players: the German experience. Arch Orthop Trauma Surg. 2005;125:614-621.
8. Heidt RS Jr, Sweeterman LM, Carlonas RL, Traub JA, Tekulve FX. Avoidance of soccer injuries with preseason conditioning. Am J Sports Med. 2000;28:659-662.
9. Myklebust G, Engebretsen L, Braekken IH, Skjolberg A, Olsen OE, Bahr R. Prevention of anterior cruciate ligament injuries in female team handball players: a prospective intervention study over three seasons. Clin J Sport Med. 2003;13:71-78.
10. Mandelbaum BR, Silvers HJ, Watanabe DS, et al. Effectiveness of a neuromuscular and proprioceptive training program in preventing anterior cruciate ligament injuries in female athletes: 2-year follow-up. Am J Sports Med. 2005;33:1003-1010.
11. Walden M, Atroshi I, Magnusson H, Wagner P, Hagglund M. Prevention of acute knee injuries in adolescent female football players: cluster randomised controlled trial. BMJ. 2012;344:e3042.
12. LaBella CR, Huxford MR, Grissom J, Kim KY, Peng J, Christoffel KK. Effect of neuromuscular warm-up on injuries in female soccer and basketball athletes in urban public high schools: cluster randomized controlled trial. Arch Pediatr Adolesc Med. 2011;165:1033-1040.
13. Grindstaff TL, Hammill RR, Tuzson AE, Hertel J. Neuromuscular control training programs and noncontact anterior cruciate ligament injury rates in female athletes: a numbers-needed--to-treat analysis. J Athl Train. 2006;41:450-456.
14. Paterno MV, Ford KR, Myer GD, Heyl R, Hewett TE. Limb asymmetries in landing and jumping 2 years following anterior cruciate ligament reconstruction. Clin J Sport Med. 2007;17:258-262.
15. Boling MC, Padua DA, Marshall SW, Guskiewicz K, Pyne S, Beutler A. A prospective investigation of biomechanical risk factors for patellofemoral pain syndrome: the Joint Undertaking to Monitor and Prevent ACL Injury (JUMP-ACL) cohort. Am J Sports Med. 2009;37:2108-2116.
16. Hewett TE, Lynch TR, Myer GD, Ford KR, Gwin RC, Heidt RS Jr. Multiple risk factors related to familial predisposition to anterior cruciate ligament injury: fraternal twin sisters with anterior cruciate ligament ruptures. Br J Sports Med. 2010;44:848-855.
17. Posthumus M, September AV, O'Cuinneagain D, van der Merwe W, Schwellnus MP, Collins M. The COL5A1 gene is associated with increased risk of anterior cruciate ligament ruptures in female participants. Am J Sports Med. 2009;37:2234-2240.
18. Sutton KM, Bullock JM. Anterior cruciate ligament rupture: differences between males and females. J Am Acad Orthop Surg. 2013;21:41-50.
19. Loudon JK, Jenkins W, Loudon KL. The relationship between static posture and ACL injury in female athletes. J Orthop Sports Phys Ther. 1996;24:91-97.
20. Trimble MH, Bishop MD, Buckley BD, Fields LC, Rozea GD. The relationship between clinical measurements of lower extremity posture and tibial translation. Clin Biomech. 2002;17:286-290.
21. Uhorchak JM, Scoville CR, Williams GN, Arciero RA, St Pierre P, Taylor DC. Risk factors associated with noncontact injury of the anterior cruciate ligament: a prospective four-year evaluation of 859 West Point cadets. Am J Sports Med. 2003;31:831-842.
22. Myer GD, Ford KR, Paterno MV, Nick TG, Hewett TE. The effects of generalized joint laxity on risk of anterior cruciate ligament injury in young female athletes. Am J Sports Med. 2008;36:1073-1080.
23. Kawahara K, Sekimoto T, Watanabe S, et al. Effect of genu recurvatum on the anterior cruciate ligament-deficient knee during gait. Knee Surg Sports Traumatol Arthrosc. 2012;20:1479-1487.

24. Ramesh R, Von Arx O, Azzopardi T, Schranz PJ. The risk of anterior cruciate ligament rupture with generalised joint laxity. J Bone Joint Surg Br. 2005;87:800-803.
25. Pollard CD, Braun B, Hamill J. Influence of gender, estrogen and exercise on anterior knee laxity. Clin Biomech. 2006;21:1060-1066.
26. Hewett TE, Myer GD, Ford KR, et al. Biomechanical measures of neuromuscular control and valgus loading of the knee predict anterior cruciate ligament injury risk in female athletes: a prospective study. Am J Sports Med. 2005;33:492-501.
27. Hewett TE, Myer GD, Ford KR. Anterior cruciate ligament injuries in female athletes: part 1, mechanisms and risk factors. Am J Sports Med. 2006;34:299-311.
28. Ford KR, Myer GD, Hewett TE. Valgus knee motion during landing in high school female and male basketball players. Med Sci Sports Exerc. 2003;35:1745-1750.
29. Ford KR, Myer GD, Toms HE, Hewett TE. Gender differences in the kinematics of unanticipated cutting in young athletes. Med Sci Sports Exerc. 2005;37:124-129.
30. Ford KR, Shapiro R, Myer GD, van den Bogert AJ, Hewett TE. Longitudinal sex differences during landing in knee abduction in young athletes. Med Sci Sports Exerc. 2010;42:1923-1931.
31. Myer GD, Ford KR, Hewett TE. Tuck jump assessment for reducing anterior cruciate ligament injury risk. Athl Ther Today. 2008;13:39-44.
32. McLean SG, Walker KB, van den Bogert AJ. Effect of gender on lower extremity kinematics during rapid direction changes: an integrated analysis of three sports movements. J Sci Med Sport. 2005;8:411-422.
33. Taylor JB, Waxman JP, Richter SJ, Shultz SJ. Evaluation of the effectiveness of anterior cruciate ligament injury prevention programme training components: a systematic review and meta--analysis. Br J Sports Med. 2015;49:79-87.
34. Chmielewski TL, Myer GD, Kauffman D, Tillman SM. Plyometric exercise in the rehabilitation of athletes: physiological responses and clinical application. J Orthop Sports Phys Ther. 2006;36:308-319.
35. Myer GD, Ford KR, Brent JL, Hewett TE. The effects of plyometric versus dynamic balance training on power, balance and landing force in female athletes. J Strength Cond Res. 2006;20:345-353.
36. Myer GD, Brent JL, Ford KR, Hewett TE. A pilot study to determine the effect of trunk and hip focused neuromuscular training on hip and knee isokinetic strength. Br J Sports Med. 2008;42:614-619.
37. Myer GD, Chu DA, Brent JL, Hewett TE. Trunk and hip control neuromuscular training for the prevention of knee joint injury. Clin Sports Med. 2008;27:425-448.
38. Myer GD, Ford KR, Brent JL, Hewett TE. An integrated approach to change the outcome Part II: targeted neuromuscular training techniques to reduce identified ACL injury risk factors. J Strength Cond Res. 2012;26:2272-2292.
39. Myer GD, Ford KR, Brent JL, Hewett TE. An integrated approach to change the outcome Part I: neuromuscular screening methods to identify high ACL injury risk athletes. J Strength Cond Res. 2012;26:2265-2271.
40. Myer GD, Ford KR, Hewett TE. Rationale and clinical techniques for anterior cruciate ligament injury prevention among female athletes. J Athl Train. 2004;39:352-364.
41. Myer GD, Ford KR, Hewett TE. Tuck jump assessment for reducing anterior cruciate ligament injury risk. Athl Ther Today. 2008;13:39-44.
42. Brent J, Myer GD, Ford KR, Paterno M, Hewett T. The effect of sex and age on isokinetic hip abduction torques. J Sport Rehabil. 2013;22:41-46.

Ligamento cruzado anterior do joelho: reconstrução

Angela H. Smith
David Logerstedt

CASO 16

Uma adolescente de 17 anos de idade é encaminhada à fisioterapia duas semanas após a reconstrução do ligamento cruzado anterior (LCA) direito com autoenxerto de isquiotibiais. Há seis semanas, sofreu a lesão durante uma partida de futebol quando posicionou seu pé direito e mudou de direção para passar por uma defensora. Ela ouviu um "estalido" e imediatamente sentiu dor no joelho direito. Tentou sair do campo, mas sentiu uma sensação de "falseio" e teve que ser carregada. Na linha lateral, notou um edema significativo no joelho. A paciente consultou um cirurgião ortopédico no dia seguinte. O exame do cirurgião revelou limitação e dor na amplitude de movimento (ADM) do joelho e efusão articular 2+. O teste de deslocamento em pivô foi ambíguo devido à defesa muscular; contudo, o teste de Lachman foi positivo pois o médico notou uma ausência de sensação de final do movimento. O exame de imagem por ressonância magnética (RM) demonstrou uma ruptura total do LCA com contusões associadas do côndilo femoral lateral e tíbia posterolateral. Os meniscos medial e lateral estavam intactos. Para abordar os danos atuais e melhorar os resultados pós-operatórios, a paciente teve cinco consultas de fisioterapia antes de ser submetida à reconstrução do LCA direito. As orientações pré-operatórias para a primeira semana após a cirurgia incluíam ADM ativa para flexão e extensão de joelho, séries de contrações isométricas para o quadríceps (*Quad Set*), crioterapia para manejo do edema e sustentação de peso conforme tolerância. Uma semana após a cirurgia, foi encaminhada à fisioterapia com um pedido de "avaliar e tratar". Entrou na clínica deambulando com muletas axilares bilaterais e com um imobilizador de joelho. Ela classifica a dor, em uma escala numérica, como 2/10 em repouso e 7/10 enquanto faz os exercícios de ADM. A história de saúde da paciente é normal. Seu objetivo é retornar à equipe de futebol de sua escola de Ensino Médio na próxima temporada.

▶ Com base no diagnóstico e história da paciente, o que pode ter contribuído para as limitações de atividade?
▶ Quais são os testes de exame mais apropriados?
▶ Quais são as intervenções fisioterapêuticas mais apropriadas?
▶ Qual é o prognóstico de sua reabilitação?

DEFINIÇÕES-CHAVE

RECONSTRUÇÃO DO LCA: técnica cirúrgica artroscópica pela qual o LCA é reposto usando um tendão de enxerto do corpo do próprio paciente ou de um cadáver doador.

AUTOENXERTO: tecido transferido de uma parte do corpo do paciente para outra; autoenxertos comuns usados na reconstrução do LCA incluem parte do tendão dos isquiotibiais ou do tendão patelar* (TP).

EDEMA: presença de aumento de líquido na cavidade sinovial de uma articulação.

EPISÓDIO DE FALSEIO: evento comumente associado à instabilidade do joelho com deficiência do LCA, no qual o paciente experimenta deslocamento com dor e edema.

TESTE DE LACHMAN: considerado o padrão de excelência para avaliação clínica da deficiência do LCA; o teste é feito colocando-se o joelho do paciente em 30° de flexão e aplicando-se uma força de translação anterior à tíbia enquanto o fêmur é estabilizado; o profissional avalia a quantidade de excursão e o tipo de sensação de final do movimento; um teste positivo é indicado pelo aumento da excursão e/ou sensação de final de movimento ausente ou "pastosa".

Objetivos

1. Identificar os marcos clínicos pós-operatórios para a progressão das fases de reabilitação inicial, intermediária e final funcional e de retorno ao esporte (RAE).
2. Identificar as intervenções fisioterapêuticas baseadas em evidência que podem ser aplicadas com segurança em cada fase pós-operatória seguindo os esquemas de tempo de cicatrização.
3. Entender a escala de classificação do edema e as regras de dor e descrever como elas se relacionam com a progressão da reabilitação.

Considerações sobre a Fisioterapia

Considerações sobre a fisioterapia durante o tratamento da atleta com reconstrução do LCA usando autoenxerto ou aloenxerto de tecido mole:

- **Plano de tratamento/objetivos gerais da fisioterapia:** diminuir a dor; aumentar a ADM ativa e passiva do joelho; normalizar a mobilidade da patela; melhorar a força e a ativação do quadríceps; normalizar a marcha sem muletas; eliminar o edema articular.
- **Intervenções fisioterapêuticas:** educação do paciente sobre as precauções gerais para evitar o estresse do enxerto; modalidades terapêuticas para diminuir a dor; terapia manual e educação da paciente para diminuir o edema articular; ADM ativa e passiva e mobilizações patelares para aumentar a ADM do joelho; exercícios de fortalecimento

---

* N. de RT: A nova terminologia anatômica sugere o uso do termo ligamento patelar, mas, assim como no Capítulo 14, não será modificado pela explicação do autor.

progressivo para melhorar a força do quadríceps e da extremidade inferior; treinamento da marcha para normalizar seu padrão; instrução sobre exercícios domiciliares.
▶ **Precauções durante a fisioterapia:** escolher os exercícios de cadeia cinética aberta ou fechada apropriados para minimizar o estresse no enxerto nas fases pós-operatórias iniciais e intermediárias; abordar as precauções de acordo com a seleção do enxerto e/ou as cirurgias secundárias realizadas (p. ex., reparo meniscal ou microfratura).
▶ **Complicações que interferem na fisioterapia:** artrofibrose; lesão ciclope; dor na região anterior do joelho; edema persistente da articulação do joelho.

Visão Geral da Patologia

O LCA é um dos quatro principais ligamentos do joelho e desempenha um papel vital na estabilidade dinâmica dessa articulação. A função primária do LCA é prevenir a translação anterior da tíbia sobre o fêmur; contudo, também serve como uma restrição secundária à rotação tibial interna, em particular, quando o joelho está em extensão total.[1] O LCA é uma banda espessa de tecido conjuntivo que pode ser dividido em duas seções: o feixe anteromedial (AM) e o feixe posterolateral (PL),[2] chamados assim devido ao local onde se inserem na tíbia (Fig. 16.1). O ligamento se origina na região proximal do fêmur e percorre anterior, medial e inferiormente para se inserir à tíbia.[3] De modo mais específico, o LCA se origina sobre a superfície medial posterior do côndilo femoral lateral e se insere sobre a porção inferior do platô tibial, com o menor feixe AM se inse-

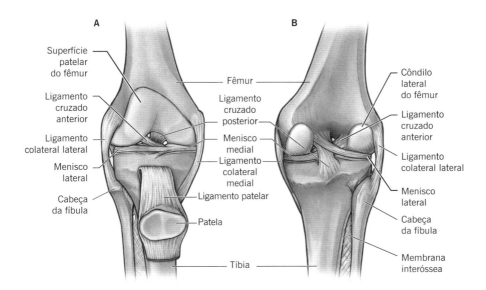

Figura 16.1 Principais ligamentos do joelho. **A.** Vista anterior. **B.** Vista posterior (Reproduzida com permissão de Morton DA, Foreman KB, Albertine KH. *The Big Picture: Gross Anatomy.* New York: McGraw-Hill Education; 2011. Figure 36.5).

rindo mais na face anteromedial e o feixe PL se inserindo na face mais posterolateral.[4] Cada feixe desempenha um papel diferente na estabilidade do joelho dependendo do ângulo de flexão. O feixe AM se alonga e fica mais tenso com ângulos maiores de flexão do joelho, ao passo que o feixe PL se torna mais tenso com ângulos maiores de extensão do joelho.[4,5]

Devido a seu significativo papel em fornecer estabilidade dinâmica ao joelho, as lesões do LCA são bem comuns em diversos esportes com movimentos de pivô e drible. Constituem 20% de todas as lesões atléticas no joelho e 45% das lesões internas do joelho que ocorrem nos esportes.[6] As lesões podem ocorrer em situações de contato e não contato, com as estimativas de incidência variando entre 80 mil e 250 mil a cada ano nos EUA.[7] As lesões de não contato no LCA são mais comuns, ocorrendo em 70% das vezes, ao passo que as lesões de contato respondem pelos 30% restantes.[8] As de não contato ocorrem com mais frequência durante atividades de dribles e pivô que requeiram desaceleração[9] ou mudança de movimento[10] rápidas, ou quando se aterrissa de um salto sobre uma perna.[10] Existem muitos fatores de risco propostos e vários mecanismos de lesão comumente associados a lesões de não contato no LCA. A declaração de 2005 do *Hunt Valley II Meeting Consensus* classificou os fatores de risco para lesões de não contato em quatro categorias: ambientais, anatômicos, hormonais e biomecânicos.[7] Além disso, esse grupo identificou que os padrões de carga combinados nos planos frontal, sagital e transverso levaram à sobrecarga dinâmica do LCA, colocando o atleta em risco de lesão, em particular, quando o joelho está próximo da extensão total.[7] As mulheres atletas correm risco maior de lesionarem o LCA por mecanismo de não contato, com uma incidência de 6 a 8 vezes maior do que os homens que praticam a mesma atividade.[10] Há ainda muito debate sobre por que as lesões no LCA ocorrem com mais frequência nas mulheres; contudo, os fatores de risco comuns associados a mulheres atletas incluem mudanças hormonais devido ao ciclo menstrual, diminuição da largura da fossa intercondilar e aumento dos momentos em valgo no joelho após a aterrissagem.[11]

Embora algumas rupturas do LCA possam ser manejadas de modo não operatório, a reconstrução do LCA é recomendada para a maioria das lesões que ocorrem em indivíduos jovens ativos de modo a restaurar a função do joelho e a estabilidade dinâmica. Mais de 127 mil reconstruções do LCA são realizadas a cada ano nos EUA.[12] Para atletas submetidos a esse procedimento, o objetivo é retorná-los a seus níveis pré-operatórios de atividade esportiva. O LCA rompido não cicatriza espontaneamente e não responde ao reparo cirúrgico; ao contrário, um autoenxerto de tecido mole ou aloenxerto de cadáver é usado para *reconstruir* o LCA durante a cirurgia artroscópica. O tendão patelar (TP) permanece a opção de enxerto mais usada para repor o LCA.[13] Contudo, os autoenxertos do tendão dos isquiotibiais (TI), que geralmente consistem em uma combinação dos feixes do semitendinoso e grácil, estão se tornando cada vez mais populares.[14] Há muito debate sobre a superioridade do TP em relação ao autoenxerto com TI. O uso do TP há tempos é associado ao aumento da estabilidade do enxerto devido à fixação osso-a-osso.[15] No entanto, uma recente pesquisa demonstrou que essa correlação pode não existir.[16] Os enxertos de TP também estão ligados à dor na parte anterior do joelho (em particular, no ajoelhar-se),[17,18] bem como a anormalidades clínicas, radiológicas e histológicas no local doador.[13] Por outro lado, os autoenxertos de TI estão associados a possíveis complicações, incluindo aumento do túnel, fixação problemática e funcionamento pós-operatório ruim do tendão doador.[14] Independentemente das muitas vantagens e desvantagens especuladas dos autoenxertos de TP ou TI, os resultados de médio e longo prazo com relação a força, ADM, estabilidade do joelho, relatos subjetivos e desempenho do paciente são similares entre ambos os grupos.[14,18-20] Com os avanços nas técnicas cirúrgicas e protocolos de reabilitação, parece que a seleção do enxerto não tem um impacto sobre o sucesso pós-operatório de longo prazo.[17]

Tratamento Fisioterapêutico do Paciente

A reabilitação pós-operatória de atletas submetidos à reconstrução do LCA é importante para restaurar a função normal do joelho e preparar o indivíduo para o retorno ao esporte. Os exercícios de treinamento neuromuscular e de força devem ser incluídos no cuidado pós-operatório de modo a maximizar a função.[21] A literatura sustenta que os programas de fortalecimento muscular após a reconstrução do LCA devem incluir exercícios de cadeia cinética aberta (CCA) e fechada (CCF).[22-24] O fisioterapeuta deve estar familiarizado com os esquemas de tempo de cicatrização e os estresses do enxerto para prescrever os exercícios apropriados em intervalos adequados. Marcos clínicos, grau de edema e regras de dor são empregados para ajudar na tomada de decisão clínica sobre a progressão do exercício. O teste funcional e as medidas de resultados são realizados para verificar a prontidão da atleta para iniciar a progressão do RAE.

Exame, Avaliação e Diagnóstico

A avaliação fisioterapêutica após a reconstrução do LCA deve ocorrer nas primeiras 1 a 2 semanas após a cirurgia. O exame inclui observação e palpação da articulação do joelho e avaliação da integridade da incisão, ADM, mobilidade da patela, edema articular, função do quadríceps, força da extremidade inferior e marcha. A palpação do joelho e estruturas circundantes pode esclarecer sobre as fontes da dor pós-operatória. Temperatura elevada combinada com aumento da vermelhidão da pele ou drenagem através da incisão podem indicar infecção. Após as suturas serem removidas e os locais de incisão fechados, a mobilidade da cicatriz pode ser avaliada, pois as aderências podem contribuir para a dor pós-operatória. O fisioterapeuta deve identificar áreas de dor ou tecido aderido em torno e/ou sob cicatriz e observar quaisquer descolorações ou retração tecidual na cicatriz. O fisioterapeuta mede a ADM ativa e passiva, bem como a mobilidade da patela em todas as direções porque as restrições na articulação patelofemoral podem contribuir para a perda de flexão e extensão no joelho. O edema no joelho deve ser classificado usando uma medida de resultado mensurável. O teste de derrame articular modificado (Tab. 16.1), que demonstrou boa concordância entre observadores, quantifica o edema articular em uma escala de classificação de 5 pontos.[25]

Para executar o teste de derrame articular modificado, o fisioterapeuta realiza várias manobras ascendentes a partir da linha articular média em direção ao recesso suprapatelar em uma tentativa de afastar qualquer líquido intersticial do joelho (Fig. 16.2A). Se não houver retorno imediato do líquido, o fisioterapeuta aplica uma manobra descendente à porção lateral do joelho a partir do recesso suprapatelar em direção à linha articular (Fig. 16.2B). O edema é classificado como "ausente" se nenhuma onda de líquido for verificada com a manobra descendente, "traço" se uma pequena onda de líquido for

TABELA 16.1 ESCALA DE CLASSIFICAÇÃO DO EDEMA DO JOELHO BASEADA NO TESTE DE DERRAME ARTICULAR MODIFICADO[25]

Grau	Resultado do teste
Ausente	Sem produção de onda no movimento descendente
Traço	Pequena onda no lado medial com o movimento descendente
1+	Grande saliência no lado medial com o movimento descendente
2+	Edema retorna de forma espontânea ao lado medial após o movimento ascendente (sem necessidade de movimento descendente)
3+	Excesso de líquido a ponto de não ser possível mover o edema para fora do aspecto medial do joelho

Reproduzida com permissão de Sturgill L, Snyder-Mackler L, Manal TJ, Axe MJ. Interrater reliability of a clinical scale to assess knee joint effusion. *J Orthop Sports Phys Ther.* 2009;39:845-849.

observada no lado medial com a manobra descendente, "1+" se uma grande onda de líquido for vista no lado medial com a manobra descendente, "2+" se houver um retorno espontâneo do líquido no lado medial sem uma manobra descendente e "3+" se houver excesso de líquido movendo-se para fora do joelho. Logo após a cirurgia, a maioria dos pacientes apresenta edema articular +2 ou +3 relacionado ao trauma da cirurgia.

A função do quadríceps pode ser estabelecida avaliando-se a qualidade de um exercício de *Quad Set* (séries de contrações isométricas para quadríceps) com o joelho do paciente em extensão total. O fisioterapeuta deve conseguir observar a patela deslizar superiormente; o *Quad Set* pode ser descrito como pobre, normal ou bom com base na qualidade da contração observada. Peça ao paciente para executar uma elevação da perna reta (EPR) para identificar se ele demonstra uma "folga no quadríceps" (incapacidade de manter uma extensão completa do joelho), o que indica falha na ativação/força do quadríceps. A força do quadríceps pode ser quantificada com o uso de um dinamômetro eletromecânico durante uma contração voluntária máxima do paciente. Deve-se avaliar a marcha com um dispositivo de assistência apropriado e seguindo as precauções de sustentação de peso recomendadas pelo médico. No caso de uma reconstrução de LCA isolada, sem lesões concomitantes, em geral, o paciente pode sustentar o peso conforme a tolerância. As recomendações atuais afirmam que a sustentação de peso imediata após cirurgia é apropriada e, na verdade, pode reduzir a incidência de dor na região anterior do joelho e ajudar a sobrepor a inibição reflexa pós-operatória do quadríceps.[26] Questões comuns da marcha pós-operatória incluem ausência de toque do calcanhar no contato inicial, falta de extensão terminal no joelho na fase de apoio e diminuição do movimento de flexão do joelho na fase de oscilação. A força da outra extremidade inferior deve ser avaliada, quando necessário, via teste muscular manual; a abdução do quadril e a plantiflexão são de particular importância, porque a fraqueza nesses grupos musculares pode contribuir para desvios da marcha no pós-operatório. Contudo, o teste muscular resistido dos isquiotibiais deve ser evitado se a paciente tiver

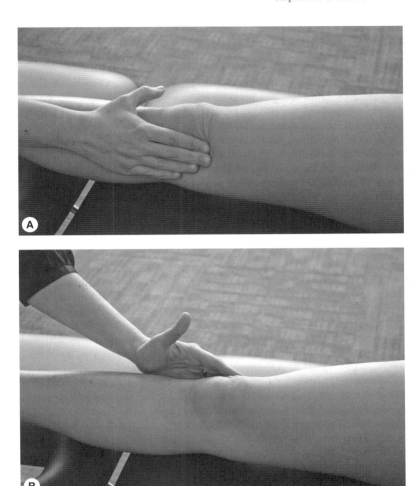

Figura 16.2 Teste de derrame articular modificado **A.** O fisioterapeuta aplica várias manobras ascendentes a partir da linha articular medial em direção ao recesso suprapatelar. **B.** Se não for observado um retorno imediato de líquido, o fisioterapeuta aplica uma manobra descendente à porção lateral do joelho a partir do recesso suprapatelar em direção à linha articular lateral.

um autoenxerto dos isquiotibiais. À medida que a paciente passa para a fase de RAE da reabilitação, uma avaliação adicional será necessária. O teste com base no desempenho é importante para avaliar a disposição da paciente em retornar às atividades específicas do esporte, de alta demanda.

Plano de Tratamento e Intervenções

A reabilitação pós-operatória do LCA pode ser dividida em cinco fases: inicial, intermediária, tardia, progressão funcional e RAE. Pode-se avaliar a disposição da atleta em avançar para a próxima fase por meio de marcos clínicos estabelecidos, como aqueles no protocolo pós-operatório do cirurgião ou nas recomendações da University of Delaware's Rehabilitation Practice Guidelines for LCA Reconstruction (Tab. 16.2).[27]

A fase inicial ocorre nas semanas pós-operatórias 1 a 2 e o foco é direcionado ao aumento da ADM do joelho e à melhora da ativação do quadríceps de modo a facilitar a deambulação sem um imobilizador ou dispositivo de assistência (andador ou muletas). Os marcos da ADM são importantes de serem obtidos logo no início; a paciente deve atingir uma extensão plena de joelho e, pelo menos, 90° de flexão do joelho por volta do fim da primeira semana e mais de 110° de flexão no final da segunda semana.[27,28] A restauração da extensão total do joelho igual ao lado contralateral é muito importante, porque o déficit de ADM pode levar, em longo prazo, a danos funcionais incluindo dor e alterações da marcha,[29-31] bem como ao aumento no risco de desenvolver osteoartrite.[30,32] Mauro e colaboradores[33] descobriram que 25% dos pacientes que tiveram perda de ADM de extensão do joelho em quatro semanas após a reconstrução do LCA e 48% daqueles com déficit tiveram que passar por um debridamento artroscópico do joelho para melhorar a ADM. Os **programas de reabilitação** que incluem a descarga de peso inicial e enfatizam a obtenção da ADM ativa e plena de joelho levaram a menos dores e ajudaram a prevenir a formação de tecido cicatricial e contraturas capsulares que podem limitar o movimento do joelho.[28,34-37] Bynum e colaboradores[34] também descobriram que os programas de reabilitação acelerados reduziram a incidência de perda de flexão e extensão pós-operatória e dor patelofemoral sem quaisquer efeitos adversos. A fase inicial da reabilitação deve incluir o início dos exercícios de força como o *Quad Set* (séries de contrações isométricas para quadríceps) e elevações de perna reta.[38] O uso de **estimulação elétrica neuromuscular (EENM)** deve começar na fase inicial para facilitar a ativação do quadríceps e suplementar os exercícios ativos de fortalecimento. Quando combinado com o exercício, o uso de EENM de alta intensidade leva a ganhos de força no quadríceps maiores que o exercício isolado.[39,40] O treinamento da marcha para abordar seus desvios deve ser incorporado nessa fase. Esta é uma intervenção crucial porque os indivíduos que foram submetidos à reconstrução do LCA correm risco mais alto de desenvolver osteoartrite no joelho e há evidência crescente de que esse risco pode estar associado a mudanças na mecânica da marcha e carga articular após a cirurgia.[41,42]

A fase intermediária abrange as semanas 3 a 5 da reabilitação pós-operatória. No final dessa fase, espera-se que o atleta atinja a flexão de joelho ativa em 10° do lado acometido e um índice de quadríceps (IQ) de, pelo menos, 60%.[28] Nesse estágio, a força do quadríceps pode ser avaliada com um dinamômetro eletromecânico quando a atleta realiza uma contração isométrica voluntária máxima (CIVM). O IQ do atleta é calculado dividindo a CIVM do lado acometido pela CIVM do lado não acometido e multiplicando por 100. O ângulo ideal para testar a força do quadríceps é de 60 a 70° de flexão do joelho.[43] Se o fisioterapeuta não tiver acesso a um dinamômetro eletromecânico, os índices de força podem ser calculados com um dinamômetro manual em um ângulo fixo ou com um teste de uma repetição máxima (1RM) em uma máquina de *leg*

TABELA 16.2 UNIVERISTY OF DELAWARE REHABILITATION PRACTICE GUIDELINES PARA A RECONSTRUÇÃO DO LCA[27]

Esquema de tempo após a cirurgia	Intervenções	Marcos
Semana 1 (fase inicial)	Deslizamentos na parede, mobilizações patelares, treinamento da marcha, EENM, bicicleta para ADM	ADMP/A do joelho 0-90° Contração ativa do quadríceps com deslizamento patelar
Semana 2 (fase inicial)	Subidas em degraus em amplitude sem dor; mobilização da incisão, quando necessário, se a pele estiver cicatrizada (Fig. 16.3); sentar/agachamentos na parede em 45°; "pendurar a perna" em prono se houver déficit de extensão; mobilizações patelares inferiores em flexão, se a flexão for limitada; transição para a joelheira funcional à medida que o edema permitir	ADM de flexão do joelho >110° Deambulação sem muletas e realizando a extensão plena do joelho Elevação de perna reta sem compensação
Semanas 3-5 (fase intermediária)	Mobilizações em rotação tibiofemoral, se a mobilidade articular estiver restrita; começar atividades de equilíbrio e proprioceptivas; atividades CV incluindo bicicleta e *stepper* por, pelo menos, 10 min; extensão de joelho de 90-45°; *leg press* de 0-45°; subir e descer no degrau lateralmente	Flexão do joelho em 10° do lado não acometido Índice de quadríceps > 60%
Semanas 6-8 (fase final)	Avançar em intensidade e duração os exercícios fisioterapêuticos; avançar os exercícios de CCF em 0-90°; avançar o exercício de CCF para 90-30°; subir e descer degrau para frente; começar a progressão de corrida em oito semanas e mudar para um programa de ginástica quando os marcos forem atingidos	ADM completa do joelho Padrão de marcha normal Índice de quadríceps > 80% Edema de joelho traço ou menos
Semanas 9-12 (fase de progressão funcional)	Atividades específicas do esporte, manobras de agilidade, teste funcional	Mantendo ou ganhando força no quadríceps Testes de salto > 85% do lado não acometido em 12 semanas
Seguimento do Teste funcional (4 meses, 5 meses, 6 meses e 1 ano após a cirurgia)	Tratamento modificado com base nos déficit atuais; pode incluir continuidade das atividades explosivas e de fortalecimento unilaterais como dribles, saltos, pliométricos ou treinamento de aterrissagem	Satisfação de todos os critérios de RAE: Índice de quadríceps > 90% Teste de salto > 90% Escore KOS-ADL > 90% Taxa global de função do joelho, escore > 90%.

Abreviações: ADM, amplitude de movimento; RAE, retorno ao esporte; ADMA/P, amplitude de movimento ativa/passiva; CCA, cadeia cinética aberta; CCF, cadeia cinética fechada; CV, cardiovascular; EENM, estimulação elétrica neuromuscular; KOS-ADL, Knee Outcome Survey-Activities of Daily Living.
Reproduzida com permissão de University of Delaware Physical Therapy Clinic. Rehab practice guidelines for: ACL reconstruction. http://www.udptclinic.com/downloads/knee/ACL_Protocol_2015.pdf. Acessado em 3 de setembro de 2015.

press. É importante estabelecer os marcos de força durante a reabilitação do LCA, pois a fraqueza do quadríceps pode persistir por dois anos após a cirurgia.[44] A restauração da força muscular é fundamental para o atleta, porque o aumento da força está associado a resultados funcionais positivos de longo prazo após a reconstrução do LCA do joelho.[45] A recuperação da força do quadríceps deve ser realizada com **exercícios de CCF e CCA**.[21,24] Em uma revisão sistemática de 2004, Risberg e colaboradores[46] determinaram que os exercícios de CCF para o fortalecimento do quadríceps em ângulos articulares do joelho inferiores a 50° e exercícios de CCA em ângulos de flexão de joelho superiores a 40° podem ser feitos sem aumentar a tensão sobre o LCA e sem elevar os estresses sobre a articulação patelofemoral. Durante toda a reabilitação do LCA, o fisioterapeuta deve prescrever exercícios considerando a força e fixação do enxerto com base nos estágios da incorporação e maturação (à medida que o enxerto começa a vascularizar e amadurecer, sua força aumenta).[47] Como um dos principais objetivos é restaurar a estabilidade dinâmica da articulação do joelho, atividades de equilíbrio e propriocepção também devem iniciar nessa fase. Quando os padrões de movimento alterados persistem após a reconstrução do LCA,[48] atividades de treinamento neuromuscular devem ser incluídas nos programas de reabilitação pós-operatória, porque essas atividades melhoram a simetria do membro e os padrões de movimento.[49]

A fase final da reconstrução do LCA ocorre nas semanas pós-operatórias 6 a 8. Essa fase funciona como um período de transição para preparar a atleta de modo a iniciar um programa atlético independente. Os marcos dessa fase incluem a ADM plena do joelho, IQ superior a 80, edema do joelho de traço ou menos e padrão de marcha normal. Ambas as atividades de fortalecimento de CCF[47] e CCA[50] podem ser usadas para melhorar o desempenho na ADM completa. Em oito semanas após a cirurgia, a ativação e força do quadríceps podem ser testadas via o método de rotura sobreposto. Esse método de teste é realizado com um dinamômetro eletromecânico e um estimulador de pulso quadrado. O fisioterapeuta pede à paciente para realizar uma CIVM do quadríceps enquanto um estímulo elétrico é sobreposto à contração voluntária (Fig. 16.4). Isso fornece uma avaliação da ativação do músculo do quadríceps calculando uma razão da força produzida durante a CIVM à força produzida com o estímulo elétrico.[51,52] Uma razão de ativação de 95% indica que a produção de força ativa do quadríceps da atleta é 95% da capacidade muscular total quando medida pelo estímulo elétrico sobreposto e, também, indica funcionamento muscular normal.[52,53] O teste é realizado em ambas as pernas e, após o mesmo, é possível calcular um IQ como previamente descrito. Embora um dinamômetro manual também possa ser usado para quantificar a força do quadríceps, o método de sobreposição é superior, pois avalia a ativação muscular[52] e não se baseia na capacidade do profissional de fornecer força de resistência suficiente durante o teste. Se a atleta ainda tiver que obter um marco de IQ de 80%, a fisioterapia e EENM supervisionadas devem prosseguir. Lewek e colaboradores[54] descobriram que os indivíduos com reconstrução do LCA e um IQ inferior a 80% demonstraram padrões de caminhada e *jogging* similares aos de pacientes com joelhos com deficiência no LCA, o que pode ser nocivo à saúde articular. Se a atleta possui um IQ superior a 80% e os outros marcos para essa fase foram atingidos, recomenda-se que as atividades de controle neuromuscular e fortalecimento unilateral prossigam até a força corresponder a, pelo menos, 90% da perna contralateral.[28] A paciente também pode começar a progressão de corrida na fase final[27] (Tab. 16.3). A progressão da corrida deve ocorrer em uma esteira

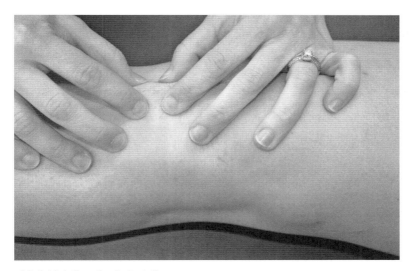

Figura 16.3 Mobilização da incisão.

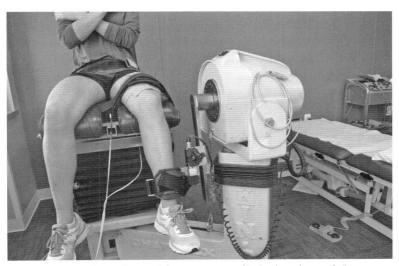

Figura 16.4 Teste de força do quadríceps com o método de sobreposição.

ou pista de modo a manter uma superfície nivelada e fornecer um pouco de absorção de choque. O programa de reabilitação da University of Delaware consiste em oito níveis, começando com caminhada e corrida intercaladas por um total de 3,2 km e concluindo com uma corrida de 4,8 km. A atleta é aconselhada a passar para o nível seguinte quando puder realizar a atividade por 3,2 km sem aumento do edema ou dor. A paciente não deve realizar o programa mais de quatro vezes em uma semana, nem praticar uma fre-

TABELA 16.3 PROGRESSÃO DA CORRIDA

Nível	Esteira	Pista
1	Alternar caminhada/corrida de 160 m, repetir 10 vezes	Corrida em linha reta/caminhadas em curvas (3,2 km)
2	Alternar caminhada de 160 m/corrida de 320 m (3,2 km no total)	Corrida em linha reta, uma corrida em curva a cada duas voltas (3,2 km)
3	Alternar caminhada de 160 m/corrida de 480 m (3,2 km no total)	Corrida em linha reta, uma corrida em curva em todas as voltas (3,2 km)
4	Alternar caminhada de 160 m/corrida de 480 m (3,2 km no total)	Corrida 1,75 voltas/caminhada em curva (3,2 km)
5	Corrida completa de 3,2 km	Corrida em todas as voltas (3,2 km)
6	Aumentar para 4 km	Aumentar o treino para 4 km
7	Aumentar para 4,8 km	Aumentar o treino para 4,8 km
8	Alternar corrida/*jogging* a cada 400 m	Aumentar a velocidade em corridas em retas ou curvas

Reproduzida com permissão da University of Delaware Physical Therapy Clinic. Rehab practice guidelines for: ACL reconstruction. http://www.udptclinic;com/downloads/knee/ACL_Protocol_2015_pdf. Acessado em 3 de setembro de 2015.

quência superior a dois em dois dias. Além disso, a atleta não deve avançar mais de dois níveis em um período de sete dias. Sugere-se que todos os atletas concluam a progressão de corrida, porque a carga unilateral que ocorre durante essa prática fornece fortalecimento dinâmico da extremidade inferior.[28]

A fase de progressão funcional ocorre durante as semanas 9 a 12 no pós-operatório. Os objetivos dessa fase são manter ou ganhar força no quadríceps e obter escores do teste do salto maiores que 85% comparados com o lado contralateral quando testado em 12 semanas.[27,28] Durante essa fase, a atleta pode estar participando em um programa de reabilitação independente ou supervisionado por outro profissional, como um fisioterapeuta esportivo ou preparador físico. A progressão da corrida pode seguir. Se a atleta não sentir qualquer aumento de dor no joelho ou edema com a corrida, então pode iniciar as atividades de agilidade, pliométricas, específicas do esporte.[28] O fisioterapeuta deve instruir a paciente nessas atividades e pode incluí-las no programa domiciliar. É importante orientar a progressão da atividade durante essa fase de acordo com as *diretrizes*. Regras de dor modificadas (Tab. 16.4) fornecem uma abordagem sistemática à progressão da atividade e podem ser aplicadas em cada fase da reabilitação.[28,55] Deve-se combinar essas regras com o monitoramento do edema para direcionar a participação da atleta nas atividades funcionais de alta demanda. Se a progressão para as atividades de carga leva a respostas adversas como dor articular, aumento do edema ou dor muscular, uma mudança no programa atual se faz necessária. A modificação apropriada da atividade depende de quando, na reabilitação, a paciente apresenta tal resposta. Por

TABELA 16.4 REGRAS DE DOR MODIFICADAS

Tempo da dor durante o treinamento	Presença de dor	Plano de ação
Dor durante o aquecimento	Dor desaparece	Paciente continua no mesmo nível de intensidade
Dor durante o exercício	Dor permanece	Paciente descansa por dois dias e diminui em um nível a intensidade do treinamento
Dor um dia após o exercício (não dor muscular)	Dor permanece	Paciente descansa um dia, permanece no mesmo nível de intensidade (não avança para o próximo volume ou nível de intensidade)
Ausência de dor	Ausência de dor	Paciente avança para o próximo volume ou nível de intensidade ou segue a progressão de treinamento prescrita pelo profissional

Reproduzida com permissão de Zakaryia Nawasreh.

exemplo, se a atleta relatar aumento na dor no joelho ou sentir edema no joelho *durante* uma sessão de tratamento, a intensidade da próxima sessão deve ser diminuída até a resolução do dano. Se os mesmos sinais e sintomas ocorrerem um dia *após* uma sessão de tratamento, o programa não deve evoluir, mas sim manter-se no mesmo nível. Se a atleta puder completar uma série sem dor durante ou após a sessão, é adequado avançar para o próximo nível de treinamento. Contudo, sugere-se que a paciente complete duas a três sessões na mesma intensidade sem quaisquer respostas adversas antes da intensidade do programa aumentar.[56] Quando a atleta atingir o marco da 12ª semana pós-operatória, pode prosseguir para a fase de RAE da reabilitação e deve ser submetida a um teste funcional quando os marcos apropriados forem satisfeitos.

A fase de RAE da reabilitação do LCA tende a variar, porque o tratamento é baseado nos déficit atuais do atleta e no esporte de escolha. O teste funcional geralmente ocorre 3 a 6 meses após a cirurgia, com base no desejo da paciente de retornar ao esporte e nos esquemas de tempo da cicatrização.[28] Quando a atleta estiver pronta, é importante usar uma bateria de testes funcionais e medidas de resultados para avaliar as condições para começar as atividades de RAE.[57-59] Empregou-se uma bateria de testes específica que incluiu teste da força do quadríceps, teste de saltos com uma perna só e dois questionários de relato da paciente para avaliar sua condição para o RAE após a lesão no LCA e reconstrução.[43,60,61] O teste da força do quadríceps deve ser completado como previamente descrito. É necessário um mínimo de 90% do IQ comparado com o membro não acometido para o RAE. Se todos os critérios apropriados forem satisfeitos, a atleta pode ser submetida ao teste de salto não antes de 12 semanas após a reconstrução do LCA (Tab. 16.5).

O teste do salto é uma medida de resultado relacionada ao desempenho, válida e confiável para ser aplicada após a reconstrução do LCA.[62,63] Os testes unipodais realizados em seis meses podem prever a probabilidade de um resultado bem-sucedido após a reconstrução do LCA em um ano.[63] Noyes e colaboradores[58] descreveram uma série de

Tabela 16.5 CRITÉRIOS PARA O TESTE DE SALTO APÓS A RECONSTRUÇÃO DO LCA[28]
Mínimo de 12 semanas após a reconstrução do LCA Índice do quadríceps ≥ 80% Edema traço ou menos ADM plena de joelho Ausência de dor com salto unipodal no lugar

testes de saltos unipodais usada para avaliação funcional. Essa sequência de testes inclui um salto simples em distância, salto cruzado para distância, salto triplo para distância e salto sincronizado de 6 metros (Fig. 16.5). O teste do salto é realizado em uma linha de 6 metros de distância por 15 cm de largura.[63] De modo a ser considerado um ensaio válido, a atleta deve atingir uma aterrissagem estável em um pé quando realizar os saltos simples, cruzado e triplo. A distância saltada é medida com o centímetro mais próximo (medido a partir da linha inicial até o calcanhar da atleta na aterrissagem). Para o salto sincronizado, o tempo é registrado com um cronômetro padrão, iniciando quando o calcanhar da atleta deixa o chão na linha inicial e parando quando a atleta cruza a linha final (Fig.16.6). Cada salto é concluído primeiro com o membro não acometido, com um ensaio de prática, seguido por dois ensaios medidos; essa sequência é então repetida no membro acometido de modo a determinar um índice de simetria do membro (ISM). A distância média de dois ensaios medidos é calculada para cada perna para os saltos simples, cruzado e triplo e então o ISM é determinado pela razão da distância média no membro acometido com a distância média do membro não acometido, multiplicado por 100. Para o salto sincronizado, o ISM é calculado como uma razão do tempo médio do membro não acometido sobre o tempo médio do membro acometido, multiplicado por 100. Além da força e do teste de salto, utilizam-se duas medidas de resultado de autorrelato nessa bateria de testes. O Knee Outcome Survey-Activities of Daily Living

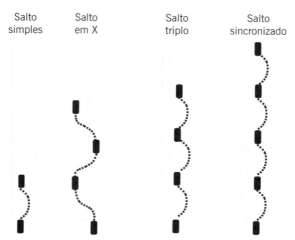

Figura 16.5 Esquema para os testes de saltos.

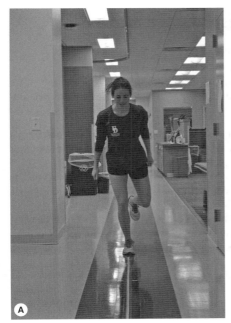 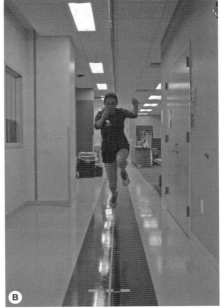

Figura 16.6 Salto sincronizado de 6 metros. **A.** Posição inicial. **B.** O tempo é marcado quando o calcanhar da atleta deixa o chão na linha inicial e é interrompido quando a atleta cruza a linha final.

Scale (KOS-ADLS) é uma ferramenta de medida válida, confiável e responsiva usada para avaliar as limitações funcionais de uma população diversa com lesões e danos no joelho.[64] A Global Rating Scale of Perceived Function (GRS) é uma ferramenta simples que pede à paciente para classificar a função de seu joelho em uma escala de 0 a 100, de forma que 100 corresponde à função antes da lesão.[65] De modo a começar a progressão para o RAE, a atleta deve atingir 90% ou mais em cada um dos seguintes critérios: IQ, todos os quatro testes de saltos com uma perna só, KOS-ADLS e GRA.[29] Contudo, satisfazer esses critérios não indica que a atleta está pronta para o retorno irrestrito à atividade; ela pode começar uma progressão gradual ao esporte. Deve iniciar com o treinamento de agilidade a toda velocidade, avançando para uma prática das habilidades específicas do esporte sem adversários, seguida de uma prática das habilidades específicas do esporte com um adversário e então atividade prática plena com a equipe.[66] A progressão dessas atividades deve ser baseada nas regras da dor, bem como na confiança da atleta.

Recomendações Clínicas Baseadas em Evidência

SORT: Taxonomia da Força de Recomendação
A: Evidência de boa qualidade e consistente orientada para o paciente.
B: Evidência de qualidade limitada ou inconsistente orientada para o paciente.
C: Evidência consensual, prática geral, opinião de especialista ou série de casos orientada para a doença.

1. Programas de reabilitação acelerada após reconstrução do LCA que enfatizem a descarga de peso inicial e a obtenção da ADM ativa e plena do joelho levam a menos dor, formação de tecido cicatrizado e contraturas. **Grau A**
2. A combinação de exercícios e estimulação elétrica neuromuscular (EENM) de alta intensidade após a reconstrução do LCA melhora os ganhos de força no quadril. **Grau A**
3. Para o indivíduo que passou por reconstrução do LCA, uma combinação de exercícios de cadeia cinética fechada e aberta em ângulos articulares específicos otimiza os resultados sem aumentar o esforço no enxerto do LCA. **Grau A**

QUESTÕES DE REVISÃO

16.1 O LCA fornece restrição passiva à translação____ e rotação____ da tíbia sobre o fêmur.

   A. Posterior, interna
   B. Posterior, externa
   C. Anterior, interna
   D. Anterior, externa

16.2 Atletas do sexo _____ têm mais probabilidade de sofrer uma lesão do LCA de _____.

   A. Feminino, não contato
   B. Masculino, não contato
   C. Masculino, contato
   D. Feminino, não contato

16.3 O índice do quadríceps (IQ) mínimo necessário para o teste de salto após a reconstrução do LCA é:

   A. 60%
   B. 70%
   C. 80%
   D. 90%

16.4 Após a reconstrução do LCA, exercícios de fortalecimento de cadeia cinética fechada dos músculos do quadríceps devem:

A. Ser desestimulados
B. Ser feitos em combinação com exercícios de fortalecimento de cadeia cinética aberta
C. Ser iniciados após o enxerto do LCA cicatrizar completamente
D. Ser feitos após o indivíduo ter preenchido todos os critérios de retorno ao esporte

RESPOSTAS

16.1 **C.** A função primária do LCA é prevenir o deslizamento anterior da tíbia sobre o fêmur; contudo, também serve como uma restrição secundária à rotação tibial interna, em particular, quando o joelho está próximo da extensão total.
16.2 **A.** Atletas do sexo feminino têm risco 6 a 8 vezes maior de sofrer uma lesão do LCA de não contato do que os atletas do sexo masculino.
16.3 **C.** O IQ de 80% garante que o indivíduo tenha força de quadríceps adequada e reduza o risco de frouxidão e lesão durante o teste do salto. Os outros critérios para o teste do salto incluem efusão do joelho de traço ou menos, ADM plena do joelho e ausência de dor com o salto unipodal no lugar (Tab. 16.5).
16.4 **B.** A recuperação da força do quadríceps deve ser realizada com exercícios de cadeia cinética fechada (CCF) e cadeia cinética aberta (CCA).

REFERÊNCIAS

1. Duthon VB, Barea C, Abrassart S, Fasel JH, Fritschy D, Menetrey J. Anatomy of the anterior cruciate ligament. Knee Surg Sports Traumatol Arthrosc. 2006;14:204-213.
2. Girgis FG, Marshall JL, Monajem A. The cruciate ligaments of the knee joint. Anatomical, functional and experimental analysis. Clin Orthop Relat Res. 1975;106:216-231.
3. Bicer EK, Lustig S, Servien E, Selmi TA, Neyret P. Current knowledge in the anatomy of the human anterior cruciate ligament. Knee Surg Sports Traumatol Arthrosc. 2010;18:1075-1084.
4. Dodds JA, Arnoczky SP. Anatomy of the anterior cruciate ligament: a blueprint for repair and reconstruction. Arthroscopy. 1994;10:132-139.
5. Amis AA, Gupte CM, Bull AM, Edwards A. Anatomy of the posterior cruciate ligament and the meniscofemoral ligaments. Knee Surg Sports Traumatol Arthrosc. 2006;14:257-263.
6. Majewski M, Susanne H, Klaus S. Epidemiology of athletic knee injuries: a 10-year study. Knee. 2006;13:184-188.
7. Griffin LY, Albohm MJ, Arendt EA, et al. Understanding and preventing noncontact anterior cruciate ligament injuries: a review of the Hunt Valley II meeting, January 2005. Am J Sports Med. 2006;34:1512-1532.
8. Griffin LY, Agel J, Albohm MJ, et al. Noncontact anterior cruciate ligament injuries: risk factors and prevention strategies. J Am Acad Orthop Surg. 2000;8:141-150.
9. Shimokochi Y, Shultz SJ. Mechanisms of noncontact anterior cruciate ligament injury. J Athl Train. 2008;43:396-408.
10. Hughes G, Watkins J. A risk-factor model for anterior cruciate ligament injury. Sports Med. 2006;36:411-428.

11. Renstrom P, Ljungqvist A, Arendt E, et al. Non-contact ACL injuries in female athletes: an International Olympic Committee current concepts statement. Br J Sports Med. 2008;42:394-412.
12. Kim S, Bosque J, Meehan JP, Jamali A, Marder R. Increase in outpatient knee arthroscopy in the United States: a comparison of National Surveys of Ambulatory Surgery, 1996 and 2006. J Bone Joint Surg Am. 2011;93:994-1000.
13. Kartus J, Movin T, Karlsson J. Donor-site morbidity and anterior knee problems after anterior cruciate ligament reconstruction using autografts. Arthroscopy. 2001;17:971-980.
14. Herrington L, Wrapson C, Matthews M, Matthews H. Anterior cruciate ligament reconstruction, hamstring versus bone-patella tendon-bone grafts: a systematic literature review of outcome from surgery. Knee. 2005;12:41-50.
15. Brown CH Jr, Hecker AT, Hipp JA, Myers ER, Hayes WC. The biomechanics of interference screw fixation of patellar tendon anterior cruciate ligament grafts. Am J Sports Med. 1993;21:880-886.
16. Poolman RW, Abouali JA, Conter HJ, Bhandari M. Overlapping systematic reviews of anterior cruciate ligament reconstruction comparing hamstring autograft with bone-patellar tendon--bone autograft: why are they different? J Bone Joint Surg Am. 2007;89:1542-1552.
17. Spindler KP, Kuhn JE, Freedman KB, Matthews CE, Dittus RS, Harrell FE Jr. Anterior cruciate ligament reconstruction autograft choice: bone-tendon-bone versus hamstring: does it really matter? A systematic review. Am J Sports Med. 2004;32:1986-1995.
18. Hui C, Salmon LJ, Kok A, Maeno S, Linklater J, Pinczewski LA. Fifteen-year outcome of endoscopic anterior cruciate ligament reconstruction with patellar tendon autograft for "isolated" anterior cruciate ligament tear. Am J Sports Med. 2011;39:89-98.
19. Carter TR, Edinger S. Isokinetic evaluation of anterior cruciate ligament reconstruction: hamstring versus patellar tendon. Arthroscopy. 1999;15:169-172.
20. Keays SL, Bullock-Saxton JE, Keays AC, Newcombe PA, Bullock MI. A 6-year follow-up of the effect of graft site on strength, stability, range of motion, function, and joint degeneration after anterior cruciate ligament reconstruction: patellar tendon versus semitendinosus and gracilis tendon graft. Am J Sports Med. 2007;35:729-739.
21. Risberg MA, Holm I. The long-term effect of 2 postoperative rehabilitation programs after anterior cruciate ligament reconstruction: a randomized controlled clinical trial with 2 years of follow-up. Am J Sports Med. 2009;37:1958-1966.
22. Mikkelsen C, Werner S, Eriksson E. Closed kinetic chain alone compared to combined open and closed kinetic chain exercises for quadriceps strengthening after anterior cruciate ligament reconstruction with respect to return to sports: a prospective matched follow-up study. Knee Surg Sports Traumatol Arthrosc. 2000;8:337-342.
23. Glass R, Waddell J, Hoogenboom B. The effects of open versus closed kinetic chain exercises on patients with ACL deficient or reconstructed knees: a systematic review. N Am J Sports Phys Ther. 2010;5:74-84.
24. Fleming BC, Oksendahl H, Beynnon BD. Open- or closed-kinetic chain exercises after anterior cruciate ligament reconstruction? Exerc Sport Sci Rev. 2005;33:134-140.
25. Sturgill L, Snyder-Mackler L, Manal TJ, Axe MJ. Interrater reliability of a clinical scale to assess knee joint effusion. J Orthop Sports Phys Ther. 2009;39:845-849.
26. Tyler TF, McHugh MP, Gleim GW, Nicholas SJ. The effect of immediate weightbearing after anterior cruciate ligament reconstruction. Clin Orthop Relat Res. 1998;357:141-148.
27. University of Delaware Physical Therapy Clinic. Rehab practice guidelines for: ACL reconstruction. Updated 2014 ed. http://www.udptclinic.com/downloads/knee/ACL_Protocol_2015.pdf. Accessed August 11, 2015.
28. Adams D, Logerstedt DS, Hunter-Giordano A, Axe MJ, Snyder-Mackler L. Current concepts for anterior cruciate ligament reconstruction: a criterion-based rehabilitation progression. J Orthop Sports Phys Ther. 2012;42:601-614.

29. Shelbourne KD, Patel DV, Martini DJ. Classification and management of arthrofibrosis of the knee after anterior cruciate ligament reconstruction. Am J Sports Med. 1996;24:857-862.
30. Mayr HO, Weig TG, Plitz W. Arthrofibrosis following ACL reconstruction--reasons and outcome. Arch Orthop Trauma Surg. 2004;124:518-522.
31. Paulos LE, Rosenberg TD, Drawbert J, Manning J, Abbott P. Infrapatellar contracture syndrome. An unrecognized cause of knee stiffness with patella entrapment and patella infera. Am J Sports Med. 1987;15:331-341.
32. Shelbourne KD, Urch SE, Gray T, Freeman H. Loss of normal knee motion after anterior cruciate ligament reconstruction is associated with radiographic arthritic changes after surgery. Am J Sports Med. 2011;40:108-113.
33. Mauro CS, Irrgang JJ, Williams BA, Harner CD. Loss of extension following anterior cruciate ligament reconstruction: analysis of incidence and etiology using IKDC criteria. Arthroscopy. 2008;24:146-153.
34. Bynum EB, Barrack RL, Alexander AH. Open versus closed chain kinetic exercises after anterior cruciate ligament reconstruction. A prospective randomized study. Am J Sports Med. 1995;23:401-406.
35. Beynnon BD, Johnson RJ. Anterior cruciate ligament injury rehabilitation in athletes. Biomechanical considerations. Sports Med. 1996;22:54-64.
36. MacDonald PB, Hedden D, Pacin O, Huebert D. Effects of an accelerated rehabilitation program after anterior cruciate ligament reconstruction with combined semitendinosus-gracilis autograft and a ligament augmentation device. Am J Sports Med. 1995;23:588-592.
37. Beynnon BD, Johnson RJ, Abate JA, Fleming BC, Nichols CE. Treatment of anterior cruciate ligament injuries, part 2. Am J Sports Med. 2005;33:1751-1767.
38. Shaw T, Williams MT, Chipchase LS. Do early quadriceps exercises affect the outcome of ACL reconstruction? A randomised controlled trial. Aust J Physiother. 2005;51:9-17.
39. Snyder-Mackler L, Delitto A, Stralka SW, Bailey SL. Use of electrical stimulation to enhance recovery of quadriceps femoris muscle force production in patients following anterior cruciate ligament reconstruction. Phys Ther. 1994;74:901-907.
40. Kim KM, Croy T, Hertel J, Saliba S. Effects of neuromuscular electrical stimulation after anterior cruciate ligament reconstruction on quadriceps strength, function, and patient-oriented outcomes: a systematic review. J Orthop Sports Phys Ther. 2010;40:383-391.
41. Butler RJ, Minick KI, Ferber R, Underwood F. Gait mechanics after ACL reconstruction: implications for the early onset of knee osteoarthritis. Br J Sports Med. 2009;43:366-370.
42. Di Stasi SL, Logerstedt D, Gardinier E, Snyder-Mackler L. Differing gait patterns Between ACL-reconstructed athletes who do and do not pass return to sport criteria. Am J Sports Med. 2013;41:1310-1318.
43. Kong PW, van Haselen J. Revisiting the influence of hip and knee angles on quadriceps excitation measured by surface electromyography. Int Sport Med J. 2010;11:313-323.
44. Risberg MA, Holm I, Tjomsland O, Ljunggren E, Ekeland A. Prospective study of changes in impairments and disabilities after anterior cruciate ligament reconstruction. J Orthop Sports Phys Ther. 1999;29:400-412.
45. Moisala AS, Jarvela T, Kannus P, Jarvinen M. Muscle strength evaluations after ACL reconstruction. Int J Sports Med. 2007;28:868-872.
46. Risberg MA, Lewek M, Snyder-Mackler L. A systematic review of evidence for anterior cruciate ligament rehabilitation: how much and what type? Phys Ther in Sport. 2004;5:125-145.
47. Escamilla RF, Macleod TD, Wilk KE, Paulos L, Andrews JR. Anterior cruciate ligament strain and tensile forces for weight-bearing and non-weight-bearing exercises: a guide to exercise selection. J Orthop Sports Phys Ther. 2012;42:208-220.
48. Ingersoll CD, Grindstaff TL, Pietrosimone BG, Hart JM. Neuromuscular consequences of anterior cruciate ligament injury. Clin Sports Med. 2008;27:383-404.

49. Hartigan E, Axe MJ, Snyder-Mackler L. Perturbation training prior to ACL reconstruction improves gait asymmetries in non-copers. J Orthop Res. 2009;27:724-729.
50. Perry MC, Morrissey MC, King JB, Morrissey D, Earnshaw P. Effects of closed versus open kinetic chain knee extensor resistance training on knee laxity and leg function in patients during the 8- to 14-week post-operative period after anterior cruciate ligament reconstruction. Knee Surg Sports Traumatol Arthrosc. 2005;13:357-369.
51. Snyder-Mackler L, Delitto A, Bailey SL, Stralka SW. Strength of the quadriceps femoris muscle and functional recovery after reconstruction of the anterior cruciate ligament. A prospective, randomized clinical trial of electrical stimulation. J Bone Joint Surg Am. 1995;77:1166-1173.
52. Chmielewski TL, Stackhouse S, Axe MJ, Snyder-Mackler L. A prospective analysis of incidence and severity of quadriceps inhibition in a consecutive sample of 100 patients with complete acute anterior cruciate ligament rupture. J Orthop Res. 2004;22:925-930.
53. Lynch AD, Logerstedt DS, Axe MJ, Snyder-Mackler L. Quadriceps activation failure after anterior cruciate ligament rupture is not mediated by knee joint effusion. J Orthop Sports Phys Ther. 2012;42:502-510.
54. Lewek M, Rudolph K, Axe M, Snyder-Mackler L. The effect of insufficient quadriceps strength on gait after anterior cruciate ligament reconstruction. Clin Biomech. 2002;17:56-63.
55. University of Delaware Physical Therapy. Soreness rules. http://www.udptclinic.com/downloads/handouts/SorenessRule_2015.pdf. Accessed August 11, 2015.
56. Chmielewski TL, Myer GD, Kauffman D, Tillman SM. Plyometric exercise in the rehabilitation of athletes: physiological responses and clinical application. J Orthop Sports Phys Ther. 2006;36:308-319.
57. Myer GD, Paterno MV, Ford KR, Quatman CE, Hewett TE. Rehabilitation after anterior cruciate ligament reconstruction: criteria-based progression through the return-to-sport phase. J Orthop Sports Phys Ther. 2006;36:385-402.
58. Noyes FR, Barber SD, Mangine RE. Abnormal lower limb symmetry determined by function hop tests after anterior cruciate ligament rupture. Am J Sports Med. 1991;19:513-518.
59. Hartigan EH, Axe MJ, Snyder-Mackler L. Timeline for noncopers to pass return-to-sports criteria after anterior cruciate ligament reconstruction. J Orthop Sports Phys Ther. 2010;40:141-154.
60. Fitzgerald GK, Axe MJ, Snyder-Mackler L. A decision-making scheme for returning patients to high-level activity with nonoperative treatment after anterior cruciate ligament rupture. Knee Surg Sports Traumatol Arthrosc. 2000;8:76-82.
61. Reid A, Birmingham TB, Stratford PW, Alcock GK, Giffin JR. Hop testing provides a reliable and valid outcome measure during rehabilitation after anterior cruciate ligament reconstruction. Phys Ther. 2007;87:337-349.
62. Paterno MV, Greenberger HB. The test-retest reliability of a one legged hop for distance in young adults with and without ACL reconstruction. Isokinetics Exer Sci. 1996;6:1-6.
63. Logerstedt D, Grindem H, Lynch A, et al. Single-legged hop tests as predictors of self-reported knee function after anterior cruciate ligament reconstruction: the Delaware-Oslo ACL cohort study. Am J Sports Med. 2012;40:2348-2356.
64. Irrgang JJ, Snyder-Mackler L, Wainner RS, Fu FH, Harner CD. Development of a patient--reported measure of function of the knee. J Bone Joint Surg Am. 1998;80:1132-1145.
65. Irrgang JJ, Ho H, Harner CD, Fu FH. Use of the International Knee Documentation Committee guidelines to assess outcome following anterior cruciate ligament reconstruction. Knee Surg Sports Traumatol Arthrosc. 1998;6:107-114.
66. Fitzgerald GK, Axe MJ, Snyder-Mackler L. Proposed practice guidelines for nonoperative anterior cruciate ligament rehabilitation of physically active individuals. J Orthop Sports Phys Ther. 2000;30:194-203.

Teste funcional para o retorno do atleta ao esporte após a reconstrução do LCA

Phil Plisky

CASO 17

Uma jogadora de basquete de 16 anos de idade passou por reconstrução do ligamento cruzado anterior (LCA) osso-tendão patelar-osso há cinco meses. Sua história ortopédica inclui entorse de tornozelo de grau II há dois anos e dor lombar ocasional. Logo após a reconstrução do LCA, o fisioterapeuta orientou para a prática de exercícios básicos de amplitude de movimento (ADM) e fortalecimento e então passou para uma variedade de exercícios de nível baixo até alto. O fisioterapeuta incluiu um treinamento pliométrico em suas sessões de reabilitação cinco meses após a cirurgia. A paciente e sua mãe perguntaram quando ela poderia retornar aos esportes, incluindo atletismo, futebol e basquete.

▶ Quais são os testes mais apropriados para determinar sua disposição para o retorno ao esporte?
▶ Os critérios para o retorno ao esporte são os mesmos critérios de alta da fisioterapia?
▶ Quais valores da paciente e do fisioterapeuta podem estar em conflito?

DEFINIÇÕES-CHAVE

ÍNDICE DE SIMETRIA DO MEMBRO (ISM): método para determinar o desempenho de um membro comparado com o outro. É calculado da seguinte forma: lado não acometido, dividido pelo lado acometido, multiplicado por 100 e expresso como percentagem. Um ISM de 100% significa que o membro acometido e o não acometido desempenharam da mesma forma um determinado teste.

FATOR DE RISCO MODIFICÁVEL: característica que pode ser alterada por meio de treinamento ou da modificação comportamental.[1]

CONTROLE MOTOR: capacidade de regular e direcionar mecanismos essenciais ao movimento.[2] O controle motor abrange a forma como o sistema nervoso central coordena os músculos e as articulações para produzir movimento. O controle motor anormal após uma lesão tem sido demonstrado em estudos eletromiográficos (EMG), que revelam mudanças nos padrões de tempo e disparo, e estudos biomecânicos, que demonstram mudanças cinemáticas durante o desempenho de tarefas funcionais.

Objetivos

1. Descrever os fatores de risco para uma futura lesão nos esportes e as mudanças no controle motor que ocorrem após a lesão.
2. Descrever as propriedades psicométricas dos testes de retorno ao esporte comumente empregados.
3. Apresentar os testes de retorno ao esporte baseados em evidência de um modo hierárquico, de movimentos menos complexos a movimentos mais complexos (p. ex., ADM e teste de força antes do teste de movimento, o qual é aplicado antes do teste de salto).
4. Definir os critérios de transição para a alta da fisioterapia e o retorno ao esporte.
5. Descrever como os valores da paciente para a participação no esporte podem entrar em conflito com os valores do fisioterapeuta sobre sua saúde musculoesquelética de longo prazo e as estratégias para reconciliar esse conflito.

Considerações sobre a Fisioterapia

Considerações sobre a fisioterapia durante o tratamento e o teste de retorno ao esporte do indivíduo submetido a uma reconstrução do LCA osso-tendão patelar-osso:

- ▶ **Plano de tratamento/objetivos gerais da fisioterapia:** garantir que a atleta retorne com segurança ao esporte e confirmar que os fatores de risco modificáveis para a lesão foram eliminados.
- ▶ **Intervenções fisioterapêuticas:** ensino do paciente sobre os critérios para retorno ao esporte e alta, incluindo redução dos riscos de nova lesão; procedimento de teste de retorno ao esporte gradual, detalhado, que identifique as alterações no controle motor modificado após a lesão, bem como qualquer déficit associado a um futuro risco de lesão.

▶ **Precauções durante a fisioterapia:** verificar se a história de saúde e o estado da lesão atual não apresentam contraindicações ao teste; avançar a paciente pelos testes de um modo hierárquico, dos menos complexos até os mais complexos, porque esses últimos exigem mais da articulação do joelho e, portanto, aumentam o risco de lesão; monitorar episódios de dor e instabilidade e interromper o teste se ambos estiverem presentes.
▶ **Complicações que interferem na fisioterapia:** pressão para a atleta retornar ao esporte o mais cedo possível (p. ex., manter uma bolsa acadêmica através do esporte) requer que o fisioterapeuta equilibre o desejo da atleta em retornar à prática com o risco de voltar muito cedo e aumentar o potencial para uma futura incapacidade.

Visão Geral da Patologia

Para melhorar os resultados após a reconstrução do LCA, é crucial entender as considerações patoanatômicas e biomecânicas da reconstrução do LCA (ver o Caso 16), bem como os atuais resultados de reabilitação. Em uma revisão sistemática com atletas que passaram por reconstrução do LCA (48 estudos avaliando 5.770 indivíduos com um acompanhamento médio de 3,4 anos), apenas 63% retornaram ao nível pré-lesão de prática e apenas 44% retornaram ao esporte competitivo no acompanhamento final.[3] Contudo, com base nas medidas de dano tradicionais como força, cerca de 90% dos atletas atingiram a função normal do joelho após completar seus programas de reabilitação.[4] Além disso, 10 a 20% dos que passaram por reconstrução do LCA romperão o LCA reconstruído ou o contralateral.[5,6] A falta de critérios sistemáticos e rigorosos para alta e retorno ao esporte pode contribuir para esses resultados ruins e para as altas taxas de novas lesões. Diversas revisões sistemáticas concluíram que os critérios do teste de retorno ao esporte são, na melhor das hipóteses, altamente variáveis e com frequência inexistentes.[7-10]

Mais de 25 estudos de coorte prospectivos identificaram a lesão prévia como o fator de risco mais relatado para uma futura lesão.[5,11-14] Após a reconstrução do LCA, os atletas têm probabilidade 4 a 15 vezes maior de romper o mesmo LCA ou o contralateral.[5,14] O aumento do risco de lesão se aplica não somente a uma nova lesão no local, mas também à lesão em outra parte do corpo.[11,12] Há uma grande variedade de publicações descrevendo as mudanças no controle motor que permanecem após a lesão.[15-19] Por exemplo, a assimetria na descarga do peso corporal permanece mesmo dois anos após a reconstrução[20] e prediz uma segunda ruptura do LCA.[5] Assim, ao mesmo tempo que é tentador considerar uma lesão prévia como um fator de risco não modificável, o treinamento para melhorar o controle motor após a lesão pode diminuir o risco de futuras lesões.

A literatura sobre dor no tornozelo e dor lombar (DL) fornece uma evidência substancial, documentando as mudanças no controle motor que ocorrem após a lesão.[15-19] Esses estudos destacam a necessidade do teste orientado de controle motor apropriado. Por exemplo, em indivíduos com instabilidade crônica no tornozelo, ocorrem significativas diferenças de latência na ativação dos músculos do quadril, joelho e tornozelo em resposta à simples perturbação de inversão ou à mudança da postura bipodal para a unipodal.[15,18] Essas mudanças no controle motor podem ser identificadas por meio de testes simples como o Sear Excursion Balance Test.[21-24] Os indivíduos com instabilidade crônica no tornozelo não conseguem uma extensão plena e usam diferentes estratégias no quadril e joelho (p. ex., menor ângulo de movimento no quadril e joelho). As mudanças no controle motor também ocorrem após a DL em atletas, mesmo após a dor diminuir. O estudo de Cholewicki e colaboradores[16,17] revelou que os atletas com história de DL demonstraram ativação alterada dos músculos do CORE externo (p. ex., oblíquos externos, reto do abdome, eretor da espinha), mesmo quando não sentiam dores no momento que foram examinados, e isso alterou o controle aumentando o risco de nova lesão.[16,17] Além disso, em 277 atletas universitários que foram acompanhados por mais de três anos, a propriocepção prejudicada do tronco, deslocamentos no tronco em resposta à descarga súbita e uma história de DL predisseram a lesão do ligamento do joelho com uma sensibilidade de 91% e uma especificidade de 68%.[17]

Dado o potencial para mudanças no controle motor após uma lesão e o aumento do risco de uma nova lesão à mesma região ou uma anatomicamente remota, os fisioterapeutas devem identificar qualquer déficit de controle motor residual e abordá-lo nos critérios de alta da fisioterapia e retorno ao esporte. É fundamental o exame de todos os fatores de risco modificáveis que possam aumentar o risco de uma futura lesão antes da alta da fisioterapia, em especial, após a reconstrução do LCA.

Tratamento Fisioterapêutico do Paciente

A história atual da paciente de entorse no tornozelo e DL pode ter sido o fator de risco para a ruptura de LCA de grau III. Durante a avaliação inicial, o fisioterapeuta deve começar a delinear o teste de retorno ao esporte e os critérios da alta da fisioterapia e informar este plano de tratamento à paciente. Ao explicar de forma detalhada os objetivos para retorno ao esporte e critérios de alta específicos no início e durante todo o processo de reabilitação, o fisioterapeuta e a paciente ficam "na mesma página", o que pode minimizar possíveis conflitos no futuro se a paciente se sentir "pronta para a atividade" quando o exame revelar que os fatores de risco modificáveis permanecem.

Exame, Avaliação e Diagnóstico

Cada exame realizado no cenário de reabilitação deve ser confiável, modificável, ter validade discriminativa (p. ex., distinguir entre aqueles com e sem o distúrbio) e ser preditivo do resultado desejado. Para cada paciente, os exames escolhidos devem ser capazes de prever quem retorna ao esporte (com base nos dados normativos) e quem corre risco aumentado de lesão.

Precisam ser considerados três conceitos-chave para o retorno ao esporte e exame de alta. Primeiro, cada exame deve ser clinicamente acessível. Embora existam pesquisas sustentando os resultados de exames biomecânicos complexos e demorados (p. ex., avaliação da aterrissagem do salto com queda usando um sistema de captação de movimento tridimensional) relacionados ao risco de lesão,[25] a maioria dos fisioterapeutas não possui acesso a equipamentos dispendiosos ou o paciente não pode arcar com o tempo ou gastos associados. Contudo, deve-se observar que existem momentos (p. ex., após uma segunda reconstrução do LCA ou história de lesões múltiplas em um atleta de alto nível que está retornando ao esporte) em que uma avaliação biomecânica minuciosa é justificada e extremamente útil.[26] Segundo, cada exame dentro da bateria precisa ser feito de um modo hierárquico. Os fisioterapeutas podem presumir (muitas vezes, inconscientemente) que se, um atleta puder saltar, desviar e/ou correr bem, então, ele possui ADM, força, padrões de movimento fundamentais e equilíbrio normais. Se houver quaisquer problemas identificáveis no movimento ou equilíbrio em níveis inferiores de função, há pouca necessidade de administrar exames de níveis de função mais altos. Além disso, um atleta é colocado em risco durante o exame de nível mais exigente se exames de exigência mais baixa não forem feitos para identificar se o mesmo está pronto para desafios mais altos. Uma falha em conduzir sistemática e hierarquicamente os testes pode retornar a atleta ao esporte com fatores de risco modificáveis para uma futura lesão ou nova lesão. Como os atletas que estavam lesionados são mais propensos a se lesionarem novamente, e uma vez que as mudanças no controle motor em geral permanecem após a lesão, é necessário que os resultados dos exames do indivíduo estejam próximos do normal antes da alta.[15-19] O critério mínimo para alta da fisioterapia deve ser a obtenção de escores de testes comparáveis com os de um indivíduo que não possui fatores de risco para lesão. Por exemplo, é comum que pesquisadores (e aqueles que interpretam a pesquisa) comparem um ISM de retorno ao esporte do atleta aos critérios normativos. Embora isso permita comparações do atleta lesionado com uma população atlética em geral, não fornece informação sobre o risco do indivíduo em particular de sofrer uma nova lesão ou se sua participação em longo prazo no esporte pode ser comprometida. Assim, os fisioterapeutas precisam observar como os indivíduos saudáveis (p. ex., atletas não lesionados) realizam cada teste.

Está claro que este exame deve ser confiável, válido e prever o retorno ao esporte e uma nova lesão, no entanto, também deve medir o domínio da função que o fisioterapeuta está interessado em avaliar. Com o uso do método de estudo de Delphi, Haines e colaboradores[27] foi criada uma lista de verificação dos domínios que especialistas julgaram importantes de serem incluídos no teste de retorno ao esporte. A Tabela 17.1 apresenta os domínios que os especialistas sugeriram incluir no teste.

TABELA 17.1 LISTA DE VERIFICAÇÃO DOS DOMÍNIOS A SEREM INCLUÍDOS NO TESTE DE RETORNO AO ESPORTE

Movimento
Dor
Força e amplitude de movimento[a]
Coordenação
Equilíbrio
Controle neuromuscular
Potência
Movimentos específicos do esporte
Medidas de autorrelato (p. ex., International Knee Documentation Committee, Lower Extremity Functional Scale, etc.).

[a] Este domínio não foi incluído em Haines e colaboradores,[27] mas é importante para o risco de uma futura disfunção.

Plano de Tratamento e Intervenções

Nas primeiras sessões de fisioterapia, o profissional deve fornecer uma lista clara dos requisitos para alta da fisioterapia e retorno ao esporte. Essa estratégia pode melhorar a adesão da paciente ao programa de reabilitação, fornecer objetivos para a atleta e o fisioterapeuta e permitir que a equipe de medicina esportiva trabalhe visando aos mesmos objetivos de curto e longo prazo. Além disso, pode reduzir a chance de discordância no momento da decisão de retorno ao esporte.

Durante todo o tratamento de fisioterapia, o profissional realiza exames tradicionais e funcionais para avaliar a capacidade da paciente de avançar de um estágio para o seguinte e avaliar a disposição para o retorno ao esporte. Enquanto o Caso 16 apresentou um programa de reabilitação para uma atleta com reconstrução do LCA, o caso atual foca os exames e medidas adequados a cada etapa de preparo para retornar às atividades e os escores de testes mínimos para a atleta no pós-operatório de reconstrução do LCA.

Para alguns profissionais, têm sido uma prática clínica comum estabelecer objetivos de ADM do joelho de 0° ou até mesmo 5° de hiperextensão após a reconstrução do LCA. Contudo, os pesquisadores consideraram que o componente-chave para a satisfação da paciente e o retorno às tarefas funcionais de alta demanda é hiperextensão *simétrica* e ADM de flexão plena após a reconstrução do LCA.[28] Em um acompanhamento médio de cinco anos após a reconstrução do LCA, os pesquisadores encontraram uma associação entre perda de ADM do joelho e mudanças osteoartríticas nas radiografias.[28] Assim, é prudente incluir a ADM do joelho plena e simétrica nos critérios de liberação para o retorno ao esporte.

Uma vez que a ADM é examinada, o fisioterapeuta deve voltar sua atenção para a força. Ao examinar a força isocinética, a razão "pico de torque do extensor do joelho: peso corporal" deve ser de 90%.[29] Os pesquisadores concluíram que isso é uma característica dos atletas que retornam ao esporte, não necessariamente daqueles que eliminaram fatores de risco modificáveis para a lesão. Como a assimetria da razão da força é um fator de risco para lesão,[30] deveria ser prudente esperar 95% ou mais de ISM antes da liberação para a reabilitação.

Como as mudanças no controle motor ocorrem após a lesão, o fisioterapeuta deve tentar identificá-las por meio do exame clínico de movimento. Contudo, o exame clínico do movimento pode ser de difícil execução confiável. Uma opção para ajudar a quantificar o exame de movimento é o Functional Movement Screen (abordado em detalhes no Caso 23). O **Functional Movement Screen (FMS)** foi considerado confiável,[31-34] modificável[35] e preditivo de lesão em jogadores profissionais de futebol americano,[36] candidatos a oficial da marinha,[37] atletas universitárias[38] e bombeiros.[39]

O próximo exame de alta demanda é o teste do equilíbrio dinâmico, que pode ser realizado com o Star Excursion/Y Balance Test. Em uma revisão sistemática do **Star Excursion Balance Test (SEBT) e Y Balance Test** (um protocolo de exame projetado para melhorar a confiabilidade e facilidade de administração do SEBT), os autores concluíram que se trata de um exame confiável e modificável do equilíbrio dinâmico que pode identificar déficit de equilíbrio após a lesão e prever o risco de lesão.[40] Enquanto numerosos estudos indicaram que o SEBT/YBT pode identificar déficit após uma lesão do tornozelo, dois estudos examinaram o desempenho dos indivíduos após a ruptura do LCA e no retorno ao esporte após a reconstrução do LCA.[22,23] Mesmo no retorno ao esporte, o desempenho no SEBT foi prejudicado e a análise biomecânica atual demonstrou anormalidades cinemáticas.[22,23] Assim, o SEBT/YBT é uma excelente ferramenta baseada na observação clínica e pode ser usado para demonstrar a simetria funcional após a reconstrução do LCA. Com o uso do SEBT/YBT, Plisky e colaboradores[41] e Lehr e colaboradores[42] descobriram que as assimetrias de mais de 4 cm na direção de alcance anterior e escores compostos inferiores à linha de corte de risco de idade, sexo e esporte aumentaram o risco de lesão na extremidade inferior em atletas universitários e de Ensino Médio. Em um ensaio controlado randomizado, Steffen e colaboradores[43] evidenciaram que, em jogadores de futebol cujos valores de SEBT melhoraram usando o programa de prevenção de lesão FIFA 11+, o risco de lesão é menor.

É clinicamente importante usar o salto com ambas as pernas como parte da progressão na reabilitação, no entanto, ele pode ser desnecessário para o retorno ao esporte e o exame de alta. Segundo um estudo feito por Myer e colaboradores,[44] atividades com ambos os membros *não* identificam os déficit unilaterais encontrados após a reconstrução do LCA. Os **testes de salto unilateral** podem identificar os déficit que permanecem após a reconstrução do LCA. Os quatro testes de salto unilateral mais empregados incluem o salto unipodal para distância, salto sincronizado de 6 metros, salto triplo e salto cruzado triplo; esses testes de salto unilateral são confiáveis, válidos, clinicamente acessíveis e modificáveis.[44-46] Para esses testes de salto, o critério mais comum de retorno ao esporte é ter 85 a 90% do ISM.[7,45,46] Foi revelado em dois estudos que indivíduos saudáveis tinham um ISM médio de 100% para os quatro testes de salto, ao passo que os atletas que retornaram ao esporte tiveram uma média de ISM de 90%.[45,46] Assim, enquanto um ISM de 90% pode identificar aqueles que tiveram um retorno exitoso ao esporte no curto prazo, não parece indicar que o controle motor foi normalizado no membro acometido ou que esses atletas permanecerão com sucesso em seu esporte em um período duradouro. Outra observação proveniente da pesquisa é que, aos seis meses após a reconstrução do LCA, o ISM médio dos participantes foi 88,5% e seu escore médio no Lower Extremity Functional Scale (LEFS) foi 69,3.[45,46] Para ter um escore de 69,3 no LEFS, a atleta provavelmente relataria "dificuldade moderada" em uma ou mais das seguintes atividades: "praticar seus passatempos normais, atividades recreacionais ou esportivas"; "correr em uma superfície nivelada"; "correr em um piso desnivelado"; "fazer viradas bruscas enquanto corre rápido" e "saltar". A partir de uma perspectiva de validade, o fisioterapeuta deve considerar se parece apropriado para a paciente voltar ao esporte se ela relatar muita dificuldade nessas atividades. Enquanto os critérios iniciais de retorno ao esporte podem ser tão baixos quanto um ISM de 90%, é opinião do autor que o ISM de 97 a 100% deve ser o critério de alta recomendado para minimizar o risco de uma futura lesão e incapacidade potencial duradoura.

O próximo teste é o exame da mecânica de aterrissagem com o salto. A aterrissagem em uma posição de colapso em valgo tem sido relatada como um fator de risco para a ruptura do LCA[23], bem como para a reincidência dessa lesão.[5] Esses estudos foram feitos em um laboratório de biomecânica com equipamento que não está universalmente disponível para o tratamento de pacientes. O **salto flexionando as pernas** (ver Caso 15) e o **Landing Error Scoring System são dois métodos populares para avaliar clinicamente as posições de alto risco**. Embora a confiabilidade, acessibilidade clínica e validade preditiva dessas medidas sejam incertas,[46] é evidente a partir da literatura biomecânica que alguma forma de avaliação clínica da posição da aterrissagem é permitida após a paciente ter passado pelos testes de demanda mais baixa (p. ex., ADM, força, movimento fundamental, equilíbrio, etc.). A avaliação biomecânica completa pode ser recomendada em alguns casos (p. ex., após a segunda ruptura do LCA, retornar muito rapidamente às atividades de alta demanda).

Como o risco de lesão é multifatorial, a tendência atual no âmbito preventivo é categorizar os atletas usando múltiplos fatores de risco. Como discutido no caso de estudo de pré-participação (ver Caso 23), diversos testes e a história de lesão podem ser usados para colocar um atleta em uma categoria de risco de lesão.[42] No estudo de Lehr e colaboradores,[42] os atletas forneceram um relatório do histórico de lesões e foram examinados com o Y Balance Test - Lower Quarter (YBT-LQ) e o Functional Movement Screen (FMS). Os resultados dos testes e a história de lesão dos indivíduos foram colocados no algoritmo do risco de lesão e cada atleta foi categorizado de acordo com o futuro risco de lesão. Se os atletas ficassem em uma categoria de risco moderado ou substancial, tinham probabilidade 3,4 vezes maior (intervalo de confiança de 95%, 2,0-6,0) de se lesionarem durante a temporada em relação àqueles que estavam nas categorias de risco mais baixas. Em uma análise subsequente, havia quatro lesões de não contato no LCA: três estavam no grupo de alto risco (categorias de risco moderado e substancial) e uma estava no grupo de risco levemente aumentado.[42] Esse algoritmo que usa múltiplos fatores de risco para a obtenção de um perfil de risco pormenorizado deve ser aplicado à atleta antes de seu retorno ao esporte.

Qualquer que seja o esporte ou a atividade, a atleta deve ser capaz de completar as práticas específicas do esporte de forma progressiva sem dor ou compensação. Neste caso, a jogadora de basquete precisa ser capaz de correr, dar tiros de velocidade, girar, pular e movimentar-se na quadra de modo a jogar com efetividade. Manobras simuladas devem ser feitas de maneira progressiva (corrida em linha reta antes de movimentos de drible) e em uma velocidade crescente (50, 75, 90 a 100% do máximo) antes do retorno à prática. Da mesma forma, o fisioterapeuta deve considerar que a atleta pode realizar treino de condicionamento antes da participação plena na prática e no jogo.

É importante considerar os valores da paciente sobre o retorno ao esporte. É ideal ter todos os critérios descritos preenchidos antes do retorno ao esporte, entretanto, as circunstâncias e os valores específicos da paciente precisam ser considerados. Por exemplo, se a atleta estiver na última série do Ensino Médio e precisa retornar ao esporte de modo a ser elegível para uma bolsa universitária, os critérios de ISM de 97% podem ser diminuídos para 90%. Contudo, o fisioterapeuta deve informar à paciente e seus pais ou guardiões que existem riscos quando se retorna ao esporte antes de atingir os critérios e que a reabilitação deve continuar até a normalização dos fatores de risco modificáveis para a lesão.

Recomendações Clínicas Baseadas em Evidência

SORT: Taxonomia da Força de Recomendação
A: Evidência de boa qualidade e consistente orientada para o paciente.
B: Evidência de qualidade limitada ou inconsistente orientada para o paciente.
C: Evidência consensual, prática geral, opinião de especialista ou série de casos orientada para a doença.

1. O Functional Movement Screen (FMS) é uma avaliação confiável e clinicamente acessível que deve ser feita antes do retorno ao esporte, pois pode prever a lesão em determinadas populações. **Grau B**
2. O Star Excursion Balance Test e o Y Balance Test (SEBT/YBT) são testes confiáveis e clinicamente acessíveis que podem identificar déficit de equilíbrio dinâmico, determinar a simetria funcional após a reconstrução do LCA e prever o risco de lesão. **Grau A**
3. O teste do salto é confiável e clinicamente acessível e pode diferenciar os atletas que tiveram reconstrução do LCA daqueles que não. **Grau B**
4. Os saltos pliométricos (drop jump) e os saltos flexionando as pernas avaliam as posições de aterrissagem de alto risco, como o colapso em valgo do joelho, que podem estar relacionadas à ruptura inicial do LCA; além disso, os saltos podem ser usados para prever uma segunda ruptura do LCA. **Grau C**

QUESTÕES DE REVISÃO

17.1 Quando uma atleta está se preparando para retornar ao esporte após a reconstrução do LCA, quais dos seguintes pontos são importantes em uma solicitação apropriada de exame, considerando-se o nível de demanda e carga sobre o joelho?

   A. Functional Movement Screen, teste de salto unipodal, salto pliométrico com ambas as pernas
   B. Star Excursion Balance Test, ADM, força
   C. Functional Movement Screen, Star Excursion Balance Test, teste do salto unipodal
   D. ADM, força, teste específico do esporte, Functional Movement Screen

17.2 Qual dos seguintes pontos é considerado um critério de transição para o retorno ao esporte?

   A. ISM de 89% no salto cruzado triplo
   B. Assimetria anterior de 5 cm no Star Excursion Balance Test
   C. ISM de 85% no teste de força
   D. Escore do Composite Star Excursion Balance Test Score ou Y Balance Test maior do que o ponto de corte de risco específico para idade, sexo e esporte

RESPOSTAS

17.1 **C.** O exame de retorno ao esporte deve ser feito de acordo com a complexidade/demanda, do mais baixo nível ao mais alto. A partir de uma perspectiva de impacto do peso corporal, ADM e força são os mais baixos, seguidos pelo Functional Movement Screen e SEBT e, por fim, pelo exame de salto e movimento específico do esporte.

17.2 **D.** Os critérios apropriados para o retorno ao esporte são ISM para o teste do salto de pelo menos 90% e, preferivelmente, maior que 97%, ISM de força maior que 90%, uma assimetria de esquerda/direita no Star Excursion Balance Test ou Y Balance Test não maior que 4 cm e escore composto do Star Excursion Balance Test Score ou Y Balance Test maior que o ponto de corte de risco específico para idade, sexo e esporte.

REFERÊNCIAS

1. Bahr R, Holme I. Risk factors for sports injuries—a methodological approach. *Br J Sports Med.* 2003;37:384-392.
2. Shumway-Cook A, Woollacott M. *Motor Control: Translating Research into Clinical Practice.* Philadelphia, PA: Wolters Kluwer Health/Lippincott Williams & Wilkins; 2012.
3. Ardern CL, Webster KE, Taylor NF, Feller JA. Return to sport following anterior cruciate ligament reconstruction surgery: a systematic review and meta-analysis of the state of play. *Br J Sports Med.* 2011;45:596-606.
4. Ardern CL, Taylor NF, Feller JA, Webster KE. Return-to-sport outcomes at 2 to 7 years after anterior cruciate ligament reconstruction surgery. *Am J Sports Med.* 2012;40:41-48.
5. Paterno MV, Rauh MJ, Schmitt LC, Ford KR, Hewett TE. Incidence of contralateral and ipsilateral anterior cruciate ligament (ACL) injury after primary ACL reconstruction and return to sport. *Clin J Sport Med.* 2012;22:116-121.
6. Ververidis A, Verettas D, Kazakos K, Xarchas K, Drosos G, Psillakis I. Anterior cruciate ligament reconstruction: outcome using a patellar tendon bone (PTB) autograft (one bone block technique). *Arch Orthop Trauma Surg.* 2009;129:323-331.
7. Barber-Westin SD, Noyes FR. Factors used to determine return to unrestricted sports activities after anterior cruciate ligament reconstruction. *Arthroscopy.* 2011;27:1697-1705.
8. Narducci E, Waltz A, Gorski K, Leppla L, Donaldson M. The clinical utility of functional performance tests within one-year post-ACL reconstruction: a systematic review. *Int J Sports Phys Ther.* 2011;6:333-342.
9. Petersen W, Zantop T. Return to play following ACL reconstruction: survey among experienced arthroscopic surgeons (AGA instructors). *Arch Orthop Trauma Surg.* 2013;133:969-977.
10. Shultz R, Bido J, Shrier I, Meeuwisse WH, Garza D, Matheson GO. Team clinician variability in return-to-play decisions. *Clin J Sport Med.* 2013;23:456-461.
11. de Visser HM, Reijman M, Heijboer MP, Bos PK. Risk factors of recurrent hamstring injuries: a systematic review. *Br J Sports Med.* 2012;46:124-130.
12. Hagglund M, Walden M, Ekstrand J. Previous injury as a risk factor for injury in elite football: a prospective study over two consecutive seasons. *Br J Sports Med.* 2006;40:767-772.
13. Walden M, Hagglund M, Ekstrand J. High risk of new knee injury in elite footballers with previous anterior cruciate ligament injury. *Br J Sports Med.* 2006;40:158-162.
14. Wright RW, Magnussen RA, Dunn WR, Spindler KP. Ipsilateral graft and contralateral ACL rupture at five years or more following ACL reconstruction: a systematic review. *J Bone Joint Surg Am.* 2011;93:1159-1165.

15. Beckman SM, Buchanan TS. Ankle inversion injury and hypermobility: effect on hip and ankle muscle electromyography onset latency. *Arch Phys Med Rehabil.* 1995;76:1138-1143.
16. Cholewicki J, Greene HS, Polzhofer GK, Galloway MT, Shah RA, Radebold A. Neuromuscular function in athletes following recovery from a recent acute low back injury. *J Orthop Sports Phys Ther.* 2002;32:568-575.
17. Cholewicki J, Silfies SP, Shah RA, et al. Delayed trunk muscle reflex responses increase the risk of low back injuries. *Spine.* 2005;30:2614-2620.
18. Van Deun S, Staes FF, Stappaerts KH, Janssens L, Levin O, Peers KK. Relationship of chronic ankle instability to muscle activation patterns during the transition from double-leg to single--leg stance. *Am J Sports Med.* 2007;35:274-281.
19. Zazulak BT, Hewett TE, Reeves NP, Goldberg B, Cholewicki J. Deficits in neuromuscular control of the trunk predict knee injury risk: a prospective biomechanical-epidemiologic study. *Am J Sports Med.* 2007;35:1123-1130.
20. Paterno MV, Ford KR, Myer GD, Heyl R, Hewett TE. Limb asymmetries in landing and jumping 2 years following anterior cruciate ligament reconstruction. *Clin J Sport Med.* 2007;17:258-262.
21. Aminaka N, Gribble PA. Patellar taping, patellofemoral pain syndrome, lower extremity kinematics, and dynamic postural control. *J Athl Train.* 2008;43:21-28.
22. Delahunt E, Chawke M, Kelleher J, et al. Lower limb kinematics and dynamic postural stability in anterior cruciate ligament-reconstructed female athletes. *J Athl Train.* 2013;48:172-185.
23. Herrington L, Hatcher J, Hatcher A, McNicholas M. A comparison of Star Excursion Balance Test reach distances between ACL deficient patients and asymptomatic controls. *Knee.* 2009;16:149-152.
24. Hertel J, Braham RA, Hale SA, Olmsted-Kramer LC. Simplifying the star excursion balance test: analyses of subjects with and without chronic ankle instability. *J Orthop Sports Phys Ther.* 2006;36:131-137.
25. Hewett TE, Myer GD, Ford KR, et al. Biomechanical measures of neuromuscular control and valgus loading of the knee predict anterior cruciate ligament injury risk in female athletes: a prospective study. *Am J Sports Med.* 2005;33:492-501.
26. Paterno MV, Schmitt LC, Ford KR, et al. Biomechanical measures during landing and postural stability predict second anterior cruciate ligament injury after anterior cruciate ligament reconstruction and return to sport. *Am J Sports Med.* 2010;38:1968-1978.
27. Haines S, Baker T, Donaldson M. Development of a physical performance assessment checklist for athletes who sustained a lower extremity injury in preparation for return to sport: a delphi study. *Int J Sports Phys Ther.* 2013;8:44-53.
28. Shelbourne KD, Urch SE, Gray T, Freeman H. Loss of normal knee motion after anterior cruciate ligament reconstruction is associated with radiographic arthritic changes after surgery. *Am J Sports Med.* 2012;40:108-113.
29. Schmitt LC, Paterno MV, Hewett TE. The impact of quadriceps femoris strength asymmetry on functional performance at return to sport following anterior cruciate ligament reconstruction. *J Orthop Sports Phys Ther.* 2012;42:750-759.
30. Soderman K, Alfredson H, Pietila T, Werner S. Risk factors for leg injuries in female soccer players: a prospective investigation during one out-door season. *Knee Surg Sports Traumatol Arthrosc.* 2001;9:313-321.
31. Minick KI, Kiesel KB, Burton L, Taylor A, Plisky P, Butler RJ. Interrater reliability of the functional movement screen. *J Strength Cond Res.* 2010;24:479-486.
32. Schneiders AG, Davidsson A, Horman E, Sullivan SJ. Functional movement screen normative values in a young, active population. *Int J Sports Phys Ther.* 2011;6:75-82.
33. Teyhen DS, Shaffer SW, Lorenson CL, et al. The Functional Movement Screen: a reliability study. *J Orthop Sports Phys Ther.* 2012;42:530-540.

34. Frohm A, Heijne A, Kowalski J, Svensson P, Myklebust G. A nine-test screening battery for athletes: a reliability study. *Scand J Med Sci Sports*. 2012;22:306-315.
35. Kiesel K, Plisky P, Butler R. Functional movement test scores improve following a standardized off-season intervention program in professional football players. *Scand J Med Sci Sports*. 2011;21:287-292.
36. Kiesel K, Plisky PJ, Voight ML. Can serious injury in professional football be predicted by a preseason Functional Movement Screen? *N Am J Sports Phys Ther*. 2007;2:147-158.
37. O'Connor FG, Deuster PA, Davis J, Pappas CG, Knapik JJ. Functional movement screening: predicting injuries in officer candidates. *Med Sci Sports Exerc*. 2011;43:2224-2230.
38. Chorba RS, Chorba DJ, Bouillon LE, Overmyer CA, Landis JA. Use of a functional movement screening tool to determine injury risk in female collegiate athletes. *N Am J Sports Phys Ther*. 2010;5:47-54.
39. Butler RJ, Contreras M, Burton LC, Plisky PJ, Goode A, Kiesel K. Modifiable risk factors predict injuries in firefighters during training academies. *Work*. 2013;46:11-17.
40. Gribble PA, Hertel J, Plisky P. Using the Star Excursion Balance Test to assess dynamic postural-control deficits and outcomes in lower extremity injury: a literature and systematic review. *J Athl Train*. 2012;47:339-357.
41. Plisky PJ, Rauh MJ, Kaminski TW, Underwood FB. Star Excursion Balance Test as a predictor of lower extremity injury in high school basketball players. *J Orthop Sports Phys Ther*. 2006;36:911-919.
42. Lehr ME, Plisky PJ, Butler RJ, Fink ML, Kiesel KB, Underwood FB. Field-expedient screening and injury risk algorithm categories as predictors of noncontact lower extremity injury. *Scand J Med Sci Sports*. 2013;23(4):e225-e232.
43. Steffen K, Emery CA, Romiti M, et al. High adherence to a neuromuscular injury prevention programme (FIFA 11+) improves functional balance and reduces injury risk in Canadian youth female football players: a cluster randomised trial. *Br J Sports Med*. 2013;47:794-802.
44. Myer GD, Schmitt LC, Brent JL, et al. Utilization of modified NFL combine testing to identify functional deficits in athletes following ACL reconstruction. *J Orthop Sports Phys Ther*. 2011;41:377-387.
45. Munro AG, Herrington LC. Between-session reliability of four hop tests and the agility T-test. *J Strength Cond Res*. 2011;25:1470-1477.
46. Reid A, Birmingham TB, Stratford PW, Alcock GK, Giffin JR. Hop testing provides a reliable and valid outcome measure during rehabilitation after anterior cruciate ligament reconstruction. *Phys Ther*. 2007;87:337-349

Retorno ao rúgbi após a reconstrução do ligamento cruzado posterior

Kaan Celebi
Airelle O. Hunter-Giordano

CASO 18

Um jogador de rúgbi de 28 anos de idade foi examinado pelo fisioterapeuta após uma lesão no joelho direito. Ele jogava Rúgbi de Sete (*Rugby Sevens*) quando foi bloqueado e caiu sobre outro jogador com seu joelho flexionado debaixo do corpo do adversário. O atleta relatou uma dor instantânea e um estalido"no momento da lesão, com edema que lentamente se desenvolveu à noite no joelho. A sua história de saúde é normal. Quando avaliado pelo fisioterapeuta três dias após a lesão, apresentou uma marcha antálgica com o joelho em leve flexão. Relatou sentir instabilidade ao caminhar e dor na região anterior do joelho ao descer escadas. O exame no joelho revelou um edema articular de 3+, amplitude de movimento (ADM) de extensão do joelho limitada pela dor, um sinal da queda posterior (Teste de Godfrey) positivo, teste de gaveta posterior e teste de ativação do quadríceps positivos e um teste de Lachman negativo. O jogador não fez exame de imagem, pois foi avaliado pelo fisioterapeuta como um paciente de acesso direto. Com base na história e nos achados do exame físico, o fisioterapeuta preocupou-se com a possibilidade de uma ruptura no ligamento cruzado posterior (LCP) e, então, encaminhou o paciente a um cirurgião ortopédico. Uma ruptura do LCP foi confirmada por meio do diagnóstico por imagem. O atleta completou um programa de reabilitação de seis sessões antes da cirurgia. Os objetivos desse programa visavam restaurar a ADM de joelho passiva e ativa, diminuir o edema e melhorar a força e a ativação do quadríceps. As intervenções para solucionar os problemas incluíam atividades de ADM passiva e ativa, massagem retrógrada, gelo com elevação, estimulação elétrica neuromuscular (EENM), elevações de perna reta e extensões de joelho. O paciente teve reconstrução do LCP um mês após a lesão e iniciou a fisioterapia cinco dias após a cirurgia.

▶ Quais sinais do exame podem estar relacionados ao diagnóstico de lesão do LCP?
▶ Quais são as prioridades do exame?
▶ Descreva um plano de tratamento fisioterapêutico após a reconstrução do LCP.
▶ Qual é o prognóstico de reabilitação?
▶ Qual é o prognóstico de retorno ao rúgbi?

DEFINIÇÕES-CHAVE

LESÃO DE DESINSERÇÃO (*peel-off*): ruptura do ligamento cruzado posterior (LCP) da tíbia; na "desinserção", o ligamento literalmente se solta do osso.

LIGAMENTO CRUZADO POSTERIOR (LCP): ligamento do joelho que atua como restrição primária à translação tibial posterior e restrição secundária à rotação externa da tíbia sobre o fêmur; o LCP se origina proximalmente ao aspecto medial da fossa intercondilar e se insere distalmente ao aspecto superior da tíbia posterior.

CANTO POSTEROLATERAL: inclui a cabeça lateral do gastrocnêmio, tendão do poplíteo, ligamento popliteofibular, ligamento colateral lateral e ligamento arqueado; essas estruturas trabalham como restrição primária às forças de rotação em varo e externa da tíbia sobre o fêmur.

ÍNDICE DO QUADRÍCEPS (IQ): comparação, entre os membros, da força voluntária do quadríceps com um dinamômetro isocinético durante uma série de contrações isométricas isoladas.

RÚGBI DE SETE: também conhecido como *Rugby Sevens;* uma variação do rúgbi, na qual as partidas são mais longas e as equipes têm sete jogadores em vez dos 15 normais.

ARTICULAÇÃO TIBIOFEMORAL: articulação sinovial em dobradiça entre a tíbia e o fêmur.

Objetivos

1. Descrever a anatomia e a biomecânica do LCP e as mecânicas comuns de lesão.
2. Identificar o exame de imagem que deve ser feito para incluir ou eliminar as lesões intracapsulares no joelho (p. ex., lesão do LCP).
3. Descrever as intervenções de fisioterapia mais apropriadas para um atleta após a reconstrução do LCP.
4. Determinar o prognóstico de retorno ao esporte de um atleta após a cirurgia de reconstrução do LCP.

Considerações sobre a Fisioterapia

Considerações sobre a fisioterapia durante o tratamento pós-operatório do atleta com um LCP cirurgicamente reconstruído:

- ▶ **Plano de tratamento/objetivos gerais da fisioterapia:** diminuir a dor; aumentar a ADM passiva e ativa do joelho; aumentar a força da extremidade inferior; seguir as orientações de reabilitação pós-operatória do cirurgião; alcançar os marcos clínicos (p. ex., extensão de joelho ativa plena na segunda semana após a operação).
- ▶ **Intervenções da fisioterapia:** educação do paciente sobre a anatomia funcional, patomecânica da lesão e intervenção cirúrgica; modalidades para diminuir a dor e o edema; terapia manual para melhorar a mobilidade articular; exercícios terapêuticos para restaurar a ADM, melhorar o condicionamento cardiovascular e aumentar a força da extremidade inferior.

▶ **Precauções durante a fisioterapia:** não aplicar força posterior à tíbia durante as fases iniciais de alongamento em flexão de joelho; o fisioterapeuta deve estabelecer orientações de reabilitação com o cirurgião e segui-las durante todo o programa.
▶ **Complicações que interferem na fisioterapia:** complicações operatórias incluindo lesão vascular ou nervosa, síndrome compartimental, complicações com torniquete e ferida cirúrgica, trombose venosa profunda, falha no enxerto, perda de ADM na flexão do joelho.[1]

Visão Geral da Patologia

As lesões do LCP representam 3 a 7% de todas as lesões ligamentares.[2,3] As duas causas mais comuns de ruptura do LCP são acidentes automobilísticos (lesões contra o painel do carro) e lesões de contato durante os esportes.[4] O mecanismo mais comum de lesão do LCP em eventos esportivos é a queda com o joelho flexionado e tornozelo em plantiflexão. Uma hiperextensão súbita e violenta da articulação do joelho também pode lesionar esse ligamento.[5] Como a maioria das lesões do LCP resulta de contatos, os fatores de risco não foram caracterizados. Isso contrasta com os fatores de risco bem reconhecidos para o ligamento cruzado anterior, que é mais comumente lesionado (ver Caso 15). Portanto, nenhum fator de risco conhecido poderia ser abordado com um programa preventivo de lesão do LCP.

Uma lesão no LCP isolada pode ser classificada em três tipos com base nas estruturas intracapsulares que são danificadas (isolada *vs.* combinada) e no grau de instabilidade.[6] A lassidão tibiofemoral é definida pela quantidade de translação entre o platô tibial e o côndilo femoral. Em uma lesão de grau I, o LCP é alongado, a lassidão é inferior a 5 mm e o platô tibial está 5 a 10 mm anterior ao côndilo femoral. Na lesão de grau II, o LCP está rompido, mas os ligamentos meniscofemorais estão intactos. A lassidão ligamentar está entre 5 e 10 mm e o platô tibial está de 0 a 5 mm anterior ao côndilo femoral. As lesões do LCP de grau III envolvem ruptura do LCP e dos ligamentos meniscofemorais. A lassidão excede 10 mm e essa lesão resulta no platô tibial ficando nivelado ao côndilo femoral.

Tratamento Fisioterapêutico do Paciente

Se houver preocupação com uma ruptura do LCP com base na história e nos achados do exame físico do paciente, o fisioterapeuta deve orientá-lo sobre a anatomia funcional e patomecânica da lesão. O profissional deve fornecer um imobilizador para o joelho e muletas axilares, treinar o paciente em um padrão de marcha que proteja a extremidade inferior afetada e encaminhá-lo a um cirurgião ortopédico para avaliação adicional. Os fisioterapeutas devem ter consciência de que a reconstrução do LCP é tecnicamente difícil e esse procedimento é feito por poucos cirurgiões. Portanto, de forma ideal, deve-se encaminhar o paciente a um cirurgião especializado na reconstrução do LCP. Se for confirmado o diagnóstico de ruptura do LCP, então as opções não operatórias e/ou cirúrgicas apropriadas podem ser consideradas de um modo organizado. O objetivo principal após a cirurgia é o retorno sem dor ao jogo, da forma mais rápida e segura possível, respeitando as orientações pós-operatórias.

Exame, Avaliação e Diagnóstico

O exame começa com um relato detalhado, incluindo história do trauma e revisão do mecanismo específico da lesão (MDL). O MDL é uma informação importante que conduz o exame. Após a lesão de LCP aguda, a maioria dos pacientes queixa-se de dor na área retropatelar e no compartimento medial do joelho, edema e incapacidade de sustentar peso corporal.[6-8] As queixas funcionais podem incluir dificuldade de deambulação (devido à incapacidade de estender o joelho durante o apoio) e apreensão ao descer escadas devido à instabilidade ou sensação de deslizamento da articulação.[6-9] Contudo, é importante observar que essa sensação de instabilidade difere de "frouxidão" ou episódios de falseio, que são as queixas principais de um paciente com uma lesão no ligamento cruzado anterior. Episódios de frouxidão/falseio raras vezes são vistos em uma ruptura de LCP isolada.[6] Assim, quando a maior queixa é a instabilidade, outras lesões como instabilidades ligamentares combinadas podem estar presentes.

O exame físico deve incluir observação da articulação do joelho, avaliação da marcha, teste da ADM e exames especiais. O profissional deve observar quaisquer abrasões e/ou equimoses sobre a tíbia anterior e edema intraarticular. Os padrões de marcha compensatórios, como marcha com o joelho flexionado, devem ser identificados.[6,10] O exame especial com **a melhor precisão diagnóstica geral para determinar a deficiência no LCP é o teste da gaveta posterior** (Tab. 18.1).[6,10,11] Outros dois exames especiais que podem ser realizados para identificar as lesões no LCP são o teste de ativação do quadríceps e o pivô *shift* reverso.[6,12-14] Além dos testes para o LCP, um exame físico detalhado para o joelho deve incluir testes especiais para determinar a integridade de outras importantes estruturas ligamentares e cantos do joelho. Se o paciente tiver uma lesão no canto posterolateral (CPL), uma cirurgia adicional pode ser necessária para estabilizar essa área. O teste básico para o CPL (e LCP) é o teste de rotação externa em prono (prone dial test).[6] Além disso, o fisioterapeuta deve avaliar a patologia meniscal e patelofemoral.

Qualquer médico pode solicitar um exame de imagem para eliminar ou confirmar uma lesão de ligamento. As Ottawa Knee Rules foram desenvolvidas e validadas para ajudar os médicos na determinação de quando solicitar radiografias para indivíduos com lesão aguda no joelho.[16,17] De acordo com esses critérios, o profissional solicita uma série de radiografias do joelho para qualquer paciente com lesão aguda nessa articulação que apresente, pelo menos, um dos cinco critérios a seguir: 55 anos de idade ou mais, incapacidade de flexionar o joelho em 90°, sensibilidade na cabeça fibular, sensibilidade isolada da patela e incapacidade de sustentar o peso corporal logo após a lesão ou na emergência por quatro passos, independentemente de claudicar ou não. Embora as radiografias adicionais sejam importantes para eliminar quaisquer lesões ósseas, a imagem por ressonância magnética (RM) é o padrão de excelência para identificar uma lesão ligamentar.[16,17]

Quanto ao diagnóstico de lesões de ligamento cruzado, colateral ou de quadrante anatômico, deve-se observar que o exame feito por profissionais bem capacitados (p. ex., médicos, fisioterapeutas) se mostrou tão preciso quanto a RM.[18-20] Assim, ao considerar a solicitação de imagens, a RM pode ser reservada para lesões combinadas ou casos mais complexos e para auxiliar um cirurgião ortopédico no planejamento pré-operatório e na previsão do prognóstico.[19,20]

TABELA 18.1 TESTES ESPECIAIS PARA AS LESÕES DO LIGAMENTO CRUZADO POSTERIOR

Teste especial	Descrição	Precisão diagnóstica[15]
Teste da gaveta posterior (Fig. 18.1)	O paciente fica na posição de supino com o joelho acometido flexionado a 90° e o quadril flexionado a 45°. O fisioterapeuta senta-se próximo ao pé do membro acometido e posiciona a eminência tenar de ambas as mãos sobre o aspecto anterior da tíbia proximal. O fisioterapeuta aplica uma força na direção posterior para deslocar a tíbia. O aumento da translação tibial posterior com final de movimento macio comparado com o membro não acometido constitui um teste positivo, indicando ruptura do LCP.	Sensibilidade: 90% Especificidade: 99%
Teste de ativação do quadríceps (ou teste de quadríceps ativo)	O paciente fica na posição de supino com o joelho acometido flexionado em 90° e o pé apoiado na mesa. O fisioterapeuta mantém o pé do paciente apoiado contra a mesa e pede para o indivíduo tentar deslizar seu pé ao longo da mesa, enquanto o fisioterapeuta fornece resistência manual contra a tíbia anterior (causando contração isométrica do quadríceps, que produz translação tibial anterior). O teste é positivo se a tíbia proximal se deslocar anteriormente mais de 2 mm.	Sensibilidade: 54%-98% Especificidade: 97%-100%
Pivô *shift* reverso	O paciente fica na posição de supino na mesa, com o quadril flexionado a 20-30°. Enquanto segura a região lateral da tíbia e medial do tornozelo, o fisioterapeuta flexiona o joelho em 70-80°, enquanto roda externamente a parte inferior da perna, o que pode causar uma subluxação posterior do platô tibial lateral. Depois, o fisioterapeuta estende o joelho enquanto transmite um estresse em valgo ao joelho. O teste é positivo se o tubérculo tibial lateral move-se anteriormente, reduzindo a subluxação posterior.	Sensibilidade: 26% Especificidade: 59%
Teste de rotação externa em prono (Fig. 18.2)	O paciente pode ser testado em supino ou em prono. O fisioterapeuta testa a quantidade de RE tibial a 30 e 90° de flexão do joelho. A RE tibial aumentada a 30 e *não* a 90° indica lesão no canto posterolateral isolada. A RE tibial aumentada em 30 e 90° indica lesões no CPL e no LCP.	Sensibilidade: 70% Especificidade: 100%

Abreviações: CPL, canto posterolateral; LCP, ligamento cruzado posterior; RE, rotação externa.

312 CASOS CLÍNICOS EM FISIOTERAPIA ESPORTIVA

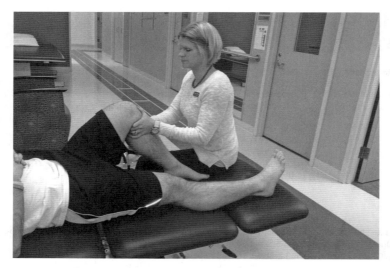

Figura 18.1 Teste da gaveta posterior.

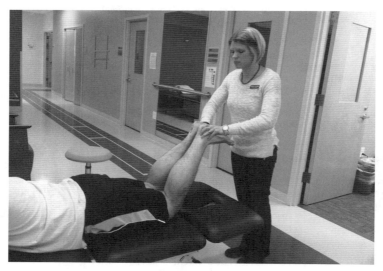

Figura 18.2 Teste de rotação externa em prono.

Plano de Tratamento e Intervenções

Uma vez definido o diagnóstico, o tratamento é baseado no local da lesão e no grau de instabilidade. Indica-se a cirurgia imediata se a lesão no LCP abrange sua origem ou inserção, causando avulsão óssea da inserção tibial ou "descolamento desinserção" (peel-off) da origem femoral.[6,21]

Se o grau de lassidão do LCP for mínimo (ruptura da intrassubstância de grau I ou II), a melhor opção é o tratamento conservador não operatório.[6] Se houver presença de uma lesão de grau III, a melhor opção de tratamento é controversa. Se o ligamento não for reparado ou reconstruído, há uma probabilidade média a baixa de que esses pacientes continuarão a desenvolver lassidão que pode aumentar as forças sobre o joelho, em particular sobre as superfícies articulares medial e anterior, levando a mudanças degenerativas precoces.[22,23] A cirurgia pode ser a melhor medida para inibir o desenvolvimento de osteoartrite após a ruptura do LCP; os indivíduos com LCP reconstruído no período agudo demonstraram melhores resultados do que aqueles com lesões de LCP crônicas.[22] Por outro lado, a reconstrução do LCP devido a uma lesão isolada foi recomendada apenas àqueles com lesão de grau III que tiveram atendimento completo de fisioterapia e continuam sintomáticos.[24]

Após uma reconstrução do LCP isolada, o joelho do paciente é posicionado em 0° de extensão em uma **órtese protetora ou imobilizador de joelho e é aconselhado a manter a descarga de peso parcial durante a marcha**. A extensão plena do joelho evita que os efeitos da gravidade e a força dos isquiotibiais aumentem o estresse sobre o LCP recém-reconstruído. O atleta permanece usando a imobilização (Fig. 18.3) por até seis

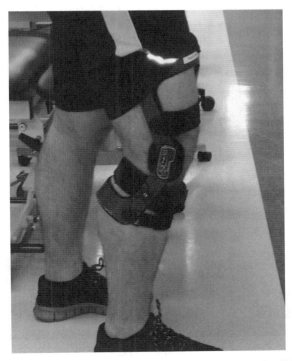

Figura 18.3 Órtese pós-cirúrgica para o ligamento cruzado posterior (LCP).

semanas e lentamente vai tirando-a à medida que tolera cada vez mais peso corporal na extremidade.[6,25] Durante a primeira semana, o paciente pode aumentar de forma gradual o número de horas por dia que deambula sem a órtese até não usá-la mais. De modo a interromper o uso da joelheira, o paciente deve demonstrar uma elevação da perna reta (EPR) sem compensação no quadríceps (i.e., deve ser capaz de manter o joelho estendido durante uma contração isométrica do quadríceps).[26] À medida que a força do paciente melhora e ele retorna às atividades de demandas maiores, o cirurgião pode recomendar o uso de uma órtese mais funcional. Após os pacientes atingirem um **IQ de 80%,**[27] **podem parar de usar a órtese funcional nas atividades da vida diária (AVD) e usá-la somente em atividades de demanda maior**. Com frequência, o IQ é medido com a contração isométrica voluntária máxima (CIVM) usando um dinamômetro isométrico ou dispositivo de teste isocinético (Fig. 18.4).

Durante todas as fases pós-operatórias de reabilitação, existem exercícios específicos que não são incluídos devido a forças de cisalhamento e possível lesão no enxerto. A rosca para isquiotibiais de cadeia cinética aberta (não permitida até a 12ª semana) e os exercícios de cadeia cinética fechada (não permitidos até a 6ª semana) são dois

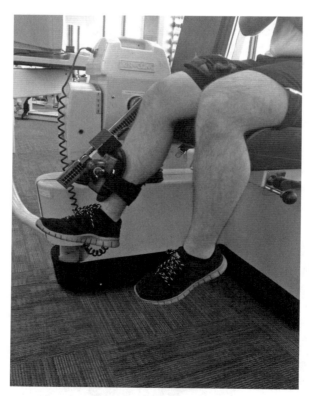

Figura 18.4 Teste isocinético do quadríceps para medir a contração isométrica voluntária máxima (CIVM).

exemplos de exercícios contraindicados na fase inicial da fisioterapia. Esses exercícios são contraindicados no processo inicial de reabilitação, porque as atividades com os isquiotibiais causam uma força de cisalhamento da tíbia sobre o fêmur no sentido posterior. Durante a primeira semana pós-operatória, o paciente começa as contrações isométricas do quadríceps e EPR enquanto usa a órtese protetora. O fisioterapeuta deve começar as mobilizações de patela para restaurar sua mobilidade e aplicar EENM para o quadríceps, a fim de diminuir a inibição e aumentar a força muscular. De maneira ideal, a EENM deve ser feita em 30° de flexão de joelho, o que coloca os isquiotibiais em uma posição encurtada (p. ex., relaxada). Evita-se a cocontração dos isquiotibiais durante a EENM para prevenir o estresse no enxerto.

Por volta do final da segunda semana pós-operatória, a extensão do joelho ativa e passiva plena deve ser atingida. A extensão do joelho em cadeia cinética aberta pode ser feita de 45° à extensão plena. Quando o atleta demonstrar o controle apropriado do quadríceps, exercícios em cadeia fechada, como *leg press* e miniagachamentos na parede (0-45°), podem ser lentamente iniciados. Por volta da terceira semana, a flexão ativa do joelho pode avançar para atingir 90-100°. As atividades de ADM passiva para aumentar a flexão podem ser feitas com o paciente na posição supina ou sentada. O fisioterapeuta usa uma mão sobre a parte anterior da tíbia para ajudar a conduzir à flexão, enquanto a outra mão permanece sobre a parte posterior da tíbia (próximo à linha da articulação tibiofemoral) para limitar o deslizamento tibial posterior sobre o fêmur. A flexão passiva pode ser realizada com o paciente em prono; nessa posição, a gravidade ajuda a limitar o indesejado cisalhamento posterior da tíbia sobre o fêmur. A flexão passiva também pode iniciar na posição supina ou sentada, com uma mão sustentando a parte posterior da tíbia o mais próximo possível da linha articular. O suporte anterior fornecido pelo especialista em reabilitação protege a translação posterior indesejada para evitar o estresse no enxerto. Além disso, pode-se gerar o movimento passivo na posição de prono, na qual a gravidade fornece o mesmo suporte ao enxerto.

Por volta da semana 10, os objetivos são marcha normal indolor sem muletas, força de quadríceps a 80% do joelho não operado e ADM de flexão de aproximadamente 10° de diferença do joelho não operado. Por volta do terceiro mês de reabilitação pós-operatória, um programa de caminhada deve ser iniciado. Nesse momento, os exercícios de isquiotibiais contra a gravidade em um alcance de 0° a 90° também devem ser implementados.

Em quatro meses após a cirurgia, o atleta pode começar um programa de corridas com uma órtese funcional se preencher os seguintes critérios: ADM simétrica de joelhos, IQ de 90% ou mais e edema em traço (ou menos) na articulação.[27] Por volta dos cinco meses, o paciente pode começar uma progressão de retorno ao esporte se tiver mantido os critérios previamente mencionados, apresentar um IQ de, pelo menos, 95% sem outros danos e estiver liberado por parte do cirurgião. A Tabela 18.2 realça o protocolo de reabilitação pós-operatória de reconstrução do LCP (uma lesão de LCP isolada com ou sem lesão ao CPL).[27] O número esperado de sessões de fisioterapia supervisionadas varia de 30 a 44.

Ao promover o retorno do jogador de rúgbi ao esporte, o fisioterapeuta deve considerar como a lesão e reconstrução do LCP podem impactar sua posição e o que ele precisa fazer de modo a trabalhar em um alto nível. Quando os atletas retornam de uma grande cirurgia reconstrutiva, os movimentos não controlados/forçados que eram

TABELA 18.2 PROTOCOLO DE REABILITAÇÃO PÓS-OPERATÓRIA PARA A RECONSTRUÇÃO DO LCP (COM OU SEM REPARO/RECONSTRUÇÃO DO CPL)

Semanas	Tratamento	Marcos
Semana 1 1 sessão	EENM (ver orientações)[a] *Quad Sets* (contrações isométricas do quadríceps) EPR Mobilização patelar Programa domiciliar: mobilizações patelares 30-50 repetições; *Quad Sets* e EPR 3 séries de X 10 repetições cada (3 vezes por dia)	Boa contração de quadríceps Deslizamento patelar superior Deambulação com muletas e órtese pós-operatória fixa
Semana 2 2-3 sessões (Total de sessões: 3-4)	Mobilizações da incisão quando necessário QAC 30-0°	ADM de joelho: extensão plena, flexão a 60° EPR sem compensação (contração total do quadríceps)
Semanas 3-5 2-3 sessões/semana (Total de sessões: 9-13)	Flexão do joelho em prono assistida pelo fisioterapeuta ou 0-60° Flexão de joelho em supino assistida pelo fisioterapeuta (com mão colocada na parte posterior da tíbia para limitar o deslizamento tibial posterior) Exercícios de CCA 60-0° Bicicleta ergométrica para ADM (resistência baixa ou sem resistência) Treinamento da marcha: DPP com muletas e sem órteses	Flexão de joelho a 110° Força do quadríceps > 60% do lado não acometido Retirar as órteses Normalizar a marcha com muletas
Semanas 6-10 2-3 sessões/semana (Total de sessões 19-28)	Bicicleta ergométrica (resistência baixa ou sem resistência) Começar exercícios de CCF, se houver um bom controle de quadríceps (agachamentos com a coluna apoiada na parede, isométricos e isotônicos de, 0-45°)	Marcha normal sem muletas Força do quadríceps > 80% do lado não acometido
Semana 12 2 sessões por semana para reavaliar o progresso	Começar a progressão para corridas com órtese funcional (Fig. 18.3) ERP de rosca para isquiotibiais 0-90° Transição para uma academia de musculação (se todos os critérios forem preenchidos)	ADM completa (em comparação ao lado não acometido) Manter a força do quadríceps ≥ 95% do lado não acometido
Semana 20 Reavaliar o progresso (Total de sessões: 25-44)	Transição de retorno ao esporte Atividades funcionais e de equilíbrio dinâmico, estático e proprioceptivo: • Velocidade lenta a rápida • Força baixa a alta • Controlado a sem controle	Relato global > 70% KOS-ADLS > 90%

(Continua)

TABELA 18.2 PROTOCOLO DE REABILITAÇÃO PÓS-OPERATÓRIA PARA A RECONSTRUÇÃO DO LCP (COM OU SEM REPARO/RECONSTRUÇÃO DO CPL)
(Continuação)

Semanas	Tratamento	Marcos
Precauções: Meniscectomia parcial: sem necessidade de modificação, avançar de acordo com a tolerância do paciente e o protocolo. Reparo meniscal: sem necessidade de modificação, avançar de acordo com a tolerância do paciente e o protocolo. Descarga de peso corporal em extensão total apropriada. Condroplastia: descarga de peso corporal restrita por quatro semanas, sem exercício de descarga de peso corporal por quatro semanas. Considerar imobilização tibiofemoral de alívio de descarga para facilitar a participação inicial nas atividades de reabilitação funcional, se limitada pela dor. Lesão no LCM: restringir o movimento ao plano sagital até as semanas 4-6 para permitir a cicatrização do LCM. Lesão no LCA: seguir as orientações para o LCP.	CIVM: pede-se ao paciente para estender voluntariamente a perna envolvida, enquanto o joelho é mantido em isometria a 30° de flexão (Fig. 18.4). Comparação de lado a lado: acometido/não acometido x 100 = % da CIVM	Progressão da corrida: 1. Caminhada em esteira 2. Caminhada em esteira/ corridas intervaladas 3. Corrida em esteira 4. Pista: corridas em linha reta, caminhadas com viradas 5. Pista: corridas em linha reta e com viradas 6. Corrida na rua Avançar para o nível seguinte quando o paciente conseguir realizar a atividade por 3 km sem aumento do edema ou da dor. Realizar não mais do que quatro vezes em uma semana e com frequência não superior a dias alternados. Não avance mais que dois níveis em um período de sete dias.

Abreviações: ADM, amplitude de movimento; CCA, cadeia cinética aberta; CCF, cadeia cinética fechada; CIVM, contração isométrica voluntária máxima; DPP, descarga de peso parcial; EENM, estimulação elétrica neuromuscular; ERP, exercício de resistência progressiva; KOS-ADLS, Knee Outcome Survey Activities of Daily Living Scale; LCA, ligamento cruzado anterior; LCM, ligamento colateral medial; LCP, ligamento cruzado posterior; QAC, quadríceps de arco curto; EPR, elevação da perna reta.

[a] Eletrodos colocados sobre o quadríceps proximal lateral e quadríceps medial distal (modifica a colocação de eletrodo distal ao não cobrir o portal de artroscopia medial superior ou incisão até que as suturas tenham sido removidas). Parâmetros de estimulação: 2.500 Hz, 75 *bursts*, rampa de 2 seg., tempo *ON* de 2 seg., tempo *OFF* de 50 seg., intensidade até o máximo tolerável (pelo menos, 50% da CIVM), 10 contrações por sessão. Três sessões por semana até a CIVM de força do quadríceps ser de 80% do lado não acometido. Estimulação realizada isometricamente a 30° de flexão do joelho.

evitados precisam ser incluídos no programa de reabilitação de um modo progressivo, indolor e sem edema para prevenir uma lesão e patologia adicionais. Não apenas o movimento deve ser indolor, mas o atleta precisa também se sentir estável e confiante ao executar cada exercício, caso contrário, pode não retornar no mesmo nível de jogo e pode correr um risco aumentado de uma lesão adicional ou nova lesão.

Neste caso, o paciente era um jogador de Rúgbi de Sete, o que exige grandes quantidades de corrida, mudanças de direção e manobras de desvio e pivô. Todos esses movimentos colocam uma grande demanda de estresse sobre o complexo do joelho e estruturas de apoio. Nesse estágio da reabilitação do atleta, uma progressão de corrida está em andamento e presume-se que seu condicionamento cardiovascular tenha sido, em grande parte, mantido. Em geral, o jogador pode praticar rúgbi com seu joelho imobilizado, mas com frequência não pode usar uma órtese funcional "rígida" (plástica ou metálica com dobradiças) durante as partidas. O fisioterapeuta e o jogador precisam discutir essa preocupação antes de retornar ao jogo.

O treinamento de agilidade leve é introduzido com corridas para frente/para trás, *corridas* laterais com deslocamentos e cariocas em velocidade baixa com mudanças de direção à critério do jogador. Se esse treinamento for confortável e indolor, a intensidade pode ser aumentada e mudanças de direção podem ser feitas com comando sonoro ou verbal, gerando desafios no tempo de resposta. À medida que os movimentos ficam mais fáceis, pode-se introduzir mais atividades intensas, como corrida de alta velocidade, manobras de desvios em 45 e 90° e manobra de pivô na extremidade inferior envolvida.

A progressão da atividade deve se basear nos sintomas e níveis de edema articular. Os níveis de edema do joelho devem ser monitorados antes e após cada sessão de treinamento para garantir que a articulação não seja sobrecarregada pela demanda dos exercícios. É ideal manter o edema do joelho a um traço ou menos. Se houver quaisquer mudanças no edema inicial, realiza-se uma pausa até o edema retornar à linha de base. Se a atividade for indolor e o edema mínimo, o jogador pode ser introduzido à prática leve de não contato com a equipe, eventualmente, evoluindo para leve contato e avançando para o contato pleno de modo a prepará-lo para o jogo. As regras de dor modificadas são um protocolo simples de acompanhar e podem ser usadas para progressão ou redução do exercício se ocorrer dor ou edema no joelho.[26]

Recomendações Clínicas Baseadas em Evidência

SORT: Taxonomia da Força de Recomendação
A: Evidência de boa qualidade e consistente orientada para o paciente.
B: Evidência de qualidade limitada ou inconsistente orientada para o paciente.
C: Evidência consensual, prática geral, opinião de especialista ou série de casos orientada para a doença.

1. Um diagnóstico de lesão no LCP de graus II ou III pode ser feito com um nível razoável de certeza quando o paciente relata um mecanismo de lesão que inclui: (1) uma força no sentido posterior sobre a tíbia proximal, uma queda sobre o joelho flexionado com o pé em plantiflexão ou uma hiperextensão violenta e súbita da

articulação do joelho; (2) abrasões ou equimoses sobre o aspecto anterior da tíbia proximal e (3) teste de gaveta posterior positivo a 90° com uma sensação de final de movimento não discreta ou aumento da translação tibial posterior. **Grau A**
2. Uma imobilização de joelho protetora fixa em extensão máxima minimiza os efeitos da gravidade e as forças aplicadas pelos isquiotibiais ao LCP recém-reconstruído. **Grau C**
3. Para passar a usar uma órtese funcional para uso em atividades de nível mais alto, o atleta deve estar, pelo menos, na 6ª semana após a reconstrução do LCP, ter diminuído o edema do joelho, bem como apresentar extensão de joelho máxima e um índice de quadríceps de, pelo menos, 80% comparado com a outra extremidade inferior. **Grau C**

QUESTÕES DE REVISÃO

18.1 O fisioterapeuta está avaliando um jogador de futebol de 16 anos que sofreu uma lesão no joelho há 60 minutos. O jogador diz que foi bloqueado pelo lado, com a trava do seu opositor levando seu joelho a uma posição de hiperextensão. O exame físico revela edema do joelho, ADM de extensão limitada, um teste de gaveta posterior positivo e sensibilidade localizada sobre a cabeça fibular. Qual destes achados do joelho indica um encaminhamento para um raio X?

   A. Edema articular
   B. ADM limitada
   C. Sensibilidade palpável na cabeça fibular
   D. Teste de gaveta posterior positivo

18.2 Qual das seguintes alternativas é o *melhor* indicador para colocar um atleta no estágio seguinte de uma progressão de retorno ao esporte após a reconstrução do LCP?

   A. Resposta indolor com as atividades atuais sem aumento no edema articular
   B. Técnica adequada com o exercício
   C. Orientações de reabilitação do cirurgião
   D. Proximidade do jogo ou competição

RESPOSTAS

18.1 C. De acordo com o Ottawa Knee Rules, a sensibilidade localizada na cabeça fibular indica a necessidade de encaminhamento a uma imagem de raio X.
18.2 A. Embora existam muitos fatores e indicadores que autorizem o avanço do atleta pelos estágios da progressão do retorno ao esporte, o melhor indicador deve ser a resposta indolor com as atividades atuais sem aumento no edema articular.[26]

REFERÊNCIAS

1. Manske RC, Hosseinzadeh P, Giangarra CE. Multiple ligament knee injury: complications. *N Am J Sports Phys Ther*. 2008;3:226-233.

2. Grassmayr MJ, Parker DA, Coolican MR, Vanwanseele B. Posterior cruciate ligament deficiency: biomechanical and biological consequences and the outcomes of conservative treatment. A systematic review. *J Sci Med Sport*. 2008;11:433-443.
3. Majewski M, Susanne H, Klaus S. Epidemiology of athletic knee injuries: a 10-year study. *Knee*. 2006;13:184-188.
4. Fanelli GC, Edson CJ. Posterior cruciate ligament injuries in trauma patients: part II. *Arthroscopy*. 1995;11:526-529.
5. Schulz MS, Russe K, Weiler A, Eichhorn HJ, Strobel MJ. Epidemiology of posterior cruciate ligament injuries. *Arch Orthop Trauma Surg*. 2003;123:186-191.
6. Janousek AT, Jones DG, Clatworthy M, Higgins LD, Fu FH. Posterior cruciate ligament injuries of the knee joint. *Sports Med*. 1999;28:429-441.
7. Dandy DJ, Pusey RJ. The long-term results of unrepaired tears of the posterior cruciate ligament. *J Bone Joint Surg Br*. 1982;64:92-94.
8. Cross MJ, Powell JF. Long-term followup of posterior cruciate ligament rupture: a study of 116 cases. *Am J Sports Med*. 1984;12:292-297.
9. Cooper DE, Warren RF, Warner JJ. The posterior cruciate ligament and posterolateral structure of the knee: anatomy, function and patterns of injury. *Instr Course Lect*. 1991;40:249-270.
10. Fanelli GC, Beck JD, Edson CJ. Current concepts review: the posterior cruciate ligament. *J Knee Surg*. 2010;23:61-72.
11. Rubinstein RA Jr, Shelbourne KD, McCarroll JR, VanMeter CD, Rettig AC. The accuracy of the clinical examination in the setting of posterior cruciate ligament injuries. *Am J Sports Med*. 1994;22:550-557.
12. Jakob RP, Hassler H, Staeubli HU. Observations on rotatory instability of the lateral compartment of the knee. Experimental studies on the functional anatomy and the pathomechanism of the true and the reversed pivot shift sign. *Acta Orthop Scand Suppl*. 1981;191:1-32.
13. Shelbourne KD, Benedict F, McCarroll JR, Rettig AC. Dynamic posterior shift test. An adjuvant in evaluation of posterior tibial subluxation. *Am J Sports Med*. 1989;17:275-277.
14. Daniel DM, Stone ML, Barnett P, Sachs R. Use of the quadriceps active test to diagnose posterior cruciate-ligament disruption and measure posterior laxity of the knee. *J Bone Joint Surg Am*. 1988;70:386-391.
15. Flynn TW, Cleland JA, Whitman JM. *Users' Guide to the Musculoskeletal Examination: Fundamentals for the Evidence-Based Clinician*. Louisville, KY: Evidence in Motion; 2008.
16. Stiell IG, Greenberg GH, Wells GA, et al. Derivation of a decision rule for the use of radiography in acute knee injuries. *Ann Emerg Med*. 1995;26:405-413.
17. Bachmann LM, Haberzeth S, Steurer J, ter Riet G. The accuracy of the Ottawa knee rule to rule out knee fractures: a systematic review. *Ann Intern Med*. 2004;140:121-124.
18. Beall DP, Googe JD, Moss JT, et al. Magnetic resonance imaging of the collateral ligaments and the anatomic quadrants of the knee. *Radiol Clin North Am*. 2007;45:983-1002.
19. Kocabey Y, Tetik O, Isbell WM, Atay OA, Johnson DL. The value of clinical examination versus magnetic resonance imaging in the diagnosis of meniscal tears and anterior cruciate ligament rupture. *Arthroscopy*. 2004;20:696-700.
20. Madhusudhan TR, Kumar TM, Bastawrous SS, Sinha A. Clinical examination, MRI and arthroscopy in meniscal and ligamentous knee Injuries - a prospective study. *J Orthop Surg Res*. 2008;3:19.
21. Richter M, Kiefer H, Hehl G, Kinzl L. Primary repair for posterior cruciate ligament injuries. An eight-year follow-up of fifty-three patients. *Am J Sports Med*. 1996;24:298-305.
22. Clancy WG Jr, Shelbourne KD, Zoellner GB, Keene JS, Reider B, Rosenberg TD. Treatment of knee joint instability secondary to rupture of the posterior cruciate ligament. Report of a new procedure. *J Bone Joint Surg Am*. 1983;65:310-322.

23. Keller PM, Shelbourne KD, McCarroll JR, Rettig AC. Nonoperatively treated isolated posterior cruciate ligament injuries. *Am J Sports Med.* 1993;21:132-136.
24. Allen CR, Kaplan LD, Fluhme DJ, Harner CD. Posterior cruciate ligament injuries. *Current Opin Rheumatol.* 2002;14:142-149.
25. Irrgang JJ, Anderson AF, Boland AL, et al. International Knee Documentation Committee. Responsiveness of the International Knee Documentation Committee Subjective Knee Form. *Am J Sports Med.* 2006;34:1567-1573.
26. Reinold MM, Carter CC, Wilk KE. Rehabilitation after PCL reconstruction. *Athletic Ther Today.* 2001;6:23-31.
27. Manal TJ, Snyder-Mackler L. Practice guidelines for anterior cruciate ligament rehabilitation: a criterion based rehabilitation progression. *Oper Tech Orthop.* 1996;6:190-196.

Reabilitação pós-cirúrgica após o reparo da cartilagem articular do joelho

Mathew Failla
David Logerstedt

CASO 19

Um homem de 21 anos é encaminhado à fisioterapia quatro semanas após um procedimento artroscópico de microfratura no joelho direito. O paciente lesionou-se seis semanas antes da cirurgia quando fixou e girou seu joelho direito durante um jogo de rúgbi. Sentiu uma dor imediata e observou edema mais tarde no mesmo dia. Não conseguiu continuar jogando e observou sintomas de rangido e joelho preso. O fisioterapeuta esportivo encaminhou-o a um cirurgião ortopédico para avaliação. Um exame de imagem por ressonância magnética (RM) revelou lesão na cartilagem articular de espessura total (2 cm^2) do côndilo femoral medial central. As radiografias com filme longo revelaram que a lesão não estava no caminho do eixo mecânico do joelho. Decidiu-se realizar cirurgia artroscópica de microfratura. A cirurgia correu bem e o paciente não realizou descarga de peso (NDP) na extremidade inferior direita com o auxílio de muletas axilares por duas semanas, seguidas por outras duas semanas de descarga de peso progressiva com toque do dedo até a descarga de peso parcial. Em casa, o paciente realiza exercícios isométricos de quadríceps (*Quad Sets*) e usa uma máquina de movimento passivo contínuo (CPM, do inglês, *continuos passive motion*) 6 a 8 horas por dia. Foi encaminhado à fisioterapia quatro semanas após a cirurgia com uma prescrição de Avaliar e tratar, começar a descarga de peso corporal quando tolerado". O paciente apresenta incisões de portal bem cicatrizadas. Sua história de saúde e história cirúrgica são normais.

▶ Quais complicações poderiam interferir na fisioterapia?
▶ Qual é o prognóstico de reabilitação?
▶ Quais precauções devem ser tomadas durante o exame e/ou intervenções de fisioterapia?
▶ Descreva um plano de tratamento fisioterapêutico com base em cada estágio da condição de saúde.

DEFINIÇÕES-CHAVE

PROCEDIMENTO ARTROSCÓPICO DE MICROFRATURA: procedimento cirúrgico no qual um perfurador é artroscopicamente usado para realizar pequenos orifícios de 2 a 3 mm de profundidade no osso subcondral de uma articulação sinovial com o objetivo de preencher uma lesão cartilaginosa; os orifícios causam sangramento, o qual libera os fatores de crescimento que estimulam a produção de condrócitos. Essa nova cartilagem, contudo, não é completamente de natureza hialina, mas sim um híbrido de hialina e fibrocartilagem.[1]

LESÃO NA CARTILAGEM ARTICULAR: rupturas de espessura parcial ou total na cartilagem de uma articulação; as rupturas de espessura parcial estendem-se da superfície externa para a camada da cartilagem articular e expõem o osso subcondral subjacente.

IMPLANTE AUTÓLOGO DE CONDRÓCITOS (IAC): procedimento no qual as células de cartilagem são retiradas de um indivíduo, estimuladas para proliferar em células com cultura em um laboratório, em seguida são colocadas de volta na lesão da cartilagem e cobertas com um adesivo periosteal para mantê-las no lugar.

RADIOGRAFIAS COM FILME LONGO: radiografias obtidas em pé, do quadril até o tornozelo, para determinar onde o eixo mecânico (sustentação de peso) se situa na articulação do joelho; uma lesão de cartilagem dentro desse eixo terá falha se uma cirurgia for realizada e deve ser acompanhada por um procedimento que muda o alinhamento para a intervenção ser bem-sucedida.[2]

TRANSPLANTE OSTEOCONDRAL AUTÓLOGO (TOA): autoenxertos osteocondrais (plugues) obtidos de uma área da articulação do joelho com menos degeneração e usados para preencher grandes defeitos na cartilagem articular.

Objetivos

1. Explicar os diferentes graus de lesão na cartilagem articular.
2. Explicar os fatores que influenciam as precauções e limitações após a cirurgia de microfratura.
3. Utilizar e interpretar resultados funcionais e autorrelatados após a cirurgia de microfratura.

Considerações sobre a Fisioterapia

Considerações sobre a fisioterapia durante o tratamento pós-operatório de um indivíduo que se submeteu a cirurgia artroscópica de microfratura:

▶ **Plano de tratamento/objetivos gerais da fisioterapia:** aumentar a amplitude de movimento (ADM) ativa e passiva; melhorar a força e a ativação do quadríceps; restaurar a função plena sem colocar carga excessiva sobre a cartilagem articular em cicatrização.
▶ **Intervenções fisioterapêuticas:** educação do paciente sobre a patomecânica da lesão, esquemas de tempo de cicatrização tecidual e precauções específicas do procedi-

mento; manejo do edema; terapia manual e alongamento para mobilidade articular e movimento; exercício resistido progressivo e estimulação elétrica neuromuscular (EENM) para fortalecimento do quadríceps; exercícios de reeducação neuromuscular e estabilização dinâmica para melhorar a propriocepção e o controle neuromuscular do membro inferior; programa de exercícios domiciliar.
▶ **Precauções durante a fisioterapia:** monitorar a dor, edema articular e dor muscular durante a progressão do tratamento; seguir o esquema de tempo de cicatrização tecidual para definir a quantidade de carga a ser aplicada sobre a estrutura em cicatrização.
▶ **Complicações que interferem na fisioterapia:** cicatrização prejudicada devido à infecção pós-operatória, qualidade tecidual ruim e tamanho de lesão grande; o local da lesão pode limitar a ADM, em especial durante a sustentação de peso; não adesão do paciente às recomendações de descarga de peso apropriada; artrofibrose devido ao período de imobilização.

Visão Geral da Patologia

A cartilagem articular cobre as superfícies das articulações sinoviais e consiste em cartilagem hialina. A cartilagem articular resiste às cargas de cisalhamento e compressão, no entanto, lesões podem ocorrer devido ao trauma agudo ou ao microtrauma repetido.[3] As lesões de cartilagem articular de espessura total são mais comuns após uma lesão traumática aguda,[4] ao passo que as lesões de espessura parcial podem ocorrer devido a um trauma agudo ou microtrauma repetitivo.[3] Devido à avascularidade da cartilagem articular, as lesões têm um baixo potencial de cura.[5] A reabilitação não operatória, em geral, é malsucedida, em especial em indivíduos jovens ativos com lesões localizadas e sintomáticas.[6] As lesões da cartilagem articular do joelho ocorrem em 16 a 19% da população geral. Em uma revisão sistemática de 11 estudos com 931 atletas, a prevalência geral de lesões articulares de espessura total foi de 36%.[7] Estima-se que as lesões da cartilagem articular sejam observadas em 60 a 70% das artroscopias de joelho.[8-10] Em um estudo de 2007 abrangendo 25.124 artroscopias de joelho na população geral, 30% das lesões da cartilagem articular eram isoladas, enquanto os 70% restantes eram casos não isolados, ou seja, apresentavam outros tipos de lesões de forma concomitante.[11] Nas lesões não isoladas, 36% eram acompanhadas por ruptura do ligamento cruzado anterior e 37% eram acompanhadas por lesão meniscal medial.[11] A lesão traumática causada por um mecanismo de não contato resultou em 32 a 58% das lesões.[4,11] O dano na cartilagem articular é encontrado com maior frequência no côndilo femoral medial e na superfície patelar articular.[11] A International Cartilage Repair Society (ICRS) estabeleceu um sistema de classificação para as lesões da cartilagem articular.[12] O sistema de classificação compreende cinco níveis, variando de cartilagem normal sem defeitos (grau 0) à alteração grave, com ruptura de espessura total osteocondral (grau 4).[12]

Tratamento Fisioterapêutico do Paciente

Os encaminhados à reabilitação após uma cirurgia artroscópica de microfratura podem se beneficiar de terapia manual, exercício terapêutico, reeducação neuromuscular e modalidades terapêuticas (p. ex., gelo e estimulação elétrica). O local e o tamanho da lesão são elementos importantes para determinar a velocidade da progressão do tratamento, bem como o quanto as forças excessivas no local do dano devem ser limitadas. O conhecimento sobre os locais de contato da superfície articular do joelho permite que o fisioterapeuta prescreva amplitudes de movimento seguras e limitações de descarga de peso que restringem o estresse sobre o tecido em cicatrização. **A carga progressiva é benéfica para a cicatrização ideal da cartilagem.**[3] Em contraste, a carga excessiva pode danificar a lesão com coágulo ou a nova cartilagem, por isso as cargas precisam ser cuidadosamente manejadas de acordo com o esquema de tempo de cicatrização tecidual. É importante para o fisioterapeuta observar que uma lesão articular no côndilo femoral medial central envolve o platô tibial por volta de 90° de flexão. Enquanto todas as superfícies condilares sustentam peso durante todo o arco completo de movimento do joelho, as forças de contato femorais aumentam progressivamente durante o agachamento.[13] Em 90° de flexão, essas forças de contato podem variar de 2,7 a 4 vezes o peso de um indivíduo.[14]

Exame, Avaliação e Diagnóstico

No pré-operatório, a apresentação clínica dos pacientes com lesão de cartilagem articular é similar à daqueles com lesão meniscal, com queixas de edema, dor e sintomas mecânicos como travamento e aprisionamento.[10] Os resultados do exame físico não são específicos. O diagnóstico deve ser feito ou confirmado usando exame de imagem.[15] Se o paciente apresentar sintomas de travamento mecânico, o fisioterapeuta deve fazer um encaminhamento ao cirurgião ortopédico.

Radiografias e exames de tomografia computadorizada (TC) são capazes de detectar lesões osteocondrais deslocadas. Lesões menos significativas (estágios inferiores da classificação de ICRS) são mais difíceis de detectar e não fornecem ao profissional informação suficiente sobre a estabilidade do defeito. Devido a essa sensibilidade fraca, a RM é o padrão de excelência para avaliar defeitos osteocondrais.[16] Enquanto a RM fornece valiosa informação para o planejamento de procedimentos específicos, a avaliação artroscópica é realizada para confirmar os achados do exame de imagem e avaliar a o dano pela profundidade ou pelo túnel, o que pode não ter ficado aparente ou claro na RM, antes de continuar com o procedimento de reparo da cartilagem.[16]

No pós-operatório, a ADM dos membros acometido e não acometido é importante, com especial atenção às limitações definidas pelo cirurgião. As limitações de ADM são baseadas no local do dano articular e altamente individualizadas. Em geral, a força isométrica de quadríceps em cadeia aberta pode ser avaliada em amplitudes de movimento mais seguras (i.e., onde as forças de contato sobre o reparo são limitadas) usando um dinamômetro eletromecânico (ver Fig. 16.4). Os estudos têm mostrado que os déficit no desempenho dos músculos do quadríceps e isquiotibiais persistem por até sete anos após os procedimentos da cartilagem articular.[17,18] A amplitude de movimento da articulação distal e proximal e a força devem também ser avaliadas dentro dos limites das precauções pós-operatórias.

Plano de Tratamento e Intervenções

Pouco se sabe sobre os resultados da reabilitação não cirúrgica de lesões da cartilagem articular do joelho. Wondrasch e colaboradores[19] relataram resultados após um programa de reabilitação ativa de três meses, focado em exercícios cardiovasculares, de resistência progressiva do quadril e joelho, proprioceptivos e pliométricos em pacientes com lesões de espessura total na cartilagem articular. As melhoras clinicamente significativas no desempenho muscular foram obtidas e 65% das pessoas da amostra adiaram suas consultas clínicas em curto prazo. Significativas melhoras clínicas foram observadas nos escores do International Knee Documentation Committee (IKDC), Subjective Knee Evaluation Form 2000 e na qualidade de subescala de vida do Knee Injury and Osteoarthritis Outcome Score (KOOS). Não existem estudos investigando resultados de longo prazo após o tratamento conservador das lesões da cartilagem articular ou sua relação com o futuro desenvolvimento de osteoartrite do joelho.

Existem quatro tipos principais de procedimentos cirúrgicos para o tratamento das lesões da cartilagem articular: microfratura, debridamento, implante autólogo de condrócitos (IAC) e transplante osteocondral autólogo (TOA).[3] Embora existam poucos estudos com altos níveis de evidência e acompanhamentos de longo prazo, nenhum procedimento particular tem repetidamente mostrado resultados superiores.[20,21] A cirurgia de microfratura é o procedimento preferido, em especial para lesões com menos de 2 cm.[2,22-24] Essa preferência é, principalmente, pela facilidade relativa e pelo baixo custo do procedimento.

Vários protocolos de reabilitação e orientações de prática foram publicados sobre o tratamento após a cirurgia de microfratura.[6,14,25-27] Em 2010, Logerstedt e colaboradores[28] revisaram a literatura atual e concluíram que o **movimento do joelho progressivo inicial, reabilitação supervisionada, treinamento funcional e de força e EENM** eram intervenções benéficas para aumentar a força e resistência do quadríceps, força dos isquiotibiais e desempenho funcional após os procedimentos na cartilagem. Embora os autores tenham concluído que as opiniões eram conflitantes sobre a implementação de um protocolo progressivo de descarga de peso, uma recente evidência sugere que a descarga de peso após a IAC induzida por matriz possa ser acelerada, ainda que haja carência de uma evidência que siga especificamente os procedimentos de microfratura.[29] Os danos após a cirurgia de microfratura incluem dor, edema e déficit de ADM, força, equilíbrio e marcha.

A reabilitação após os procedimentos de cartilagem articular é altamente individualizada, pois se baseia no local e tamanho do dano, no tipo de procedimento realizado e nos objetivos do paciente. O protocolo de reabilitação para este paciente foi baseado em uma lesão de cartilagem articular de espessura total de 2 cm^2 da porção média do côndilo femoral medial, o qual foi reparado com uma cirurgia de microfratura há quatro semanas. A mobilização apropriada é um fator importante após os procedimentos de reparo da cartilagem. As precauções e restrições para a mobilização podem variar, dependendo se a lesão é no côndilo femoral anterior ou médio *versus* superfície femoral retropatelar ou tróclea. Uma pesquisa com animais sugere que períodos longos de imobilização e sem descarga de peso não são vantajosos, pois levam ao amolecimento da cartilagem hialina.[30] A descarga de peso progressiva e a ADM melhoram as propriedades mecânicas e a produção da matriz da cartilagem articular humana.[5] A ADM passiva é realizada logo após a cirurgia e é comumente feita com um aparelho de CPM. Acredita-se que o movimento contínuo promova a captação de nutrientes, mantendo um ambiente de fricção baixo e reduzindo o risco de artrofibrose.[31] Após a cirurgia de microfratura para danos condrais de espessura total, o uso de uma máquina de CPM por 6 a 8 horas por dia, durante oito semanas, resultou em uma satisfação significativamente maior por parte do paciente em comparação com aqueles que não usaram esse equipamento.[32] Outros usaram aparelhos isocinéticos ou bicicletas ergométricas para ADM passiva, contanto que as descargas de peso e as restrições de ADM fossem respeitadas.[6,25] Da mesma forma que a maioria das cirurgias de joelho, a ADM de extensão total do joelho deve ser alcançada o quanto antes após a cirurgia. Contudo, a simples descarga associada à extensão ativa do joelho poderia ser danosa à cartilagem em cicatrização antes de oito semanas após a cirurgia. Portanto, a extensão de joelho *ativa* deve ser limitada dentro do alcance de 90 a 45° sem resistência pelas primeiras quatro semanas, com progressão para a extensão de joelho ativa completa em oito semanas. Em quatro semanas após a cirurgia, a ADM de flexão de joelho passiva é gradualmente aumentada para 125° e para a flexão completa em oito semanas após a cirurgia. Para ajudar na restauração da mobilidade articular, o fisioterapeuta deve realizar mobilizações da articulação patelofemoral.

Os protocolos de descarga de peso que evoluíram da investigação fundamental para a pesquisa com cartilagem animal e humana sugerem que as cargas compressivas sem estresse de cisalhamento são benéficas para a cura da cartilagem, enquanto o estresse de cisalhamento ou a compressão em excesso são prejudiciais.[5] Os pacientes evitam qualquer descarga de peso no pós-operatório e em seguida começam a descarregá-lo aos poucos (em até duas semanas após a cirurgia) de modo a evoluir para a descarga de peso parcial, comumente incrementada como percentagem do peso corporal em quilogramas. Contudo, existem diferentes opiniões sobre a rapidez da progressão para a descarga de peso parcial.[28] Em protocolos tradicionais, a descarga de peso total pode iniciar 11 semanas após a cirurgia, no entanto, em protocolos mais rápidos, a descarga de peso total pode começar em oito semanas após a cirurgia. Há limitação na literatura que avalia a progressão da descarga de peso após os procedimentos de microfratura. Ebert e colaboradores[29] compararam protocolos tradicionais e acelerados de descarga de peso após procedimentos de IAC e relataram características de marcha e resultados funcionais similares entre os protocolos em até dois anos após a cirurgia. Mesmo após a progressão para a descarga de peso total, as amplitudes de movimento de descarga de peso devem ser restritas, porque todas as superfícies condilares sustentam o peso através do arco de movimento.[13] Uma boa maneira de implementar a ADM restrita na descarga de peso é pelo uso de um exercício de agachamento profundo progressivo. Esse exercício pode ser realizado com segurança para promover a captação de nutrientes na cartilagem visando à produção de matriz, assim a cartilagem pode resistir às forças que atuam sobre ela.[30] As recomendações atuais sugerem que programas progressivos de caminhada podem iniciar por volta de 10 semanas e de corrida por volta de 16 a 20 semanas. Notavelmente, a recente literatura mostra que a cartilagem articular possui qualidade inferior após a cirurgia do ligamento cruzado anterior comparada com os controles combinados no momento do retorno ao esporte.[33] Mais pesquisas são necessárias para determinar quando a corrida é apropriada após os procedimentos para cartilagem articular. A progressão para a descarga de peso deve ser orientada conforme a dor, sintomas, edema, esquema de cicatrização tecidual (com base nas propriedades de cicatrização biológicas da cartilagem) e tamanho/local da superfície cicatrizada.

    O edema da articulação do joelho é comum após procedimentos cirúrgicos envolvendo cartilagem articular. O edema descontrolado pode levar a aumento da dor, perda de ADM, alteração na mobilidade da articulação patelofemoral e pode impactar a saúde da cartilagem e da articulação. A crioterapia combinada com compressão e elevação pode ser efetiva na redução da dor e do edema articular.[34] O monitoramento do edema articular também é útil para determinar a progressão do tratamento. O **edema** pode ser monitorado por meio do teste de derrame articular modificado antes, durante e após o tratamento. Esse teste é realizado varrendo-se o líquido proximalmente para fora do sulco medial do joelho e então realizando-se uma varredura distalmente direcionada junto à região lateral do joelho e observando-se o retorno de uma onda de líquido para o sulco medial.[35] Os graus variam de edema ausente ou traço até 3+, que é a incapacidade de tirar toda o edema do sulco. Se após o tratamento o edema o aumentar e não retornar ao grau anterior, é provável que a progressão do tratamento foi muito agressiva. O tratamento não deve avançar novamente até o edema retornar à linha de base. O teste de derrame articular modificado (ver Fig. 16.2) é empregado na prática clínica há mais de 15 anos e demonstrou uma concordância entre observadores muito boa.[35]

    O fortalecimento muscular (em especial do quadríceps) é muito importante após as cirurgias para cartilagem articular. Van Assche e colaboradores[17] descobriram déficit de força do quadríceps maior que 20% em um terço dos pacientes um ano após a cirurgia de microfratura e em um quarto dos pacientes dois anos após a cirurgia. Logo após o procedimento de microfratura, os objetivos de fortalecimento devem buscar o controle voluntário do quadríceps. Devido às restrições de descarga de peso corporal e ADM, a **EENM** pode ser muito benéfica ao melhorar a força e ativação do quadríceps. Enquanto ainda não foi feito nenhum estudo para investigar a eficácia da EENM após a cirurgia de microfratura, há significativa evidência mostrando melhora na força do quadríceps com o uso de EENM após outras lesões e cirurgias do joelho.[36] Há restrição relativa a exercícios específicos e amplitude de movimento com base no local da lesão, e as abordagens devem ser altamente individualizadas e determinadas pelo médico e pelo fisioterapeuta. Para minimizar o descondicionamento, exercícios para quadril, tornozelo e *CORE* devem também ser incorporados. Recomenda-se a hidroterapia após a cicatrização das incisões. As propriedades flutuantes da água em diferentes profundidades podem permitir que o paciente complete um exercício mais funcional, que ativa todo o corpo (p. ex., caminhada ou corrida aquática) enquanto mantém as restrições de descarga de peso. Quando a descarga de peso total for permitida, as atividades de resistência progressiva no solo, como deslocamento de peso, *leg press* e miniagachamentos, podem ser empregadas quando apropriado. As recomendações atuais permitem que os pacientes iniciem um retorno gradual à atividade de mais impacto, como corrida, agilidade e treinamento pliométrico, após 16 a 20 semanas.[6]

    Os déficit proprioceptivos foram relatados após muito tipos de cirurgias no joelho.[37] O treinamento neuromuscular pode ser usado para restaurar a estabilidade dinâmica e o controle do joelho. Inicialmente, o treinamento pode incluir deslocamento de peso com progressão para o equilíbrio unipodal em superfícies estáveis e, mais tarde, em instáveis. Ficar em pé em pranchas com rolamentos ou de equilíbrio, com incorporação de tarefas ou perturbações, pode fazer parte do treinamento proprioceptivo de demanda mais alta. Uma progressão típica pode começar com a postura unipodal em uma prancha de equilíbrio. O fisioterapeuta pode aumentar a dificuldade acrescendo perturbações e desafiando com o aumento da velocidade ou amplitude das perturbações (Fig. 19.1). Quando o paciente não está mais sendo desafiado, tarefas específicas do esporte podem ser acrescidas para desconcentrar o paciente de sua atenção ao joelho. Ao incluir tarefas específicas do esporte, como arremesso de bola, o fisioterapeuta deve diminuir a velocidade e a amplitude das perturbações e recomeçar a progressão.

Poucos estudos relataram os resultados após a cirurgia de microfratura na população atlética. Van Assche e colaboradores[17] descobriram que 30% dos pacientes apresentavam mais de 15% de déficit no desempenho funcional geral dois anos após a cirurgia. Gobbi e colaboradores[38] descobriram que 20% dos pacientes tinham 20 a 50% de déficit no desempenho em uma média de seis anos após a cirurgia de microfratura em comparação com seu membro não acometido em testes de saltos unipodais. As medidas mais usadas para avaliar a capacidade funcional incluem testes de saltos unipodais e o teste de

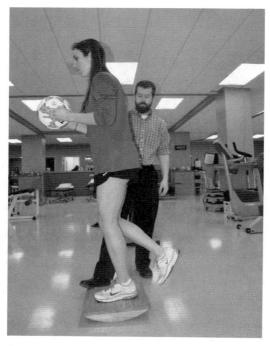

Figura 19.1 Exercícios de controle neuromuscular usando uma prancha de equilíbrio. O paciente fica em pé sobre a prancha de equilíbrio apoiando-se sobre a perna afetada, enquanto o fisioterapeuta fornece perturbações externas.

caminhada de 6 minutos. As medidas de resultados autorrelatadas validadas mais presentes em pesquisas com indivíduos após a cirurgia do joelho incluem o Knee Outcome Survey - Activities of Daily Living Scale (KOS-ADLS), a KOOS, o IKDC 2000, a Lysholm Knee Scale, a Cicinnati Knee Rating Scale, a Tegner Activity Level Scale e a Marx Activity Level Scale. Logerstedt e colaboradores[28] determinaram que os profissionais devem usar questionários de saúde geral validados e escalas de resultado relatado pelo paciente de modo a capturar o quadro funcional completo do indivíduo após um procedimento de cartilagem. Para os atletas, as subescalas esportivas KOOS e KOS são provavelmente as medidas de autorrelato mais aplicáveis para avaliar os resultados após a cirurgia da cartilagem articular, bem como as escalas de Marx ou Tegner para monitorar os níveis de atividade.

Recomendações Clínicas Baseadas em Evidência

SORT: Taxonomia da Força de Recomendação
A: Evidência de boa qualidade e consistente orientada para o paciente.
B: Evidência de qualidade limitada ou inconsistente orientada para o paciente.
C: Evidência consensual, prática geral, opinião de especialista ou série de casos orientada para a doença.

1. Movimento de joelho e descarga de peso progressivos iniciais, reabilitação supervisionada, treinamento funcional e de força e estimulação elétrica neuromuscular (EENM) podem ser usados para aumentar a força e resistência do quadríceps, força dos isquiotibiais e desempenho funcional em indivíduos após procedimentos de cartilagem. **Grau B**
2. O teste de derrame articular modificado pode ser usado para monitorar o edema articular e determinar a agressividade da progressão do tratamento. **Grau C**
3. Após muitos tipos de cirurgia do joelho, a força do quadríceps melhora com EENM em conjunto a exercícios para o quadríceps. **Grau A**

QUESTÕES DE REVISÃO

19.1 Após a cirurgia para a lesão da cartilagem articular do joelho, qual dos seguintes pontos *não* é importante para ser considerado em um protocolo de reabilitação individualizado?

   A. Local da lesão
   B. Sexo do paciente
   C. Tipo de procedimento
   D. Objetivos do paciente

19.2 Qual das seguintes afirmações é verdadeira?

   A. Lesões da cartilagem articular têm pobre vascularidade e pobre potencial de cicatrização
   B. Lesões da cartilagem articular têm boa vascularidade e pobre potencial de cicatrização

C. Lesões da cartilagem articular têm boa vascularidade e bom potencial de cicatrização
D. Lesões da cartilagem articular têm pobre vascularidade e bom potencial de cicatrização

19.3 Qual procedimento para cartilagem articular é o melhor para todos os tipos de lesões?

A. Microfratura
B. Transplante autólogo osteocondral (TAO)
C. Implante de condrócitos autólogo (ICA)
D. Até o momento, um procedimento ideal e abrangente ainda não foi desenvolvido

RESPOSTAS

19.1 **B.** A reabilitação individualizada deve levar em consideração o local e o tamanho da lesão articular, o tipo de procedimento efetuado e os objetivos do paciente. Não há evidência sustentando que o sexo do paciente poderia alterar um protocolo de reabilitação.

19.2 **A.** A cartilagem articular tem pobre vascularidade e, portanto, pobre potencial de cicatrização.

19.3 **D.** A falta de evidência consistente advinda de ensaios controlados randomizados sugere que não há um procedimento específico recomendado acima dos outros para todas as lesões de cartilagem articular. Ao contrário, o procedimento deve ser selecionado com base nos objetivos do paciente, tamanho da lesão e local da lesão.

REFERÊNCIAS

1. Bae DK, Yoon KH, Song SJ. Cartilage healing after microfracture in osteoarthritic knees. *Arthroscopy*. 2006;22:367-374.
2. Mina C, Garrett WE Jr, Pietrobon R, Glisson R, Higgins L. High tibial osteotomy for unloading osteochondral defects in the medial compartment of the knee. *Am J Sports Med*. 2008;36:949-955.
3. Bhosale AM, Richardson JB. Articular cartilage: structure, injuries and review of management. *Br Med Bull*. 2008;87:77-95.
4. Johnson-Nurse C, Dandy DJ. Fracture separation of articular cartilage in the adult knee. *J Bone Surg*. 1985;67B:42-43.
5. Buckwalter JA. Articular cartilage: injuries and potential for healing. *J Orthop Sports Phys Ther*. 1998;28:192-202.
6. Reinold MM, Wilk KE, Macrina LC, Dugas JR, Cain EL. Current concepts in the rehabilitation following articular cartilage repair procedures in the knee. *J Orthop Sports Phys Ther*. 2006;36:774-794.
7. Flanigan DC, Harris JD, Trinh TQ, Siston RA, Brophy RH. Prevalence of chondral defects in athletes' knees: a systematic review. *Med Sci Sports Exerc*. 2010;42:1795-1801.
8. Aroen A, Loken S, Heir S, et al. Articular cartilage lesions in 993 consecutive knee arthroscopies. *Am J Sports Med*. 2004;32:211-215.
9. Curl WW, Krome J, Gordon ES, Rushing J, Smith BP, Poehling GG. Cartilage injuries: a review of 31,516 knee arthroscopies. *Arthroscopy*. 1997;13:456-460.

10. Hjelle K, Solheim E, Strand T, Muri R, Brittberg M. Articular cartilage defects in 1,000 knee arthroscopies. *Arthroscopy*. 2002;18:730-734.
11. Widuchowski W, Widuchowski J, Trzaska T. Articular cartilage defects: study of 25,124 knee arthroscopies. *Knee*. 2007;14:177-182.
12. Brittberg M, Winalski CS. Evaluation of cartilage injuries and repair. *J Bone Joint Surg Am*. 2003;85-A(suppl 2):58-69.
13. Thambyah A, Goh JC, De SD. Contact stresses in the knee joint in deep flexion. *Med Eng Phys*. 2005;27:329-335.
14. Mithoefer K, Hambly K, Logerstedt D, Ricci M, Silvers H, Della Villa S. Current concepts for rehabilitation and return to sport after knee articular cartilage repair in the athlete. *J Orthop Sports Phys Ther*. 2012;42:254-273.
15. Buckwalter JA, Mankin HJ, Grodzinsky AJ. Articular cartilage and osteoarthritis. *Instr Course Lect*. 2005;54:465-480.
16. Galea A, Giuffre B, Dimmick S, Coolican MR, Parker DA. The accuracy of magnetic resonance imaging scanning and its influence on management decisions in knee surgery. *Arthroscopy*. 2009;25:473-480.
17. Van Assche D, Staes F, Van Caspel D, et al. Autologous chondrocyte implantation versus microfracture for knee cartilage injury: a prospective randomized trial, with 2-year follow-up. *Knee Surg Sports Traumatol Arthrosc*. 2010;18:486-495.
18. Loken S, Ludvigsen TC, Hoysveen T, Holm I, Engebretsen L, Reinholt FP. Autologous chondrocyte implantation to repair knee cartilage injury: ultrastructural evaluation at 2 years and long-term follow-up including muscle strength measurements. *Knee Surg Sports Traumatol Arthrosc*. 2009;17:1278-1288.
19. Wondrasch B, Aroen, A, Rotterud JH, Hoysveen T, Bolstad K, Risberg MA. The feasibility of a 3-month active rehabilitation program for patients with knee full-thickness articular cartilage lesions: the Oslo Cartilage Active Rehabilitation and Education Study. *J Orthop Sports Phys Ther*. 2013;43:310-324.
20. Magnussen RA, Dunn WR, Carey JL, Spindler KP. Treatment of focal articular cartilage defects in the knee: a systematic review. *Clin Orthop Relat Res*. 2008;466:952-962.
21. Jakobsen RB, Engebretsen L, Slauterbeck JR. An analysis of the quality of cartilage repair studies. *J Bone Joint Surg Am*. 2005;87:2232-2239.
22. Knutsen G, Engebretsen L, Ludvigsen TC, et al. Autologous chondrocyte implantation compared with microfracture in the knee. A randomized trial. *J Bone Joint Surg Am*. 2004;86-A:455-464.
23. Mithoefer K, McAdams T, Williams RJ, Kreuz PC, Mandelbaum BR. Clinical efficacy of the microfracture technique for articular cartilage in the knee: an evidence-based systematic analysis. *Am J Sports Med*. 2009;37:2053-2063.
24. Steadman JR, Briggs KK, Rodrigo JJ, Kocher MS, Gill TJ, Rodkey WG. Outcomes of microfracture for traumatic chondral defects of the knee: average 11-year follow-up. *Arthroscopy*. 2003;19:477-484.
25. Hurst JM, Steadman JR, O'Brien L, Rodkey WG, Briggs KK. Rehabilitation following microfracture for chondral injury in the knee. *Clin Sports Med*. 2010;29:257-265.
26. Irrgang JJ, Pezzullo D. Rehabilitation following surgical procedures to address articular cartilage lesions in the knee. *J Orthop Sports Phys Ther*. 1998;28:232-240.
27. Wilk KE, Macrina LC, Reinold MM. Rehabilitation following microfracture of the knee. *Cartilage*. 2010;1:96-107.
28. Logerstedt DS, Snyder-Mackler L, Ritter RC, Axe MJ. Knee pain and mobility impairments: meniscal and articular cartilage lesions. *J Orthop Sports Phys Ther*. 2010;40:A1-A35.
29. Ebert JR, Robertson WB, Lloyd DG, Zheng MH, Wood DJ, Ackland T. A prospective, randomized comparison of traditional and accelerated approaches to postoperative rehabilitation following autologous chondrocyte implantation: 2-year clinical outcomes. *Cartilage*. 2010;1:180-187.

30. Vanwanseele B, Lucchinetti E, Stussi E. The effects of immobilization on the characteristics of articular cartilage: current concepts and future directions. *Osteoarthritis Cartilage.* 2002;10:408-419.
31. Salter RB. The physiologic basis of continuous passive motion for articular cartilage healing and regeneration. *Hand Clin.* 1994;10:211-219.
32. Rodrigo JJ, Steadman JR, Silliman JF, Fulstone HA. Improvement of full-thickness chondral defect healing in the human knee after debridement and microfracture using continuous passive motion. *Am J Knee Surg.* 1994;7:109-116.
33. Ginckel AV, Verdonk P, Victor J, Witvrouw E. Cartilage status in relation to return to sports after anterior cruciate ligament reconstruction. *Am J Sports Med.* 2013;41:550-559.
34. Raynor MC, Pietrobon R, Guller U, Higgins LD. Cryotherapy after ACL reconstruction: a meta-analysis. *J Knee Surg.* 2005;18:123-129.
35. Sturgill LP, Snyder-Mackler L, Manal TJ, Axe MJ. Interrater reliability of a clinical scale to assess knee joint effusion. *J Orthop Sports Phys Ther.* 2009;39:845-849.
36. Bax L, Staes F, Verhagen A. Does neuromuscular electrical stimulation strengthen the quadriceps femoris? A systematic review of randomized controlled trials. *Sports Med.* 2005;35:191-212.
37. Roberts D, Friden T, Stomberg A, Lindstrand A, Moritz U. Bilateral proprioceptive defects in patients with a unilateral anterior cruciate ligament reconstruction: a comparison between patients and healthy subjects. *J Orthop Res.* 2000;18:565-571.
38. Gobbi A, Nunag P, Malinowski K. Treatment of full thickness chondral lesions of the knee with microfracture in a group of athletes. *Knee Surg Sports Traumatol Arthrosc.* 2005;13:213-221.

Disfunção inicial do tendão tibial posterior (estágios I e II)

Judy Gelber

CASO 20

Uma mulher de 40 anos de idade é encaminhada a uma clínica de fisioterapia ambulatorial com o diagnóstico de disfunção do tendão tibial posterior direito (DTTP), estágio II. A paciente relata um aumento gradual na dor durante os últimos três meses, o que atribui a um aumento em seu treino de corrida. Classifica sua dor em 7/10 em todas as atividades de descarga de peso corporal e 1/10 em repouso. O médico prescreveu fármacos anti-inflamatórios não esteroidais e deu-lhe uma prescrição de órtese customizada, que ela ainda não comprou. Foi encaminhada à fisioterapia para avaliar e tratar" a DTTP de estágio II. A história clínica da paciente é normal.

▶ Com base no diagnóstico da paciente, quais poderiam ser os fatores contribuintes para sua condição?
▶ Quais sinais do exame poderiam estar relacionados a esse diagnóstico?
▶ Quais são as intervenções fisioterapêuticas mais apropriadas?
▶ Com base na história da paciente, qual é o prognóstico de tratamento não cirúrgico?

DEFINIÇÕES-CHAVE

DEFORMIDADE DO PÉ PLANO ADQUIRIDO ADULTO: abaixamento progressivo do arco longitudinal medial que começa na idade adulta.

DISFUNÇÃO DO TENDÃO TIBIAL POSTERIOR: condição na qual o tendão tibial posterior e ligamentos e articulações associados do pé e tornozelo perdem gradualmente sua integridade; é a causa mais comum de deformidade de pé plano adquirido adulto (muitas vezes, os dois termos são usados indistintamente).

REGIÃO DO SEIO DO TARSO: cavidade formada entre o tálus e o calcâneo; localizada na região anterior e um pouco distal ao maléolo lateral.

Objetivos

1. Descrever a DTTP.
2. Discutir sinais e sintomas de um indivíduo com DTTP.
3. Descrever opções de apoio externo para um indivíduo com DTTP.
4. Prescrever exercícios de resistência apropriados para um indivíduo com DTTP.

Considerações sobre a Fisioterapia

Considerações sobre a fisioterapia durante o tratamento de um indivíduo com DTTP de estágio inicial:

- **Plano de tratamento/objetivos gerais da fisioterapia:** diminuir a dor; aumentar a força do tornozelo; sustentar o arco longitudinal medial; aumentar a amplitude de movimento (ADM) da articulação do tornozelo; aumentar a flexibilidade muscular.
- **Intervenções fisioterapêuticas:** educação da paciente sobre a anatomia e patomecânica do pé e tornozelo relacionadas ao diagnóstico; modalidades terapêuticas para diminuir a dor, se necessário; mobilização e alongamento para diminuir a dor e melhorar a mobilidade articular; exercícios de ADM e flexibilidade; exercícios de resistência para aumentar a força e resistência muscular; instrução sobre exercícios domiciliares.
- **Precauções durante a fisioterapia:** monitorar os sinais vitais; evitar a caminhada excessiva se houver dor; abordar precauções ou contraindicações para o exercício baseadas na condição preexistente da paciente.
- **Complicações que interferem na fisioterapia:** não adesão ao programa de exercícios; aspectos de estilo de vida que interferem na cicatrização tecidual ideal (p. ex. tabagismo, caminhar ou ficar em pé durante muito tempo).

Visão Geral da Patologia

O músculo tibial posterior se origina junto à tíbia proximal, fíbula e membrana interóssea e se insere primariamente na tuberosidade navicular. As suas ações incluem plantiflexão do tornozelo e inversão do pé. À medida que o tibial posterior contrai durante a fase de apoio da marcha, ele fica posicionado para fornecer uma força de supinação ao mediopé, travando a articulação transtársica e agindo como um estabilizador dinâmico do arco longitudinal medial.[1]

A DTTP é uma condição que envolve patologia do tendão tibial posterior, bem como de ligamento e articulações circunjacentes.[2-4] Inicialmente, a dor é localizada no tendão tibial posterior. À medida que a condição avança, gera colapso do arco longitudinal medial, posição em valgo do retropé e abdução do antepé.[5] Com o passar do tempo, essas deformidades podem se tornar fixas. Enquanto a etiologia precisa da DTTP é desconhecida, com frequência é considerada uma condição degenerativa associada com a pronação.[6,7] Outras etiologias propostas incluem sinovite inflamatória ou trauma agudo.[4,5] Os fatores relacionados ao paciente associados à DTTP incluem sexo feminino, meia-idade e obesidade.[8,9]

Johnson e Strom[5] descreveram uma progressão de quatro estágios para a DTTP. O estágio I é caracterizado por dor e edema localizados no tendão tibial posterior sem deformidade associada. O estágio II é caracterizado por uma deformidade de pé plano flexível. Nesse estágio, o tendão está alongado e pode apresentar degeneração. Contudo, o retropé é móvel e o pé demonstra um plano valgo flexível.[3] A deformidade fixa caracteriza o estágio III e a dor pode se transferir lateralmente devido ao impacto na região do seio do tarso. Johnson e Strom[5] também propuseram um estágio IV, no qual a deformidade avança de modo a incluir uma angulação em valgo do tálus. O estágio IV foi formalmente adotado vários anos depois por Myerson.[4]

As opções de tratamento não cirúrgico para DTTP incluem imobilização e fisioterapia. O tratamento conservador é indicado para pacientes que apresentam uma gravidade menor conforme os critérios de estágio de Johnson e Strom, duração menor dos sintomas e sem história de injeções prévias de cortisona ou uso de órtese.[10] As intervenções de fisioterapia são indicadas nos estágios iniciais (I e II), nos quais a deformidade é flexível. As intervenções incluem fortalecimento dos supinadores para melhorar a estabilidade do mediopé e alongamento dos flexores plantares para melhorar a flexibilidade da articulação talocrural. De modo tradicional, o manejo clínico inclui alguma forma de suporte externo para o pé via órtese.[11,12] Uma pesquisa recente descobriu que o fortalecimento e o alongamento podem incrementar o programa de uso da órtese.[13,14] Se os sintomas da paciente não tiverem se resolvido em 3 a 4 meses de fisioterapia, ela deve ser encaminhada a um ortopedista para uma consulta cirúrgica. São indicadores para encaminhamento a um médico a persistência de dor e/ou a necessidade de imobilização prolongada.[14]

Tratamento Fisioterapêutico do Paciente

Recomenda-se a fisioterapia para o tratamento conservador nos estágios iniciais da DTTP. Dada a ampla variedade de lesões associadas a um pé pronado, indivíduos com DTTP podem ser encaminhados à fisioterapia por diagnósticos diferenciais ou adicionais, que incluem tendinite do tibial posterior, pé plano ou uma queixa genérica de dor no arco medial. O fisioterapeuta deve iniciar com medidas que promovam o apoio às estruturas lesionadas, aumento da flexibilidade da articulação talocrural e fortalecimento gradual dos músculos supinadores do pé. O fisioterapeuta pode colaborar com um profissional da área de órteses quando houver indicação de órtese customizada. Se a dor não diminuir ou a deformidade do pé avançar apesar da intervenção, a paciente deve ser encaminhada de volta ao ortopedista para um manejo clínico, que pode incluir exame de imagem, remoção da descarga do peso corporal mais agressiva e/ou consulta cirúrgica.

Exame, Avaliação e Diagnóstico

Um exame fisioterapêutico da paciente com suspeita de DTTP inclui inspeção visual e palpação dos pés, avaliação do alinhamento do pé estático, ADM e avaliação do movimento acessório, análise de movimento, medida funcional da força da extremidade inferior e análise da marcha.

Dor e edema são as principais características da DTTP, em particular, no estágio I, quando não existem danos de alinhamento estático.[5] O exame geralmente começa com uma inspeção visual do pé e palpação do tendão tibial posterior. Com frequência, há sensibilidade na palpação do tendão tibial posterior na região de trás do maléolo medial até sua inserção no navicular.

A DTTP está associada com **achados estáticos de um arco longitudinal mais baixo e achados dinâmicos de pronação do tornozelo**.[6,7,15,16] O alinhamento do pé estático pode ser medido e documentado usando uma variedade de métodos. O "sinal de excesso de dedos" é um indicador comum de pronação durante a posição em pé ereta. (Fig. 20.1).[5] O índice do arco é usado com frequência para a medição estática da altura do arco longitudinal medial nessas pessoas. O índice do arco é medido a partir da altura do chão até a região dorsal do pé, exatamente na metade do comprimento total do pé, dividido pelo comprimento a partir do aspecto posterior do calcanhar até o primeiro metatarso (Fig. 20.2).[17] Um índice alto indica um arco longitudinal mais alto, ao passo que um índice de arco inferior a 0,263 é considerado como um pé pronado.[18] Os pesquisadores encontraram diferenças significativas no índice de altura do arco em pé em indivíduos com DTTP de estágio inicial em relação aos indivíduos do grupo controle.[16,19] Contudo, Rabbito e colaboradores[6] encontraram uma diferença no índice da altura do arco na posição *sentada*, mas nenhuma diferença no índice da altura do arco na posição em pé entre indivíduos com DTTP de estágio I e controles. Assim, pode ser benéfico para o fisioterapeuta medir o índice do arco de cada pé nas posições sentada e em pé de modo a claramente documentar a altura do arco na ausência de descarga de peso e qualquer mudança da altura na posição de descarga de peso. Enquanto a pronação excessiva pode estar presente de modo bilateral, a DTTP costuma ser observada de modo unilateral, com pronação mais evidente e índice de arco menor acompanhados por dor e perda de função do lado acometido.

Devido aos achados estáticos e dinâmicos relacionados à DTTP, a ADM de pé e tornozelo e a mobilidade acessória da articulação devem ser avaliadas. As medidas de ADM podem ser obtidas nas posições em prono ou supino com o uso de um goniômetro, enquanto se mantém o tornozelo em uma posição neutra da articulação subtalar.[20] Deve-se medir a inversão e a eversão calcâneas para quantificar a mobilidade do retropé. Os valores de ADM de extensão do hálux também podem ser valiosos, porque a extensão passiva do hálux abrange a fáscia plantar para auxiliar na elevação do arco durante a posição terminal e a de arranque inicial no ciclo da marcha.[21] A dorsiflexão ativa e pas-

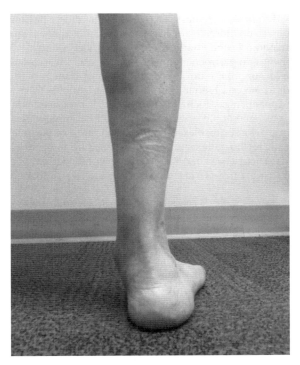

Figura 20.1 Sinal de "excesso de dedos". A partir de uma vista posterior, um grande número de dedos é observado mais na região lateral do que na medial. Neste caso, o hálux não está visível e os artelhos do indivíduo são vistos apenas lateralmente.

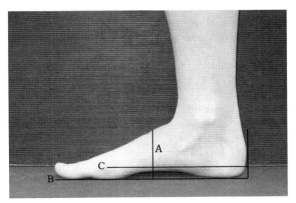

Figura 20.2 O índice do arco = A/C, onde A representa a altura do pé em 50% do comprimento total do pé (B) e C representa o comprimento do pé reduzido, medida da cabeça do primeiro metatarso até o aspecto mais posterior do calcanhar.

siva do tornozelo devem ser medidas com o joelho estendido e flexionado para avaliar o grau de contribuição do músculo gastrocnêmio encurtado para a dorsiflexão limitada do tornozelo. Quando o joelho está estendido e o tornozelo dorsiflexionado, ocorre o máximo alongamento do gastrocnêmio devido à origem e inserção do músculo cruzando o joelho e tornozelo. Em um indivíduo com encurtamento do gastrocnêmio, a dorsiflexão do tornozelo está limitada com o joelho estendido. Ao repetir-se a medida com o joelho flexionado, o gastrocnêmio não está mais maximamente estendido e um indivíduo com encurtamento do gastrocnêmio isolado exibirá aumento no alcance da dorsiflexão do tornozelo. A dorsiflexão do tornozelo que está igualmente limitada em ambas as posições de joelho pode ser atribuída ao déficit no comprimento do sóleo ou à rigidez capsular da articulação talocrural. O teste de mobilidade da articulação acessória na articulação talocrural é necessário para distinguir uma restrição muscular *versus* uma restrição capsular.

Uma mobilidade adequada da articulação talocrural e subtalar também é necessária para uma mecânica de pé ideal. Quando há limitação na mobilidade da articulação talocrural, em particular com dorsiflexão, o calcâneo começa a everter e um estresse em valgo excessivo é colocado sobre a articulação subtalar. O padrão é cíclico: à medida que o calcâneo faz eversão, o gastrocnêmio fica em uma posição encurtada.[3] Com o passar do tempo, o gastrocnêmio pode encurtar e o calcâneo pode se tornar fixo em eversão.[5]

As ações do tibial posterior são plantiflexão e inversão do retropé. O teste muscular manual usa um teste de interrupção no alcance final da plantiflexão e inversão do tornozelo.[22] Contudo, também pode ser benéfico testar cada ação. Enquanto Alvarez e colaboradores[14] descobriram uma fraqueza na inversão do tornozelo no lado acometido em indivíduos com DTTP durante o teste isocinético, Rabbito e colaboradores[6] não encontraram diferença na força de inversão do tornozelo (testada com dinamometria) em indivíduos com DTTP de estágio I comparados com os indivíduos do grupo controle.

A avaliação funcional do tendão tibial posterior inclui observação da capacidade do paciente de realizar uma elevação do calcanhar. Durante esse movimento, o tendão tibial posterior realiza inversão do retropé, o que permite que o complexo do tríceps sural faça plantiflexão do tornozelo em um pé estável. Na presença de DTTP, o tibial posterior é incompetente, resultando em eversão do retropé durante uma elevação de calcanhar unilateral ou incapacidade de elevar o calcanhar do chão.[19] Os indivíduos com DTTP com frequência não conseguem realizar uma elevação de calcanhar simples.[5] Diferenças no movimento do antepé também foram observadas durante o desempenho de uma elevação de calcanhar bilateral. Em um estudo da cinemática do pé durante a tarefa de elevação de calcanhar bilateral em indivíduos com DTTP de estágio II, Houck e colaboradores[16] mostraram que houve diminuição da plantiflexão do antepé sobre o retropé e da dorsiflexão metatarsofalângica. No contexto de um exame clínico minucioso, o fisioterapeuta deve avaliar as elevações de calcanhar unilateral e bilateral, observando a amplitude de movimento de plantiflexão do tornozelo, plantiflexão do antepé sobre o retropé, bem como a presença ou ausência de inversão no retropé (Fig. 20.3). Se o indivíduo for capaz de realizar uma elevação de calcanhar unilateral com padrão de movimento adequado e sem substituições, repete-se um teste de elevação de calcanhar para avaliar o desempenho do plantiflexor do tornozelo. A força normal dos plantiflexores foi descrita como a capacidade de realizar 25 elevações de calcanhar unilaterais em, pelo menos, 50% da elevação de calcanhar unilateral inicial.[23]

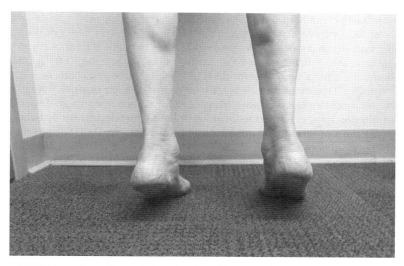

Figura 20.3 Elevação unilateral de calcanhar. Este indivíduo exibe limitação na plantiflexão e uma ausência de inversão do retropé, bilateralmente.

Pouco se sabe sobre a força de quadril nesta população, no entanto, Kulig e colaboradores[19] demonstraram que mulheres de meia-idade com DTTP de estágio inicial apresentavam diminuição da força de extensão e abdução de quadril bilateralmente em comparação com mulheres saudáveis de mesma idade. Assim, o teste de força muscular do quadril pode ser justificado no exame inicial.

O exame inicial também inclui uma análise da marcha. O fisioterapeuta deve cuidadosamente observar os movimentos do pé durante todas as fases do ciclo da marcha. Em especial, deve tentar identificar se o pé afetado apresenta os seguintes movimentos indesejados: eversão excessiva de retropé, dorsiflexão do antepé no retropé, dorsiflexão talocrural limitada, dorsiflexão limitada do hálux na posição terminal e plantiflexão talocrural limitada no arranque inicial. O teste cinemático de indivíduos com DTTP de estágios I e II mostrou maior eversão do retropé durante todas as fases de apoio,[6,7,24] menor dorsiflexão do retropé e um antepé mais dorsiflexionado em comparação com o retropé.[23] A diminuição da extensão do hálux também foi encontrada durante todo o ciclo da marcha em indivíduos com DTTP.[24]

Plano de Tratamento e Intervenções

A ortese foi a primeira estratégia usada no tratamento não cirúrgico para a DTTP.[11,12,25] Neville e Lemley[26] descobriram que **diversos estilos de imobilização** com órteses são efetivos na elevação do arco longitudinal medial e que as órteses articuladas customizadas são mais efetivas na melhora da inversão do retropé durante toda a fase de apoio em relação a um tratamento sem o uso de imobilização. Alvarez e colaboradores[14] forneceram uma órtese de pé submaleolar de três quartos de comprimento para indivíduos que conseguiam caminhar mais de um quarteirão e realizar uma elevação de calcanhar simples no lado afetado e apresentavam dor com menos de três meses de duração. Se qualquer uma dessas condições não fosse satisfeita, os indivíduos eram orientados para o uso de uma órtese de tornozelo-pé articulada curta (meia perna) (OTP). Quando a dor diminuiu e a força estava dentro de 10 a 15% do lado não afetado, os indivíduos avançaram da OTP para a órtese de pé de três quartos de comprimento.[14] A imobilização deve ser considerada junto com a fisioterapia inicial nessa população de paciente.

Nos últimos anos, o **acréscimo de alongamento e fortalecimento de baixa carga e alta repetição a programas de imobilização tradicionais** na DTTP de estágio inicial melhorou os resultados clínicos.[13,14] Alvarez e colaboradores[14] relataram diminuição da dor e melhora da função em 83% dos 47 indivíduos estudados. O programa de reabilitação aconselhado por Alvarez e colaboradores[14] consistiu em uma sessão de tratamento inicial (fase de pré-tratamento) seguida por três fases progressivas. Durante a fase de pré-tratamento, a paciente compareceu a uma consulta para instrução sobre o programa de exercício domiciliar, o qual consistiu em um exercício "sola a sola". A Tabela 20.1 mostra exemplos de exercícios em um programa de reabilitação de três fases para DTTP.[14]

Kulig e colaboradores[27] pesquisaram tipos de exercício para recrutamento do músculo tibial posterior e concluíram que, em indivíduos saudáveis com um índice de arco normal, a adução do pé resistida usando uma faixa elástica (Fig. 20.5) foi mais efetiva do que a elevação unilateral de calcanhar ou supinação com faixa elástica. Em indivíduos com DTTP que realizavam esse exercício de adução do pé, a mesma equipe de pesquisa descobriu que o tibial posterior era mais efetivamente ativado com o uso simultâneo de uma órtese/palmilha em um calçado.[28] Em uma comparação de exercícios excêntricos e concêntricos de fortalecimento do tibial posterior junto com uma órtese de pé, um protocolo de força excêntrica esteve associado com as maiores melhoras na dor e função; contudo, os indivíduos em ambos os grupos de fortalecimento melhoraram mais que os indivíduos que usaram apenas órtese.[13]

Tabela 20.1 PROGRAMA DE EXERCÍCIO TERAPÊUTICO PARA DTTP

Fase de pré-tratamento	Fase 1	Fase 2	Fase 3
Exercício sola a sola" (Fig. 20.4): 25 repetições por série. Começar com 4 séries, subindo para 12 séries e então para 300 repetições consecutivas por dia durante 2 semanas.	Dorsiflexão, inversão e eversão com *faixa elástica*, compondo até 20 repetições por dia.	Elevações de calcanhar de ambas as pernas, passando para uma perna só, compondo 50 repetições. Deambulação com os dedos do pé por 90 metros. Alongamento dos plantiflexores, se a rigidez muscular estiver limitando a dorsiflexão plena do tornozelo.	Progressão das atividades da fase 2 visando às repetições e distâncias programadas.

SEÇÃO III: CASO 20   343

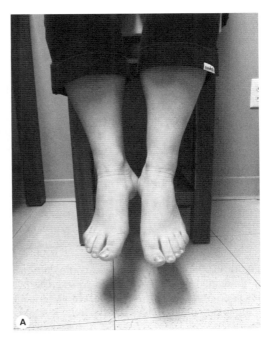

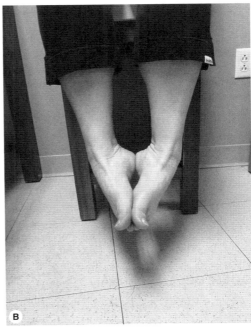

Figura 20.4 Exercício sola a sola para fortalecimento do tibial posterior. **A.** O paciente fica com os tornozelos em leve plantiflexão e os calcanhares unidos. **B.** Depois, o paciente lentamente realiza a inversão dos pés de modo que as solas estejam viradas de frente uma para a outra e então retorna à posição inicial.

344 CASOS CLÍNICOS EM FISIOTERAPIA ESPORTIVA

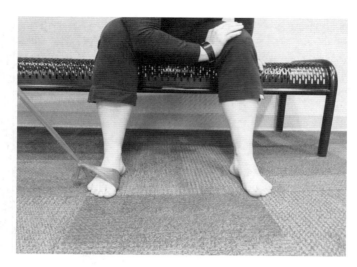

Figura 20.5 Exercício de adução do pé com resistência. Com a faixa elástica mantida a um ângulo de 45° e a perna a ser exercitada estabilizada pelo indivíduo, a paciente inicia em uma posição de abdução do pé e aduz o antepé direito em plano transverso enquanto mantém tensão constante no elástico.

Recomendações Clínicas Baseadas em Evidência

SORT: Taxonomia da Força de Recomendação
A: Evidência de boa qualidade e consistente orientada para o paciente.
B: Evidência de qualidade limitada ou inconsistente orientada para o paciente.
C: Evidência consensual, prática geral, opinião de especialista ou série de casos orientada para a doença.

1. Indivíduos com disfunção do tendão tibial posterior apresentam uma altura de arco longitudinal mais baixa e achados dinâmicos de pronação do tornozelo. **Grau A**
2. A órtese deve ser usada para elevar o arco longitudinal medial e prevenir a eversão do retropé em indivíduos com DTTP, em particular quando o indivíduo possui capacidade de deambular limitada ou é incapaz de realizar uma elevação de calcanhar de uma perna só. **Grau B**
3. Os programas fisioterapêuticos que incorporam exercícios de fortalecimento de baixa resistência e alta repetição para os plantiflexores do tornozelo e tibial posterior diminuem a dor, aumentam a força do tibial posterior e melhoram a deambulação em indivíduos com DTTP. **Grau B**

QUESTÕES DE REVISÃO

20.1 Um paciente diagnosticado com DTTP de estágio I relata dor, em especial, durante o agachamento e a descida de escadas. A análise visual do agachamento revela coluna e fêmur em posição neutra e um pé que progressivamente prona com a profundidade do agachamento. Qual achado de exame pode ser o *melhor* para revelar a causa da pronação do pé?

A. Índice da altura do arco
B. Comprimento do gastrocnêmio
C. Força do abdutor do quadril
D. Mobilidade acessória da articulação talocrural

20.2 Um fisioterapeuta no consultório avalia um paciente que foi encaminhado à fisioterapia para tratar a DTTP de estágio I e a incapacidade de realizar uma elevação de calcanhar com uma perna só. Qual exercício é o *mais* apropriado para ser incluído ao programa domiciliar inicial?

A. Elevações de calcanhar com as duas pernas
B. Fortalecimento excêntrico do calcâneo fora de um degrau
C. Plantiflexão resistida na posição sentada, com faixa elástica
D. Inversão de tornozelo "sola a sola"

RESPOSTAS

20.1 **D.** A mobilidade acessória da articulação talocrural é usada para avaliar a mobilidade da articulação do tornozelo e para fazer a diferenciação entre as limitações capsulares e as musculares. Como a dor ocorre durante uma tarefa funcional na qual o joelho é flexionado, o gastrocnêmio não está maximamente alongado, portanto, o comprimento do gastrocnêmio não é o estímulo mais provável (opção B).

20.2 **D.** A inversão "sola a sola" é o exercício que isola de maneira mais eficiente o músculo tibial posterior. Em um paciente com DTTP de estágio II, o tendão tibial posterior com frequência está deficiente na inversão do retropé, o que é um pré-requisito para o fortalecimento de plantiflexão. Alvarez e colaboradores[14] mostraram que um programa de alta repetição e baixa carga que começa com exercícios de sola a sola foi efetivo na diminuição da dor e no aumento da função em pacientes com DTTP.

REFERÊNCIAS

1. Thordarson DB, Schmotzer H, Chon J, Peters J. Dynamic support of the human longitudinal arch. A biomechanical evaluation. *Clin Orthop Relat Res.* 1995;316:165-172.
2. Deland JT, de Asla RJ, Sung IH, Ernberg LA, Potter HG. Posterior tibial tendon insufficiency: which ligaments are involved? *Foot Ankle Int.* 2005;26:427-435.
3. Geideman WM, Johnson JE. Posterior tibial tendon dysfunction. *J Orthop Sports Phys Ther.* 2000;30:68-77.
4. Myerson MS. Adult acquired flatfoot deformity: treatment of dysfunction of the posterior tibial tendon. *Instr Course Lect.* 1997;46:393-405.
5. Johnson KA, Strom DE. Tibialis posterior tendon dysfunction. *Clin Orthop Relat Res.* 1989;239:196-206.
6. Rabbito M, Pohl MB, Humble N, Ferber R. Biomechanical and clinical factors related to stage I posterior tibial tendon dysfunction. *J Orthop Sports Phys Ther.* 2011;41:776-784.

7. Neville C, Flemister A, Tome J, Houck J. Comparison of changes in posterior tibialis muscle length between subjects with posterior tibial tendon dysfunction and healthy controls during walking. *J Orthop Sports Phys Ther.* 2007;37:661-669.
8. Mann RA, Thompson FM. Rupture of the posterior tibial tendon causing flat foot. Surgical treatment. *J Bone Joint Surg Am.* 1985;67:556-561.
9. Johnson KA. Tibialis posterior tendon rupture. *Clin Orthop Relat Res.* 1983;140-147.
10. O'Connor K, Baumhauer J, Houck JR. Patient factors in the selection of operative versus nonoperative treatment for posterior tibial tendon dysfunction. *Foot Ankle Int.* 2010;31:197-202.
11. Chao W, Wapner KL, Lee TH, Adams J, Hecht PJ. Nonoperative management of posterior tibial tendon dysfunction. *Foot Ankle Int.* 1996;17:736-741.
12. Augustin JF, Lin SS, Berberian WS, Johnson JE. Nonoperative treatment of adult acquired flat foot with the Arizona brace. *Foot Ankle Clin.* 2003;8:491-502.
13. Kulig K, Reischl SF, Pomrantz AB, et al. Nonsurgical management of posterior tibial tendon dysfunction with orthoses and resistive exercise: a randomized controlled trial. *Phys Ther.* 2009;89:26-37.
14. Alvarez RG, Marini A, Schmitt C, Saltzman CL. Stage I and II posterior tibial tendon dysfunction treated by a structured nonoperative management protocol: an orthosis and exercise program. *Foot Ankle Int.* 2006;27:2-8.
15. Tome J, Nawoczenski DA, Flemister A, Houck J. Comparison of foot kinematics between subjects with posterior tibialis tendon dysfunction and healthy controls. *J Orthop Sports Phys Ther.* 2006;36:635-644.
16. Houck JR, Neville C, Tome J, Flemister AS. Foot kinematics during a bilateral heel rise test in participants with stage II posterior tibial tendon dysfunction. *J Orthop Sports Phys Ther.* 2009;39:593-603.
17. Williams DS, McClay IS. Measurements used to characterize the foot and the medial longitudinal arch: reliability and validity. *Phys Ther.* 2000;80:864-871.
18. Butler RJ, Hillstrom H, Song J, Richards CJ, Davis IS. Arch height index measurement system: establishment of reliability and normative values. *J Am Podiatr Med Assoc.* 2008;98:102-106.
19. Kulig K, Popovich JM Jr, Noceti-Dewit LM, Reischl SF, Kim D. Women with posterior tibial tendon dysfunction have diminished ankle and hip muscle performance. *J Orthop Sports Phys Ther.* 2011;41:687-694.
20. Martin RL, McPoil TG. Reliability of ankle goniometric measurements: a literature review. *J Am Podiatr Med Assoc.* 2005;95:564-572.
21. Neumann DA. *Kinesiology of the Musculoskeletal System. Foundations for Rehabilitation.* 2nd ed. St Louis, MO: Elsevier; 2010.
22. Kendall FP, McCreary EK, Provance PG, Rodgers MM, Romani WA. *Muscles: Testing and Function, With Posture and Pain.* 5th ed. Balitmore, MD: Lippincott Williams & Wilkins; 2005.
23. Lunsford BR, Perry J. The standing heel-rise test for ankle plantar flexion: criterion for normal. *Phys Ther.* 1995;75:694-698.
24. Ness ME, Long J, Marks R, Harris G. Foot and ankle kinematics in patients with posterior tibial tendon dysfunction. *Gait Posture.* 2008;27:331-339.
25. Lin JL, Balbas J, Richardson EG. Results of non-surgical treatment of stage II posterior tibial tendon dysfunction: a 7- to 10-year followup. *Foot Ankle Int.* 2008;29:781-786.
26. Neville C, Lemley FR. Effect of ankle-foot orthotic devices on foot kinematics in Stage II posterior tibial tendon dysfunction. *Foot Ankle Int.* 2012;33:406-414.
27. Kulig K, Burnfield JM, Requejo SM, Sperry M, Terk M. Selective activation of tibialis posterior: evaluation by magnetic resonance imaging. *Med Sci Sports Exerc.* 2004;36:862-867.
28. Kulig K, Burnfield JM, Reischl S, Requejo SM, Blanco CE, Thordarson DB. Effect of foot orthoses on tibialis posterior activation in persons with pes planus. *Med Sci Sports Exerc.* 2005;37:24-29.

Fratura por estresse em corredor de meia-idade

Kari Brown Budde

CASO 21

Um indivíduo praticante de corrida de fundo de 51 anos de idade foi encaminhado para uma clínica de fisioterapia ambulatorial com dor na região anterior da perna esquerda. O paciente começou a correr 18 meses antes para perder peso". Relatou que gostava de praticar corrida como passatempo. No ano anterior, o paciente foi tratado por um fisioterapeuta após ter um início de dor no quadril esquerdo enquanto corria sua primeira meia-maratona. Estava correndo cerca de 48 km por semana. Durante essa fase de tratamento fisioterapêutico, passou por uma análise por vídeo da marcha da corrida e participou de modificação e reeducação da marcha e intervenções para tratar danos de mobilidade do quadril. Após cinco consultas, estava apto a retornar a sua quilometragem prévia e correr em provas de 5 km e de 10 km. O paciente continuou seu programa de treinamento de corrida de 48 km por semana; contudo, começou a ter dor na região anterior da perna esquerda oito meses atrás. Apesar da dor, o paciente continuou treinando, pois queria correr sua primeira maratona. Completou a maratona com um tempo de 5:23:29. A dor na perna piorou significativamente após o evento. O paciente consultou seu médico de cuidados primários (MCP) em diversas ocasiões durante os últimos seis meses. Um mês atrás, o médico diagnosticou uma fratura por estresse na tíbia esquerda, recomendou que ele parasse de correr, orientou para o uso de uma bota ortopédica e muletas bilaterais e sem descarga de peso e encaminhou-o para fisioterapia. No momento do exame inicial de fisioterapia, o paciente estava há um mês sem correr. Relatou que estava deambulando com muletas axilares bilaterais e sem descarga de peso sobre a perna esquerda até a semana anterior à fisioterapia, quando tentou correr 800 m após ser liberado da bota ortopédica. O paciente ainda relata dor durante e depois da corrida oito meses após os sintomas iniciais de dor na região anterior da perna. Seu estado funcional pré-lesão incluía corrida livre de dor até 48 km por semana. Sua história de saúde inclui uma ruptura no tendão fibular direito um ano atrás, distensão do isquiotibial direito há dois anos e um acidente de *motocross* três anos atrás que resultou em cinco costelas fraturadas, entorse da articulação acromioclavicular direita, entorse do punho esquerdo e contusões no quadril esquerdo. Sua história cirúrgica inclui um reparo do ligamento colateral medial do joelho direito 41 anos atrás e cirurgia artroscópica do joelho direito com desbridamento há três anos.

▶ Com base no diagnóstico de fratura por estresse tibial, quais fatores podem contribuir para as limitações de atividade?
▶ Quais são as intervenções fisioterapêuticas mais apropriadas e a maneira mais segura de promover o retorno ao esporte?
▶ Qual é o prognóstico de reabilitação?

DEFINIÇÕES-CHAVE

FRATURA POR INSUFICIÊNCIA: fratura que ocorre devido à carga normal colocada sobre um osso com capacidade de consolidação prejudicada.[1]

FRATURA POR ESTRESSE: falha por fadiga de material de um osso; em geral ocorre em ossos da extremidade inferior que sustentam o peso devido ao uso excessivo ou carga anormal ou alta.[2-7]

LEI DE WOLFF: descreve o processo de remodelagem normal e saudável do osso após a aplicação de estresse; por meio de resposta adaptativa e remodelagem, o osso deve ser capaz de responder ao início da fratura e à colocação de carga fortalecendo o osso para suportar a uma carga ainda maior.[3,4,8]

Objetivos

1. Descrever o sistema de classificação de fraturas por estresse.
2. Descrever os principais exames para avaliar uma fratura por estresse.
3. Descrever como o fisioterapeuta pode determinar quando tratar a fratura por estresse de um corredor de modo conservador e quando encaminhá-lo para outro profissional de saúde.
4. Identificar as intervenções fisioterapêuticas para um corredor com fratura por estresse.
5. Com base no exame e nos sinais e sintomas, determinar quando aconselhar um paciente a parar com as atividades de corrida e realizar atividades de *cross-training*.

Considerações sobre a Fisioterapia

Considerações sobre a fisioterapia durante o tratamento do corredor de meia-idade com fratura por estresse tibial:

▶ **Plano de tratamento/objetivos gerais da fisioterapia:** diminuir a dor; aumentar a capacidade de deambulação com menos dor para atividades da vida diária (AVD); aumentar a força, o controle dinâmico e a resistência para atividades de retorno ao esporte com diminuição da dor e do risco de nova lesão.
▶ **Intervenções de fisioterapia:** educação do paciente sobre o diagnóstico, prognóstico, possíveis causas de lesão, antecipar barreiras ou desafios para cuidado, riscos e benefícios de fisioterapia e resultados antecipados; intervenções manuais para aumentar a mobilidade articular, a flexibilidade e diminuir a dor; exercícios terapêuticos e reeducação neuromuscular para diminuir padrões de movimento anormais e disfuncionais, aumentar a força, a resistência e a educação para os melhores resultados possíveis e o retorno seguro para a corrida; análise por vídeo da marcha da corrida para avaliar e abordar os padrões de movimento disfuncionais que podem aumentar o estresse ao tecido em cicatrização.
▶ **Precauções durante a fisioterapia:** monitorar a dor e os padrões de movimento anormais da marcha e abordar precauções e contraindicações para uma intervenção baseada no quadro clínico e nos objetivos preexistentes do paciente.

▶ **Complicações que interferem na fisioterapia:** incapacidade de comparecer às sessões de fisioterapia; não adesão às recomendações do fisioterapeuta; estágio/tamanho da fratura por estresse; qualidade de tecido insatisfatória; mecânica da extremidade inferior e padrões de movimento que aumentam o estresse ao tecido afetado; atividades de trabalho do paciente que podem prejudicar a consolidação.

Visão Geral da Patologia

No osso saudável normal, qualquer estresse ou carga causa alguma deformação e microlesão.[3] A lei de Wolff afirma que, em resposta à aplicação de carga repetitiva, o osso saudável se remodela depositando novo tecido ósseo no local da carga para resistir ao estresse.[3,4,8] Se a carga ou o estresse ao osso em um local específico forem maiores ou mais rápidos do que o corpo pode reparar, pode ocorrer o estágio inicial de uma fratura por estresse. Em geral, as fraturas por estresse são mais encontradas nas extremidades inferiores, particularmente na tíbia, de atletas de corrida e de salto.[9] As fraturas por estresse têm três estágios.[1,4,10] O primeiro estágio é o início da fratura, que ocorre em um ponto específico onde o estresse de carga está concentrado. O segundo estágio é a propagação da fratura, que ocorre quando a carga permanece sendo aplicada em um nível superior ao qual o osso pode ser reparado ou novo osso pode ser depositado. O estágio final é uma fratura completa com apresentação sintomática. As fraturas por estresse são distintas daquelas por insuficiência. Uma fratura por insuficiência ocorre quando estresse normal é aplicado em um osso que tem capacidade de consolidação *deficiente* e, por essa razão, é incapaz de reparar e remodelar-se rápido o suficiente para prevenir uma fratura.[1] As fraturas por insuficiência representam capacidade de consolidação prejudicada, o que ocorre em pessoas com doenças ósseas, mulheres idosas com baixa densidade óssea e atletas com componentes da tríade da mulher atleta (ver o Caso 14). O diagnóstico diferencial de uma fratura por insuficiência deve ser considerado quando se avalia atletas com fraturas por estresse, pois esse diagnóstico pode predispor o indivíduo a futuras fraturas e o diagnóstico apropriado é fundamental para o sucesso da reabilitação.

As fraturas por estresse ocorrem quando há um desequilíbrio entre o início da fratura e propagação e a capacidade do corpo em responder a esses processos. Os fatores de risco intrínsecos para fraturas por estresse incluem biomecânica estática e dinâmica inadequada, alinhamento ósseo anormal e estado hormonal.[11-16] Antepé em varo excessivo, arco longitudinal alto e desigualdade no comprimento das pernas aumentam o risco de fraturas por estresse.[13] As corredoras, em especial aquelas com história de irregularidades menstruais, baixa massa magra nas extremidades inferiores, discrepância no comprimento das pernas, densidade óssea mais baixa e dieta pobre em gorduras possuem um risco aumentado de fraturas por estresse na extremidade inferior.[9] Como o estrogênio e a progesterona ajudam no depósito de cálcio dentro do osso e mantêm a densidade óssea normal, níveis mais baixos desses hormônios em mulheres têm sido associados a risco aumentado de fratura por estresse na extremidade inferior.[11-13] Os fatores de risco extrínsecos incluem erros de treinamento, controle neuromuscular alterado, condicionamento esportivo e forma de corrida.[11-16]

As fraturas por estresse são diagnosticadas pela história subjetiva dos sintomas durante a atividade e por meio de imagem diagnóstica. Em geral, o paciente com uma fratura por estresse relata dor apenas durante a atividade. Contudo, à medida que a resposta ao estresse avança, o paciente pode sentir dor constante no local da lesão.[17] Neste estágio, há sensibilidade reproduzível à palpação sobre a área lesionada no osso. Radiografias e ultrassonografias não têm sido confiáveis para diagnosticar uma fratura por estresse.[18-21] A cintilografia óssea foi considerada quase 100% sensível para lesões ósseas por estresse; contudo, tem especificidade mais baixa do que a imagem por ressonância magnética (RM).[22,23] A RM é atualmente considerada o exame ideal para diagnosticar fratura por estresse da extremidade inferior.[22,23]

A condição física do atleta, o controle neuromuscular e a biomecânica desempenham um papel importante nos estresses aplicados ao esqueleto e na capacidade de dissipar essas cargas potencialmente prejudiciais. O controle neuromuscular ideal permite que os músculos absorvam as cargas de forma lenta e dissipem as forças de reação do solo durante a atividade. Quando os músculos contraem-se normalmente, atuam como amortecedores de choque que, de forma gradual, colocam estresse sobre os ossos, permitindo a aplicação de carga saudável e reduzindo o risco de fratura por estresse.[3] Se os músculos estiverem fatigados, não conseguem diminuir efetivamente a energia que é absorvida pelos ossos; isso permite que forças externas sobrecarreguem os ossos de uma maneira mais abrupta, podendo levar ao microtrauma.[10] Fadiga muscular e controles biomecânico e neuromuscular insatisfatórios podem levar a estresse mais alto nos ossos e, desse modo, a fraturas por estresse.[3,10]

Tratamento Fisioterapêutico do Paciente

Com frequência, os pacientes procuram a fisioterapia com um diagnóstico geral clínico de "dor na canela" ou "dor na perna". Se o fisioterapeuta suspeitar de uma fratura por estresse após a avaliação inicial, deve ser feito o encaminhamento de retorno ao médico para imagem diagnóstica. Uma vez que o diagnóstico definitivo de uma fratura por estresse foi determinado por meio de exame físico e cintilografia óssea e/ou RM, intervenções fisioterapêuticas podem ser feitas. Os pacientes diagnosticados com fraturas por estresse na extremidade inferior podem se beneficiar de intervenções como terapia manual, exercício terapêutico e modalidades terapêuticas. Essas intervenções devem se encaixar no plano global de cuidado aceito pelo paciente e pelo médico. Técnicas de terapia manual são realizadas para diminuir a dor e aumentar a mobilidade das articulações que circundam a fratura. Exercícios terapêuticos são prescritos para tratar fraqueza muscular e promover estabilidade articular proximal e distal. As modalidades terapêuticas, como estimulação óssea e crioterapia, são administradas para promover a consolidação e diminuir a dor.

Exame, Avaliação e Diagnóstico

O exame de um corredor lesionado consiste em uma avaliação minuciosa de toda a extremidade inferior, incluindo postura, amplitude de movimento, flexibilidade, força, padrões de movimento funcional e marcha (caminhada e corrida).

Começando com o atleta em pé, o fisioterapeuta avalia o tipo de pé, a postura e o alinhamento da extremidade inferior para obter uma apreciação do alinhamento intrínseco e da estabilidade. A avaliação da marcha com os pés descalços e com o calçado de corrida escolhido pelo paciente deve ser feita no nível de função atual do atleta. O paciente deste caso começou a caminhar há pouco tempo sem o uso de bota e dispositivo de assistência (muletas), portanto, apenas o caminhar deve ser avaliado. Uma análise da marcha de corrida só deve ser realizada quando o médico deixar claro que o paciente pode retornar ao esporte.

Além disso, o comprimento e a amplitude de movimento das pernas, a mobilidade articular e a flexibilidade das extremidades inferiores são avaliados. A melhor maneira de verificar o comprimento do membro da extremidade inferior é medir a distância desde a espinha ilíaca anterossuperior do paciente até a porção terminal do maléolo medial. Mobilidade ou flexibilidade articular limitada ou diminuída pode colocar estresse irregular sobre as extremidades inferiores e diminuir a capacidade do corpo em absorver as forças de reação do solo.[24]

A avaliação da força deve ser realizada bilateralmente para todos os músculos da extremidade inferior a fim de identificar fraqueza muscular isolada. A fraqueza muscular do quadril pode causar aumento de rotação interna femoral e adução do quadril, levando a controle insatisfatório da extremidade inferior e maior estresse em valgo nas pernas. A fraqueza muscular dos glúteos máximo e médio pode aumentar o risco de fraturas por estresse.[25,26] A força no tornozelo e no pé também é importante para o atleta conseguir limitar ângulos de eversão excessiva no retropé.[25,26] Por fim, a força do *CORE* deve ser avaliada, pois a corrida é um esporte de equilíbrio e estabilidade; o controle proximal ajuda na coordenação da extremidade inferior e na absorção de estresses.[27]

Se o paciente ainda não tem um diagnóstico confirmado de fratura por estresse, o fisioterapeuta pode realizar testes especiais para determinar ou descartar essa hipótese durante o exame inicial. Estes incluem o teste de batida no calcanhar (também conhecido como teste de percussão), o teste do fulcro, o teste do aperto e o teste do diapasão (Tab. 21.1).[28] A reprodução da dor do paciente nesses testes indica um resultado positivo. Contudo, o fisioterapeuta deve estar ciente de que a utilidade diagnóstica desses testes é limitada ou desconhecida.

A avaliação funcional das extremidades inferiores ajuda a determinar se o atleta tem padrões de movimento insatisfatórios na extremidade inferior incluindo (mas não limitado a) uma postura dinâmica da extremidade inferior muitas vezes chamada de "alinhamento ruim", que consiste em joelho valgo, rotação interna do fêmur e adução do quadril. Testes funcionais comuns que podem ser realizados incluem equilíbrio em apoio unipodal, agachamento bilateral e unilateral, salto, salto em uma perna só e teste do degrau.[29] Com frequência, esses testes funcionais salientam disfunção de movimento amplo para ajudar o fisioterapeuta a determinar a necessidade de reeducação neuromuscular como parte do plano de reabilitação.

A marcha de corrida deve ser avaliada antes da progressão para voltar a correr. A análise da marcha de corrida é importante para determinar padrões de movimentos biomecânicos que possam aumentar o risco de fraturas por estresse. Essa avaliação permite que o fisioterapeuta determine quais padrões de movimento disfuncionais precisam ser tratados para ajudar a prevenir o estresse constante no local de fratura em consolidação quando o paciente estiver pronto para retornar à atividade. Os padrões que podem aumentar os estresses na extremidade inferior e o risco de lesão incluem rigidez do joelho no plano sagital, momento de adução de quadril aumentado, cadência diminuída e ângulos de eversão aumentados da parte traseira do pé.[25,26,30,31]

Tabela 21.1 TESTES ESPECIAIS PARA SUSPEITA DE FRATURA POR ESTRESSE ESPECIAL	
Teste	Posição de teste
Teste batida no calcanhar (teste de percussão)	O paciente fica em supino sobre a maca. O fisioterapeuta eleva a extremidade inferior envolvida para fora da maca e aplica uma "batida" vigorosa no calcanhar com a força direcionada ao eixo longo da extremidade inferior.
Teste do fulcro	O paciente senta com as extremidades inferiores suspensas para fora da borda da maca. O fisioterapeuta estabiliza a perna envolvida ao segurar o tornozelo e aplica uma força com a mão oposta para criar um fulcro – em uma direção medial seguida por direção lateral para a região lesionada.
Teste do aperto	O paciente fica em supino sobre a maca. O fisioterapeuta comprime a tíbia e a fíbula (apertando-as juntas) distal ao local da lesão.
Teste do diapasão	O paciente fica em supino sobre a maca, com joelho da extremidade afetada flexionado a 90° e o pé apoiado sobre a maca. O fisioterapeuta bate o diapasão antes de aplicá-lo no local da lesão.

Plano de Tratamento e Intervenções

Uma abordagem de tratamento de três fases (aguda, subaguda e crônica) é benéfica para pacientes com uma fratura por estresse na extremidade inferior. A fase aguda inclui repouso e intervenções para aliviar os sintomas, enquanto a fase subaguda concentra-se em progredir para a tolerância de descarga de peso.[32,33] O repouso pode variar entre completo (p. ex., sem descarga de peso na extremidade envolvida e imobilização) e relativo. No repouso relativo, deve-se evitar a realização de atividades que causam dor ou reproduzem a carga prejudicial à mecânica do osso. O repouso relativo é recomendado por 4 a 6 semanas em indivíduos com diagnóstico suspeitado ou confirmado de uma fratura por estresse. Se a dor desaparecer após as semanas iniciais de repouso relativo, o processo de reabilitação pode continuar com atividades de descarga de peso e fortalecimento para promover cicatrização tecidual e o paciente pode retornar gradualmente ao esporte ou à atividade. Contudo, se a dor persistir após a prescrição inicial de repouso relativo, o repouso completo (com ou sem imobilização) é recomendado por um período adicional de 4 a 6 semanas. Se a dor aumentar e a modificação de atividade, repouso e imobilização não forem adequados para diminuir a dor, a fixação cirúrgica pode ser indicada.[17] Para o paciente deste caso, a corrida foi restrita, mas se encorajou a caminhada e natação para manter o condicionamento cardiovascular sem gerar estresse no osso lesionado.

O objetivo da fase subaguda é progredir para o fortalecimento com descarga de peso e atividades quando o paciente puder tolerar essas práticas sem reprodução de sintomas.[33] Ao desenvolverem-se exercícios de fortalecimento para corredores com fraturas por estresse na extremidade inferior, **o fortalecimento dos músculos do CORE e da extremidade inferior deve ser iniciado em posições sem descarga de peso corporal.** Exercícios de fortalecimento que requerem uma percentagem alta de contração isométrica voluntária máxima (CIVM) são efetivos para tratar fraquezas.[34] De acordo com Boren e colaboradores,[35] os melhores exercícios para ativar o glúteo médio são a prancha lateral (Fig. 21.1), ostra com rotação interna (Fig. 21.2), prancha frontal com extensão de quadril (Fig. 21.3) e abdução em decúbito lateral (Fig. 21.4). A ativação do glúteo máximo é mais alta com prancha frontal com extensão de quadril e prancha lateral com elevação da perna em abdução de quadril (Fig. 21.5).[35] Outros músculos da extremidade inferior que podem ajudar a aumentar a absorção de choque incluem o quadríceps, os isquiotibiais e os músculos que controlam o tornozelo. Se fraquezas forem identificadas no exame, esses músculos devem ser fortalecidos. Exercícios resistidos de fortalecimento de tornozelo podem ser realizados em todas as direções (Fig. 21.6). O fisioterapeuta deve fazer a prescrição de exercício de fortalecimento para construir resistência muscular usando resistência baixa e repetições altas.

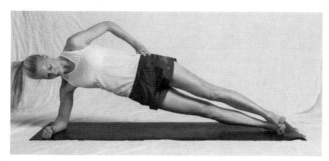

Figura 21.1 Prancha lateral.

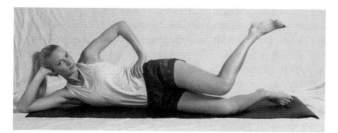

Figura 21.2 Exercício da ostra com rotação interna (ostra invertida).

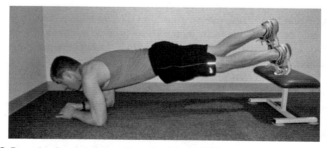

Figura 21.3 Prancha frontal com extensão do quadril.

SEÇÃO III: CASO 21   355

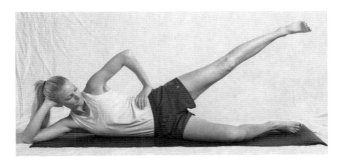

Figura 21.4 Abdução do quadril em decúbito lateral.

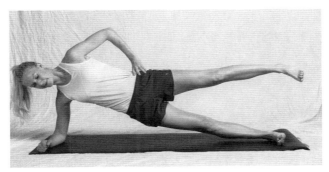

Figura 21.5 Prancha lateral com elevação da perna em abdução do quadril.

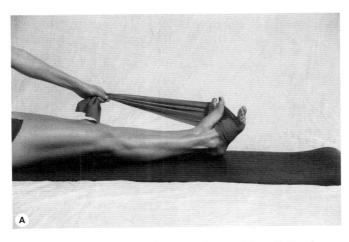

Figura 21.6 Exercícios de movimento do tornozelo com faixa elástica fornecendo resistência. **A.** Eversão.

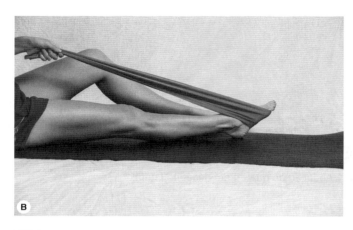

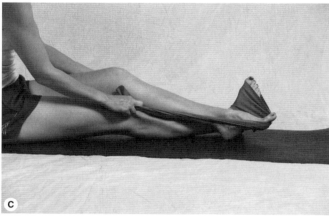

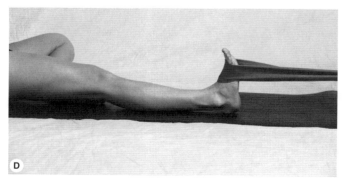

Figura 21.6 (*Continuação*) Exercícios de movimento do tornozelo com faixa elástica fornecendo resistência. **B.** Flexão plantar. **C.** Inversão. **D.** Dorsiflexão.

O fisioterapeuta também pode começar a tratar a flexibilidade diminuída e hipomobilidade articular nesse estágio inicial de processo de cicatrização. Intervenções como mobilizações de tecidos moles e articulares realizadas para aumentar a flexibilidade e a mobilidade articular não devem piorar a dor nesse estágio de cicatrização. Tratamentos manuais que provocam dor podem retardar o processo de cicatrização.[33] Durante a resposta de descarga na marcha, a flexão de quadril, flexão de joelho, dorsiflexão de tornozelo e pronação subtalar ajudam a dissipar as forças de reação do solo e ajudam a manter o centro de gravidade baixo.[36] Recuperar força e padrões de movimento normais por meio de fortalecimento e reeducação neuromuscular pode promover a melhora da carga de reação do solo e absorção de choque, de modo a diminuir o estresse e a tensão sobre o osso lesionado. A manutenção do condicionamento cardiovascular com atividades aeróbias sem descarga de peso ou com descarga parcial de peso por meio da prática de natação ou ciclismo também pode ser iniciada nesse estágio. Se disponível, o treinamento de corrida dentro da água ou na esteira antigravidade também pode ser usado na primeira fase de reabilitação para reintroduzir o paciente à corrida.[24] Relatos de dor durante ou após o *cross-training* é um sinal de que a fratura não está consolidada e o paciente deve parar o *cross-training* naquele ponto.[33] Outras sugestões para a fase subaguda de reabilitação incluem analisar o plano de treinamento de corrida e o calçado e como eles podem interferir na lesão. O encaminhamento para um nutricionista pode ser adequado para tratar quaisquer preocupações nutricionais que possam ter desempenhado um papel importante na lesão e na reabilitação.

O fortalecimento deve prosseguir para posições de descarga de peso mais funcionais. Com base na alta porcentagem de CIVM que ocorre durante os exercícios de agachamento simples e de *step* lateral, estes são ideais para tratar a fraqueza nos músculos glúteos máximo e médio.[35] Distefano e colaboradores[37] também recomendam caminhadas laterais com faixa elástica (Fig. 21.7) para fortalecimento do glúteo médio e o levantamento-terra em uma perna só (Fig. 21.8) para fortalecimento dos glúteos médio e máximo. Durante o estágio subagudo, o atleta de corrida também deve iniciar a prática de exercícios de fortalecimento excêntrico e de movimento funcional. A carga excêntrica ajuda o indivíduo a acostumar-se com as forças de reação do solo que serão experimentadas durante a corrida. A prescrição de movimentos funcionais pode melhorar o controle neuromuscular e reduzir os padrões de movimento anormais (p. ex., alinhamento ruim). A manutenção do condicionamento cardiovascular também é continuada nessa fase. O paciente pode começar o *cross-training* em um aparelho elíptico ou *arc trainer*, além das formas mencionadas previamente de *cross-training*. O atleta também pode melhorar a resistência de caminhada, com o objetivo de tolerar 30 minutos de caminhada vigorosa sem exacerbação de sintomas antes da progressão para um programa de retorno à corrida.[38] O paciente deve conseguir caminhar e realizar AVDs sem sintomas por, no mínimo, duas semanas antes de iniciar um retorno para o programa de corrida.

Durante a fase funcional final da reabilitação de fratura por estresse (> 10 semanas após a lesão), o atleta retorna gradualmente ao esporte.[33] No início dessa fase, o paciente pode ser orientado a aumentar as forças de reação do solo implementando treinamento pliométrico.[30] O treinamento pliométrico deve começar nas extremidades inferiores bilaterais, concentrando-se na descarga de peso igual e mecânica de aterrissagem adequada no quadril, no joelho e no tornozelo. O retorno às atividades espe-

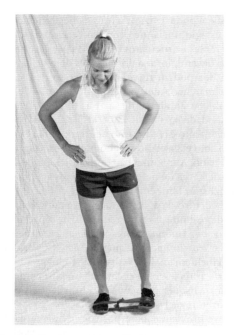

Figura 21.7 Caminhada lateral com faixa elástica.

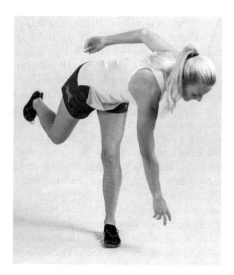

Figura 21.8 Levantamento-terra com uma perna só.

cíficas do esporte é uma progressão gradual que deve levar em consideração diversos fatores, como estado médico e de saúde (p. ex., sinais, sintomas, estado psicológico, testes laboratoriais), modificadores de risco do esporte (p. ex., tipo de esporte, nível competitivo) e modificadores de decisão (p. ex., pressão do atleta, pressão externa para participar do esporte).[40] A progressão continua com movimentos unidirecionais, saltos multidirecionais e, por fim, saltos em uma perna só. Com base na experiência clínica, o paciente deve conseguir tolerar 300 a 400 contatos do pé do lado lesionado sem exacerbação dos sintomas. Como correr 1,6 km requer cerca de 750 contatos do pé por perna, isso permitiria que o paciente tolerasse bem uma corrida de 400 m.[39] Um programa de retorno à corrida usando uma progressão caminhada-corrida ou corrida gradual é recomendado para prevenir nova lesão.[38,39] A corrida deve ser retomada em um passo mais lento e frequência mais curta do que a anterior à lesão. A distância e a duração devem ser lentamente aumentadas primeiro, e a intensidade deve ser aumentada apenas quando o atleta voltar a correr as distâncias usuais.[24] Embora não seja muito sustentado por evidência, recomenda-se aos **corredores não aumentar a quilometragem semanal em mais de 10% quando treinam.**[24] Nesse estágio, é importante continuar com os exercícios prévios de fortalecimento, flexibilidade, equilíbrio, controle neuromuscular e estabilidade do CORE para remediar danos biomecânicos identificados que possam ter levado à lesão inicial. Atividades sem impacto e *cross-training* devem continuar nos dias sem corrida para prosseguir com o tratamento desses danos.[38]

O corredor deve retornar gradualmente à corrida quando estiver assintomático, demonstrar força restaurada e ausência de alterações biomecânicas e quando estiver autorizado pelo médico. Se o paciente apresentar qualquer dor durante o programa de retorno à corrida, o programa deve ser adiado até que todas as atividades sejam praticadas sem dor. As assimetrias ou anormalidades identificadas na análise de marcha de corrida devem ser tratadas modificando-se a capacidade de liberação de carga nas extremidades inferiores para ajudar a prevenir nova lesão ao osso. **As técnicas para diminuir as forças de reação do solo sobre o osso** incluem aumentar os passos por minuto[31] e modificar a carga de impacto fornecendo *feedback* visual durante a reeducação da marcha em tempo real.[41-43]

Recomendações Clínicas Baseadas em Evidência

SORT: Taxonomia da Força de Recomendação

A: Evidência de boa qualidade e consistente orientada para o paciente.
B: Evidência de qualidade limitada ou inconsistente orientada para o paciente.
C: Evidência consensual, prática geral, opinião de especialista ou série de casos orientada para a doença.

1. Exercícios de fortalecimento para músculos das extremidades inferiores e do *CORE* devem ser iniciados em posições sem descarga de peso para corredores com fraturas por estresse na extremidade inferior. **Grau C**
2. Para o indivíduo com uma história de fratura por estresse, a quilometragem da corrida não deve aumentar mais que 10% da distância da semana anterior. **Grau C**
3. As técnicas para modificar a forma de corrida diminuem o risco de nova lesão quando o local de fratura por estresse está consolidado. **Grau C**

QUESTÕES DE REVISÃO

21.1 Durante os estágios iniciais de uma hipótese de fratura por estresse, qual teste o fisioterapeuta poderia realizar para determinar se a dor na região anterior da perna é devido a uma fratura por estresse?

 A. Cintilografia óssea
 B. Teste do aperto
 C. RM
 D. Teste de *step-down*

21.2 Quando um paciente com história de fratura tibial por estresse retornar à prática de corrida, qual é a melhor maneira de modificar sua mecânica de corrida para diminuir o estresse ao tecido afetado?

 A. Aumentar a batida no calcanhar
 B. Diminuir os passos por minuto
 C. Diminuir a arrancada
 D. Aumentar os passos por minuto

RESPOSTAS

21.1 **B.** O teste do aperto é um teste especial de exame físico que pode ajudar a determinar se a dor é reproduzida colocando-se estresse por compressão na área afetada da tíbia ou da fíbula, sobre a extremidade inferior afetada.[30] A RM (opção C) e cintilografia óssea (opção A) são exames de imagem que têm sido usados para diagnosticar fraturas por estresse; contudo, os fisioterapeutas não podem realizar esses exames. A RM é o padrão ouro para diagnosticar fratura por estresse na extremidade inferior. Com frequência, os fisioterapeutas pedem para os pacientes realizarem o teste *step-down* (opção D). No entanto, esse é um teste funcional usado para realçar a disfunção do movimento, especialmente, nas extremidades inferiores.

21.2 **D.** Heiderscheir e colaboradores[31] relataram que aumentando a velocidade do passo durante a corrida, as forças de reação do solo para as extremidades inferiores podem ser significativamente reduzidas.

REFERÊNCIAS

1. Koch JC. The laws of bone architecture. *Am J Anat.* 1917;21:177-298.
2. Baker J, Frankel VH, Burstein A. Fatigue fractures: biomechanical considerations. *J Bone Joint Surg.* 1972;54:1345-1346.
3. Jones BH, Harris JM, Vinh TN, Rubin C. Exercise-induced stress fractures and stress reactions of bone: epidemiology, etiology, and classification. *Exerc Sport Sci Rev.* 1989;17:379-422.
4. Keaveny TM, Hayes WC. Mechanical properties of cortical and trabecular bone. In: Hall BK, ed. *Bone.* Boca Raton, FL; CRC Press; 1993:285-344.
5. Alba E, Youngberg R. Occult fractures of the femoral neck. *Am J Emerg Med.* 1992;10:64-68.
6. Hulkko A, Orava S. Stress fractures in athletes. *Int J Sports Med.* 1987;8:221-226.
7. McBryde AM Jr. Stress fractures in athletes. *J Sports Med.* 1975;3:212-217.

8. Li GP, Zhang SD, Chen G, Chen H, Wang AM. Radiographic and histologic analyses of stress fracture in rabbit tibias. *Am J Sports Med*. 1985;13:285-294.
9. Bennell KL, Malcolm SA, Thomas SA, et al. Risk factors for stress fractures in track and field athletes. A twelve-month prospective study. *Am J Sports Med*. 1996;24:810-818.
10. Kaeding CC, Spindler KP, Amendola A. Management of troublesome stress fractures. *Instr Course Lect*. 2004;53:455-469.
11. Barrow GW, Saha S. Menstrual irregularity and stress fractures in collegiate female distance runners. *Am J Sports Med*. 1988;16:209-216.
12. Drinkwater BL, Nilson K, Chesnut CH 3rd, Bremner WJ, Shainholtz S, Southworth MB. Bone mineral content of amenorrheic and eumenorrheic athletes. *N Engl J Med*. 1984;311:277-281.
13. Korpelainen R, Orava S, Karpakka J, Siira P, Hulkko A. Risk factors for recurrent stress fractures in athletes. *Am J Sports Med*. 2001;29:304-310.
14. Greaney RB, Gerber FH, Laughlin RL, et al. Distribution and natural history of stress fractures in U.S. Marine recruits. *Radiology*. 1983;146:339-346.
15. Milgrom C, Giladi M, Stein M, et al. Stress fractures in military recruits. A prospective study showing an unusually high incidence. *J Bone Joint Surg Br*. 1985;67:732-735.
16. Sormaala MJ, Niva MH, Kiuru MJ, Mattila VM, Pihlajamaki HK. Bone stress injuries of the talus in military recruits. *Bone*. 2006;39;199-204.
17. Kaeding CC, Miller T. The comprehensive description of stress fractures: a new classification system. *J Bone Joint Surg Am*. 2013;95:1214-1220.
18. Diehl JJ, Best TM, Kaeding CC. Classification and return-to-play consideration for stress fractures. *Clin Sports Med*. 2006;25:17-28.
19. Romani WA, Perrin DH, Dussault RG, Ball DW, Kahler DM. Identification of tibial stress fractures using therapeutic continuous ultrasound. *J Orthop Sports Phys Ther*. 2000;30:444-452.
20. Fredericson M, Jennings F, Beaulieu C, Matheson GO. Stress fractures in athletes. *Top Magn Reson Imaging*. 2006;17:309-325.
21. Wilson ES Jr, Katz FN. Stress fractures: an analysis of 250 consecutive cases. *Radiology*. 1969;92:481-486.
22. Ishibashi Y, Okamura Y, Otsuka H, Nishizawa K, Sasaki T, Toh S. Comparison of scintigraphy and magnetic resonance imaging for stress injuries of bone. *Clin J Sports Med*. 2002;12:79-84.
23. Shin AY, Morin WD, Gorman JD, Jones SB, Lapinsky AS. The superiority of magnetic resonance imaging in differentiating the cause of hip pain in endurance athletes. *Am J Sports Med*. 1996;24:168-176.
24. Liem BC, Truswell HJ, Harrast MA. Rehabilitation and return to running after lower limb stress fractures. *Curr Sports Med Rep*. 2013;12:200-207.
25. Pohl MB, Mullineaux DR, Milner CE, Hamill J, Davis IS. Biomechanical predictors of retrospective tibia stress fractures in runners. *J Biomech*. 2008;41:1160-1165.
26. Milner CE, Hamill J, Davis IS. Distinct hip and rearfoot kinematics in female runners with a history of tibial stress fracture. *J Orthop Sports Phys Ther*. 2010;40:59-66.
27. Fredericson M, Moore T. Muscular balance, core stability and injury prevention for middle- and long-distance runner. *Phys Med Rehabil Clin N Am*. 2005;16:669-689.
28. Magee DJ. *Orthopedic Physical Assessment*. 5th ed. St. Louis, MO: Saunders; 2008.
29. Magrum E, Wilder RP. Evaluation of the injured runner. *Clin Sports Med*. 2010;29:331-345.
30. Milner CE, Hamill J, Davis I. Are knee mechanics during early stance related to tibial stress fracture in runners? *Clin Biomech*. 2007;22:697-703.
31. Heiderscheit BC, Chumanov ES, Michalski MP, Wille CM, Ryan MB. Effects of step rate manipulation on joint mechanics during running. *Med Sci Sports Exerc*. 2011;43:296-302.
32. Fredericson M, Jennings F, Beaulieu C, Matheson GO. Stress fractures in athletes. *Top Magn Reson Imaging*. 2006;17:309-325.

33. Dugan SA, Weber KM. Stress fractures and rehabilitation. *Phys Med Rehabil Clin N Am.* 2007;18:401-416.
34. Anderson LL, Magnusson SP, Nielsen M, Haleem J, Poulsen K, Aagaard P. Neuromuscular activation in conventional therapeutic exercises and heavy resistance exercises: implications for rehabilitation. *Phys Ther.* 2006;86:683-697.
35. Boren K, Conrey C, Le Cougic JL, Paprocki L, Voight M, Robinson TK. Electromyographic analysis of gluteus medius and gluteus maximus during rehabilitation exercises. *Int J Sports Phys Ther.* 2011;6:206-223.
36. Dugan SA, Bhat KP. Biomechanics and analysis of running gait. *Phys Med Rehabil Clin N Am.* 2005;16:603-621.
37. Distefano LJ, Blackburn JT, Marshall SW, Padua DA. Gluteal muscle activation during common therapeutic exercises. *J Orthop Sports Phys Ther.* 2009;39:532-540.
38. Harrast MA, Colonno D. Stress fractures in runners. *Clin Sports Med.* 2010;29:399-416.
39. Wilcox R. Running injury prevention tips & return to running program. The Brigham and Women's Hospital, Inc. Department of Rehabilitation Services. http://www.brighamandwomens.org/patients_visitors/pcs/rehabilitationservices/physical%20therapy%20standards%20of%20care%20and%20protocols/le%20-%20running%20injury%20prevention%20tips%20&%20return%20to%20running%20program.pdf. Accessed January 29, 2015.
40. Creighton DW, Shrier I, Shultz R, Meeuwisse WH, Matheson GO. Return-to-play in sport: a decision-based model. *Clin J Sport Med.* 2010;20:379-385.
41. Willy RW, Scholz JP, Davis IS. Mirror gait retraining for treatment of patellofemoral pain in female runners. *Clin Biomech.* 2012;27:1045-1051.
42. Noehren B, Scholz J, Davis I. The effect of real-time gait retraining on hip kinematics, pain and function in subjects with patellofemoral pain syndrome. *Br J Sports Med.* 2011;45:691-696.
43. Crowell HP, Davis IS. Gait retraining to reduce lower extremity loading in runners. *Clin Biomech.* 2011;9:78-83.

Entorse lateral de tornozelo

Todd E. Davenport

CASO 22

Um atleta amador de 52 anos de idade apresentou queixa de entorse lateral de tornozelo por mecanismo de inversão que ocorreu há seis dias. A lesão ocorreu durante uma corrida de aventura com os colegas de escritório. Ele escorregou enquanto atravessava um travessão de equilíbrio lamacento e úmido que estava ligeiramente inclinado para baixo. O paciente sentiu um estalido" na parte lateral de seu tornozelo e mediopé no momento da lesão e só conseguiu liberar o peso sobre a perna por alguns passos mais. Caminhou cerca de 800 m para fora do curso da trilha com a ajuda de outro competidor até chegar à primeira tenda de socorros. A partir dali, dois amigos levaram-no a uma clínica de emergência na pequena comunidade montanhosa onde ocorreu a corrida de aventura. O clínico geral em serviço avaliou-o e deu-lhe uma prescrição de medicação anti-inflamatória não esteroidal, uma tala posterior e muletas axilares bilaterais. Ele foi orientado a aplicar gelo no tornozelo por 20 minutos, a cada 2 horas, com a extremidade inferior direita elevada, evitar a descarga de peso nesse membro ao deambular e agendar uma consulta com um cirurgião ortopédico para exames de imagem. Não havia disponibilidade de mais informações sobre a avaliação conduzida na clínica de emergência no momento da avaliação fisioterapêutica. O paciente conseguiu marcar uma consulta com um fisioterapeuta antes de sua consulta com um cirurgião ortopédico.

- Quais sinais do exame podem estar relacionados a este diagnóstico?
- Quais são os testes de exame mais apropriados?
- Quais são as intervenções fisioterapêuticas mais indicadas?
- Descrever um plano de fisioterapia baseado em cada estágio da condição do paciente.

DEFINIÇÕES-CHAVE

INSTABILIDADE FUNCIONAL: dor incapacitante e edema no tornozelo principalmente associados com diminuição da propriocepção de tornozelo/pé após uma entorse lateral. Exames de lassidão ligamentar do tornozelo (p. ex., teste da gaveta anterior, teste de inclinação talar) são, em geral, negativos.

LESÃO LATERAL DE TORNOZELO: lesão produzida pela inversão forçada, flexão plantar e adução do tornozelo e pé (i.e., "hipersupinação"); associada com ruptura de estruturas ósseas, musculares, ligamentares e/ou cartilaginosas.

INSTABILIDADE MECÂNICA: dor e edema de tornozelo incapacitantes associados com ruptura de fibras ligamentares que sustentam o tornozelo após uma entorse lateral; exames de lassidão ligamentar do tornozelo (p. ex., teste da gaveta anterior, teste de inclinação talar) são, com frequência, positivos.

TALA POSTERIOR: dispositivo rígido que sustenta o aspecto posterior do tornozelo e aspecto plantar do pé e é mantido no lugar por uma bandagem elástica.

Objetivos

1. Descrever a anatomia funcional e de superfície do tornozelo e pé visto que se relacionam com o exame de um paciente com lesão lateral de tornozelo.
2. Descrever os achados de exame subjetivos e objetivos que poderiam autorizar o encaminhamento de um indivíduo com lesão lateral de tornozelo a um cirurgião ortopedista.
3. Aplicar orientações de prática clínica para o tratamento fisioterapêutico das lesões laterais de tornozelo.

Considerações sobre a Fisioterapia

Considerações sobre a fisioterapia durante o tratamento do indivíduo com hipótese diagnóstica de entorse de tornozelo por mecanismo de inversão:

▶ **Plano de tratamento/objetivos gerais da fisioterapia:** usar a Ottawa Ankle Rules para excluir a necessidade de radiografias simples de pé e tornozelo; diminuir a dor; aumentar a amplitude de movimento (ADM) ativa e passiva do tornozelo e mediopé; aumentar a força da extremidade inferior; restaurar a função e o equilíbrio dinâmico neuromuscular; facilitar o retorno pleno ao nível anterior de desempenho no esporte.
▶ **Intervenções de fisioterapia:** educação do paciente para descarga de peso corporal quando tolerado; prescrição de dispositivo de assistência e/ou imobilização; crioterapia para diminuir o edema e a dor; técnicas de terapia manual para diminuir a dor e o edema e aumentar a ADM; leve exercício terapêutico com progressão para treinamento específico do esporte quando apropriado para a fase de cicatrização tecidual.
▶ **Precauções durante a fisioterapia:** instabilidade mecânica; ajuste da dosagem do exercício terapêutico com base na resposta sintomática e tecidual.

▶ **Complicações que interferem na fisioterapia:** tolerância fraca à descarga de peso; edema e dor em excesso; instabilidade mecânica secundária à ruptura do ligamento; envolvimento concomitante das estruturas dos outros tornozelo e pé (p. ex., ruptura do tendão fibular, patologia do complexo da articulação tibiofibular distal); instabilidade funcional grave.

Visão Geral da Patologia

O mecanismo mais comum de lesão nas entorses laterais de tornozelo é quando a adução do antepé, rotação interna do retropé, inversão do tornozelo em flexão plantar e rotação externa da perna ocorrem além das restrições anatômicas. Esse mecanismo de lesão pode ocorrer ao descer do meio-fio ou de um degrau, pisar em um buraco, aterrissar de um salto ou aterrissar sobre o pé de outro atleta durante as atividades esportivas. Em geral, a lesão resulta em dano às estruturas laterais do pé e tornozelo. A ativação reflexa dos músculos fibulares em resposta à posição supinada de alcance final pode resultar em uma rápida eversão reativa do complexo do tornozelo e pé. Como resultado, as estruturas anteromediais do tornozelo e pé também podem se lesionar.

A incidência de entorses de tornozelo é de 2,15 por 1.000 pessoas/ano na população geral e é mais alta em indivíduos entre 15 e 19 anos de idade (7,2 por 100 pessoas/ano).[1,2] As entorses de tornozelo ocorrem com frequência similar em homens e mulheres; contudo, diferenças étnicas foram observadas. Afrodescendentes e caucasianos apresentam taxas mais altas de entorses de tornozelo em comparação com latinos/hispânicos.[2] Os indivíduos fisicamente ativos, em particular aqueles que praticam esportes de quadra e coletivos como basquete, correm um risco mais alto do que a população geral.[3-5] Quase 50% de todas as entorses de tornozelo ocorrem durante a atividade esportiva; basquete, futebol americano e futebol estão associados a percentagem mais alta de entorses.[2] A articulação do tornozelo é responsável por até 33% de todas as lesões relacionadas ao esporte, e as entorses laterais de tornozelo compreendem até 83% dessas lesões.[3] A incidência geral de entorses laterais de tornozelo pode ter sido subestimada, uma vez que cerca de 50% dos indivíduos que sofrem essa lesão não procuram assistência clínica.[5,6]

Em geral, uma entorse lateral envolve ruptura parcial ou total dos ligamentos laterais do tornozelo; ligamento talofibular anterior, ligamento calcaneofibular e/ou ligamento talofibular posterior (Fig. 22.1). Quase 75% das entorses laterais de tornozelo envolvem uma lesão isolada ao ligamento talofibular anterior.[7] A ruptura do ligamento talofibular posterior pode ocorrer; contudo, isso raramente ocorre de forma isolada com um mecanismo de inversão de lesão. A lesão a outras estruturas também é possível. Por exemplo, lesões combinadas dos ligamentos que sustentam as articulações subtalar, medial e/ou sindesmótica podem ocorrer junto com uma entorse lateral de tornozelo. Em uma entorse grave, lesões podem ocorrer nos ligamentos subtalares laterais, tendões fibulares, nervos periféricos, extensor do retináculo e fíbula, ligamento tibiofibular inferior e regiões osteocondrais.

A reincidência de entorse lateral de tornozelo é um aspecto importante a ser considerado pelos fisioterapeutas.[8] Dados provenientes de uma revisão sistemática indicam que a nova lesão ocorre em até 33% dos pacientes, com um esquema de tempo entre a

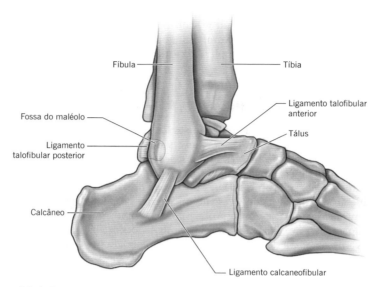

Figura 22.1 Anatomia articular do pé e tornozelo mostrando ligamentos laterais relevantes (Reproduzida com permissão de Morton DA, Foreman KB, Albertine KH. *The Big Picture: Gross Anatomy.* New York: McGraw-Hill Education; 2011. Figure 37-5B).

lesão inicial e a lesão secundária variando entre 2 semanas a 8 anos.[9] A taxa de reincidência é maior em esportes como basquetebol, no qual até 75% dos atletas que sofrem uma entorse lateral de tornozelo podem sofrer uma nova lesão.[5]

Até 33% dos indivíduos continuam a relatar sintomas um ano após a lesão no tornozelo.[10] Em geral, os indivíduos com sintomas de longo prazo apresentam instabilidade crônica no tornozelo, que pode ser clinicamente caracterizada mais tarde como instabilidade mecânica ou funcional nessa articulação.[11] A instabilidade mecânica de tornozelo é usada para descrever uma apresentação clínica de movimento articular excessivo. A instabilidade funcional descreve o movimento articular normal, mas é uma instabilidade subjetiva que pode ser causada por déficit neuromuscular.[12,13] As instabilidades mecânica e funcional envolvendo a articulação talocrural e outras articulações podem coexistir.[14] Os mecanismos e fatores de risco para a evolução de uma entorse lateral de tornozelo aguda para a instabilidade crônica são desconhecidos.

Tratamento Fisioterapêutico do Paciente

O paciente compareceu à clínica de fisioterapia após consultar um médico clínico geral em uma clínica de emergência da região rural. Nessa visita, o fisioterapeuta avalia o paciente antes de consultar um especialista, como um cirurgião ortopédico. O fisioterapeuta deve determinar a adequação da fisioterapia, bem como a extensão e o estágio da lesão aguda, criar um plano de tratamento e fornecer a intervenção inicial.

Exame, Avaliação e Diagnóstico

A primeira decisão que um fisioterapeuta deve tomar é determinar a adequação da intervenção de fisioterapia,[15] mesmo para um trauma ortopédico comum. Durante o processo de exame e avaliação, o fisioterapeuta deve considerar as condições de saúde concorrentes ou concomitantes que podem ser responsáveis pela apresentação do paciente. Para o atleta amador deste caso, a consideração diagnóstica deve ser ampla, com o fisioterapeuta dando ênfase aos seguintes diagnósticos diferenciais ou concomitantes: trombose venosa profunda (TVP) iatrogênica da imobilização pós-lesão, fraturas no pé e/ou tornozelo e lassidão ligamentar secundária a rupturas parciais ou completas.[15] A presença de uma dessas condições poderia servir como contraindicação ou indicativo maior do prognóstico com a intervenção de fisioterapia.

O trauma ortopédico e a subsequente imobilização são fatores de risco moderados a fortes para o desenvolvimento de TVP. Wells e colaboradores[16-18] realçaram a probabilidade de uma TVP com base na presença de fatores de risco incluindo: câncer ativo, imobilização da extremidade envolvida ou paralisia/paresia, uma cirurgia "maior" nas últimas semanas ou ter ficado confinado à cama por mais de três dias, sensibilidade no sistema venoso profundo, edema da extremidade envolvida, edema da panturrilha na extremidade envolvida com mais de 3 cm de circunferência do que a extremidade não envolvida, edema depressível e apresentação de veias superficiais colaterais. Após a aplicação da regra de previsão clínica de Wells para TVP,[16-18] o paciente recebeu um escore de 1 para a presença de cada um dos critérios mencionados e uma dedução de 2 pontos se um diagnóstico alternativo tiver menor probabilidade de ser responsável pela apresentação do sintoma. A chance de uma pessoa ter uma TVP pode ser prevista pelo escore total, com a probabilidade sendo alta se o escore for 3 ou mais, moderada se o escore for 1 a 2 e baixa se o escore for 0 ou menos. Para este paciente, o fisioterapeuta acresceu 1 ponto para imobilização e edema depressível e subtraiu 2 pontos para um diagnóstico alternativo (i.e., entorse de tornozelo por mecanismo de inversão grave). Assim, o profissional determinou que a probabilidade de uma TVP era baixa com base no escore geral de 0. No entanto, durante todo o processo de tratamento, o fisioterapeuta monitorará o paciente para sinais e sintomas consistentes com TVP em evolução, como sensibilidade grave na panturrilha, eritema na panturrilha e edema na panturrilha, tornozelo e pé. Se houver presença de sinais e sintomas, o fisioterapeuta deve encaminhar o paciente ao médico clínico geral para um exame sanguíneo de D-dímero, ultrassonografia venosa, ou ambos.[19]

Como o paciente compareceu sem qualquer imagem anterior de seu tornozelo, o fisioterapeuta deve eliminar a probabilidade de fratura. A necessidade de radiografias de incidência simples do tornozelo e pé pode ser determinada com base na história e dados do exame físico do paciente. A **Ottawa Ankle Rules** é uma regra de previsão clínica que pode ser usada para estabelecer a necessidade de radiografias.[20] De acordo com a Ottawa Ankle Rules, uma série de imagens do tornozelo (raio X anteroposterior, lateral e oblíquo) pode ser indicada se houver sensibilidade junto à borda posterior dos 6 cm distais do maléolo lateral, sensibilidade junto ao maléolo medial ou se o paciente não conseguir sustentar seu peso corporal por quatro passos após a lesão (Fig. 22.2A).[20] Uma série de imagens para o pé pode ser indicada se houver sensibilidade na base do quinto metatarso, sensibilidade sobre o osso navicular ou se o paciente for incapaz de sustentar seu peso corporal por quatro passos após a lesão (Fig. 22.2B).[20] Uma grande revisão sistemática e metanálise demonstraram uma razão de probabilidade negativa de menos de 1,4%, portanto, poucos indivíduos com fraturas são adequadamente não direcionados a radiografias de tornozelo e/ou pé com a aplicação dessas regras.[21] Contudo, a especificidade da Ottawa Ankle Rules foi considerada baixa a modesta, sugerindo uma alta taxa de falso-positivos. Este achado significa que uma alta proporção de indivíduos sem fraturas pode ser submetida a radiografias de tornozelo e/ou pé. A alta sensibilidade e a baixa especificidade da Ottawa Ankle Rules são aceitáveis em um exame de rastreamento, porque o objetivo é direcionar os indivíduos adequados para o teste necessário adicional.

Por fim, o fisioterapeuta precisa determinar se o paciente tem lassidão mecânica ampla secundária à ruptura do ligamento. Na fase aguda, isso pode ser de difícil determinação, pois a pressão intracapsular elevada junto com edema articular relacionado à lesão pode limitar a precisão diagnóstica dos exames clínicos projetados para detectar rupturas ligamentares. Um teste da gaveta anterior sugere ausência de dano ao ligamento talofibular anterior e um teste de inclinação talar negativo indica a ausência de envolvimento do ligamento calcaneofibular. Mesmo se o teste da gaveta anterior (Fig. 22.3A e B) e teste

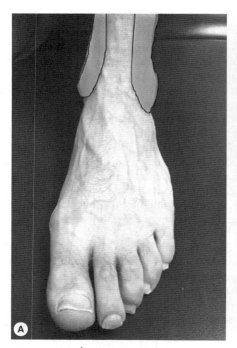
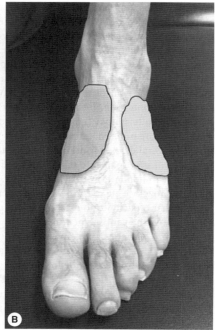

Figura 22.2 Áreas de sombreamento representam as zonas de sensibilidade à palpação, o que pode indicar a necessidade de radiografias simples incluindo uma série de imagens para tornozelo (**A**) e/ou pé (**B**) com base na Ottawa Ankle Rules.[20]

de inclinação talar (Fig. 22.3C) forem negativos na fase aguda de uma entorse lateral de tornozelo, estes devem ser repetidos durante as fases pós-agudas da lesão. A repetição do teste de integridade ligamentar é especialmente importante se o paciente apresentar instabilidade persistente durante o processo de reabilitação. Em um estudo com 160 indivíduos com entorse lateral de tornozelo, no qual o exame físico foi comparado com a artrografia, **um conjunto de achados** que inclui dor à palpação do ligamento talofibular anterior, hematoma lateral de tornozelo e um teste de gaveta positivo cinco dias após a lesão teve uma sensibilidade de 100%, especificidade de 75%, razão de probabilidades positiva de 4,13 e razão de probabilidades negativa de 0,01 para identificar a ruptura do ligamento lateral do tornozelo.[22] A concordância entre testes deste conjunto de achados de exame variou entre moderada a perfeita entre os cinco investigadores.[23]

Após eliminar a probabilidade de uma TVP (com base na regra de previsão de Wells para TVP) e a necessidade de radiografias de tornozelo/pé (com base na Ottawa Ankle Rules), o fisioterapeuta determinou que a fisioterapia era apropriada para este paciente. Em seguida, pode-se quantificar as limitações de atividade relatadas pelo paciente por meio de um questionário válido e confiável. A aplicação regular de questionários durante todo o tratamento permite que o fisioterapeuta procure longitudinalmente os resultados e registre os valores para futura comparação com índices de outros pacientes com condições similares. Existem vários questionários de autorrelato que demonstraram validade e confiabilidade em indivíduos com lesões na extremidade inferior. O ***Foot and Ankle Ability Measure* (FAAM)** foi elaborado para avaliar as limitações de atividade e restrições de participação em indivíduos com problemas musculoesqueléticos gerais no pé e tornozelo. Ao contrário de diversos outros questionários deste tipo, o FAAM foi considerado válido e confiável em específico para indivíduos com entorses de tornozelo.[24] Consiste em uma subescala para atividades da vida diária (AVDs; 21 itens) e uma subescala para esportes (oito itens). Há uma forte evidência sustentando a validade do conteúdo, validade da montagem, concordância entre testes e capacidade de resposta do FAAM em indivíduos com problemas musculoesqueléticos gerais de pé e tornozelo.[24] A diferença mínima clinicamente importante (DMCI) foi relatada como 8 a 9 pontos em um esquema de tempo de quatro semanas para as AVDs e subescalas esportivas, respectivamente.[24] Esse achado significa que os fisioterapeutas podem usar tais escalas para ajudar na identificação da mudança clinicamente significativa para o paciente. Há também evidência de validade naqueles com instabilidade de tornozelo crônica,[25] embora esses dados possam demonstrar generalização limitada a entorses laterais de tornozelo agudas.

Um exame minucioso é conduzido para caracterizar as alterações de estrutura/função corporal e limitações de atividade que podem contribuir para restrições no convívio social geral. O exame inclui medidas físicas para edema, ADM de tornozelo e pé, sustentação de peso corporal e equilíbrio. A medida em figura de oito é um método comum para avaliar o edema de tornozelo e pé. Demonstra alta concordância entre testes (ICC 0,93-0,099)[26-30] e concordância intratestes (ICC 0,98-0,99)[26,27,29] e uma validade simultânea com volumetria de deslocamento de água (o critério-padrão).[28] Para realizar a medida em figura de oito, o fisioterapeuta deve posicionar o tornozelo (sem sustentação do peso corporal) em uma plantiflexão confortável. A trena deve passar sobre os marcos do navicular e cuboide e por baixo dos maléolos medial e lateral (Fig. 22.4). Em geral, as medidas goniométricas da ADM passiva do tornozelo e pé sem sustentação do peso

370 CASOS CLÍNICOS EM FISIOTERAPIA ESPORTIVA

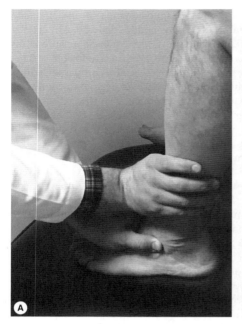
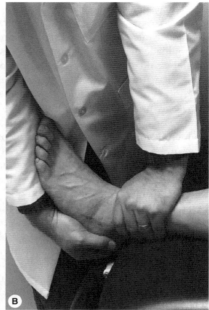
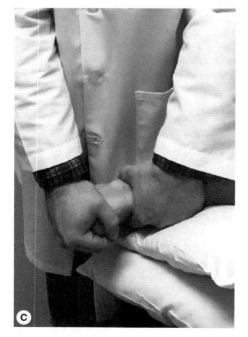

Figura 22.3 Testes para lassidão ligamentar da articulação talocrural. **A.** Teste da gaveta anterior com o pé fixo na mesa. O fisioterapeuta aplica uma força no sentido posterior com a mão que é colocada no aspecto anterior da perna. **B.** Teste da gaveta anterior com o pé sendo estabilizado pelo fisioterapeuta. Com uma mão estabilizando a perna, próximo ao tornozelo, o fisioterapeuta aplica uma força no sentido anterior com a mão oposta em forma de cálice ao redor do tornozelo. **C.** Teste de inclinação talar. O paciente está em decúbito lateral (ou sentado) com o tornozelo posicionado em 10 a 20° de flexão plantar. Com uma mão, o fisioterapeuta estabiliza a perna distal. Com a outra mão sobre o retropé, aplica uma força de inversão.

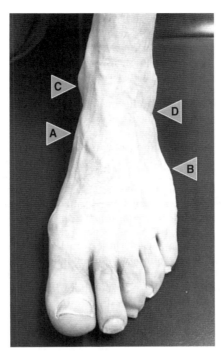

Figura 22.4 Marcação sequencial para uma medida de tornozelo em figura de oito, incluindo o osso navicular. **A.** Osso navicular. **B.** Processo estiloide do quinto metatarso. **C.** Ponta distal do maléolo medial. **D.** Ponta distal do maléolo lateral. A trena é amarrada da ponta distal do maléolo lateral (D) de volta ao corpo navicular (A) e a medida é lida.

corporal são usadas para quantificar a perda de movimento devido à lesão lateral de tornozelo. Uma boa concordância intratestes (alcance ICC > 0,90) e uma concordância entre testes normal (alcance de ICC > 0,70) para medidas de dorsiflexão e plantiflexão do tornozelo foram estabelecidas em uma grande revisão sistemática e metanálise.[32] A ADM deve ser medida para as articulações subtalar, társica transversa e metatarsofalângica nos lados envolvido e não envolvido. O fisioterapeuta também deve avaliar a ADM do joelho e quadril em ambos os lados para excluir possíveis restrições de movimentos contribuintes nestas articulações. Após a fase aguda, o equilíbrio em apoio unipodal deve ser avaliado na extremidade inferior envolvida e na não envolvida. A avaliação e o manejo do déficit de equilíbrio é importante para mitigar a conversão de uma lesão de tornozelo aguda para uma instabilidade de tornozelo crônica. Testes como o Balance Error Scoring System,[32-34] teste de equilíbrio unipodal,[35] Star Excursion Balance Test (SEBT) e o Y Balance Test (ver Caso 17)[36-40] e uma variedade de testes de saltos (ver Caso 23)[41-43] podem ser usados para avaliar o desempenho e prever o risco de nova lesão na fase pós-aguda. Contudo, esses testes são inadequados para as entorses laterais de tornozelo nas quais a sustentação de peso corporal é dolorosa.

Para estabelecer o prognóstico de uma lesão lateral de tornozelo, a classificação objetiva da lesão a partir de achados da estrutura/função corporal pode ser importante. Malliaropoulos e colaboradores[44,45] identificaram um método para graduar as entorses laterais de tornozelo agudas. Nesse esquema, as lesões de Grau I incluem ausência de perda de função, ausência de lassidão ligamentar (p. ex., testes da gaveta anterior e de inclinação talar negativos), pouco ou ausência de hematoma, ausência de sensibilidade pontual, diminuição mínima no movimento total do tornozelo ($\leq 5°$) e edema brando ($\leq 0,5$ cm) em relação ao lado não envolvido. As lesões de Grau II envolvem perda de função, um teste da gaveta anterior positivo (sugerindo envolvimento do ligamento talofibular anterior), teste de inclinação talar negativo (indicando ausência de envolvimento do ligamento calcaneofibular), hematoma, ponto de sensibilidade, diminuição de movimento total do tornozelo maior que 5°, mas menor que 10° em comparação com o lado não envolvido e edema maior que 0,5 cm, mas menor que 2 cm em comparação com o lado não envolvido. As lesões de Grau III são caracterizadas por perda quase total de função, teste da gaveta anterior e de inclinação talar positivos, hematoma, ponto de extrema sensibilidade, diminuição do movimento total do tornozelo maior que 10° em relação ao lado não envolvido e edema maior que 2 cm em comparação com o lado não envolvido. Malliaropoulos e colaboradores[45] subdividiram as lesões de Grau III de acordo com os resultados da radiografia de estresse, com as lesões IIIA incluindo deslocamento anterior de 3 mm ou menos e as lesões IIIB envolvendo deslocamento anterior de mais de 3 mm. Esse método de classificação demonstra um nível satisfatório de validade interna e validade preditiva para o número de dias até o retorno ao esporte, de modo que as lesões mais graves apresentam edema significativamente maior, evidência radiográfica de lassidão e retorno ao esporte atrasado.[44]

Plano de Tratamento e Intervenções

Os objetivos da intervenção nas entorses laterais de tornozelo na fase aguda são reduzir o processo inflamatório agudo, promover a cicatrização ideal das estruturas danificadas e inflamadas e reforçar a sustentação de peso adaptada na extremidade inferior afetada. Esses objetivos podem ser obtidos com intervenções baseadas em evidência específica.

Segundo uma revisão sistemática e metanálise com 22 estudos envolvendo indivíduos com entorses laterais de tornozelo agudas, a sustentação de peso, quando tolerada, traz benefícios clínicos significativos superiores à imobilização em gesso com não sustentação de peso.[46] Em sua análise, Kerkhoffs e colaboradores[46] compararam o benefício clínico de várias formas de suporte externo para o tornozelo. A tornozeleira de tecido com amarrias levou ao controle do edema em curto prazo significativamente melhor do que a imobilização semirrígida. O suporte semirrígido para tornozelo foi associado a um tempo para retorno à atividade bem mais curto e diminuição de incidência de instabilidade subjetiva em comparação a uma atadura elástica. O suporte externo proveniente do esparadrapo estava associado à maioria das complicações (p. ex., irritação da pele) quando comparado com uma atadura elástica.[46] Esses resultados sugerem que, quando possível, uma tornozeleira de tecido com amarrias deve ser preferida para otimizar os resultados e minimizar os possíveis efeitos adversos. Além disso, dispositivos de assistência (p. ex., muletas, bengalas, andadores) devem ser selecionados para otimizar a segurança e a sustentação de peso adaptada.

O objetivo da intervenção para tornozelos mecanicamente instáveis, na fase aguda, deve ser melhorar a instabilidade mecânica o quanto for possível. Os **indivíduos com entorses laterais de tornozelo graves (p. ex., Graus IIIA e IIIB)** podem se beneficiar da imobilização em um gesso.[12] Em um estudo de Freeman e colaboradores[12] com indivíduos apresentando lesões ligamentares do pé e tornozelo, a recuperação foi mais rápida no grupo de mobilização precoce (tempo médio para a recuperação = 12 semanas) do que no grupo de imobilização (tempo médio para a recuperação = 22 semanas) e no grupo cirúrgico (sutura do ligamento colateral lateral) (tempo médio para recuperação = 26 semanas). Contudo, a imobilização e a sutura estavam associadas à melhora da estabilidade mecânica nas radiografias de estresse. Os achados de Freeman e colaboradores[12] sugerem que a imobilização em gesso é clinicamente útil para otimizar a estabilidade e recuperação do tornozelo. Um estudo posterior descobriu que ângulos de dorsiflexão de 5 a 15° reduziram a subluxação talocrural anterior em modelos de cadáver, sugerindo que essa posição pode ser mais útil para diminuir a instabilidade mecânica ao trazer a articulação talocrural para uma posição mais fechada.[47] Assim, a imobilização em gesso deve ser considerada em lesões mecanicamente instáveis e o tornozelo deve ser imobilizado na máxima amplitude de dorsiflexão possível.

Para tratar a dor, edema e restrições de ADM na fase aguda de cicatrização após uma entorse lateral de tornozelo, técnicas de terapia manual grau I ou II devem ser consideradas. Eisenhart e colaboradores[48] descobriram significativas melhoras no edema e dor em 28 indivíduos com entorses laterais de tornozelo agudas que receberam uma sessão simples de terapia manual osteopática, além da intervenção de cuidado padrão, quando comparados a 27 indivíduos que receberam apenas intervenção de cuidado padrão na emergência.[48] As intervenções de terapia manual osteopáticas incluíram mobilização de tecidos moles, mobilização articular, mobilização isométrica (i.e., "energia muscular"), liberação posicional e procedimentos de drenagem linfática. No estudo de Green e colaboradores,[49] indivíduos com entorses laterais de tornozelo agudas que receberam deslizamentos anteroposteriores sem dor de grau baixo do tálus em relação ao encaixe tibiofibular (Fig. 22.5), além de repouso, gelo, compressão e elevação (RICE), atingiram uma plena dorsiflexão do tornozelo e simetria de passo nos primeiros 2 a 3 tratamentos.[49]

Enquanto muitas modalidades terapêuticas têm sido tradicionalmente usadas para tratamento clínico dos déficit estruturais e funcionais após uma entorse lateral de tornozelo aguda, a evidência para o uso de **crioterapia** é bem mais forte. A evidência para o uso de outros agentes físicos ou é equivocadamente sustentadora, ou claramente não sustentadora. Uma revisão sistemática feita por Bleakley e colaboradores[50] concluiu que houve evidência minimal favorecendo o uso de gelo além do exercício para o manejo da cicatrização em fase aguda após a entorse e cirurgia menor da extremidade inferior. Uma duração mais longa de gelo (20-30 minutos por sessão) parece fornecer benefício superior. Contudo, o modo e dosagem ideais para a aplicação de gelo não puderam ser identificados a partir dos estudos revisados. Em 1978, Pasila e colaboradores[51] descobriram que os indivíduos com entorses laterais de tornozelo agudas que receberam **diatermia por ondas curtas** comparados a controles placebos tiveram uma redução

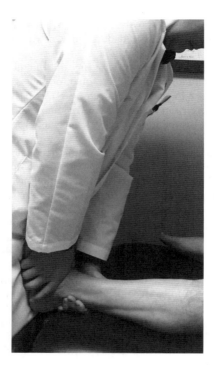

Figura 22.5 Deslizamento posterior do tálus sob o encaixe tibiofibular na posição de cadeia aberta. A mão esquerda do fisioterapeuta dá suporte à perna contra a mesa, enquanto a mão direita aplica uma força graduada à cabeça do tálus, no sentido posterior, usando o aspecto radial da cabeça do segundo metatarso como superfície de contato primária. O fisioterapeuta estabiliza o pé do paciente contra sua coxa. O cotovelo do profissional é estendido e seus ombros estão diretamente orientados sobre a mão de mobilização para otimizar a mecânica do seu próprio corpo durante a técnica.

significativa no edema e nos desvios da marcha, embora não fossem observadas melhoras na ADM ou força. Um relato inicial feito por Wilson[52] registrou melhora superior no edema, dor e desvios da marcha em indivíduos com entorses laterais de tornozelo agudas que receberam **estimulação elétrica** em comparação com o grupo que recebeu placebo. Em contraste, Man e colaboradores[53] não encontraram diferença significativa no volume do tornozelo e do pé, largura e funcionamento autopercebido em indivíduos com entorses laterais de tornozelo que receberam estimulação elétrica em intensidade motora ou submotora em relação ao tratamento placebo. A **terapia com laser de baixa potência** (TLBP) tem sido usada por muitos anos para tratar lesões esportivas. Stergioulas[54] relatou significativas diminuições no volume do tornozelo e pé a 24, 48 e 72 horas após o início da TLBP em indivíduos com entorses de tornozelo agudas. Contudo, Buir e colaboradores[55] não encontraram diferenças significativas na dor e na função entre indivíduos com entorses de tornozelo agudas que receberam TLBP e aqueles que receberam placebo. Por fim, o ultrassom não tem efeito significativo sobre a cicatrização da entorse do tornozelo. As revisões sistemáticas feitas por van der Windt e colaboradores[56] e van der Bekerom e colaboradores[57] não identificaram diferenças significativas entre tratamento com **ultrassom** ativo e ultrassom desligado após as entorses de tornozelo.

Para uma recuperação funcional mais rápida em indivíduos com **entorses laterais de tornozelo de grau baixo**, a fisioterapia deve incluir exercícios de ADM passiva e ativa, fortalecimento e progressão de descarga de peso conforme a tolerância na extremidade inferior afetada.[58-62] Dor, vermelhidão, edema e relatos de instabilidade devem ser monitorados com cuidado, pois podem ser sinais de sobrecarga com adaptação inadequada. Em um ensaio randomizado feito por van Rijn e colaboradores,[62] os indivíduos com entorses de tornozelo graves que receberam fisioterapia e tratamento médico convencional experimentaram uma melhora funcional significativa em comparação com controles que receberam apenas tratamento médico convencional. Holme e colaboradores[61] randomizaram 92 indivíduos com entorses de tornozelo unilaterais agudas para receber aconselhamento para a sustentação de peso inicial (n = 46) ou o mesmo aconselhamento para mais sessões de fisioterapia supervisionadas (n = 46; duas sessões de 1 hora por semana durante quatro semanas). Após um ano, o grupo que recebeu fisioterapia supervisionada demonstrou uma diminuição significativa na taxa de recorrência em um ano quando comparado com o grupo que recebeu apenas aconselhamento. Mais tarde, Bassett e Prapavessis[60] mostraram que os programas de fisioterapia na clínica e no domicílio melhoraram significativamente o autorrelato da função do tornozelo, mas não houve diferença significativa entre os grupos. Assim, um programa domiciliar bem elaborado de exercícios de automanejo deve ser considerado para pessoas com entorses laterais de tornozelo agudas.

Há uma evidência moderada sustentando o avanço dos exercícios da fase aguda, como a descarga progressiva (treinamento de equilíbrio estático e dinâmico), para reduzir o risco de entorses reincidentes durante as fases crônicas e pós-agudas. Em jogadores de futebol com história de entorses laterais de tornozelo, Tropp e colaboradores[8] documentaram uma diminuição de cinco vezes na proporção de entorses recorrentes naqueles que receberam treinamento com tábua de equilíbrio (i.e., em pé em uma superfície instável) quando comparados àqueles que usaram apenas órteses. Wester e colaboradores[63] também documentaram redução nos sintomas autorrelatados e diminuição na incidência de entorses recorrentes após 12 semanas de treinamento na prancha *de oscilação* em uma coorte de indivíduos com entorses laterais de tornozelo pós-agudas. Apesar dos comprovados efeitos positivos do treinamento de equilíbrio sobre as taxas de nova lesão, os parâmetros de treinamento ideais e o mecanismo específico para a melhora permanecem indeterminados.[64-66] Com base em sua revisão sistemática de estudos envolvendo estratégias de reabilitação funcionais (sustentação de peso), Webster e Gribble[67] sugerem que os exercícios e atividades funcionais, em especial aqueles que empregam superfícies instáveis, podem melhorar o controle postural dinâmico. O treinamento de equilíbrio deve envolver uma progressão de planos de movimento/velocidades de reação que reproduzam as atividades do paciente. O fisioterapeuta deve monitorar o indivíduo para sinais de sobrecarga adversa e prosseguir com a progressão das intervenções com cuidado. O profissional também pode considerar o treinamento do paciente em uma tornozeleira de tecido com amarrias, em especial nos estágios iniciais do treinamento de equilíbrio, de modo a diminuir a probabilidade de nova lesão durante o programa de exercícios. Em indivíduos com instabilidade funcional no tornozelo, os padrões de recrutamento dos músculos do quadril durante uma perturbação são alterados em comparação com indivíduos sem problemas.[68-70] Os exercícios terapêuticos para abordar o déficit nos músculos do quadril e tronco têm um importante papel na reabilitação de pacientes após as entorses laterais de tornozelo.

Recomendações Clínicas Baseadas em Evidência

SORT: Taxonomia da Força de Recomendação
A: Evidência de boa qualidade e consistente orientada para o paciente.
B: Evidência de qualidade limitada ou inconsistente orientada para o paciente.
C: Evidência consensual, prática geral, opinião de especialista ou série de casos orientada para a doença.

1. O uso das regras de decisão clínica para a presença de trombose venosa profunda (regra de previsão clínica de Wells) e a necessidade de imagem para fraturas de tornozelo e pé (Ottawa Ankle Rules), bem como agrupados de exame físico para a instabilidade mecânica, ajudam a excluir condições que podem ser agravadas pela fisioterapia. **Grau A**
2. O uso de questionários de autorrelato válidos e confiáveis (p. ex., Foot and Ankle Ability Measure) pode identificar e rastrear o progresso dos pacientes durante toda a fase de tratamento. **Grau A**
3. Para indivíduos com entorses de tornozelo graves (p. ex., Grau IIIA e IIIB), a imobilização com gesso em dorsiflexão de tornozelo máxima otimiza a estabilidade mecânica. **Grau C**
4. A crioterapia diminui a dor, reduz o edema e restaura déficit funcionais em indivíduos com entorses laterais de tornozelo. **Grau A**
5. Diatermia por ondas curtas, eletroterapia e terapia com laser de baixa potência podem, na fase aguda, reduzir a dor e o edema e melhorar déficit funcionais em indivíduos com entorses laterais de tornozelo. **Grau B**
6. O uso de ultrassom terapêutico não contribui para resultados clínicos significativamente melhores do que o ultrassom desligado em indivíduos com entorses laterais de tornozelo. **Grau A**
7. Para indivíduos com entorse de tornozelo de Grau I ou Grau II, o tempo de recuperação pode ser reduzido com a mobilização precoce (exercícios ativos e passivos de ADM) e sustentação de peso corporal conforme a tolerância. **Grau A**

QUESTÕES DE REVISÃO

22.1 De acordo com a melhor evidência disponível, qual dos seguintes é um fator de risco para entorses laterais de tornozelo?

    A. Ausência de entorse de tornozelo prévia
    B. Estilo de vida sedentário

C. Jogar basquete
D. Descondicionamento geral

22.2 A sustentação do peso corporal e a mobilização precoce parecem *mais* apropriadas para entorses laterais de tornozelo que incluem qual dos seguintes aspectos?

A. Rupturas ligamentares
E. Entorses de ligamento leves a moderadas
F. Instabilidade de tornozelo crônica
G. Fraturas de tornozelo e pé

22.3 A evidência sustenta *mais* fortemente o uso de qual modalidade no tratamento das entorses laterais de tornozelo agudas?

A. Terapia com ultrassom
B. Terapia com laser de baixa potência
C. Crioterapia
D. Eletroterapia

RESPOSTAS

22.1 **C.** A participação em esportes de não contato que envolvem movimentos de desvio frequentes como o basquete é um comprovado fator de risco para entorses laterais de tornozelo.

22.2 **B.** A sustentação do peso corporal e a mobilização precoce são mais adequadas para as entorses laterais de tornozelo leves a moderadas em fase inicial. A mobilização precoce de um tornozelo cronicamente instável poderia ser inadequada (opção C). Para rupturas ligamentares e consequente instabilidade mecânica, uma abordagem envolvendo imobilização poderia promover resultados ideais para a estabilidade articular, mas com provável comprometimento da velocidade da recuperação (opção A). Se houver suspeita de uma fratura de tornozelo ou pé, a sustentação do peso corporal não é adequada (opção D). Ao contrário, o paciente deveria ser encaminhado a uma radiografia simples.

22.3 **C.** A evidência é mais forte para o uso de crioterapia, embora o melhor método de aplicação do frio ainda tenha que ser esclarecido. Existe evidência de Grau B para a eletroterapia e terapia com laser de baixa potência (opções B e D)[52-55]. A evidência de Grau A existe *contra* o uso de ultrassom terapêutico com base em uma preponderância de estudos de alta qualidade controlados por placebo (opção A).[56,57]

REFERÊNCIAS

1. Waterman BR, Belmont PJ Jr., Cameron KL, Deberardino TM, Owens BD. Epidemiology of ankle sprain at the United States Military Academy. *Am J Sports Med*. 2010;38:797-803.
2. Waterman BR, Owens BD, Davey S, Zacchilli MA, Belmont PJ Jr. The epidemiology of ankle sprains in the United States. *J Bone Joint Surg Am*. 2010;92:2279-2284.
3. Fong DT, Hong Y, Chan LK, Yung PS, Chan KM. A systematic review on ankle injury and ankle sprain in sports. *Sports Med*. 2007;37:73-94.

4. McKay GD, Goldie PA, Payne WR, Oakes BW, Watson LF. A prospective study of injuries in basketball: a total profile and comparison by gender and standard of competition. *J Sci Med Sport*. 2001;4:196-211.
5. McKay GD, Goldie PA, Payne WR, Oakes BW. Ankle injuries in basketball: injury rate and risk factors. *Br J Sports Med*. 2001;35:103-108.
6. Bahr R, Karlsen R, Lian O, Ovrebo RV. Incidence and mechanisms of acute ankle inversion injuries in volleyball. A retrospective cohort study. *Am J Sports Med*. 1994;22:595-600.
7. Forkin DM, Koczur C, Battle R, Newton RA. Evaluation of kinesthetic deficits indicative of balance control in gymnasts with unilateral chronic ankle sprains. *J Orthop Sports Phys Ther*. 1996;23:245-250.
8. Tropp H, Askling C, Gillquist J. Prevention of ankle sprains. *Am J Sports Med*. 1985;13:259-262.
9. van Rijn RM, van Os AG, Bernsen RM, Luijsterburg PA, Koes BW, Bierma-Zeinstra SM. What is the clinical course of acute ankle sprains? A systematic literature review. *Am J Med*. 2008;121:324-331.
10. Gerber JP, Williams GN, Scoville CR, Arciero RA, Taylor DC. Persistent disability associated with ankle sprains: a prospective examination of an athletic population. *Foot Ankle Int*. 1998;19:653-660.
11. Hertel J. Functional anatomy, pathomechanics, and pathophysiology of lateral ankle instability. *J Athl Train*. 2002;37:364-375.
12. Freeman MA, Dean MR, Hanham IW. The etiology and prevention of functional instability of the foot. *J Bone Joint Surg Br*. 1965;47:678-685.
13. Hertel J. Sensorimotor deficits with ankle sprains and chronic ankle instability. *Clin Sports Med*. 2008;27:353-370.
14. Hertel J, Denegar CR, Monroe MM, Stokes WL. Talocrural and subtalar joint instability after lateral ankle sprain. *Med Sci Sports Exerc*. 1999;31:1501-1508.
15. Davenport TE, Kulig K, Sebelski CA, Gordon J, Watts HG. *Diagnosis for Physical Therapists: A Symptom-Based Approach*. Philadelphia, PA: F.A. Davis; 2012.
16. Wells PS, Hirsh J, Anderson DR, et al. A simple clinical model for the diagnosis of deep-vein thrombosis combined with impedance plethysmography: potential for an improvement in the diagnostic process. *J Intern Med*. 1998;243:15-23.
17. Wells PS, Hirsh J, Anderson DR, et al. Accuracy of clinical assessment of deep-vein thrombosis. *Lancet*. 1995;345:1326-1330.
18. Wells PS, Anderson DR, Bormanis J, et al. Value of assessment of pretest probability of deep--vein thrombosis in clinical management. *Lancet*. 1997;350:1795-1798.
19. Riddle DL, Wells PS. Diagnosis of lower-extremity deep vein thrombosis in outpatients. *Phys Ther*. 2004;84:729-735.
20. Stiell IG, Greenberg GH, McKnight RD, Wells GA. Ottawa ankle rules for radiography of acute injuries. *N Z Med J*. 22 1995;108:111.
21. Bachmann LM, Kolb E, Koller MT, Steurer J, ter Riet G. Accuracy of Ottawa ankle rules to exclude fractures of the ankle and mid-foot: systematic review. *BMJ*. 2003;326:417.
22. van Dijk CN, Lim LS, Bossuyt PM, Marti RK. Physical examination is sufficient for the diagnosis of sprained ankles. *J Bone Joint Surg Br*. 1996;78:958-962.
23. Landis JR, Koch GG. The measurement of observer agreement for categorical data. *Biometrics*. 1977;33:159-174.
24. Martin RL, Irrgang JJ, Burdett RG, Conti SF, Van Swearingen JM. Evidence of validity for the Foot and Ankle Ability Measure (FAAM). *Foot Ankle Int*. 2005;26:968-983.
25. Carcia CR, Martin RL, Drouin JM. Validity of the Foot and Ankle Ability Measure in athletes with chronic ankle instability. *J Athl Train*. 2008;43:179-183.
26. Rohner-Spengler M, Mannion AF, Babst R. Reliability and minimal detectable change for the figure-of-eight-20 method of measurement of ankle edema. *J Orthop Sports Phys Ther*. 2007;199-205.

27. Pugia ML, Middel CJ, Seward SW, et al. Comparison of acute swelling and function in subjects with lateral ankle injury. *J Orthop Sports Phys Ther*. Jul 2001;31:384-388.
28. Mawdsley RH, Hoy DK, Erwin PM. Criterion-related validity of the figure-of-eight method of measuring ankle edema. *J Orthop Sports Phys Ther*. 2000;30:149-153.
29. Petersen EJ, Irish SM, Lyons CL, et al. Reliability of water volumetry and the figure of eight method on subjects with ankle joint swelling. *J Orthop Sports Phys Ther*. 1999;29:609-615.
30. Tatro-Adams D, McGann SF, Carbone W. Reliability of the figure-of-eight method of ankle measurement. *J Orthop Sports Phys Ther*. 1995;22:161-163.
31. Martin RL, McPoil TG. Reliability of ankle goniometric measurements: a literature review. *J Am Podiatr Med Assoc*. 2005;95:564-572.
32. Riemann B, Guskiewicz KM, Shields EW. Relationship between clinical and forceplate measures. *J Sport Rehabil*. 1999;8:71-82.
33. Finnoff JT, Peterson VJ, Hollman JH, Smith J. Intrarater and interrater reliability of the Balance Error Scoring System (BESS). *PM R*. 2009;1:50-54.
34. Valovich McLeod TC, Perrin DH, Guskiewicz KM, Shultz SJ, Diamond R, Gansneder BM. Serial administration of clinical concussion assessments and learning effects in healthy young athletes. *Clin J Sport Med*. 2004;14:287-295.
35. Chrintz H, Falster O, Roed J. Single-leg postural equilibrium test. *Scand J Med Sci Sports*. 1991;1:244-246.
36. Olmsted LC, Carcia CR, Hertel J, Shultz SJ. Efficacy of the Star Excursion Balance tests in detecting reach deficits in subjects with chronic ankle instability. *J Athl Train*. 2002;37:501-506.
37. Gribble PA, Hertel J, Denegar CR, Buckley WE. The effects of fatigue and chronic ankle instability on dynamic postural control. *J Athl Train*. 2004;39:321-329.
38. Hertel J, Braham RA, Hale SA, Olmsted-Kramer LC. Simplifying the star excursion balance test: analyses of subjects with and without chronic ankle instability. *J Orthop Sports Phys Ther*. 2006;36:131-137.
39. Akbari M, Karimi H, Farahini H, Faghihzadeh S. Balance problems after unilateral lateral ankle sprains. *J Rehabil Res Dev*. 2006;43:819-824.
40. Hubbard TJ, Kramer LC, Denegar CR, Hertel J. Contributing factors to chronic ankle instability. *Foot Ankle Int*. 2007;28:343-354.
41. Buchanan AS, Docherty CL, Schrader J. Functional performance testing in participants with functional ankle instability and in a healthy control group. *J Athl Train*. 2008;43:342-346.
42. Caffrey E, Docherty CL, Schrader J, Klossner J. The ability of 4 single-limb hopping tests to detect functional performance deficits in individuals with functional ankle instability. *J Orthop Sports Phys Ther*. 2009;39:799-806.
43. Wikstrom EA, Tillman MD, Chmielewski TL, Cauraugh JH, Naugle KE, Borsa PA. Self-assessed disability and functional performance in individuals with and without ankle instability: a case control study. *J Orthop Sports Phys Ther*. 2009;39:458-467.
44. Malliaropoulos N, Ntessalen M, Papacostas E, Longo UG, Maffulli N. Reinjury after acute lateral ankle sprains in elite track and field athletes. *Am J Sports Med*. 2009;37:1755-1761.
45. Malliaropoulos N, Papacostas E, Papalada A, Maffulli N. Acute lateral ankle sprains in track and field athletes: an expanded classification. *Foot Ankle Clin*. 2006;11:497-507.
46. Kerkhoffs GM, Rowe BH, Assendelft WJ, Kelly KD, Struijs PA, van Dijk CN. Immobilisation for acute ankle sprain. A systematic review. *Arch Orthop Trauma Surg*. 2001;121:462-471.
47. Smith RW, Reischl S. The influence of dorsiflexion in the treatment of severe ankle sprains: an anatomical study. *Foot Ankle*. 1988;9:28-33.
48. Eisenhart AW, Gaeta TJ, Yens DP. Osteopathic manipulative treatment in the emergency department for patients with acute ankle injuries. *J Am Osteopath Assoc*. 2003;103:417-421.
49. Green T, Refshauge K, Crosbie J, Adams R. A randomized controlled trial of a passive accessory joint mobilization on acute ankle inversion sprains. *Phys Ther*. 2001;81:984-994.

50. Bleakley C, McDonough S, MacAuley D. The use of ice in the treatment of acute soft-tissue injury: a systematic review of randomized controlled trials. *Am J Sports Med.* 2004;32:251-261.
51. Pasila M, Visuri T, Sundholm A. Pulsating shortwave diathermy: value in treatment of recent ankle and foot sprains. *Arch Phys Med Rehabil.* 1978;59:383-386.
52. Wilson DH. Treatment of soft-tissue injuries by pulsed electrical energy. *Br Med J.* 1972;2:269-270.
53. Man IO, Morrissey MC, Cywinski JK. Effect of neuromuscular electrical stimulation on ankle swelling in the early period after ankle sprain. *Phys Ther.* 2007;87:53-65.
54. Stergioulas A. Low-level laser treatment can reduce edema in second degree ankle sprains. *J Clin Laser Med Surg.* 2004;22:125-128.
55. de Bie RA, de Vet HC, Lenssen TF, van den Wildenberg FA, Kootstra G, Knipschild PG. Low-level laser therapy in ankle sprains: a randomized clinical trial. *Arch Phys Med Rehabil.* 1998;79:1415-1420.
56. van der Windt DA, van der Heijden GJ, van den Berg SG, ter Riet G, de Winter AF, Bouter LM. Ultrasound therapy for musculoskeletal disorders: a systematic review. *Pain.* 1999;81:257-271.
57. van den Bekerom MP, van der Windt DA, ter Riet G, van der Heijden GJ, Bouter LM. Therapeutic ultrasound for acute ankle sprains. *Cochrane Database Syst Rev.* 2011;(6):CD001250.
58. Bleakley CM, O'Connor SR, Tully MA, et al. Effect of accelerated rehabilitation on function after ankle sprain: randomised controlled trial. *BMJ.* 2010;340:c1964.
59. Hale SA, Hertel J, Olmsted-Kramer LC. The effect of a 4-week comprehensive rehabilitation program on postural control and lower extremity function in individuals with chronic ankle instability. *J Orthop Sports Phys Ther.* 2007;37:303-311.
60. Bassett SF, Prapavessis H. Home-based physical therapy intervention with adherence-enhancing strategies versus clinic-based management for patients with ankle sprains. *Phys Ther.* 2007;87:1132-1143.
61. Holme E, Magnusson SP, Becher K, Bieler T, Aagaard P, Kjaer M. The effect of supervised rehabilitation on strength, postural sway, position sense and re-injury risk after acute ankle ligament sprain. *Scand J Med Sci Sports.* 1999;9:104-109.
62. van Rijn RM, van Heest JA, van der Wees P, Koes BW, Bierma-Zeinstra SM. Some benefit from physiotherapy intervention in the subgroup of patients with severe ankle sprain as determined by the ankle function score: a randomised trial. *Aust J Physiother.* 2009;55:107-113.
63. Wester JU, Jespersen SM, Nielsen KD, Neumann L. Wobble board training after partial sprains of the lateral ligaments of the ankle: a prospective randomized study. *J Orthop Sports Phys Ther.* 1996;23:332-336.
64. Kaminski TW, Buckley BD, Powers ME, Hubbard TJ, Ortiz C. Effect of strength and proprioception training on eversion to inversion strength ratios in subjects with unilateral functional ankle instability. *Br J Sports Med.* 2003;37:410-415.
65. Coughlan G, Caulfield B. A 4-week neuromuscular training program and gait patterns at the ankle joint. *J Athl Train.* 2007;42:51-59.
66. van der Wees PJ, Lenssen AF, Hendriks EJ, Stomp DJ, Dekker J, de Bie RA. Effectiveness of exercise therapy and manual mobilisation in ankle sprain and functional instability: a systematic review. *Aust J Physiother.* 2006;52:27-37.
67. Webster KA, Gribble PA. Functional rehabilitation interventions for chronic ankle instability: a systematic review. *J Sport Rehabil.* 2010;19:98-114.
68. Beckman SM, Buchanan TS. Ankle inversion injury and hypermobility: effect on hip and ankle muscle electromyography onset latency. *Arch Phys Med Rehabil.* 1995;76:1138-1143.
69. Bullock-Saxton JE, Janda V, Bullock MI. The influence of ankle sprain injury on muscle activation during hip extension. *Int J Sports Med.* 1994;15:330-334.
70. Bullock-Saxton JE. Local sensation changes and altered hip muscle function following severe ankle sprain. *Phys Ther.* 1994;74:17-31.

Teste de pré-temporada para avaliar a aptidão atlética e o risco de lesão em uma jogadora de futebol

Phill Plisky

CASO 23

Uma jogadora de futebol colegiada da 3ª divisão compareceu à clínica de fisioterapia ambulatorial para uma avaliação musculoesquelética antes do início da temporada. A sua história de saúde inclui múltiplas entorses de tornozelo e dor lombar (DL) ocasional. Várias de suas companheiras de time sofreram lesões de ligamento cruzado anterior (LCA) nos últimos anos e ela está muito preocupada com a possibilidade de sofrer uma ruptura de LCA. A jogadora gostaria que você determinasse se ela está pronta para iniciar a temporada a partir de uma perspectiva de prevenção de lesões.

▶ Quais são os testes de exame mais apropriados?
▶ Quais são as prioridades do exame?
▶ Como você saberá se as medidas de prevenção da lesão são bem-sucedidas?

DEFINIÇÕES-CHAVE

ALTERAÇÕES DE CONTROLE MOTOR PÓS-LESÃO: mudanças neuromusculares que podem ocorrer a partir do local de uma lesão prévia; por exemplo, após entorses de tornozelo frequentes, o momento e recrutamento da musculatura glútea podem ser alterados, levando ao aumento do risco do indivíduo sofrer futura lesão.

EXAME FÍSICO DA PRÉ-PARTICIPAÇÃO: coleta da história de saúde e aplicação de testes físicos, em geral, antes do início da temporada esportiva para determinar a prontidão de uma atleta para o esporte ao identificar os problemas potenciais ou atuais.

Objetivos

1. Descrever os fatores de risco para lesão no esporte e relacioná-los com a seleção de teste no exame de pré-temporada.
2. Selecionar os exames e testes mais apropriados com base na evidência para o exame físico musculoesquelético de pré-temporada.
3. Identificar os critérios de aprovação para testes de pré-participação e desenvolver um plano de acompanhamento baseado nos resultados.

Considerações sobre a Fisioterapia

Considerações sobre a fisioterapia durante o exame de uma atleta saudável da 3ª divisão antes do início da temporada:

- ▶ **Plano de tratamento/objetivos gerais da fisioterapia:** estabelecer um exame físico de pré-participação baseado em evidência, que esclarece o sistema musculoesquelético; identificar se o atleta possui fatores de risco modificáveis para a lesão; desenvolver um plano para diminuir os riscos de lesão.
- ▶ **Intervenções fisioterapêuticas:** coleta de história e aplicação de exame eficiente e efetivo que esclarece o sistema musculoesquelético e identifica atletas em risco de lesão; orientação do paciente sobre os fatores de risco para entorse do LCA e outras lesões traumáticas do quadrante inferior; testes funcionais (p. ex., Avaliação Funcional de Movimento, Star Excursion/Y Balance Test, teste de salto e aterrissagem de saltos); procedimentos de exame específicos da articulação, dependendo dos resultados de outros testes e/ou solicitações do seguro ou responsabilidade (p. ex., se a universidade requer o teste ligamentar como parte dos exames anuais de pré-participação para identificar condições preexistentes); intervenções específicas para diminuir os fatores de risco identificados, as quais podem incluir exercícios corretivos, técnicas de terapia manual e programa de treinamento neuromuscular; medidas de resultados apropriadas para determinar a efetividade das intervenções.
- ▶ **Precauções durante a fisioterapia:** revisar a história clínica da atleta e o estado atual de lesão para garantir que não existem contraindicações ao teste; monitorar sinais vitais; interromper o teste se a atleta sentir dor ou instabilidade.

▶ **Complicações que interferem na fisioterapia:** pressões internas e externas sobre a atleta e o profissional de saúde para que ela pratique o esporte independentemente de sua condição física.

Visão Geral da Patologia

Os objetivos do exame físico de pré-participação são determinar a disposição da atleta para o esporte e identificar fatores de risco que colocam-na em grande risco de lesão. Para liberá-la ao jogo, é importante observar que, dependendo do esporte e da atleta em particular, diversos sistemas podem exigir avaliação, incluindo o cardiovascular, pulmonar, geniturinário, gastrintestinal, tegumentar, linfático, endócrino e neuromuscular.

Uma história minuciosa é essencial, pois pode fornecer algumas das informações mais relevantes, uma vez que lesões e condições clínicas passadas podem realçar áreas que precisam de exame mais detalhado. Ao considerar os fatores de risco para uma futura lesão, estudos de coorte prospectivos identificaram alguns fatores de risco intrínsecos modificáveis, como o índice de massa corporal, equilíbrio dinâmico, padrões de movimento inadequados, alinhamento de joelho na aterrissagem e treinamento de carga.[1-11] A lesão prévia não costuma ser incluída nessa lista, pois é considerada não modificável. Contudo, a lesão prévia é o fator de risco mais importante para futura lesão como identificado por vários estudos de coorte prospectivos.[3,12-14]

As alterações de controle motor podem persistir mesmo após a conclusão de um programa de reabilitação. Por exemplo, indivíduos com uma história de entorse no tornozelo (a mais comum lesão relacionada ao esporte) mostraram ativação atrasada dos músculos do tornozelo, quadril e isquiotibiais na passagem da postura bipodal para a unipodal em relação àqueles indivíduos sem história de entorse de tornozelo.[15] Os pesquisadores também descobriram que os sujeitos com instabilidade crônica no tornozelo (i.e., múltiplas entorses de tornozelo) exibem significativas diferenças de latência da ativação do glúteo médio quando uma perturbação de inversão foi aplicada.[16] Outro estudo relatou atraso no início da ativação do glúteo máximo em indivíduos previamente lesionados quando comparados com controles.[17] Esses dados sugerem que uma alteração na estratégia de controle motor persiste após entorses de tornozelo e que o déficit é identificável mesmo durante atividades de baixa exigência sem a aplicação de carga externa (p. ex., aterrissagem de um salto).

A DL prévia também afeta o controle motor. Em atletas com história de DL que não sentiam dor no momento do teste, pesquisadores encontraram ativação alterada dos músculos superficiais do *CORE* (i.e., reto do abdome, oblíquos externo e interno, grande dorsal, eretor da espinha torácica e lombar).[18,19] Em um estudo prospectivo com 277 atletas colegiados, Zazulak e colaboradores[11] usaram um modelo de regressão logística para determinar que o deslocamento do tronco medido após uma perturbação inesperada diminuiu a propriocepção do tronco, e a história de DL previu uma futura lesão em ligamento do joelho (91% de sensibilidade e 68% de especificidade). Dada a extensa quantidade de pesquisas demonstrando que as alterações de controle motor persistem após a lesão e que essas mudanças podem aumentar o risco de uma futura lesão, parece prudente incluir alterações de controle motor pós-lesão na lista de fatores de risco modificáveis para lesão.

Tratamento Fisioterapêutico do Paciente

Existem dois momentos cruciais em que o fisioterapeuta pode significativamente impactar a saúde neuromuscular de um atleta ao identificar os fatores de risco para lesão. O primeiro é durante um teste rigoroso e sistemático antes da alta da fisioterapia para garantir que quaisquer alterações de controle motor modificáveis que ocorreram após a lesão tenham se normalizado (ver Caso 17). O segundo é durante o exame de pré-participação no qual o fisioterapeuta identifica fatores de risco por meio da história do indivíduo e de testes clínicos de fácil execução. Após o teste de pré-participação, o fisioterapeuta deve desenvolver um programa detalhado para corrigir quaisquer fatores de risco modificáveis. O profissional deve reavaliar o paciente durante uma sessão de exames de acompanhamento para determinar se os fatores de risco modificáveis foram diminuídos. Realizar a reavaliação é o passo mais frequentemente omitido no manejo da prevenção de lesões.

Exame, Avaliação e Diagnóstico

A eficiência e a eficácia são de vital importância em toda a prática de fisioterapia neste caso. Existem numerosos testes e medidas que um fisioterapeuta pode realizar na pré-temporada, no entanto, é importante considerar os objetivos do teste. Neste caso, o fisioterapeuta busca avaliar o sistema musculoesquelético, identificar um atleta em risco de lesão para determinar a disposição à participação esportiva e implementar medidas de prevenção de lesões. Em geral, o fisioterapeuta tem 1 hora para obter a história, realizar o exame, interpretar e explicar os resultados e desenvolver um plano de cuidado. Visto que muitos testes poderiam ser feitos, ele deve estabelecer as prioridades. Por exemplo, mesmo se o fisioterapeuta tiver tempo para medir a amplitude de movimento (ADM) e a força em cada articulação e não encontrar déficit significativo, isso não implica que a jogadora realizará um agachamento profundo sem demonstrar colapso em valgo no joelho. Contudo, se um atleta for capaz de realizar o agachamento profundo sem compensação, o fisioterapeuta não necessariamente tem que medir a ADM de flexão de joelho e quadril. Ao iniciar com movimentos que incluem todo o corpo, torna-se mais fácil identificar as áreas que podem exigir teste específico adicional. Cada teste escolhido deve ser também confiável, preditivo, modificável e clinicamente acessível.

O objetivo dos rastreamentos de pré-participação é identificar clinicamente qualquer déficit de controle motor por meio dos testes de movimento. Embora os laboratórios de biomecânica forneçam quantidades volumosas de dados sobre movimento, a maioria dos profissionais não tem acesso ou tempo para concluir uma avaliação biomecânica completa. O teste clínico de movimento pode ser de difícil execução confiável. Uma opção relatada na literatura para auxiliar a objetivar e quantificar o teste de movimento é a **Avaliação Funcional de Movimento (FMS)**. A FMS é confiável,[20-23] modificável[24] e preditiva para lesão em jogadores de futebol americano profissionais,[6] candidatos a oficial da marinha, atletas colegiadas[26] e bombeiros.[27] O propósito da FMS é rastrear disfunção e assimetria de padrão de movimento importantes.[28] Um benefício adicional da FMS é que ela envolve mais articulações em sua amplitude final, desse modo, "liberando" essas articulações (i.e., ADM plena sem dor) a partir de uma perspectiva de rastreamento musculoesquelético. A FMS consiste em sete movimentos básicos, de modo que cada um é classificado em uma escala de 0, 1, 2 ou 3. Um escore de 0 indica que houve dor com o padrão de movimento ou o teste de liberação; um escore de 1 significa que a pessoa é incapaz de realizar o movimento; 2 indica a capacidade de realizar o padrão de movimento com uma compensação e 3 indica a capacidade de realizar o movimento de acordo com os critérios específicos.[28] Os sete movimentos são agachamento profundo (Fig. 23.1A), passo sobre uma barreira (Fig. 23.1B), avanço alinhado (Fig. 23.1C), elevação ativa da perna reta, mobilidade do tronco, exercício de apoio com estabilidade do tronco e estabilidade rotatória.[28] Além disso, existem três testes de liberação (impacto do ombro, pressão de peito em prono e flexão lombar).

A interpretação dos resultados da FMS pode ser confusa. O escore composto da FMS foi inicialmente usado em pesquisas de predição de lesão[6] para estabelecer o ponto de corte para risco de lesão, no entanto, a análise do escore nos testes individuais pode ser mais importante. Em um estudo de coorte prospectivo, Lehr e colaboradores[8] usaram não apenas o escore composto da FMS, mas também a presença de qualquer 0 (dor) ou 1 (incapacidade de realizar) em qualquer teste individual em um modelo de predição de lesão. Descobriram que, se a atleta tivesse um escore composto maior do que 14 (que coincide com a presença de, pelo menos, um escore de 2 em cada um dos sete padrões de movimento), mas tivesse 0 ou 1 em qualquer teste individual, ainda correria um grande risco de lesão.[8] A FMS tenta identificar jogadores com dor no movimento ou com incapacidade de realizar um movimento simples. Se a atleta sentir dor em qualquer teste, deve passar por uma nova avaliação e por intervenções do fisioterapeuta. Se a paciente tiver o escore de 1 em qualquer teste ou apresentar assimetrias de lado a lado, estas provavelmente podem ser manejadas à parte do processo de reabilitação (p. ex., a atleta poderia se submeter a exercícios corretivos e então a um acompanhamento com o especialista em força e condicionamento da escala para um novo exame).

O **Star Excursion Balance Test (SEBT) e o Y Balance Test - Lower Quarter (YBT-LQ)** são testes de equilíbrio dinâmico realizados na posição unipodal, os quais requerem força, flexibilidade, controle do *CORE* e propriocepção adequados. O YBT-LQ é uma versão simplificada do SEBT, no qual apenas três direções de alcance são realizadas usando um protocolo de teste específico e dispositivo para melhorar a confiabilidade e facilidade de administração.[30] Em uma revisão sistemática e subsequentes estudos de coorte prospectivos do SEBT e YBT-LQ, os pesquisadores concluíram que estes são testes confiáveis de equilíbrio dinâmico, modificáveis, preditivos de lesão e capazes de identificar déficit de equilíbrio após a lesão.[1,8,29] Os pesquisadores sugeriram incluir ambos os testes no rastreamento antes da participação ativa. O YBT-LQ inclui três direções de movimento (anterior, posteromedial e posterolateral; Fig. 23.2) em vez das oito direções originais dentro do SEBT. O objetivo do YBT-LQ é manter a postura unipodal, enquanto se estende o máximo possível a perna contralateral.[30] Como o comprimento do membro é um pequeno, mas significativo fator que influencia a distância que um indivíduo pode atingir, o comprimento deste precisa ser medido (do aspecto mais inferior da espinha ilíaca anterossuperior à superfície distal inferior do maléolo medial do tornozelo ao 0,5 cm mais próximo).[29] Para administrar esse teste, seis ensaios práticos são realizados. Depois, três ensaios em cada uma das três direções para cada pé (para um total de nove ensaios em cada membro) são coletados e o alcance máximo em cada direção é registrado para análise.[30]

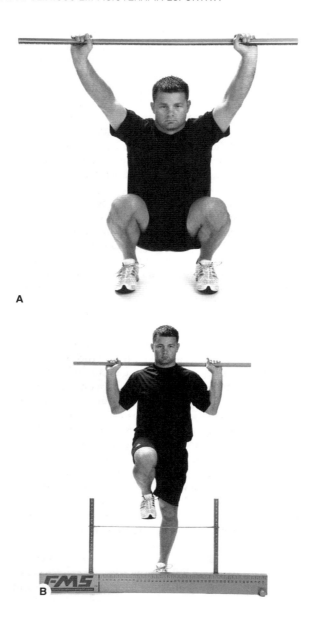

Figura 23.1 Componentes da Avaliação Funcional de Movimento. **A.** Agachamento profundo. **B.** Passo sobre uma barreira.

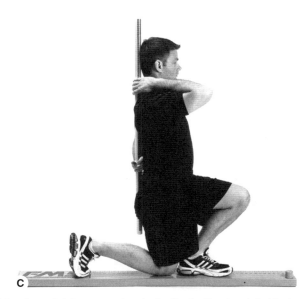

Figura 23.1 (*Continuação*) Componentes da Avaliação Funcional de Movimento. **C.** Avanço alinhado.

A capacidade preditiva do SEBT e do YBT foi examinada por Plisky e colaboradores[10] e Lehr e colaboradores.[8] Esses autores observaram que atletas de Ensino Médio e universitários com assimetrias de mais de 4 cm entre a distância de alcance à direita e à esquerda na direção anterior, bem como um escore composto abaixo do corte para a idade, sexo e esporte, tinham um risco aumentado de lesão na extremidade inferior. O escore composto é a soma do maior alcance em cada uma das três direções (anterior, posteromedial, posterolateral) dividido por três vezes o comprimento do membro e então multiplicado por 100. Jogadores de basquete universitário masculino e feminino com assimetria anterior de mais de 4 cm corriam risco aumentado de lesão, e as mulheres com escore composto (94%) no terço inferior de seus pares tinham seis vezes mais probabilidade de se lesionarem.[10] No futebol americano colegiado, os jogadores com um escore composto de menos de 89% tinham mais probabilidade de se lesionarem. Assim, como o ponto de corte do risco de lesão é diferente em cada população, o escore composto não deve ser inferior aos pontos de corte específicos para a idade, sexo e esporte do atleta.[1,8,10] Em outro estudo com estudantes universitários ativos, aqueles com alcance posterolateral inferior a 80% do comprimento do membro tinham um risco aumentado de entorse do tornozelo; já aqueles com alcance posterolateral superior a 90% estavam protegidos das entorses de tornozelo.[31] Por fim, a melhora no SEBT pode reduzir o risco de lesão. Em um ensaio controlado randomizado com 226 jogadoras de futebol, os pesquisadores descobriram que, se o desempenho no SEBT for melhorado, o risco de lesão diminui.[32]

Muitos estudos laboratoriais biomecânicos documentaram que a aterrissagem em uma posição de colapso em valgo do joelho é um fator de risco para ruptura[5] e recor-

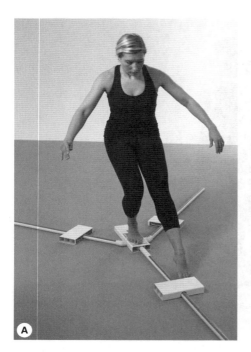
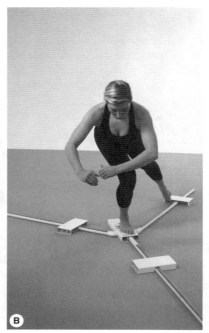
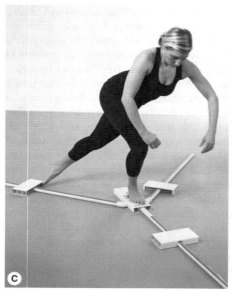

Figura 23.2 Y Balance Test – Lower Quarter (YBT-LQ). O objetivo é manter a postura unipodal, enquanto se estende a perna contralateral o máximo possível. **A.** Extensão anterior. **B.** Extensão posteromedial. **C.** Extensão posterolateral.

rência de ruptura[33] do LCA. A **avaliação do salto com pernas flexionadas e o Landing Error Scoring System** são dois métodos para avaliar clinicamente as posições de aterrissagem de alto risco. Enquanto a confiabilidade, acessibilidade clínica e validade preditiva dessas medidas são debatidas,[34-37] é aparente, a partir da literatura biomecânica, que alguma forma de avaliação clínica da posição de aterrissagem é permitida, uma vez que o atleta tenha passado pelos testes de nível inferior (p. ex., movimento fundamental, equilíbrio, etc.).

O teste do salto é usado no exame de pré-participação. Os testes de saltos unilaterais que são confiáveis, válidos e clinicamente acessíveis e modificáveis incluem salto em uma perna só para distância, saltos de 6 m cronometrados, salto triplo e salto cruzado triplo (ver Caso 16).[38-40] Enquanto poucas pesquisas foram realizadas usando o teste do salto para a predição da lesão, o teste do salto demonstrou validade discriminativa (i.e., a capacidade de distinguir indivíduos saudáveis de indivíduos lesionados). Interessa salientar que, segundo um estudo, as atletas com escore de salto em uma perna assimétrico corriam risco aumentado de lesão e os atletas com aumento no salto em distância, quando comparados com seus pares, corriam risco aumentado de lesão.[41] Poderia se formular a hipótese de que esses homens podem estar "subjulgados", significando que não possuem a competência de movimento básica para lidar com a potência que desenvolvem em seu corpo. Por exemplo, se esses homens não possuem a estabilidade ou mobilidade básica para realizar determinados movimentos (p. ex., agachamento, avanço, elevação ativa de perna reta), então tentam compensar em outro lugar. Quando mais carga é aplicada saltando, correndo ou desviando, uma maior compensação pode ocorrer, de modo a estressar e, consequentemente, lesionar o sistema musculoesquelético. Um estudo adicional nessa área se faz necessário. Dada a escassez de pesquisa sobre o teste do salto, esse exame deve apenas ser implementado se o atleta passar pelo teste de nível inferior (FMS, SEBT, YBT-LQ).

Após todos os testes de pré-participação serem concluídos, a interação dos resultados dos testes individuais precisa ser considerada. Como o risco de lesão é multifatorial, as tendências atuais na prevenção da lesão recomendam categorizar os atletas usando diversos fatores de risco. Lehr e colaboradores[8] rastrearam atletas colegiados da 3ª divisão no exame físico de pré-participação e os acompanharam por toda a temporada de competição. No início da temporada, 183 atletas dos mais variados esportes (incluindo futebol) foram entrevistados sobre sua história de lesão e testados no YBT-LQ e FMS. Os escores foram colocados em um algoritmo para classificar o atleta em uma de quatro categorias de risco.[8] O algoritmo calculou e ponderou o escore composto da FMS, escores individuais de teste da FMS, resultados dos testes de liberação da FMS, presença de assimetria em qualquer um dos cinco movimentos bilaterais da FMS, dor durante o teste, lesão prévia, assimetria no YBT-LQ e escore composto de YBT-LQ inferior ao limiar de risco para o atleta individual. O escore composto do limiar de risco foi determinado pelo *software* com base no nível de competição (p. ex., da 6ª a 9ª série do Ensino Fundamental, Ensino Médio, universitário, profissional), esporte e sexo do atleta.[1,8,10] Se os atletas estavam em uma categoria de risco moderada ou significativa, tinham probabilidade 3,4 vezes (intervalo de confiança de 95%, 2,0-6,0) maior de se lesionarem durante a temporada. Não foi apenas o atleta da categoria normal que se lesionou; em uma análise posterior não publicada, havia quatro lesões de não contato de LCA (três no grupo de alto risco e uma no grupo de risco levemente aumentado).[42]

Plano de Tratamento e Intervenções

Após o teste ser concluído, os resultados dos testes individuais devem ser examinados iniciando com a FMS. Se algum escore de 0 for obtido (i.e., dor com qualquer teste), o teste local da área dolorosa deve ser feito, incluindo qualquer outro de ADM, força ou especial para tentar determinar a causa da dor. Se escores de 1 ou assimetrias forem encontrados, estratégias corretivas específicas devem ser implementadas para corrigir as disfunções de movimento. Se os escores em todos os testes da FMS forem maiores que 2 e o desempenho for simétrico, poderia ser benéfico ao atleta um programa geral de prevenção de lesões. Exemplos baseados em evidência podem ser encontrados na literatura.[32,43-46] No caso deste atleta, poderia ser benéfico o FIFA 11+ ou um programa de prevenção similar, pois foi extensivamente estudado em jogadoras de futebol.[32,43,45] O fisioterapeuta deve se certificar de que não existem outras disfunções de movimento antes de prescrever um programa geral. Por exemplo, se a FMS do atleta indicar um padrão de avanço assimétrico (p. ex., escore de 1 à esquerda e de 2 à direita) e um escore de 1 no agachamento profundo, a execução de um programa de treinamento de saltos pliométricos provavelmente aumentaria as compensações já presentes nos padrões de movimento de demanda inferior.

A comparação do resultado de um teste em relação a outros pode ser extremamente esclarecedora. Por exemplo, se o jogador tiver marcado 2 em cada componente da FMS, com exceção de um escore de 1 no agachamento profundo e um escore de 1 à esquerda e um de 2 à direita, no padrão de avanço, e demonstrou assimetria de 7 cm no alcance anterior no YBT-LQ, o fisioterapeuta deve examinar com mais cuidado a articulação do tornozelo por meio de um teste de dorsiflexão em cadeia cinética fechada.

São elementos importantes na prevenção bem-sucedida de lesões a **reavaliação após os fatores de risco serem identificados** e o plano de intervenção para diminuir os fatores de risco já presentes. Enquanto se pode obter benefícios fornecendo os exercícios corretivos, uma real mudança nos fatores de risco da lesão (e, portanto, no risco de lesão) não pode ser assegurada a menos que indicada por um novo teste. Por exemplo, Steffen e colaboradores[32] descobriram que os atletas com uma alta adesão ao programa FIFA 11+ tiveram melhora no desempenho no SEBT e diminuição na taxa de lesão. Aqueles com baixa adesão não melhoraram no SEBT e não diminuíram sua taxa de lesão.

Recomendações Clínicas Baseadas em Evidência

SORT: Taxonomia da Força de Recomendação

A: Evidência de boa qualidade e consistente orientada para o paciente.
B: Evidência de qualidade limitada ou inconsistente orientada para o paciente.
C: Evidência consensual, prática geral, opinião de especialista ou série de casos orientada para a doença.

1. Movimentos funcionais e equilíbrio dinâmico podem ser testados com a Avaliação Funcional de Movimento, Star Excursion Balance Test (SEBT) e Y Balance Test - Lower Quarter (YBT-LQ), que são confiáveis, preditivos de lesão, modificáveis e clinicamente acessíveis. **Grau A**

2. Após o atleta concluir os testes de pré-participação de nível inferior, a avaliação do salto com flexão de pernas e o Landing Error Scoring System são ferramentas clínicas que podem ser usadas para avaliar as posições de aterrissagem de alto risco. **Grau B**
3. Se os fatores de risco forem identificados, uma reavaliação precisa ser feita após as estratégias de diminuição terem sido implementadas para garantir que os fatores de risco modificáveis foram removidos. **Grau C**

QUESTÕES DE REVISÃO

23.1 Você é solicitado pelo médico da equipe da universidade local a tomar parte de uma força-tarefa de prevenção de lesões. Qual é o fator de risco *mais* relatado para uma futura lesão no esporte?

   A. Colapso em valgo
   B. Equilíbrio deficiente
   C. Lesão prévia
   D. Assimetria na flexibilidade

23.2 Ao executar um rastreamento de pré-participação para um jogador de futebol, qual dos seguintes pontos deveria ser considerado uma "aprovação" nos testes da Avaliação Funcional de Movimento (FMS)?

   A. Escore de 1 no agachamento profundo com os braços acima da cabeça (incapaz de realizar o movimento com compensação)
   B. Dor na coluna lombar com o avanço em linha reta
   C. Escore de 2 da flexão de cotovelos com estabilidade do tronco (capaz de realizar o movimento com compensação)
   D. Elevação ativa assimétrica de perna reta (escore de 1 à esquerda e 3 à direita)

23.3 Qual das seguintes afirmações é verdadeira a respeito do Star Excursion Balance Test (SEBT) e do Y Balance Test - Lower Quarter (YBT-LQ)?

   A. Identificam indivíduos com instabilidade crônica no tornozelo e deficiência no ligamento cruzado anterior (LCA)
   B. São preditivos de lesão
   C. Os escores desses testes melhoram após o treinamento, mas a melhora no escore do SEBT não muda a taxa de lesão
   D. A confiabilidade do YBT-LQ não foi estabelecida

RESPOSTAS

23.1 **C.** A lesão prévia é o fator de risco mais consistentemente relatado, sendo identificado por mais de 25 estudos prospectivos. Embora o colapso em valgo seja um fator de risco identificado por dois estudos prospectivos (opção A) e o equilíbrio deficiente e assimétrico seja identificado como fator de risco para futura lesão por diversos estudos (opção B), estes não são os fatores de risco mais relatados. Existem alguns estudos prospectivos que identificam assimetria na flexibilidade como um

fator de risco para lesão; contudo, a flexibilidade geral deficiente não é bem relatada como um fator de risco para a lesão (opção D).
23.2 **C**. Um escore de aprovação na FMS corresponde a 2 ou mais sem assimetria. A dor (escore de 0) em qualquer teste na FMS é tratada como uma falha (opção B). Considerando a pesquisa sobre dor que afeta o controle motor, bem como a dor na FMS prevendo lesão, qualquer escore de 0 ou 1 é tratado como uma falha. A assimetria (escore de 1) significa incapacidade de realizar o movimento sem compensação (opção D) e também não é considerada aprovação.
23.3 **B**. O SEBT e o YBT-LQ se mostraram preditivos de lesão em jogadores de basquete de Ensino Médio, atletas universitários e estudantes universitários fisicamente ativos. Diversos estudos indicam que o SEBT identifica pessoas com instabilidade crônica no tornozelo e deficiência no LCA (opção A). Os indivíduos submetidos a um programa de prevenção de lesão conseguiram melhorar seu escore e uma pesquisa adicional descobriu que aqueles cujo escore melhorou também reduziram sua taxa de lesão (opção C). Estabeleceram a concordância entre observadores e de teste-reteste do YBT-LQ como boa a excelente (opção D) dois estudos realizados.

REFERÊNCIAS

1. Butler RJ, Lehr ME, Fink ML, Kiesel KB, Plisky PJ. Dynamic balance performance and noncontact lower extremity injury in college football players: an initial study. *Sports Health*. 2013;5:417-422.
2. Dahle LK, Mueller MJ, Delitto A, Diamond JE. Visual assessment of foot type and relationship of foot type to lower extremity injury. *J Orthop Sports Phys Ther*. 1991;14:70-74.
3. de Visser HM, Reijman M, Heijboer MP, Bos PK. Risk factors of recurrent hamstring injuries: a systematic review. *Br J Sports Med*. 2012;46:124-130.
4. Gomez JE, Ross SK, Calmbach WL, Kimmel RB, Schmidt DR, Dhanda R. Body fatness and increased injury rates in high school football linemen. *Clin J Sport Med*. 1998;8:115-120.
5. Hewett TE, Myer GD, Ford KR, et al. Biomechanical measures of neuromuscular control and valgus loading of the knee predict anterior cruciate ligament injury risk in female athletes: a prospective study. *Am J Sports Med*. 2005;33:492-501.
6. Kiesel K, Plisky PJ, Voight ML. Can serious injury in professional football be predicted by a preseason functional movement screen? *N Am J Sports Phys Ther*. 2007;2:147-158.
7. Kiesel KB, Butler RJ, Plisky PJ. Prediction of injury by limited and asymmetrical fundamental movement patterns in american football players. *J Sport Rehabil*. 2014;23:88-94.
8. Lehr ME, Plisky PJ, Butler RJ, Fink ML, Kiesel KB, Underwood FB. Field-expedient screening and injury risk algorithm categories as predictors of noncontact lower extremity injury. *Scand J Med Sci Sports*. 2013;23(4):e225-e232.
9. Paterno MV, Schmitt LC, Ford KR, et al. Biomechanical measures during landing and postural stability predict second anterior cruciate ligament injury after anterior cruciate ligament reconstruction and return to sport. *Am J Sports Med*. 2010;38:1968-1978.
10. Plisky PJ, Rauh MJ, Kaminski TW, Underwood FB. Star excursion balance test as a predictor of lower extremity injury in high school basketball players. *J Orthop Sports Phys Ther*. 2006;36:911-919.
11. Zazulak BT, Hewett TE, Reeves NP, Goldberg B, Cholewicki J. Deficits in neuromuscular control of the trunk predict knee injury risk: a prospective biomechanical-epidemiologic study. *Am J Sports Med*. 2007;35:1123-1130.
12. Hagglund M, Walden M, Ekstrand J. Previous injury as a risk factor for injury in elite football: a prospective study over two consecutive seasons. *Br J Sports Med*. 2006;40:767-772.

13. Walden M, Hagglund M, Ekstrand J. High risk of new knee injury in elite footballers with previous anterior cruciate ligament injury. *Br J Sports Med*. 2006;40:158-162.
14. Wright RW, Magnussen RA, Dunn WR, Spindler KP. Ipsilateral graft and contralateral ACL rupture at five years or more following ACL reconstruction: a systematic review. *J Bone Joint Surg Am*. 2011;93:1159-1165.
15. Van Deun S, Staes FF, Stappaerts KH, Janssens L, Levin O, Peers KK. Relationship of chronic ankle instability to muscle activation patterns during the transition from double-leg to single--leg stance. *Am J Sports Med*. 2007;35:274-281.
16. Beckman SM, Buchanan TS. Ankle inversion injury and hypermobility: effect on hip and ankle muscle electromyography onset latency. *Arch Phys Med Rehabil*. 1995;76:1138-1143.
17. Bullock-Saxton JE, Janda V, Bullock MI. The influence of ankle sprain injury on muscle activation during hip extension. *Int J Sports Med*. 1994;15:330-334.
18. Cholewicki J, Greene HS, Polzhofer GK, Galloway MT, Shah RA, Radebold A. Neuromuscular function in athletes following recovery from a recent acute low back injury. *J Orthop Sports Phys Ther*. 2002;32:568-575.
19. Cholewicki J, Silfies SP, Shah RA, et al. Delayed trunk muscle reflex responses increase the risk of low back injuries. *Spine*. 2005;30:2614-2620.
20. Minick KI, Kiesel KB, Burton L, Taylor A, Plisky P, Butler RJ. Interrater reliability of the functional movement screen. *J Strength Cond Res*. 2010;24:479-486.
21. Schneiders AG, Davidsson A, Horman E, Sullivan SJ. Functional movement screen normative values in a young, active population. *Int J Sports Phys Ther*. 2011;6:75-82.
22. Teyhen DS, Shaffer SW, Lorenson CL, et al. The functional movement screen: a reliability study. *J Orthop Sports Phys Ther*. 2012;42:530-540.
23. Frohm A, Heijne A, Kowalski J, Svensson P, Myklebust G. A nine-test screening battery for athletes: a reliability study. *Scand J Med Sci Sports*. 2012;22:306-315.
24. Kiesel K, Plisky P, Butler R. Functional movement test scores improve following a standardized off-season intervention program in professional football players. *Scand J Med Sci Sports*. 2011;21:287-292.
25. O'Connor FG, Deuster PA, Davis J, Pappas CG, Knapik JJ. Functional movement screening: predicting injuries in officer candidates. *Med Sci Sports Exerc*. 2011;43:2224-2230.
26. Chorba RS, Chorba DJ, Bouillon LE, Overmyer CA, Landis JA. Use of a functional movement screening tool to determine injury risk in female collegiate athletes. *N Am J Sports Phys Ther*. 2010;5:47-54.
27. Butler RJ, Contreras M, Burton LC, Plisky PJ, Goode A, Kiesel K. Modifiable risk factors predict injuries in firefighters during training academies. *Work*. 2013;46:11-17.
28. Cook G, Burton L, Hoogenboom B. Pre-participation screening: the use of fundamental movements as an assessment of function - part 2. *N Am J Sports Phys Ther*. 2006;1:132-139.
29. Gribble PA, Hertel J, Plisky P. Using the star excursion balance test to assess dynamic postural--control deficits and outcomes in lower extremity injury: a literature and systematic review. *J Athl Train*. 2012;47:339-357.
30. Plisky PJ, Gorman PP, Butler RJ, Kiesel KB, Underwood FB, Elkins B. The reliability of an instrumented device for measuring components of the star excursion balance test. *N Am J Sports Phys Ther*. 2009;4:92-99.
31. de Noronha M, Franca LC, Haupenthal A, Nunes GS. Intrinsic predictive factors for ankle sprain in active university students: a prospective study. *Scand J Med Sci Sports*. 2013;23:541-547.
32. Steffen K, Emery CA, Romiti M, et al. High adherence to a neuromuscular injury prevention programme (FIFA 11+) improves functional balance and reduces injury risk in Canadian youth female football players: a cluster randomised trial. *Br J Sports Med*. 2013;47:794-802.
33. Paterno MV, Rauh MJ, Schmitt LC, Ford KR, Hewett TE. Incidence of contralateral and ipsilateral anterior cruciate ligament (ACL) injury after primary ACL reconstruction and return to sport. *Clin J Sport Med*. 2012;22:116-121.

34. Onate J, Cortes N, Welch C, Van Lunen BL. Expert versus novice interrater reliability and criterion validity of the landing error scoring system. *J Sport Rehabil.* 2010;19:41-56.
35. Padua DA, Boling MC, Distefano LJ, Onate JA, Beutler AI, Marshall SW. Reliability of the landing error scoring system-real time, a clinical assessment tool of jump-landing biomechanics. *J Sport Rehabil.* 2011;20:145-156.
36. Padua DA, Marshall SW, Boling MC, Thigpen CA, Garrett WE Jr, Beutler AI. The landing error scoring system (less) is a valid and reliable clinical assessment tool of jump-landing biomechanics: the JUMP-ACL study. *Am J Sports Med.* 2009;37:1996-2002.
37. Smith HC, Johnson RJ, Shultz SJ, et al. A prospective evaluation of the landing error scoring system (less) as a screening tool for anterior cruciate ligament injury risk. *Am J Sports Med.* 2012;40:521-526.
38. Munro AG, Herrington LC. Between-session reliability of four hop tests and the agility T-test. *J Strength Cond Res.* 2011;25:1470-1477.
39. Myer GD, Schmitt LC, Brent JL, et al. Utilization of modified NFL combine testing to identify functional deficits in athletes following ACL reconstruction. *J Orthop Sports Phys Ther.* 2011;41:377-387.
40. Reid A, Birmingham TB, Stratford PW, Alcock GK, Giffin JR. Hop testing provides a reliable and valid outcome measure during rehabilitation after anterior cruciate ligament reconstruction. *Phys Ther.* 2007;87:337-349.
41. Brumitt J, Heiderscheit BC, Manske RC, Niemuth PE, Rauh MJ. Lower extremity functional tests and risk of injury in division iii collegiate athletes. *Int J Sports Phys Ther.* 2013;8:216-227.
42. Butler RJ, Lehr M, Kiesel KB, Queen RM, Garrett WE, Plisky PE. An economical model for ACL injury screening in college athletes. Southern Orthopaedic Association Annual Meeting. 2013.
43. Gilchrist J, Mandelbaum BR, Melancon H, et al. A randomized controlled trial to prevent noncontact anterior cruciate ligament injury in female collegiate soccer players. *Am J Sports Med.* 2008;36:1476-1483.
44. Hewett TE, Lindenfeld TN, Riccobene JV, Noyes FR. The effect of neuromuscular training on the incidence of knee injury in female athletes. A prospective study. *Am J Sports Med.* 1999;27:699-706.
45. Mandelbaum BR, Silvers HJ, Watanabe DS, et al. Effectiveness of a neuromuscular and proprioceptive training program in preventing anterior cruciate ligament injuries in female athletes: 2-year follow-up. *Am J Sports Med.* 2005;33:1003-1010.
46. Myklebust G, Engebretsen L, Braekken IH, Skjolberg A, Olsen OE, Bahr R. Prevention of anterior cruciate ligament injuries in female team handball players: a prospective intervention study over three seasons. *Clin J Sport Med.* 2003;13:71-78.

Concussão

Christopher J. Ivey
Jonathan Warren
Anthony G. Schneiders

CASO 24

Um jogador universitário de hóquei no gelo de 20 anos de idade apresenta-se na fisioterapia dois dias após ter uma suspeita de concussão em uma colisão de alto impacto (i.e., confronto corporal) com um jogador adversário durante o jogo. No momento do impacto, o jogador usava equipamento protetor padrão incluindo capacete e protetor bucal. O exame secundário inicial foi realizado pelo fisioterapeuta do time. A avaliação de sintomas relacionados à concussão, controle postural e função neurocognitiva foi consistente com uma lesão por concussão e o atleta não teve permissão para retornar ao jogo. Durante a avaliação clínica de lesão pós-jogo, o médico confirmou o diagnóstico de uma concussão e encaminhou o jogador para fisioterapia.

▶ Quais são os objetivos mais apropriados para a fisioterapia?
▶ Quais precauções devem ser tomadas durante o exame e as intervenções de fisioterapia?
▶ Quais são as possíveis complicações relacionadas à fisioterapia?
▶ Qual a eficácia do equipamento protetor em reduzir o risco de lesão por concussão?

DEFINIÇÕES-CHAVE

CONCUSSÃO: processo fisiopatológico complexo que afeta o cérebro, induzido por forças biomecânicas. Os mecanismos e sequelas incluem (1) lesão causada por uma pancada direta na cabeça, rosto, pescoço ou outro local no corpo resultando em uma força "impulsiva" transmitida à cabeça; (2) início rápido de dano de curta duração da função neurológica que se resolve de forma espontânea; (3) possíveis mudanças neuropatológicas resultantes; contudo, a maior parte dos sintomas clínicos agudos reflete a mudança funcional em vez da lesão estrutural, de modo que não se observam anormalidades nos estudos de imagem neurológica padrão; (4) série de sintomas clínicos que podem ou não envolver perda de consciência (PDC). A resolução dos sintomas clínicos e cognitivos segue tipicamente um curso sequencial; contudo, em alguns casos, os sintomas podem ser prolongados.[1]

SÍNDROME PÓS-CONCUSSIONAL: sintomas de natureza prolongada que ocorrem após uma concussão; os sintomas que duram três meses ou mais após uma concussão são classificados como síndrome pós-concussional persistente.

SÍNDROME DO SEGUNDO IMPACTO: condição que ocorre dentro de minutos após uma concussão em alguém que ainda está sentindo sintomas de uma lesão cerebral anterior que pode ter ocorrido mais cedo durante o mesmo evento. O ingurgitamento vascular pode levar a aumento na pressão intracraniana e herniação cerebral, que pode resultar em grave dano cerebral ou morte.[2] Há debate sobre se o edema intracraniano ocorre e em qual grau se desenvolve.[2]

Objetivos

1. Discutir os componentes do exame do atleta com uma potencial concussão.
2. Descrever as possíveis complicações durante o período inicial de recuperação e durante um período estendido de tempo.
3. Identificar as ferramentas de avaliação de resultado válidas e confiáveis para auxiliar na decisão de retorno ao esporte (RAE) do atleta após uma concussão.
4. Descrever as fases de reabilitação no manejo da concussão.
5. Discutir o equipamento de prevenção para reduzir o risco de lesão.

Considerações sobre a Fisioterapia

Considerações sobre a fisioterapia para o tratamento do indivíduo com um diagnóstico de concussão:

▶ **Plano de tratamanto/objetivos gerais da fisioterapia:** monitorar o atleta para sinais e sintomas que indiquem qualquer potencial declínio neurológico a fim de realizar encaminhamento médico para uma futura avaliação clínica; progredir de modo sequencial a reabilitação, com base na resolução dos sintomas do atleta.

▶ **Intervenções fisioterapêuticas:** educação do paciente sobre os sinais e sintomas comuns da síndrome pós-concussional; implementação de um programa de reabilitação progressivo, iniciando com repouso físico e cognitivo e avançando para exercício aeró-

bio, exercício de resistência, exercício específico do esporte, manobras de treinamento de não contato, prática de contato total e retorno ao jogo.
▶ **Precauções durante a fisioterapia:** o curso de recuperação é mais longo com progressões mais lentas para atletas jovens; o avanço no estágio de reabilitação não é recomendado para um indivíduo com sintomas pós-concussionais.
▶ **Complicações que interferem na fisioterapia:** sintomas persistentes da síndrome pós-concussional podem alterar a progressão dos estágios de reabilitação e afetar o tempo para retorno ao jogo.

Visão Geral da Patologia

Estima-se que 1,6 a 3,8 milhões de pessoas sofram lesão cerebral traumática (LCT) durante atividades esportivas a cada ano nos Estados Unidos.[4,5] A maioria dessas lesões é classificada como lesão cerebral traumática leve (LCTl). Muitas são classificadas como concussões. As crianças possuem a mais alta incidência, com as concussões ocorrendo em 692 a cada 100 mil crianças norte-americanas com menos de 15 anos.[6] Os dados epidemiológicos provavelmente são conservadores, visto que uma PDC não é um requisito para o diagnóstico de concussão e um grande número de indivíduos não procura atenção médica após esse tipo de lesão. Com o crescente número de participantes nos esportes e a melhora da conscientização a respeito da LCTl, o número de concussões diagnosticadas provavelmente aumentará.

As concussões são uma ocorrência comum no esporte e essas lesões ocorrem tanto nas modalidades que requerem o uso de um capacete como naquelas em que o uso deste não é necessário.[7] Vários estudos epidemiológicos foram feitos para de determinar a incidência de concussões por esporte, idade e sexo. A tendência desses estudos demonstra que os esportes com a mais alta taxa de concussões nos EUA são futebol americano, luta Greco romana (*wrestling*), futebol masculino e feminino e basquete feminino; além disso, os atletas universitários têm uma taxa mais alta de lesão por concussão quando comparados com atletas escolares.[8] Nos esportes com participação masculina e feminina, como basquete e futebol, as mulheres apresentaram uma incidência mais alta de concussão quando comparadas com os homens.[9] As taxas de lesão por concussão são mais altas durante a competição do que no treino em todos os esportes, com a exceção do *cheerleading*.[10]

A incidência de concussão no hóquei no gelo universitário foi registrada como 0,41 e 0,91 a cada mil exposições para atletas dos sexos masculino e feminino, respectivamente.[10] Por comparação, a taxa de incidência de concussão no futebol americano universitário é de 0,54 a cada mil exposições.[7] A incidência no hóquei no gelo tem aumentado desde a introdução dos capacetes. Acredita-se que esse aumento seja reflexo de uma maior conscientização e reconhecimento de concussões e devido ao jogo mais agressivo.[11] Há também debate sobre a idade na qual deve ser introduzida a técnica de *bodychecking* no hóquei no gelo. Foi registrado que o risco de lesão e concussão é maior que o triplo na liga Pee Wee (idades 11-12 anos) que permite a técnica de *bodychecking* comparado com a Liga Pee Wee que não permite essa técnica.[12]

Grande parte da pesquisa sobre a fisiopatologia da concussão foi feita em modelos animais. Após uma concussão, ocorre a súbita liberação de glutamato, um neurotransmissor excitatório, com a rápida perda resultante de potássio intracelular e influxo de cálcio.[13,14] De modo a restaurar o potencial de membrana em repouso normal dos neurônios lesionados, a bomba de sódio-potássio trabalha mais que o de costume, o que aumenta o metabolismo cerebral de glicose.[13,14] Infelizmente, esse aumento no metabolismo cerebral de glicose ocorre durante um momento de fluxo cerebral diminuído, criando uma crise de energia celular.[13] Além disso, o influxo de cálcio rompe o metabolismo oxidativo dentro de neurônios lesionados, inibindo dessa forma a atividade mitocondrial e aumentando o descompasso de suprimento e demanda de energia.[14] Esse descompasso pode aumentar a vulnerabilidade a uma segunda lesão durante o processo de recuperação, levando possivelmente a um problema mais sério na cabeça.[2] Após o período inicial de aumento no metabolismo de glicose, há um período muito mais longo de tempo (cerca de 7 a 10 dias) de diminuição do metabolismo aeróbio nos neurônios lesionados.[15] Em modelos com animais, essa cascata neurometabólica após a concussão representa uma mudança *funcional* no sistema nervoso em vez de um dano estrutural. Essa evidência proveniente de modelos com animais é consistente com os achados de que as radiografias de filmes simples e os exames de ressonância magnética são de pouco valor no diagnóstico de concussões.

Muitos sinais e sintomas associados com a concussão não são específicos dessa condição. Existem quatro principais categorias, as quais são distúrbios físicos, emocionais, cognitivos e de sono. Um indivíduo diagnosticado com uma concussão pode sentir sintomas de uma ou mais dessas categorias. Enquanto a PDC pode ocorrer com este tipo de lesão, menos de 10% das concussões diagnosticadas resultam em PDC.[16] Os sinais e sintomas comuns de concussão são listados na Tabela 24.1.[17]

Enquanto os sintomas de concussão geralmente melhoram em um padrão previsível em 7 a 10 dias, alguns indivíduos têm sintomas persistentes.[18] Esses sintomas podem ser vagos e não específicos, o que pode tornar o diagnóstico difícil. A Organização Mundial de Saúde estabeleceu a definição de síndrome pós-concussional como a presença de três ou mais dos seguintes sintomas persistindo por até quatro semanas após uma lesão na cabeça: cefaleia, tontura, fadiga, irritabilidade, dificuldade na concentração e exe-

TABELA 24.1 SINAIS E SINTOMAS COMUNS ASSOCIADOS A CONCUSSÕES[17]

Físicos	Cognitivos	Emocionais	Do sono
Cefaleia Náusea Vômito Problemas de equilíbrio Tontura Problemas visuais Fadiga Sensibilidade à luz Sensibilidade a ruído Dormência/formigamento Atordoamento	Sentindo-se mentalmente "nebuloso" Sentindo-se lento Dificuldade de concentração Dificuldade de lembrar Esquecido das recentes informações ou conversações Confuso sobre eventos recentes Responde perguntas de forma lenta Repete perguntas	Irritabilidade Melancolia Estado mais emotivo Nervosismo	Sonolência Dormir mais ou menos do que o normal Problemas para adormecer

cução de tarefas mentais, dano à memória, insônia e redução da tolerância a estresse, álcool ou excitação emocional.[19] Os sintomas que persistem por três meses ou mais após uma concussão são classificados como relacionados à síndrome pós-concussional persistente.[2]

O retorno ao jogo após uma concussão é algo que requer avaliação qualificada. Não é recomendado que indivíduos retornem ao jogo se ainda estiverem sintomáticos. Os atletas com história de concussão têm um risco aumentado de sofrer outras concussões.[16] Os efeitos neurocognitivos prolongados ou persistentes de concussões repetitivas foram inicialmente reconhecidos em boxeadores em uma síndrome classificada como demência pugilística (síndrome *punch-drunk*). Além disso, o parkinsonismo (parkinsonismo pugilístico) também pode estar associado a esse tipo de lesão repetitiva.[19] À medida que a evidência dos efeitos neurocognitivos das concussões repetitivas aumentou, ficou aparente que os efeitos cumulativos da lesão na cabeça não são específicos do boxe. O termo encefalopatia traumática crônica (ETC) tem sido usado para descrever um fenômeno similar e tornou-se mais amplamente utilizado em esportes incluindo futebol americano e luta greco romana (*wrestling*). O primeiro relato de autópsia de um jogador de futebol americano profissional demonstrando os efeitos da ETC foi feito em 2005.[20] A ETC é definida como uma doença neurodegenerativa progressiva resultante do trauma cerebral cumulativo. Em geral, acredita-se que os sinais e sintomas iniciais não se manifestam até décadas após o trauma, geralmente na quinta e sexta décadas de vida. A incidência e prevalência da ETC é desconhecida,[21] porque a condição é diagnosticada na autópsia por cepas imunorreativas distintas para a proteína Tau no cérebro. Contudo, essa não é uma doença igual à Doença de Alzheimer.[2] Os sinais e sintomas típicos de ETC incluem um declínio na memória recente e na função executiva, distúrbios de humor e comportamentais como depressão, agressividade e tendências suicidas, com progressão para demência.[2] Um pequeno subconjunto de indivíduos com ETC desenvolveu encefalomiopatia traumática crônica, uma doença de neurônio motor progressiva similar à esclerose lateral amiotrófica, caracterizada por fraqueza importante, atrofia, espasticidade e fasciculação.[2]

Até 25 séries de critérios para classificar concussões foram desenvolvidas; contudo, nenhuma foi completamente validada.[22] As atuais recomendações aconselham o abandono do manejo da concussão com base nessas escalas de classificação.[18] Portanto, os critérios de retorno ao esporte devem se basear nos sintomas como um guia do processo de reabilitação em vez de uma linha de tempo com base na classificação.[23]

Tratamento Fisioterapêutico do Paciente

Para o manejo efetivo, os casos de concussão requerem uma abordagem multidisciplinar. Os profissionais de saúde envolvidos na avaliação serão aqueles presentes no evento esportivo. A avaliação inicial do atleta pode ser feita por um fisioterapeuta esportivo, *athletic trainner*,* médico ou técnico de emergência (TE). O reconhecimento inicial dos sintomas de concussão é imperativo e o **atleta não deve retornar ao**

---

* N. de RT: Especialidade profissional americana.

esporte no mesmo dia.[1,2] Um médico deve confirmar o diagnóstico e isso geralmente ocorre na clínica após o jogo ou no consultório no dia seguinte. Quando disponíveis, os resultados dos exames neurocognitivos e de equilíbrio anteriores à lesão realizados durante o exame de pré-participação devem ser comparados com os resultados dos testes realizados no dia seguinte. As recomendações iniciais de tratamento após o diagnóstico de uma concussão enfatizam o repouso com o retorno à atividade gradual e monitorado. À medida que o atleta progressivamente aumenta sua atividade, com frequência o fisioterapeuta está envolvido no processo de monitoração e avanço com segurança para o retorno ao esporte. Uma vez que o atleta tenha completado o protocolo de retorno gradual ao jogo, um médico treinado em manejo da concussão deve estar envolvido na decisão final de retorno à atividade esportiva.

Exame, Avaliação e Diagnóstico

Vários profissionais de saúde podem estar envolvidos no exame inicial e reavaliação em andamento no atleta lesionado. A identificação de uma concussão é talvez o componente mais difícil da avaliação, porque a maioria dos atletas não informa à equipe médica os sintomas da concussão com medo de serem afastados dos jogos ou campeonatos.[24] Enquanto a PDC é um sinal prontamente identificável de uma possível lesão por concussão, menos de 10% dos atletas têm um episódio identificável de PDC.[16] A avaliação imediata de um atleta inconsciente é a inspeção primária, que pode ocorrer no campo de jogo. Se o atleta estiver desacordado, deve-se suspeitar de lesão na coluna cervical até que se prove o contrário com as precauções adequadas mantidas. Primeiro, deve-se determinar o nível de inconsciência e registrar a duração. A Escala de Coma de Glasgow (GCS) pode ser usada para avaliar o nível de inconsciência.[25] A inspeção primária continua com uma avaliação das vias aéreas, respiração e circulação do atleta. Após o atleta readquirir a consciência, pode ser levado à lateral do campo para uma melhor avaliação, visto que a probabilidade de lesões mais graves, como lesões na coluna vertebral, é baixa.[26] Problemas de equilíbrio ou estabilidade podem ser vistos durante a transferência do campo para a lateral. Se o atleta não readquirir a consciência, o transporte imediato a um hospital mais próximo é fundamental.

A primeira avaliação na lateral do campo inclui exame dos sintomas do atleta, exame neurológico e avaliação da cognição. Várias ferramentas para a avaliação na linha lateral do campo estão disponíveis, incluindo uma lista de verificação do sistema de classificação, as questões de Maddocks, **a Standardized Assessment of Concussion (SAC), o Modified Balance Error Scoring System (BESS) e a Sport Concussion Assessment Tool 3 (SCAT3)**.[27] A SCAT3 é uma versão atualizada das duas versões prévias (SCAT e SCAT2) e inclui a maioria das avaliações na linha lateral do campo aceitas em uma avaliação detalhada. A SCAT3 foi projetada para ser administrada por profissionais do cuidado com a saúde. Contém seções para uma lista de verificação do sistema de classificação, GCS, Escore de Maddocks, SAC e BESS modificado. A SCAT3 não foi independentemente validada; contudo, apresenta uma seção para calcular a SAC, que foi validada para detecção de mudanças no estado mental após uma lesão por concussão em atletas.[28] A SCAT3 está disponível para *download* sem custos.

Enquanto a Tabela 24.1 lista numerosos sinais e sintomas que podem ocorrer com uma concussão, a lista de verificação do sistema de classificação permite que o profissional de saúde rastreie sintomas *com o passar do tempo*. Deve-se aplicar essa lista de verificação na avaliação inicial e a cada avaliação de acompanhamento até que todos os sinais e sintomas tenham desaparecido com o repouso e durante o esforço.[30] Os sintomas são classificados em uma escala de 0 a 6, sendo 0 = não presente, 1 = brando, 3 = moderado e 6 = mais grave. A lista de verificação do sistema de classificação demonstrou ter sensibilidade de 64% e especificidade de 91 a 100%.[31]

O profissional deve ter consciência de que as questões padrão de orientação relativas a tempo, local e pessoa se mostraram *inconfiáveis* na avaliação da concussão em atletas durante o esporte comparadas com uma avaliação da memória mais completa.[32] Devido a isso, breves testes neuropsicológicos, como as questões de Maddocks e a SAC, podem ser utilizados como ferramentas de avaliação práticas e efetivas.[33] As questões de Maddocks são uma medida qualitativa usada para avaliar a orientação da memória em curto e longo prazo relacionada com o esporte ou jogo atual.[32] A incapacidade de um atleta responder corretamente as questões de Maddocks deve levantar a suspeita para a presença de uma lesão de concussão. Para o atleta em questão, duas questões de Maddocks particularmente relevantes são: "Em qual local estamos agora?" e "Que tempo do jogo é este que estamos?". A SAC é uma pequena ferramenta de rastreamento usada para avaliar a neurocognição e não requer treinamento em teste psicométrico para administrar ou interpretar.[34] Requer cerca de 5 minutos para realização; orientação, memória imediata, concentração e atraso de lembranças são medidos.[34,35] Como diversas variações da SAC são usadas, ocorre um efeito de memorização muito pequeno ou inexistente.[28] Em outras palavras, o uso das variações impede que o atleta memorize as respostas da SAC por antecipação ou com o teste repetido. Os resultados da avaliação na lateral do campo podem ser comparados com aqueles da avaliação anterior à lesão, realizados mais cedo na temporada ou pré-temporada. Qualquer diminuição do escore de SAC de linha de base se mostrou com sensibilidade de 95% e especificidade de 76% para concussão.[36]

Problemas de equilíbrio são comuns quando ocorre uma concussão. O BESS modificado é uma avaliação da estabilidade postural de fácil administração, barato e requer cerca de 5 a 7 minutos para a conclusão. Foi desenvolvido para proporcionar aos profissionais de saúde um modo objetivo e barato de avaliar a estabilidade postural fora do consultório.[37] Muito semelhante à SAC, os resultados do teste de BESS modificado podem ser comparados com uma avaliação anterior ao acidente. São usadas três posturas (postura bipodal com as pernas unidas, postura unipodal e Postura de tandem) e duas superfícies de apoio (superfície firme/chão ou espuma de densidade média). Cada postura é mantida, com as mãos nos quadris e olhos fechados por 20 segundos. Deduções pontuais são conferidas para erros específicos, incluindo abrir os olhos, tirar as mãos dos quadris, dar um passo, tropeçar, cair, mover o quadril em mais de 30° de flexão ou abdução, erguer o antepé ou calcanhar ou permanecer fora da posição de teste por mais de 5 segundos.[38] Há um escore máximo de 60 pontos se ambas a superfícies do piso forem usadas ou 30 pontos se apenas uma superfície for usada. É importante observar que o BESS, do qual o teste modificado deriva, parece ter um efeito prático resultando em melhora dos escores após realizar repetidamente o mesmo teste.[39] Além disso, o BESS pode ser influenciado pela fadiga.[37] Foi validado contra o Teste de Organização Sensorial na população com concussão.[38] A concordância intrateste e entre testes para o BESS varia de 0,6 a 0,92 e 0,57 a 0,85, respectivamente, e a confiabilidade teste-reteste é moderada.[40] A especificidade do BESS varia de 0,91 a 0,96 dos dias 1 a 7 após uma lesão por concussão; contudo, a sensibilidade do mesmo é fraca, sendo 0,34 o mais alto valor no momento da lesão.[40] Assim, o BESS talvez não seja uma boa ferramenta para eliminar a concussão. Os atletas que apresentam estabilidade postural prejudicada após uma concussão em geral retornam aos seus escores de BESS anteriores à lesão dentro de 3 a 5 dias após o acidente.[40] A SCAT3 usa um BESS modificado que é feito em uma superfície (que deve combinar com a superfície do teste anterior à lesão). Até o momento, não existem registros de estudos de confiabilidade, sensibilidade ou especificidade disponíveis para o BESS modificado. Assim, deve ser observado que o teste repetido usando o BESS modificado resulta em um efeito de treinamento ainda não quantificado. A SCAT3 também inclui o teste da Marcha *Tandem*, que é um novo teste para medir o equilíbrio dinâmico e a coordenação. Enquanto esse teste possui uma excelente confiabilidade na população normal, ainda tem que ser formalmente validado em uma população com concussão.[41]

O teste neuropsicológico em atletas começou na década de 1980 como uma ferramenta para identificar danos e auxiliar no registro da recuperação de uma lesão por concussão.[38] Com a disponibilidade do teste neuropsicológico computadorizado (NPC), o uso do teste NP se expandiu. Vários programas de teste NPC são atualmente empregados, incluindo ANAM (Automated Neuropsychological Assessment Metrics), CogState, HeadMinder e ImPACT. O teste NPC pode ser feito em um laboratório computadorizado monitorado por um profissional de saúde qualificado, como um fisioterapeuta esportivo, *athletic trainer* ou médico familiarizado com o *software*.[42] Além disso, o teste NP pode ser administrado por um neuropsicólogo e realizado via teste com papel e caneta. Os danos cognitivos podem durar mais do que os sintomas subjetivos e, enquanto o teste NP não foi validado como uma ferramenta diagnóstica para concussão, possui a capacidade de identificar danos cognitivos em um atleta por outro lado assintomático.[43,44] A interpretação dos testes deve ser feita por um neuropsicólogo ou médico familiarizado com o teste e manejo da concussão. São necessários estudos para criar orientações com base na evidência e protocolos validados sobre *quando* administrar os testes NPC após uma concussão.

Plano de Tratamento e Intervenções

O tratamento imediato do indivíduo após uma concussão deve enfatizar a educação do atleta, bem como a do treinador, pais, cônjuges e/ou fornecedores de cuidado. A educação inclui orientar sobre os sinais e sintomas que devem ser monitorados e poderiam indicar qualquer declínio potencial e necessidade de uma nova avaliação clínica. O típico processo de recuperação deve ser discutido. Quando os indivíduos que sofreram uma lesão por concussão receberam orientações sobre a lesão e o tratamento, sentiram menos distúrbios no sono e menos ansiedade e estresse psicológico quando comparados com aqueles que não receberam a orientação.[45]

As atuais orientações recomendam repouso, físico e cognitivo, para o tratamento da concussão.[46] Como previamente mencionado, um retorno ao esporte precoce poderia implicar em sérios efeitos adversos como a síndrome do segundo impacto.[2] O teste físico inclui o afastamento do esporte, bem como de outras atividades aeróbias e treinamento de resistência. O atleta deve evitar essas atividades até os sintomas desaparecerem durante o repouso. Esse período de repouso é seguido por um aumento gradual na atividade física. Se os sintomas ocorrerem durante o aumento gradual na atividade física, o atleta deve retornar ao nível prévio no qual estava sem a presença dos sintomas. O repouso cognitivo é obtido ao se reduzir as atividades que requerem concentração e atenção, como leitura, trabalho escolar, videogames, mensagens de texto e trabalho na *internet*.[46] As providências acadêmicas devem ser consideradas durante o processo de recuperação. Essas providências facilitam o repouso cognitivo e preservam as notas do paciente, que provavelmente serão afetadas durante o processo de recuperação.

As orientações para o retorno ao esporte também devem seguir uma progressão gradual. A Tabela 24.2 apresenta a progressão gradual de atividade que é apoiada pela American Medical Society for Sports Medicine e a National Athletic Trainers Association.[1,36,47] Cada estágio de reabilitação deve durar cerca de 24 horas e o protocolo de reabilitação geral leva aproximadamente uma semana.[2] O tempo de recuperação é mais longo para atletas mais jovens do que para atletas universitários e profissionais e autoriza uma abordagem mais conservadora.[48] Se ocorrerem quaisquer sintomas com o

Tabela 24.2 PROTOCOLO DE RETORNO GRADUAL AO ESPORTE [1,36,47]

Estágio da reabilitação	Exercício funcional em cada estágio da reabilitação	Objetivo de cada estágio
1. Sem atividade	Teste físico e cognitivo completo	Recuperação
2. Exercício aeróbio leve	Caminhada, natação ou bicicleta ergométrica (manter a intensidade a 70% da frequência cardíaca máxima prevista para a idade) Sem treinamento de resistência	Aumentar a frequência cardíaca
3. Exercício específico do esporte	Manobras de patinação no hóquei no gelo, manobras de corrida no futebol Sem atividades de impacto à cabeça	Acrescer movimento
4. Treinamento com exercícios sem contato	Progressão para manobras de treinamento mais complexas (p. ex., manobras de passe no futebol americano e hóquei no gelo) Pode iniciar o treinamento de resistência progressivo	Exercício, coordenação e carga cognitiva
5. Prática de contato pleno	Após a liberação médica, participar de atividades de treinamento normais	Restaurar a confiança e avaliar as habilidades funcionais com a equipe de treinamento
6. Retorno ao jogo	Retorno ao jogo normal	

avanço no estágio de reabilitação, o atleta deve retornar ao estágio assintomático prévio. A progressão para o estágio seguinte é tentada após 24 horas de repouso.

A prevenção da lesão durante o esporte ainda é considerada a melhor estratégia de intervenção e muitos esportes (incluindo o hóquei no gelo) têm demandado mudanças nos equipamentos, como capacetes e protetores bucais, na tentativa de diminuir o risco de lesão por concussão. O uso de capacetes é prática padrão no hóquei no gelo. Embora o equipamento protetor tenha diminuído a incidência de traumatismo cranioencefálico no esporte, a capacidade do equipamento de limitar ou minimizar as colisões de baixo impacto responsáveis por concussão permanece incerta.[1,11] Estudos biomecânicos têm demonstrado uma redução nas forças de impacto ao cérebro quando do uso de capacetes e protetores de cabeça, mas a incidência da lesão por concussão aumentou. Isso provavelmente representa uma melhor compreensão e relato da lesão por concussão. Contudo, tem sido sugerido que o equipamento protetor pode resultar em compensação do risco,[4] pois os atletas podem se sentir estimulados a adotarem um estilo mais agressivo de jogo com a falsa sensação de segurança do equipamento de proteção. A educação dos atletas é vital para abordar esse possível problema. Protetores bucais foram implementados em muitos esportes, incluindo o hóquei no gelo nas décadas de 1960 e 1970.[11] Esses dispositivos têm um papel na prevenção de lesões dentárias e orofaciais, e não há uma boa evidência clínica de que previnam a concussão.[1] A educação do atleta, em termos de jogo limpo e respeito ao adversário, combinada com as técnicas esportivas corretas, é vital para ajudar a prevenir a ocorrência de concussões. A condição complexa da concussão requer que todos os profissionais envolvidos com o esporte, incluindo pais e fornecedores de cuidado com a saúde, sejam orientados na detecção, tratamento e princípios do retorno ao esporte seguro.[1]

Recomendações Clínicas Baseadas em Evidência

SORT: Taxonomia da Força de Recomendação
A: Evidência de boa qualidade e consistente orientada para o paciente.
B: Evidência de qualidade limitada ou inconsistente orientada para o paciente.
C: Evidência consensual, prática geral, opinião de especialista ou série de casos orientada para a doença.

1. Atletas diagnosticados com uma concussão não devem retornar ao jogo no mesmo dia. **Grau C**
2. O desempenho do atleta nos testes realizados na lateral do campo, como o Standardized Assessment of Concussion (SAC), Balance Errors Scoring System (BESS) e Sport Concussion Assessment Tool3 (SCAT3), deve ser comparado com seu desempenho nos testes pré-lesão. **Grau C**
3. Para diminuir a probabilidade de sérios efeitos adversos, como uma síndrome de segundo impacto, um atleta não deve participar de atividades físicas ou cognitivas que aumentam os sintomas nos estágios iniciais da recuperação da concussão. **Grau B**
4. O retorno ao jogo após uma concussão deve ser individualizado, gradual e progressivo. **Grau C**

QUESTÕES DE REVISÃO

24.1 A avaliação realizada na lateral do campo para a concussão deve incluir qual dos seguintes testes?

   A. Questões padrão de orientação sobre tempo, lugar e pessoa
   B. Teste neuropsicológico computadorizado
   C. Questões de Maddocks
   D. Teste de Organização Sensorial

24.2 Um fisioterapeuta está trabalhando com um atleta que sofreu lesão por concussão há quatro dias. À medida que o atleta avança para o estágio 3 do protocolo de retorno gradual ao esporte, relatou o início de uma cefaleia. Dada esta situação, quais recomendações o fisioterapeuta deveria fazer a esse atleta?

   A. Continuar o tratamento atual com uma reavaliação dos sintomas no dia seguinte
   B. Fazer o atleta parar no estágio 3 e continuar no estágio 2
   C. Avançar o atleta para o estágio 4
   D. Fazer o atleta parar o estágio 3 e continuar com o estágio 1

RESPOSTAS

24.1 **C.** As questões de Maddocks são uma medida qualitativa usada para avaliar a orientação, bem como a memória de curto e longo prazo relacionada ao esporte e jogo atual. As questões padrão de orientação como tempo, lugar e pessoa se mostraram inconfiáveis na avaliação da concussão em atletas durante o esporte (opção A). O teste neuropsicológico computadorizado e o Teste de Organização Sensorial não são avaliações práticas para o exame na lateral do campo (opções B e D). Os testes Standardized Assessment of Concussion (SAC) e Balance Error Scoring System (BESS) devem também ser considerados como avaliações na lateral do jogo.

24.2 **B.** Se os sintomas ocorrerem com o avanço no estágio de reabilitação, o atleta deve retornar ao estágio assintomático prévio. A progressão para o próximo estágio é tentada após as próximas 24 horas de repouso.

REFERÊNCIAS

1. McCrory P, Meeuwisee WH, Aubry M, et al. Consensus statement on concussion in sport: the 4th International Conference on Concussion in Sport held in Zurich, November 2012. *Br J Sports Med.* 2013;47:250-258.
2. Herring SA, Cantu RC, Guskiewicz KM, et al; American College of Sports Medicine. Concussion (mild traumatic brain injury) and the team physician: a consensus statement-2011 update. *Med Sci Sports Exerc.* 2011;43:2412-2422.
3. McCrory P, Davis G, Makdissi M. Second impact syndrome or cerebral swelling after sporting head injury. *Curr Sports Med Rep.* 2012;11:21-23.
4. Hagel B, Meeuwisse W. Risk compensation: a "side effect" of sport injury prevention? *Clin J Sport Med.* 2004;14:193-196.
5. Langlois JA, Rutland-Brown W, Wald MM. The epidemiology and impact of traumatic brain injury: a brief overview. *J Head Trauma Rehabil.* 2006;21:375-378.

6. Guerrero JL, Thurman DJ, Sniezek JE. Emergency department visits associated with traumatic brain injury: United States, 1995-1996. *Brain Inj.* 2000;14:181-186.
7. Hootman JM, Dick R, Agel J. Epidemiology of collegiate injuries for 15 sports: summary and recommendations for injury prevention initiatives. *J Athl Train.* 2007;42:311-319.
8. Gessel LM, Fields SK, Collins CL, Dick RW, Comstock RD. Concussions among United States high school and collegiate athletes. *J Athl Train.* 2007;42:495-503.
9. Lincoln AE, Caswell SV, Almquist JL, Dunn RE, Norris JB, Hinton RY. Trends in concussion incidence in high school sports: a prospective 11-year study. *Am J Sports Med.* 2011;39:958-963.
10. Schultz MR, Marshall SW, Meuller FO, et al. Incidence and risk factors for concussion in high school athletes, North Carolina. *Am J Epidemiol.* 2004;160:937-944.
11. Daneshvar DH, Baugh CM, Nowinski CJ, McKee AC, Stern RA, Cantu RC. Helmets and mouth guards: the role of personal equipment in preventing sport-related concussions. *Clin Sports Med.* 2011;30:145-163.
12. Emery CA, Kang J, Shrier I, et al. Risk of injury associated with body checking among youth ice hockey players. *JAMA.* 2010;303:2265-2272.
13. Giza CC, Hovda DA. The neurometabolic cascade of concussion. *J Athl Train.* 2001;36:228-235.
14. DeLellis SM, Kane S, Katz K. The neurometabolic cascade and implications of mTBI: mitigating risk to the SOF community. *J Spec Oper Med.* 2009;9:36-42.
15. Giza CC, DiFiori JP. Pathophysiology of sports-related concussion: an update on basic science and tranlational research. *Sports Health.* 2011;3:46-51.
16. Guskiewicz KM, McCrea M, Marshall SW, et al. Cummulative effects associated with recurrent concussion in collegiate football players: the NCAA concussion study. *JAMA.* 2003;290:2549-2555.
17. US Department of Health and Human Services, Centers for Disease Control and Prevention. Heads Up: Facts for physicians about mild traumatic brain injury (MTBI). http://www.cdc.gov/concussion/headsup/pdf/Facts_for_Physicians_booklet-a.pdf. Accessed February 10, 2015.
18. Brooks D, Hunt BM. Current concepts in concussion diagnosis and managment in sports: a clinical review. *BCMJ.* 2006;48:453-459.
19. The ICD-10 Classification of Mental and Behavioural Disorders Diagnositic criteria for research. The World Health Organization. http://www.who.int/classifications/icd/en/GRNBOOK.pdf. Accessed February 11, 2015.
20. DeKosky ST, Ikonomovic, MD, Gandy S. Traumatic brain injury – football, warfare, and long--term effects. *N Engl J Med.* 2010;363:1293-1296.
21. Omalu BI, DeKosky ST, Minster RL, Kamboh MI, Hamilton RL, Wecht CH. Chronic traumatic encephalopathy in a National Football League player. *Neurosurgery.* 2005;57:128-134.
22. McCrory P. The eighth wonder of the world: the mythology of concussion management. *Br J Sports Med.* 1999;33:136-137.
23. Johnston KM, Bloom GA, Ramsay J, et al. Current concepts in concussion rehabilitation. *Curr Sports Med Rep.* 2004;3:316-323.
24. McCrea M, Hammeke T, Olsen G, Leo P, Guskiewicz K. Unreported concussion in high school footballl players: implications for prevention. *Clin J SportMed.* 2004;14:13-17.
25. Jones C. Glasgow coma scale. *Am J Nurs.* 1979;79:1551-1557.
26. Broglio SP, Guskiewicz KM. Concussion in sports: the sideline assessment. *Sports Health.* 2009;1:361-369.
27. Guskiewicz KM, Register-Mihalik J, McCrory P, et al. Evidence-based approach to revising the SCAT2: introducing the SCAT3. *Br J Sports Med.* 2013;47:289-293.
28. McCrea M, Kelly JP, Randolph C, Cisler R, Berger L. Immediate neurocognitive effects of concussion. *Neurosurgery.* 2002;50:1032-1042.
29. SCAT3 Sport Concussion Assessment Tool- 3rd Edition. Concussion in sport group. 2013. http://bjsm.bmj.com/content/47/5/259.full.pdf. Accessed February 11, 2015.

30. Guskiewicz KM, Bruce SL, Cantu RC, et al. National Athletic Trainers' Association position statement: managment of sport-related concussion. *J Athl Train*. 2004;39:280-297.
31. Giza CC, Kutcher JS, Ashwal S, et al. Summary of evidence-based guideline update: evaluation and management of concussion in sports: report of the Guideline Development Subcommittee of the American Academy of Neurology. *Neurology*. 2013;80:2250-2257.
32. Maddocks DL, Dicker GD, Saling MM. The assessment of orientation following concussion in athletes. *Clin J Sport Med*. 1995;5:32-35.
33. McCrory P, Meeuwisee W, Johnston K, et al. Consensus statement on concussion in Sport: the 3rd International Conference on Concussion in Sport held in Zurich, November 2008. *Br J Sports Med*. 2009;43:i76-i90.
34. McCrea M, Kelly JP, Randolph C. *Standardized Assessment of Concussion (SAC): Manual for Administration, Scoring and Interpretation*. 2nd ed. Waukesha, WI: CNS Inc; 2000.
35. McCrea M. Standardized mental status testing on the sideline after sport-related concussion. *J Athl Train*. 2001;36:274-279.
36. Harmon KG, Drenzer JA, Gammons M, et al. American Medical Society for Sports Medicine position statement: concussion in sport. *Br J Sports Med*. 2013;47:15-26.
37. Wilkins JC, Valovich McLeod TC, Perrin DH, Gansneder BM. Performance on the Balance Error Scoring System decreases after fatigue. *J Athl Train*. 2004;39:156-161.
38. Guskiewicz KM, Ross SE, Marshall SW. Postural stability and neuropsychological deficits after concussion in collegiate athletes. *J Athl Train*. 2001;36:263-273.
39. Valovich TC, Perrin DH, Gansneder BM. Repeat administration elicits a practice effect with the Balance Error Scoring System but not with the Standardized Assessment of Concussion in high school athletes. *J Athl Train*. 2003;38:51-56.
40. Bell DR, Guskiewicz KM, Clark MA, Padua DA. Systematic review of the balance error scoring system. *Sports Health*. 2011;3:287-295.
41. Schneiders AG, Sullivan SJ, Gray AR, Hammond-Tooke GD, McCrory PR. Normative values for three clinical measures of motor performance used in the neurological assessment of sports concussion. *J Sci Med Sport*. 2010;13:196-201.
42. ImPACT. ImPACT training overview. https://www.impacttest.com/training/. Accessed February 10, 2015.
43. McCrea M, Barr WB, Guskiewicz K, et al. Standard regression-based methods for measuring recovery after sport-related consussion. *J Int Neuropsychol Soc*. 2005;11:58-69.
44. Makdissi M, Darby D, Maruff P. Natural history of concussion in sport: markers of severity and implications for management. *Am J Sports Med*. 2010;38:464-471.
45. Ponsford J, Willmott C, Rothwell A, et al. Impact of early intervention on outcome following mild head injury in adults. *J Neurol Neurosurg Psychiatry*. 2002;73:330-332.
46. Meehan WP 3rd. Medical therapies for concussion. *Clin Sports Med*. 2011;30:115-124.
47. McCory P, Meeuwisee WH, Aubry M, et al. Consensus statement on concussion in sport: the 4th International Conference on Concussion in Sport, Zurich, November 2012. *J Athl Train*. 2013;48:554-575.
48. Halstead ME, Walter KD; Council on Sports Medicine and Fitness. American Academy of Pediatrics. Clinical report—sports-related concussion in children and adolescents. *Pediatrics*. 2010;126:597-615.

Dor neuropática periférica

William I. Rubine

CASO 25

Um jogador de golfe de 27 anos de idade, destro, apresenta-se em uma clínica de fisioterapia ambulatorial, em um Centro de Dor, com encaminhamento por dor no ombro e no pescoço do lado esquerdo. Ele se queixa de dor no ombro e braço esquerdos, parestesia na extremidade superior esquerda e dor no pescoço. Imagina que seu problema começou após um acidente de carro quatro anos atrás. Seus sintomas melhoraram por dois anos, piorando depois novamente por nenhuma razão aparente. Agora, encontra-se incapaz de jogar golfe ou pilotar sua motocicleta. O paciente descreve sua dor atual como ardente e penetrante. A dor aumenta quando estende o braço ou "realmente o utiliza". A dor diminui quando mantém o braço ao lado do corpo e não o utiliza. Uma eletromiografia (EMG) do quadrante superior apresentou resultado normal e seu médico de cuidado primário relatou que a ressonância magnética cervical não mostrou "nada preocupante". Contudo, o paciente demonstra preocupação com a possibilidade de ter alguma doença rara que não possa ser curada. Foi tratado nos últimos três meses por um quiroprata e por um massoterapeuta; ambos disseram a ele que sua doença era "estranha".

▶ Com base na hipótese diagnóstica do paciente, quais podem ser os fatores contribuintes para essa doença?
▶ Quais são as intervenções fisioterapêuticas mais apropriadas?
▶ Quais são as possíveis complicações que interferem na fisioterapia?
▶ Identifique os tópicos para discussão interprofissional que devem ser abordados com outros membros da equipe do Centro de Dor.

DEFINIÇÕES-CHAVE

RESPOSTA ADVERSA À TENSÃO NEURAL: dor, mudanças sensoriais e/ou tensão ao longo do trajeto de um nervo periférico provocada por lesão por esforço aplicada sobre o nervo por alongamento ativo ou passivo do leito do nervo.

ALODINIA: resposta dolorosa aos estímulos que geralmente são inócuos como toque leve ou de uma escova.

SENSIBILIZAÇÃO CENTRAL: alteração de processos pré e pós-sinápticos de limiar alto e neurônios de variação dinâmica ampla no corno dorsal da medula espinal; manifestada como tamanho de campo receptor aumentado, responsividade aumentada e/ou limiar diminuído aos estímulos inócuos ou nocivos.[1]

DISESTESIA: sensação anormal desagradável espontânea ou evocada.[1]

DOR DISESTÉSICA: dor espontânea ou evocada (ardente, formigamento ou lancinante) devido à excitação anormal de fibras aferentes nociceptivas lesionadas ou em regeneração.

HIPERALGESIA: resposta aumentada a um estímulo que é normalmente doloroso.[1]

MECANOSSENSIBILIDADE: tendência do tecido neural em produzir impulsos que são percebidos como dor ou parestesia em resposta a forças mecânicas como compressão, tensão ou cisalhamento.[2,3]

DESLIZAMENTO DE NERVO: movimento multiarticular que combina um movimento que alonga o leito do nervo com outro movimento, em uma parte diferente do corpo que encurta o leito do nervo, causando a excursão do mesmo na direção do segmento que está sendo alongado.[2-6]

TENSÃO DE NERVO: movimento uniarticular ou multiarticular em uma ou em ambas as extremidades de um leito nervoso que aumenta a lesão no nervo.[2-6]

DOR NO TRONCO DO NERVO: dor "profunda e intensa" por nociceptores sensibilizados mecânica ou clinicamente no *nervi nervorum*.[7]

NERVI NERVORUM: plexo de nervos não mielinizados que reveste e inerva os tecidos dentro de um tronco nervoso periférico; é responsivo a estímulos mecânicos, térmicos e químicos,[8] que podem resultar em nocicepção, bem como vasodilatação do *vaso nervorum,* contribuindo para inflamação dentro do nervo.[2]

INFLAMAÇÃO NEUROGÊNICA: liberação de neuropeptídeos pró-inflamatórios por nervos periféricos lesionados nos seus tecidos-alvo, às vezes contribuindo para condições musculoesqueléticas que não se resolvem dentro do tempo esperado.[7]

DOR NEUROPÁTICA: dor que surge como uma consequência direta de uma lesão ou doença que afeta o sistema somatossensorial.[1]

NOCICEPÇÃO: percepção de lesão real ou potencial no tecido, que pode ou não ser interpretada pelo indivíduo como dor.

DOR RADICULAR: dor lancinante, em geral de forma descendente no membro em uma banda estreita, indicando descargas ectópicas a partir de uma raiz dorsal ou seu gânglio.[9]

RADICULOPATIA: bloqueio de condução ao longo de um nervo espinal ou suas raízes, resultando em reflexos diminuídos; quando as fibras sensoriais são bloqueadas, ocorre dormência em um padrão de dermátomo e, quando as fibras motoras são bloqueadas, ocorre fraqueza em um padrão de miótomo.[9]

DIFERENCIAÇÃO ESTRUTURAL: avaliação clínica para uma mudança nos sintomas em uma área do corpo por alteração ativa ou passiva de lesão nervosa no mesmo nervo em uma área remota do corpo.

VASA NERVORUM: pequenos vasos entrelaçados que fornecem suporte sanguíneo aos nervos periféricos.

Objetivos

1. Descrever a dor neuropática periférica (DNP).
2. Reconhecer sinais e sintomas que caracterizam DNP e doenças musculoesqueléticas perpetuadas por inflamação neurogênica periférica.
3. Discutir a educação do paciente e as técnicas cognitivo-comportamentais que os fisioterapeutas podem fornecer aos indivíduos com dor neuropática.
4. Prescrever técnicas manuais baseadas em evidência para diminuir a defesa muscular e melhorar o fluxo sanguíneo intraneural que pode promover a resolução da mecanossensibilidade do nervo periférico e sua dor consequente.
5. Prescrever exercícios de mobilidade baseados em evidência para melhorar o fluxo sanguíneo intraneural e restaurar a mobilidade dos membros afetados.
6. Prescrever exercícios de resistência baseados em evidência para restaurar a força, a resistência e o controle motor nos músculos afetados por dor e/ou desuso e para restaurar a confiança dos pacientes na sua capacidade de realizar atividades normais.

Considerações sobre a Fisioterapia

Considerações sobre a fisioterapia durante o tratamento do indivíduo com DNP:

▶ **Plano de tratamento/objetivos gerais da fisioterapia:** diminuir a dor e a mecanossensibilidade do nervo periférico; melhorar a mobilidade cervical, torácica superior e da extremidade superior; aumentar a força do manguito rotador e dos estabilizadores escapulares; melhorar a função em atividades de vida diária e esportes.
▶ **Intervenções fisioterapêuticas:** educação do paciente quanto à neurofisiologia da dor e mecanossensibilidade do nervo; agentes físicos para diminuir a defesa muscular e facilitar a mobilização de tecidos sensíveis; mobilização passiva para diminuir a mecanossensibilidade e melhorar a mobilidade do quadrante superior; técnicas de tensão e deslizamento na extremidade superior para tratar sintomas e melhorar a mobilidade; exercícios de resistência para tratar déficit de força e resistência muscular; exercícios específicos da modalidade esportiva para facilitar o retorno ao esporte.
▶ **Precauções durante a fisioterapia:** evitar alongamento doloroso de nervos irritados (i.e., nervos que são sensíveis à palpação e/ou demonstram resposta adversa à tensão neural); monitorar sinais vitais; abordar precauções ou contraindicações para exercício com base na(s) doença(s) preexistente(s) do paciente.

▶ **Complicações que interferem na fisioterapia:** catastrofização, mecanismos passivos de adaptação à dor, estimulação insatisfatória, não adesão ao programa de exercícios, dificuldades para dormir, compressão nervosa que não responde ao tratamento conservador.

Visão Geral da Patologia

Existem vários mecanismos possíveis para dor no pescoço e no braço em atletas, incluindo a DNP. A DNP foi definida como "dor causada por uma lesão ou doença da parte periférica do sistema nervoso somatossensorial".[10] Os sinais e sintomas de DNP são consequências de sensibilidade nervosa periférica aumentada e inflamação neurogênica que pode resultar de irritação mecânica ou química de um tronco nervoso periférico. Isso não é incomum nos esportes em que movimentos repetitivos, de sobrecarga e de amplitude final desafiam a tolerância física dos nervos periféricos e de seus tecidos circundantes.[7,11] Forças de compressão, cisalhamento, vibração ou tensão podem lesionar ou irritar um nervo periférico, de modo geral em áreas anatomicamente estreitas, como os forames espinais, desfiladeiro torácico, túnel cubital ou túnel do carpo. A irritação química de um nervo periférico pode resultar de exposição ao exsudato inflamatório de tecidos vizinhos lesionados como um núcleo pulposo deslocado ou um outro nervo inflamado. A DNP também pode resultar de quimioterapia, radioterapia, infecção viral (p. ex., herpes-zóster) ou doenças metabólicas como o diabetes. Locais comuns de lesão nervosa periférica no quadrante superior incluem as raízes nervosas cervicais nos forames cervicais, o plexo braquial no pescoço e no desfiladeiro torácico e qualquer um dos nervos da extremidade superior, incluindo o nervo ulnar no túnel cubital e o nervo mediano no túnel do carpo. Como as apresentações musculoesqueléticas de DNP e seu tratamento fisioterapêutico têm sido descritos desde 1980,[12] a doença teve vários nomes, incluindo sensibilização de nervo periférico,[1] dor neurogênica periférica,[4] dor no pescoço com dor irradiada,[13] síndrome da dor cervicobraquial[14,15] e, mais recentemente, "dor no braço e no pescoço relacionada ao nervo".[16]

Indivíduos com uma lesão ou doença em nervo periférico podem experimentar dois tipos de dor: dor disestésica e/ou dor no tronco nervoso. A dor disestésica é uma é uma dor imprevisível ardente, elétrica ou rastejante. Em geral, a dor no tronco nervoso é mais previsível e descrita como intensa ("como uma dor de dente"[12]) ao longo do trajeto do tronco nervoso. Além de dor, os pacientes com DNP podem se queixar de parestesia, disestesia, dormência, fraqueza ou espasmo. Muitas vezes, a dor e outros sintomas se apresentam em uma distribuição nervosa periférica ou em dermátomo.[17] Alguns indivíduos com lesões de nervo periférico relatam ausência de dor disestésica ou de dor no tronco nervoso, porém relatam lesões musculoesqueléticas aparentemente comuns que persistiram além do tempo de cicatrização esperado. No exame, muitas vezes essas doenças são relacionadas à mecanossensibilidade nervosa periférica aumentada devido a uma lesão não percebida em um ou mais locais ao longo do trajeto do nervo que inerva o tecido envolvido. Acredita-se que essas condições sejam perpetuadas pela produção de fatores inflamatórios dentro do nervo lesionado,[7] que são transportados para o nervo na direção descendente e para dentro do tecido inervado (i.e., "inflamação neurogênica").

Para entender melhor os mecanismos propostos subjacentes da DNP, é relevante fazer uma breve revisão dos tipos de fibras nervosas sensoriais, dos tecidos conjuntivos e do suporte sanguíneo para os nervos periféricos. Um nervo periférico é composto de fibras nervosas individuais (axônios), tecido conjuntivo, *vasa nervorum* (vasos sanguíneos) e *nervi nervorum* (pequenos nervos não mielinizados que inervam o tecido conjuntivo e os vasos dos nervos). Os neurônios sensoriais no corno dorsal geram potenciais de ação por causa da ativação de canais de íons mecanossensitivos e quimiossensitivos nas suas terminações nervosas. Esses canais de íons têm uma meia-vida de horas a dias, o que significa que são constantemente substituídos à medida que o sistema nervoso se adapta ao seu ambiente.[3] Os três principais tipos de fibras aferentes sensoriais são A-beta, A-delta e C. As fibras A-beta mielinizadas codificam toque, alongamento e cinestesia. As fibras A-delta também são mielinizadas e transmitem nocicepção localizada aguda. Por fim, as fibras C não mielinizadas codificam nocicepção não localizada fraca.[1] As células de Schwann são responsáveis por produzir e manter bainhas de mielina ao redor das fibras A-beta e A-delta do indivíduo. Embora as células de Schwann circundem grupos de fibras do tipo C, não produzem mielina.

O tecido conjuntivo de um nervo periférico tem três camadas: endoneuro, perineuro e epineuro. O endoneuro circunda os axônios individuais. O perineuro circunda grupos de axônios (agrupados em fascículos), protegendo-os de ataque químico e mantendo a pressão do líquido intraneural. O perineuro também fornece alguma força de tensão. O epineuro externo forma a bainha externa ao redor do nervo que fornece uma "estrutura tipo corda",[18] protegendo-a de compressão e permitindo que ela deslize dentro dos tecidos adjacentes. Coletivamente, o tecido conjuntivo compreende 30 a 85% do tecido total do tronco do nervo.[18]

Os nervos periféricos requerem quantidade significativa de oxigênio, glicose e outros nutrientes para funcionar.[3] Os *vasa nervorum* – vasos sanguíneos espiralados e anastomóticos que correm dentro e entre os fascículos – são responsáveis por suprir oxigênio e outros nutrientes aos nervos. O fluxo sanguíneo para os nervos é crucial, pois a isquemia nestes pode causar sintomas positivos como parestesia e mecanossensibilidade. Além disso, a estase venosa e o edema endoneural podem degradar a mielina e a estrutura do axônio.[7,19] Conduzem o fluxo sanguíneo nos *vasa nervorum dois fatores principais*: o gradiente de pressão entre as arteríolas e vênulas e as mudanças de pressão transitórias a partir de constrição, dilatação, desenrolar e enrolar novamente dos vasos sanguíneos que ocorre durante o movimento. Assim, o fluxo sanguíneo dentro de um nervo periférico pode diminuir na presença de compressão extraneural, edema intraneural e falta de movimento. Inversamente, o fluxo sanguíneo pode aumentar com movimento repetitivo suave.

Muitos pesquisadores estudaram o processo pelo qual o sistema nervoso gera dor e outros sintomas em resposta à lesão mecânica ou química de nervos periféricos ou de tecidos adjacentes.[2,7,12] Em resumo, primeiro ocorre o dano mecânico a fibras nervosas e tecidos conjuntivos, o que leva a congestão venosa, circulação intraneural diminuída, fluxo axoplásmico diminuído, ruptura de membranas capilares endoneurais e hipoxia. Logo após, é desencadeada uma resposta inflamatória complexa no nervo e no gânglio da raiz dorsal (GRD). Células gliais, células de Schwann e células imunes liberam mediadores imunes, como citocinas e histamina, que contribuem para uma "sopa inflamatória" edematosa e irritante que se forma dentro e ao redor dos fascículos. Essa "sopa" pode persistir nos fascículos por causa da barreira de difusão perineural. Os irritantes químicos de tecidos inflamados adjacentes ao nervo também podem contribuir para inflamação dentro de um nervo neste estágio.[7]

A inflamação tem vários efeitos negativos sobre os nervos.[7,19,20] Os nociceptores nos *nervi nervorum* no tecido conjuntivo tornam-se sensibilizados. O tecido conjuntivo torna-se fibrótico, reduzindo a extensibilidade do nervo de modo que um movimento inócuo coloca carga mecânica adicional sobre os nociceptores. Os neurônios aumentam sua produção de canais de íons mecanossensíveis e quimiossensíveis. Se o edema endoneural for grave e persistente, a mielina e os axônios podem ser lesionados, possivelmente prejudicando a capacidade do nervo de conduzir impulsos.[19] Os canais de íons podem se inserir randomicamente na membrana axônica dentro de áreas de mielina danificada e começam a gerar de forma espontânea impulsos (ectópicos) anormais. Essas áreas são chamadas de locais de geração de impulsos anormais (LGIA),[7] porque se formam no meio do axônio onde os impulsos em geral não são gerados. Dependendo dos tipos de canais de íons que foram inseridos, o gatilho para um LGIA particular pode ser temperatura, um mediador imune, um hormônio relacionado ao estresse ou uma força mecânica.[3] Impulsos ectópicos produzidos por LGIA podem se mover ortodromicamente (na direção da medula espinal), de forma similar aos potenciais de ação normais que se movem nos nervos sensoriais. Contudo, os impulsos de LGIA também podem se mover antidromicamente (na direção dos tecidos inervados pelo nervo sensorial). Esses impulsos antidrômicos desencadeiam a liberação de produtos químicos pró-inflamatórios como a substância P e a proteína C-reativa dentro dos tecidos inervados.[2,3,7] Acredita-se que a causa da "inflamação neurogênica" contribui para e perpetua lesões musculoesqueléticas, como dor no ombro, ombro congelado, epicondilite lateral, dor na parte medial do joelho, entorse crônico de tornozelo e outras condições crônicas que não se resolvem no período de tempo esperado.[7]

Em geral, a DNP é acompanhada por mudanças em níveis mais altos do sistema nervoso. O *input* nociceptivo prolongado (que pode resultar de inflamação neurogênica) estimula o sistema nervoso central (SNC) a se tornar mais sensível aos sinais nociceptivos, aumentando a excitabilidade neuronal em trajetos nociceptivos centrais. Por exemplo, alguns neurônios do tipo A-beta são desviados para os trajetos nociceptivos no corno dorsal e a inibição de dor endógena na medula espinal é reduzida.[21] Todas essas adaptações são chamadas de sensibilização central. Também ocorrem diversas adaptações dentro do cérebro em resposta às lesões nervosas periféricas. Em seres humanos com DNP, estudos de RM funcional descobriram que o córtex somatossensorial reorganiza-se nessas condições.[17]

Indivíduos com DNP podem apresentar respostas psicossociais mal-adaptadas para a dor como catastrofização, depressão, conceitualização inadequada de dor e medo de nova lesão.[3,20] Esses problemas podem piorar os sintomas, desencadeando respostas endócrinas e imunes relacionadas ao estresse e que aumentam a dor, interferem no sono, diminuem a complacência e a adesão a um programa de exercício domiciliar e impedem a recuperação. Até um certo ponto, respostas psicossociais e de sensibilização central podem representar reações normais à lesão; contudo, as respostas à dor neuropática podem ser muito mais pronunciadas do que aquelas após lesão musculoesquelética.[21] Quando essas respostas persistem ou dominam a apresentação clínica, podem produzir sinais e sintomas que confundem pacientes e médicos da mesma forma. A contribuição dos aspectos psicossociais e de sensibilização central varia de paciente para paciente. Foram estabelecidos critérios para determinar a contribuição da DNP, sensibilização central e aspectos psicossociais para pacientes diversos.[20] As características de DNP incluem dor em uma distribuição nervosa em dermátomo ou periférica, sensibilidade ao frio e choques que são retardados por dias após o estímulo provocante. As características da sensibilização central incluem provocação por determinados estímulos em alguns momentos mas não em outros, múltiplas áreas de sensibilidade, dor propagada, choques que ocorrem dias após os estímulos provocantes, alodinia, sensibilidade ao frio e dor que dura mais de três meses. A dor que é influenciada por pensamento, humor ou contexto social sugere uma forte contribuição por aspectos psicossociais. Fisioterapeutas e outros profissionais de saúde devem observar o impacto da sensibilização central e aspectos psicossociais no tratamento de indivíduos com DNP. Modalidades de tratamento adicionais como educação do paciente, treinamento e terapia cognitivo-comportamental devem ser incluídas como auxiliares no tratamento dos aspectos mecânicos da condição de saúde.[3,7,20]

O exame de um paciente com suspeita de lesão ou doença do sistema nervoso periférico requer outras avaliações além da dor. Testes clínicos de força muscular, sensibilidade e reflexos tendinosos profundos (RTPs) também são realizados. Em geral, os sinais e sintomas de lesão nervosa periférica são divididos em sintomas positivos e negativos[7,22] ou ganhos e perdas de função.[17] Sintomas positivos (ganhos de função) são aqueles que representam uma receptividade aumentada ou limiar diminuído aos estímulos. Estes incluem dor espontânea, hiperalgesia, alodinia, parestesia, hipoestesia e RTPs aumentados. Sintomas negativos (perdas de função) resultam de condução de impulso prejudicada. Estes incluem hipoestesia ou anestesia, fraqueza e RTPs diminuídos. A identificação de sintomas negativos, se presentes, pode ajudar a determinar o curso do tratamento.

Testes eletrodiagnósticos (p. ex., EMG, velocidade de condução nervosa [VCN]) também podem ser realizados para confirmar os achados do exame clínico. Contudo, é importante observar que os testes de EMG e VCN são apenas sensíveis às mudanças nas fibras A-beta e motoras de diâmetro grande e não às mudanças nas fibras A-delta ou C que são responsáveis por nocicepção.[17] Isso significa que os pacientes podem ter DNP e melhorar com intervenções de fisioterapia, apesar de terem resultados normais nos testes eletrodiagnósticos.

Tratamento Fisioterapêutico do Paciente

Uma clínica de dor multidisciplinar (CDM) é uma instituição especializada na qual uma equipe de profissionais de saúde (médicos, psicólogos, fisioterapeutas) colabora no cuidado de pacientes com condições de dor persistentes ou complexas. As intervenções específicas variam, mas em geral incluem quatro elementos: medicação, terapia comportamental, condicionamento físico e educação.[23] Os objetivos do tratamento são identificar e tratar problemas de saúde não resolvidos, fornecer medicações apropriadas (e eliminar as inapropriadas), melhorar as capacidades de adaptação e o bem-estar psicológico, educar o paciente sobre a neurofisiologia da dor, estabelecer objetivos realistas e restaurar a função.[23] Médicos clínicos gerais muitas vezes encaminham indivíduos que parecem não ter causas físicas identificáveis para sua dor persistente para uma CDM. Consequentemente, os indivíduos com DNP inflamatória que têm testes eletrodiagnósticos negativos e não apresentam sintomas negativos nos seus exames neurológicos são com frequência encaminhados para uma CDM, pois sua lesão nervosa periférica não é detectada. Para o paciente apresentado neste caso, o médico na CDM fez rastreamento para doença grave que pode ter sido não identificada pelo profissional que encaminhou o paciente e considerou o potencial para uma intervenção tal como uma injeção de glicocorticoide epidural ou bloqueio de nervo. Foi determinado que o melhor tratamento deste caso era uma tentativa inicial de fisioterapia antes de outras intervenções. O psicólogo avaliou o paciente para problemas psicossociais como depressão, catastrofização e capacidades de enfrentamento insatisfatórias e identificou que o indivíduo estava lidando bem com sua condição. O psicólogo ensinou ao paciente técnicas de respiração e relaxamento e discutiu a necessidade de adminstrar o ritmo e retornar gradualmente ao esporte. A maior parte do tratamento foi fornecida pelo fisioterapeuta.

O tratamento fisioterapêutico de DNP é comumente dividido em seis partes: educação e treinamento do paciente, mobilização de tecidos não neurais (podendo incluir tração espinal), técnicas de dessensibilização neural, mobilização gradual de tecido neural, treinamento de força e restauração funcional. Vários mecanismos fisiológicos e mecânicos foram postulados para sustentar a eficácia dessas intervenções, incluindo restauração da extensibilidade mecânica dos tecidos que circundam o nervo, restauração da oxigenação normal via circulação intraneural, fluxo axoplásmico melhorado, dessensibilização dos locais de geração de impulso anormal por meio da normalização da distribuição do canal de íon na membrana plasmática axônica, dessensibilização de neurônios do gânglio da raiz dorsal e do sistema nervoso central e representação melhorada das áreas afetadas no SNC.[3,24]

Exame, Avaliação e Diagnóstico

O diagnóstico de DNP baseia-se na anamnese e no exame clínico. O fisioterapeuta deve coletar informações sobre o início, o caráter e a distribuição dos sintomas do paciente, bem como fatores agravantes e facilitadores e uma descrição do estilo de vida básico e responsabilidades relacionadas à família e ao trabalho. O fisioterapeuta também deve perguntar sobre a preferência do paciente por frio ou calor, a eficácia dos anti-inflamatórios, se o paciente tem *choques* e quanto tempo eles costumam durar. A história e distribuição de sintomas de um paciente podem ser suficientes para um diagnóstico de possível DNP.[25] Embora essa informação possa ser usada para fazer um diagnóstico clínico geral,[10,25,26] não é informação suficiente para criar um plano de tratamento específico. Se o exame subjetivo sustenta a probabilidade de DNP, o exame clínico deve determinar a presença ou não de mecanossensibilidade neural aumentada, a distribuição nervosa periférica ou radicular dos sintomas, disfunções específicas dentro de tecidos não neurais que possam perpetuar a condição e a presença de sintomas negativos para indicar que a condução do impulso nervoso foi alterada.

Com frequência, os pacientes com DNP queixam-se de dor ardente ou tipo ferroada, dor elétrica ou uma dor profunda.[27] Podem relatar também dormência ou formigamento. A distribuição da DNP muitas vezes segue um padrão consistente com o nervo envolvido, embora em alguns casos não siga.[17] A DNP piora com posições que alongam ou comprimem o nervo e diminui com posições que aliviam o nervo, como manter a mão no peito ou sobre a cabeça. Com frequência, o frio piora a DNP, ao passo que o calor muitas vezes diminui a DNP. Embora a dor nociceptiva costume aumentar em resposta à provocação mecânica do tecido envolvido e diminuir imediatamente ou logo após a provocação cessar, a DNP pode mudar de forma imprevisível e espontânea no tecido inervado pelo nervo afetado com uma intensidade que parece fora de proporção para o estímulo. Neste caso, o paciente relatou dor ardente e aguda em diversos locais, desde o ombro até a mão e ao longo do trajeto do nervo ulnar, bem como dormência e formigamento intermitentes no braço e na mão. Relatou também que sua doença não tinha melhorado durante o período de quatro meses. Esses comentários alertaram o fisioterapeuta a suspeitar de DNP ou de sensibilização central. O fisioterapeuta considerou a DNP mais provável do que a sensibilização central por três razões: (1) um caso dominante de sensibilização central seria incomum entre atletas ávidos e motociclistas; (2) a dor não tinha se espalhado para diversos locais do corpo; e (3) enquanto a dor parecia imprevisível para o paciente pois ocorria em vários locais sobre o braço em diferentes momentos, era *previsivelmente* desencadeada por atividades que estressavam os nervos maiores da extremidade superior e suas estruturas adjacentes e era sempre percebida em algum lugar ao longo de um trajeto nervoso.

Os elementos básicos do exame clínico incluem observação postural, movimento ativo e passivo do quadrante superior (incluindo testes de tensão nervosa do membro superior [TNMSs]), palpação do nervo, exame de tecidos inervados, exame de estruturas não neurais anatomicamente relacionadas ao nervo envolvido (também conhecida como "interface mecânica"[2]) e avaliação clínica de condução nervosa via teste de força em miótomos, teste sensorial e RTPs. Existem três subtipos clínicos de DNP: inflamatória, compressiva e mista. Os casos inflamatórios geralmente demonstram apenas sinais e sintomas positivos, ao passo que os casos compressivos demonstram sinais e sintomas negativos e casos mistos apresentam-se com ambos. O fisioterapeuta identifica qual subtipo melhor descreve a apresentação do paciente. O fisioterapeuta também tenta categorizar a apresentação do paciente com base na condição das estruturas neurais, interface mecânica e tecidos inervados.[2] Com frequência, os pacientes apresentam múltiplos danos. Após o exame clínico, o fisioterapeuta deve ter uma ideia razoavelmente completa do dano que limita o retorno do indivíduo às atividades normais. Muitas vezes, faz mais sentido tratar a DNP primeiro, em especial nos casos em que a dor no tronco nervoso ou disestésica é claramente predominante e nos casos musculoesqueléticos que não responderam ao cuidado usual.

O exame físico começa com a postura. O fisioterapeuta deve observar a postura a partir das vistas anterior, posterior e lateral. Desvios típicos no quadrante superior incluem inclinação lateral cervical para o lado afetado ou para longe do lado afetado e elevação escapular, flexão do cotovelo e/ou dedos em garra no lado afetado. Os pacientes adotam essas posições de forma inconsciente para proteger o nervo ou nervos afetados, desviando para o lado afetado para diminuir a tensão do nervo ou inclinando para longe do lado afetado para reduzir a compressão colocada sobre os nervos pelos tecidos adjacentes. O paciente deste caso preferiu manter o braço sintomático ao lado e inclinar sua cabeça levemente na direção dele, diminuindo de forma efetiva a tensão sobre os nervos da extremidade superior afetada (Fig. 25.1).

418 CASOS CLÍNICOS EM FISIOTERAPIA ESPORTIVA

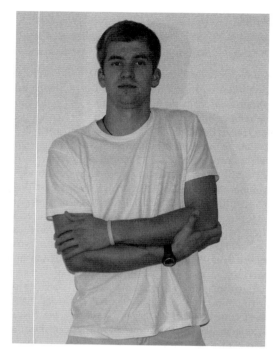

Figura 25.1 Postura protetora para o quadrante superior esquerdo.

Depois da postura, o fisioterapeuta examina a amplitude de movimento ativa (ADMA) da coluna cervical e da extremidade superior. Até este ponto, esse é o mesmo exame que um fisioterapeuta conduziria para muitos pacientes com dor no quadrante superior. Nos casos de DNP do quadrante superior, o fisioterapeuta deve esperar encontrar ADMA diminuída ipsilateral na coluna cervical, no ombro, no cotovelo, no antebraço, no punho e/ou mão, dependendo do local da lesão. O paciente deste caso tinha rotação cervical para a esquerda diminuída com dor e formigamento no braço esquerdo e parte medial da mão, com elevação de ombro acima de 60°. Combinados com a história subjetiva e a postura do paciente, esses sinais indicaram DNP, embora o nervo envolvido ainda precisasse ser determinado. Foram desenvolvidos três "testes rápidos" de movimentos ativos da extremidade superior para rastrear a mecanossensibilidade aumentada do tronco nervoso nos três nervos principais da extremidade superior (mediano, radial, ulnar).[5] Cada teste aplica tensão preferencial em um dos nervos; se os sintomas surgirem, a tensão é alterada para determinar se há um efeito previsível sobre os sintomas. O processo de alterar os sintomas ajustando a tensão sobre um nervo em uma área remota a partir daqueles sintomas é chamado de diferenciação estrutural.[2,3] Testes positivos reproduzem algum aspecto dos sintomas do paciente e demonstram diferenciação estrutural.[2,3,5] A Tabela 25.1 mostra os testes rápidos do mediano, ulnar e radial, bem como os movimentos usados para diferenciação estrutural. Esses testes rápidos ativos são muito similares aos testes de TNMSs. Os TNMSs são comumente usa-

Tabela 25.1 TESTES ATIVOS RÁPIDOS PARA AVALIAR A PRESENÇA DE MECANOSSENSIBILIDADE NEURAL AUMENTADA NA EXTREMIDADE SUPERIOR[5]

Nome do teste	Imagem da posição final	Posição do paciente	Teste positivo
Teste rápido do nervo mediano		O paciente eleva o ombro com o punho e o cotovelo retos. Se os sintomas forem distais ao cotovelo, a diferenciação estrutural é realizada flexionando o pescoço para o lado oposto ao lado afetado. Se os sintomas forem proximais ao cotovelo, a diferenciação estrutural é realizada estendendo o punho.	Os sintomas do paciente são reproduzidos no movimento para a posição final e ficam piores com adição de flexão lateral cervical contralateral ou extensão do punho.
Teste rápido do nervo radial		O paciente cerra o punho com o polegar dentro da mão. Com o cotovelo estendido, o paciente roda internamente o ombro e prona o antebraço de modo que o polegar aponte para longe do corpo. Depois, o indivíduo abaixa o ombro e estende o ombro alguns graus. Por fim, flexiona o pescoço para o lado oposto ao lado envolvido. Se os sintomas forem distais ao ombro, a diferenciação estrutural é realizada elevando a escápula ou retornando o pescoço à posição neutra. Se os sintomas forem no ombro ou no pescoço, diferenciação estrutural é realizada retornando o punho e os dedos para a posição neutra.	Se os sintomas do paciente forem reproduzidos no movimento para a posição final e aliviados no retorno da coluna cervical para uma posição neutra ou no retorno do punho à posição neutra.

(Continua)

Tabela 25.1 TESTES ATIVOS RÁPIDOS PARA AVALIAR A PRESENÇA DE MECANOSSENSIBILIDADE NEURAL AUMENTADA NA EXTREMIDADE SUPERIOR[5] *(Continuação)*

Nome do teste	Imagem da posição final	Posição do paciente	Teste positivo
Teste rápido do nervo ulnar		O paciente coloca a mão sobre a orelha com os dedos apontando para baixo e eleva o cotovelo para o alto e para fora, na lateral. Diferenciação estrutural é realizada retornando o punho à posição neutra ou diminuindo a abdução do ombro.	Se os sintomas do paciente forem reproduzidos no movimento para a posição final e aliviados no retorno do punho para uma posição neutra ou na diminuição da abdução do ombro.

dos por especialistas[13,27] e foram considerados testes plausíveis para detectar DNP com confiança "moderada a substancial", embora sua validade diagnóstica permaneça sem confirmação.[26] Se a história do paciente sugere fortemente dor neuropática, mas testes rápidos são negativos, a próxima etapa seria o paciente demonstrar um movimento ativo ou posição que provocasse seus sintomas. Então o fisioterapeuta tentaria realizar diferenciação estrutural naquela posição por meio dos princípios descritos na Tabela 25.1.

Para este paciente, apenas o teste rápido do nervo ulnar reproduziu seus sintomas. Além disso, o fisioterapeuta conseguiu reduzir a parestesia na mão do paciente diminuindo a abdução do ombro e reduzir a dor no ombro flexionando o punho do mesmo. Essa diferenciação estrutural sugeriu que o paciente pode estar sentindo DNP a partir de uma lesão de nervo ulnar ou em uma de suas raízes. O fisioterapeuta poderia agora considerar este como um caso de provável DNP com alguma evidência de sintomas positivos (parestesia com diferenciação estrutural positiva), mas um teste adicional foi necessário para saber como estruturar o plano de tratamento.

A etapa seguinte do exame é a avaliação da amplitude de movimento passiva (ADMP) dos segmentos do corpo envolvidos, individualmente e em combinação (via TNMSs). Em casos de possível DNP, qualquer limitação observada no movimento ativo da coluna cervical e da extremidade superior pode ser devido à disfunção miofascial (p. ex., músculos ou tendões encurtados ou inflamados), disfunção articular, mecanossensibilidade neural aumentada ou qualquer combinação desses três elementos. Avaliar a ADMP dos segmentos envolvidos ajuda a distinguir entre cada uma dessas causas potenciais. Por exemplo, ADMP diminuída que resulta de tecido miofascial restrito (i. e., músculos e fáscia tensos) deve corresponder a estruturas miofasciais específicas e pode abranger uma ou mais articulações, mas *não* deve ser afetada por mudanças na posição de segmentos de duas ou mais articulações *afastadas* da área em questão. A ADMP diminuída que resulta de disfunção articular ocorre em uma única articulação, em uma ou mais direções, e geralmente é acompanhada por mudanças correspondentes no movimento acessório da articulação, além de não ser afetada pela posição de segmentos remotos. Pode-se identificar uma ADMP prejudicada devido à mecanossensibilidade neural aumentada por meio da sensação final de movimento e da qualidade dos sintomas provocados (dor disestésica ou no tronco nervoso). Contudo, o indicador mais diferenciado e confiável de mecanossensibilidade neural aumentada é quando as mudanças na ADM final dependem da posição dos segmentos remotos do corpo (i.e., diferenciação estrutural é possível).[10]

A TNMS utiliza sequências específicas de movimentos passivos das extremidades superiores para aplicar tensão mecânica de forma seletiva e progressiva para o plexo braquial e cada um dos três troncos nervosos principais do membro superior.[26] Smart e colaboradores[27] relataram que os **TNMSs são os testes objetivos mais usados para mecanossensibilidade neural.** O TNMS 1 (nervo mediano) é incluído nas diretrizes atuais para avaliar pacientes com dor no pescoço e na extremidade superior[13] e nas regras de predição clínica para identificar pacientes com dor no pescoço provavelmente para se beneficiar da tração e dos exercícios cervicais.[28] Existem definições diferentes de uma resposta "positiva" para uma TNMS na literatura; contudo, a definição mais atual é que o teste reproduz algum aspecto dos sintomas do paciente e aqueles sintomas devem ser alterados durante a diferenciação estrutural.[10] Há confiança interexaminador leve a moderada entre aqueles que usam TNMS para detectar mecanossensibilidade neural aumentada associada com condições como radiculopatia cervical, síndrome do túnel do carpo ou síndrome do túnel cubital.[10,26] Uma revisão mais recente concluiu que não havia evidência suficiente para determinar a validade do uso de TNMS para detectar DNP, pois mais estudos devem ser feitos para definir um padrão de referência.[10]

A Tabela 25.2 descreve as versões padrão dos quatro TNMS básicos, como eles são realizados[10,26] e exemplos de maneiras de realizar diferenciação estrutural. O TNMS 1 e o 2a testam o nervo mediano; o TNMS 2b testa o nervo radial e o TNMS 3 testa o nervo ulnar. Para cada teste, o paciente fica em uma posição supina confortável. Para simplicidade e capacidade de reprodutibilidade, o fisioterapeuta pode realizar os movimentos de teste da maneira e ordem sequencial apresentadas na Tabela 25.2. Contudo, estudos em cadáveres mostram que durante TNMS, os efeitos mecânicos sobre o nervo são maiores na adjacência imediata da articulação que se move primeiro.[24] Os autores sugeriram opções clínicas para alterar a sequência de movimentos quando o examinador deseja desafiar um segmento específico do nervo. A posição inicial, a ordem dos movimentos, a ADM, a postura e a carga sobre o membro podem ser adaptadas. Os detalhes de como e quando alterar essas variáveis estão além do objetivo deste caso, mas são abordados em vários livros sobre tratamento clínico de DNP.[2,3,5]

Antes de iniciar um TNMS, o fisioterapeuta deve explicar ao paciente que o objetivo do exame é tentar reproduzir, pelo menos, uma parte dos seus sintomas, como dor e parestesia. Uma sensação de alongamento, que é uma resposta comum ao TNMS, não indica patologia[10] e isso deve ser comunicado ao paciente. A explicação deve ser a mais tranquila possível porque pesquisas descobriram que, quando os TNMS são descritos como "testes de nervo", os pacientes reduzem os movimentos e relatam mais sintomas. Em contraste, quando os exames são descritos como testes de "circulação" ou "mobilidade," os pacientes permitem mais movimento e relatam menos sintomas.[3,30]

Para familiarizar o paciente com o teste e fornecer ao fisioterapeuta uma ideia da mobilidade neural dentro da normalidade, em geral é melhor examinar primeiro a extremidade superior não envolvida. O fisioterapeuta deve incentivar o paciente a relatar quando os sintomas *começam* a surgir, não quando não consegue mais suportar os sintomas. É importante lembrar que esses exames neurodinâmicos são testes de *provocação*, não testes de tolerância. Ao realizar o teste, o profissional deve interromper o movimento assim que o paciente começar a sentir sintomas adversos (i.e., reprodução dos sintomas ou sintomas além da sensação de alongamento), bem como perguntar sobre o local dos sintomas. O fisioterapeuta então realiza a diferenciação estrutural fazendo pequenas mudanças na posição do paciente em um local distante dos sintomas, as quais diminuem a tensão mecânica sobre o nervo afetado. Se isso alterar os sintomas do paciente, fica demonstrado que a mecanossensibilidade neural contribui para os sintomas em questão.

O exame miofascial e articular pode ser combinado com TNMS para avaliar o efeito da tensão neural sobre essas estruturas. Os detalhes de tal exame estão fora do alcance deste caso, mas são abordados em livros didáticos.[2,3]

Neste caso, o TNMS 3 reproduziu os sintomas proximais, que foram alterados quando o fisioterapeuta liberou a extensão do punho. O TNMS 2b foi negativo e o TNMS 1 produziu menos sintomas do que o TNMS 3. Os resultados combinados desses testes sugeriram aumento da sensibilidade mecânica à tensão no nervo ulnar comparada com os nervos radial e mediano. Embora os testes rápidos ativos positivos e TNMS passivo

SEÇÃO III: CASO 25

Tabela 25.2 SEQUÊNCIAS BÁSICAS DE TESTES DE TENSÃO NERVOSA DO MEMBRO SUPERIOR PARA PACIENTE COM SUSPEITA DE DNP[3]

Teste	Movimentos sequenciais da extremidade superior do paciente feitos pelo fisioterapeuta	Posição inicial	Posição final
TNMS 1 (nervo mediano)	Flexão de cotovelo a 90° e abdução do ombro a 110° com extensão de punho/dedos (polegar abduzido e estendido). Supinação do antebraço. Rotação externa do ombro. Extensão do cotovelo. Flexões cervicais para lado contralateral da extremidade sintomática.		Realizar diferenciação estrutural retornando a coluna cervical para a posição neutra ou liberando o punho da extensão. Se sintomas remotos forem alterados por essas mudanças de posição, então a mecanossensibilidade do nervo provavelmente é responsável pela dor.
TNMS 2a (viés para nervo mediano)	Paciente posicionado com o ombro sobre a borda da mesa: Depressão da cintura escapular. Extensão do cotovelo. Rotação externa do ombro e supinação do antebraço. Extensão do punho e dos dedos. Abdução do ombro.		Se os sintomas forem proximais ao cotovelo, avaliar a diferenciação estrutural liberando a extensão do punho. Se os sintomas forem distais ao cotovelo, avaliar a diferenciação estrutural liberando a depressão escapular.

(Continua)

Tabela 25.2 SEQUÊNCIAS BÁSICAS DE TESTES DE TENSÃO NERVOSA DO MEMBRO SUPERIOR PARA PACIENTE COM SUSPEITA DE DNP[3] (*Continuação*)

Teste	Movimentos sequenciais da extremidade superior do paciente feitos pelo fisioterapeuta	Posição inicial	Posição final
TNMS 2b (viés para nervo radial)	Paciente posicionado com o ombro sobre a borda da mesa: Depressão da cintura escapular. Extensão do cotovelo. Rotação interna de todo o braço. Flexão do punho.		Se os sintomas forem proximais ao cotovelo, avaliar a diferenciação estrutural liberando a flexão de punho e dos dedos. Se os sintomas forem distais ao cotovelo, avaliar a diferenciação estrutural liberando a depressão escapular.
TNMS 3 (nervo ulnar)	Paciente posicionado com o ombro sobre a borda da mesa: Depressão da cintura escapular. Abdução do ombro. Rotação externa do ombro. Flexão do cotovelo. Extensão do punho e dos dedos. Pronação do antebraço.		Se os sintomas forem proximais ao cotovelo, realizar diferenciação estrutural liberando a extensão do punho. Se os sintomas forem distais ao cotovelo, realizar diferenciação estrutural liberando a depressão escapular.

sejam altamente sugestivos de lesão nervosa periférica, não são conclusivos e não indicam o local da lesão responsável pela perpetuação dos sintomas.

A palpação nervosa ajuda a confirmar o aumento da mecanossensibilidade indicada pelos testes ativo e passivo. O fisioterapeuta realiza essa técnica dedilhando de forma leve, com apenas um dedo sobre o nervo suspeitado. O profissional não deve pressionar muito, pois nervos inflamados ou irritados podem ser bastante sensíveis. Este paciente era sensível à palpação dos nervos ulnar e mediano e tronco inferior do plexo braquial. Neste ponto do exame, houve uma forte evidência de que o paciente estava sentindo DNP do nervo ulnar e/ou seus contribuintes nas raízes nervosas do plexo braquial. A Tabela 25.3 lista os locais mais fáceis de palpação nos nervos periféricos do quadrante superior.

Embora muitos pacientes demonstrem danos nos testes neurodinâmicos, isso não necessariamente indica que sua condição irá se beneficiar da terapia manual,[22] pois os indivíduos com DNP secundária ao diabetes ou infiltração tumoral também podem ter testes neurodinâmicos positivos. Para fornecer um objetivo para a terapia manual, deve haver uma ou mais disfunções mecânicas identificáveis, como mobilidade acessória passiva alterada ou qualidade tecidual na interface mecânica em algum lugar junto ao curso do nervo. O local da disfunção mecânica maximiza os efeitos mecânicos, fisiológicos e neurofisiológicos da intervenção.[4]

O fisioterapeuta deve examinar a coluna, em especial os níveis nos quais o nervo envolvido se origina.[2-4,31] Os segmentos vertebrais podem ser examinados via mobilizações posteroanteriores (PA) centrais, PA unilaterais, translações laterais e teste tridimensional. Na coluna cervical, os terapeutas manuais demonstraram uma excelente

Tabela 25.3 ORIENTAÇÃO À PALPAÇÃO DOS NERVOS DO QUADRANTE SUPERIOR[3,26]

Estrutura neural	Local
Tronco superior do plexo braquial	Triângulo posterior na fissura do interescaleno
Tronco inferior do plexo braquial	Fossa supraclavicular
Nervo ulnar	Cotovelo posteromedial proximal e distal ao sulco ulnar Braço medial junto à artéria braquial Canal de Guyon no punho
Nervo radial	Sulco espiral do úmero cerca de 3 dedos abaixo da inserção do deltoide Antebraço distal cerca de 4 dedos de largura proximal ao processo estiloide radial
Nervo mediano	Sulco bicipital junto à artéria braquial Fossa antecubital medial ao tendão do bíceps Túnel do carpo
Nervo axilar	Entre deltoide posterior e redondo menor
Nervo supraescapular	Fossas supraespinal e infraespinal, cerca de 2/3 do caminho distal junto à espinha da escápula

concordância entre observadores na identificação das articulações sintomáticas.[13,32] Em um estudo de manejo do tecido neural para indivíduos com DNP, um segmento espinal foi definido como sintomático se estivesse hipomóvel e provocasse dor maior do que 2/10 em uma escala numérica de dor, embora a confiabilidade desse teste não tenha sido avaliada.[6]

Locais comuns de compressão e/ou irritação nervosa no quadrante superior como o desfiladeiro torácico, túnel cubital e do carpo e sulco radial também foram examinados. Vários testes especiais bem estabelecidos podem funcionar como testes de interface neural para pacientes com suspeita de radiculopatia cervical,[29] síndrome do desfiladeiro torácico,[33] síndrome do túnel cubital[44] e síndrome do túnel do carpo.[35,36] Muitos são testes de provocação (em vez de testes de movimento), desse modo não podem prontamente orientar o fisioterapeuta sobre a localização do tratamento. Testes especiais úteis para identificar a radiculopatia cervical incluem compressão cervical, distração cervical e teste de Spurling.[37] Neste caso, observou-se hipomobilidade nos deslizamentos PA de C6 e C7 à esquerda, bem como hipomobilidade segmentar entre T1 e T4 e uma primeira costela elevada à esquerda.

Como os nervos periféricos lesionados liberam agentes químicos pró-inflamatórios, os tecidos inervados pelos nervos afetados devem ser palpados com cuidado para determinar se o tecido está sensível.[2,3,7] A Tabela 25.4 lista áreas que são afetadas com mais frequência pela irritação da raiz nervosa cervical segundo um estudo sobre dor referida com estimulação das raízes nervosas cervicais orientada por fluoroscopia.[38]

Por fim, o fisioterapeuta deve realizar uma avaliação clínica da condução nervosa via teste de força segundo os miótomos, teste sensorial (leve toque e picada) e RTP. Se o exame físico indicar hiperalgesia mecânica de um ou mais nervos periféricos e o exame neurológico não mostrar sinais de diminuição da condução nervosa, então a condição do paciente deve ser classificada como DNP inflamatória. Caso o exame físico não indique hiperalgesia mecânica de um ou mais nervos periféricos, mas os sinais de diminuição da condução nervosa estiverem presentes, então a condição do paciente deve ser classificada como DNP compressiva. Se o paciente apresentar hiperalgesia mecânica de um ou mais nervos periféricos e sinais de diminuição da condução nervosa, então a condição é classificada como mista. A Tabela 25.5 resume os sinais e sintomas que são mais consistentes com DNP compressiva ou inflamatória.

Tabela 25.4 TECIDOS CUTÂNEOS RELACIONADOS ÀS RAÍZES NERVOSAS CERVICAIS

C4	Pescoço posterior/lateral, trapézio, deltoide posterior
C5	Trapézio posterior, deltoide posterior, pescoço posterior/lateral
C6	Braço posterior/lateral, deltoides posterior e anterior, trapézio posterior, antebraço radial dorsal, área periescapular superior
C7	Deltoide posterior, trapézio posterior, ombro posterior, braço lateral, aspecto dorsal do antebraço radial, aspectos dorsais radiais da mão, dedo indicador e dedo anelar
C8	Deltoide posterior, braço medial posterior, braço lateral posterior, antebraço ulnar dorsal, mão ulnar dorsal

Tabela 25.5 SINAIS E SINTOMAS SUGESTIVOS DE DNP COMPRESSIVA OU INFLAMATÓRIA[4]

Compressiva	Inflamatória
Perda de reflexos Hipoestesia Perda de força Sintomas periferizados por posições que aumentam a pressão sobre o nervo devido à interface mecânica Perda de pelos Resultados não específicos provenientes dos testes eletrodiagnósticos (os resultados podem ser positivos ou negativos)	Provável hiper-reflexia Hiperestesia Sintomas provocados por posições que aumentam a tensão sobre o nervo Pontos sensíveis em tecidos inervados pelo nervo envolvido Hiperalgesia mecânica Resultados negativos em testes eletrodiagnósticos

Para resumir o exame e os resultados deste paciente, o fisioterapeuta avaliou postura, ADMA, ADMP, TNMS, sensibilidade do possível nervo envolvido e tecido inervado, condição e mobilidade da interface mecânica, bem como realizou um exame neurológico. O fisioterapeuta encontrou sinais de aumento da mecanossensibilidade do nervo ulnar e, em menor grau, do nervo mediano pelos resultados do teste rápido para nervo ulnar (validade não examinada), TNMS 3 (*kappa* para a confiabilidade interexaminador 0,36[10]) e palpação do nervo ulnar na fossa cubital (*kappa*, 0,59[26]). A disfunção mecânica da interface nervosa foi encontrada na coluna cervical e torácica via mobilizações PA unilaterais, deslizamentos laterais cervicais contralaterais e teste de mola da primeira costela (confiabilidade e validade diagnóstica indeterminadas[6]). O paciente não demonstrou problemas nos sinais de condução nervosa segundo os resultados dos testes musculares manuais (*kappa*, 0,68[26]), teste sensorial (*kappa*, 0,53[26]) e RTP (*kappa*, 0,61-0,74 para a extremidade superior[39]). O exame clínico foi consistente com a história do paciente de sintomas neuropáticos no pescoço, ombro e região medial da mão.

Plano de Tratamento e Intervenções

De maneira ideal, o manejo da DNP começa com terapia duas a três vezes por semana para as primeiras seis consultas.[2] Não é incomum a dor do paciente piorar na avaliação inicial. Portanto, alguns profissionais preferem começar o tratamento na segunda consulta, e não na avaliação, de modo que o paciente não perceba que sua dor foi aumentada pelo tratamento. Não se pode extrair qualquer regra sobre este tópico; o julgamento clínico deve ser usado com base na irritabilidade aparente da condição do paciente.

O tratamento inicia com orientação e agentes físicos do tipo calor úmido ou, possivelmente, estimulação elétrica transcutânea (TENS) se a dor for forte. Quando um paciente demonstrar sinais de compressão nervosa, a prioridade é a descompressão. Isso pode ser tentado via tração espinal,[28] mobilização manual[34,40] e/ou exercício postural.[28] Cada uma dessas intervenções deve ser proporcionada com cuidado para evitar irritação adicional do tecido nervoso ou periferização dos sintomas. À medida que um indivíduo com DNP compressiva melhora, a normalização da força segmentar ou os

RTP representam sinais para reclassificar um paciente de compressivo a inflamatório segundo muitos médicos e fisioterapeutas.[4] Ocasionalmente, os sintomas nervosos serão piorados pela tração. Se sinais e sintomas positivos ou negativos pioram com a tração cervical, pode ser melhor iniciar com mobilização da coluna torácica, técnicas de dessensibilização como calor e TENS ou encaminhamento do paciente de volta ao médico para ajuste da medicação.

Se o fisioterapeuta classificou (ou reclassificou) o caso como DNP inflamatória sem sinais de compressão nervosa, o tratamento também começa com orientação e agentes físicos, no entanto, prossegue com mobilização passiva do tecido nervoso. À medida que o paciente demonstra manutenção dos ganhos progressivos das sessões de tratamento, o fisioterapeuta pode acrescer o movimento ativo. Por exemplo, o fisioterapeuta avança o paciente de "técnicas de tensão" para "técnicas de deslizamento" conforme este demonstrar que está apto a tolerar e realizar os exercícios sem exageros. O quanto antes, em geral junto com o acréscimo das técnicas de deslizamento ao programa de exercícios em casa, o fisioterapeuta deve adicionar exercícios de fortalecimento específicos do músculo, na maioria das vezes começando no quadrante superior com flexão craniocervical. A flexão craniocervical ajuda a fortalecer os flexores cervicais profundos, fornece tração gentil à coluna cervical, promove fluxo sanguíneo endoneural e demonstrou diminuir a dor na coluna cervical.[41-43] Os exercícios de flexão craniocervical foram usados de forma isolada ou como parte do movimento combinado com a escápula em múltiplos estudos sobre o tratamento da DNP do quadrante superior.[13,28,44] Quando o paciente conseguir manejar seus sintomas e estiver independente com um programa doméstico, as consultas de fisioterapia diminuem de frequência. Conforme a mobilidade e a força melhoram, o paciente pode gradualmente retornar às atividades, incluindo o esporte.

A **orientação e o ensino do paciente** diminuem o medo de movimentar-se e tornam a fisioterapia mais efetiva.[6,20,45-47] Nee e colaboradores[16] enfatizam dois pontos na instrução dos pacientes com DNP do quadrante superior. Primeiro, os nervos sensibilizados ficam extremamente sensíveis ao movimento. Segundo, o movimento suave sem dor reduz a sensibilidade. A clara explanação da mecanossensibilidade neural, análise racional para tratamento e automanejo dos sintomas demonstraram diminuir a hiperatividade muscular protetora e a dor, ajudando pacientes a cooperarem e avançarem na terapia.[7,16,48] Para este paciente, a orientação teve um grande efeito. Quando o fisioterapeuta disse, na avaliação inicial, que "Esta não é uma condição estranha", o paciente expressou surpresa e então alívio e pareceu muito mais confiante e relaxado em seu movimento.

Calor úmido e/ou TENS diminuem a tensão e o espasmo muscular em pacientes com DNP.[1,49] Embora não sejam necessárias, essas modalidades podem ajudar na tolerância à mobilização dos tecidos afetados e interface mecânica. As técnicas de mobilização dos tecidos moles e/ou articulares devem ser aplicadas a tecidos restritos na coluna ou junto ao curso do nervo envolvido.[3,5,31,34] A manipulação ou mobilização manual diminuem a dor e melhoram a função em pacientes com radiculopatia cervical,[13] síndrome do túnel cubital e síndrome do túnel do carpo.[40] Os alvos específicos do tratamento devem ser identificados durante o exame. O tratamento deve ser gentil; pode ser doloroso no local da restrição, no entanto, não deve provocar um aumento na dor referida durante mais que alguns momentos. Os TNMS mais limitados do paciente podem ser reavaliados entre as intervenções para determinar a efetividade da intervenção.[3,7,31]

Contudo, o fisioterapeuta deve ser cuidadoso em algumas situações para não testar em excesso.[3] Neste caso, a mobilização da coluna torácica do paciente e costelas esquerdas provocou parestesia transitória na mão esquerda e uma melhora acentuada na elevação do ombro esquerdo e no TNMS 3.

Deslizamentos cervicais laterais diminuem o espasmo muscular, restauram a circulação endoneural e diminuem a mecanossensibilidade por meio de suaves movimentos oscilatórios.[2,4,6,14] Em geral, três séries de 10 repetições ou três séries intensas de 30 segundos são feitas em uma sessão de tratamento.[4,6] No início, o fisioterapeuta deve realizar deslizamentos laterais cervicais com a extremidade superior sintomática do paciente em uma posição de conforto (Fig. 25.2A). Os deslizamentos laterais devem ser localizados o mais próximo possível do nível da disfunção identificada no exame. Durante essa técnica, o movimento é adotado até a primeira sensação de resistência (i.e., quando o profissional sente o início da tensão em resposta ao deslizamento lateral), mas não avança o movimento nessa resistência,[2] embora isso requeira prática para ser reconhecido. Lembre-se de que o ponto deste tratamento é a *dessensibilização* em vez de mobilização. Pressionar até a resistência pode resultar em uma sensação de choque para o paciente. O fisioterapeuta deve aumentar a excursão da técnica à medida que a resistência recua. O aumento da dormência não deve ser provocado.[7] Entre as séries, deve-se reavaliar o TNMS que foi mais positivo durante o exame. Conforme o paciente avança (i.e., os deslizamentos laterais podem ser avançados sem provocar sintomas ou o TNMS pós-tratamento demonstra aumento do alcance sem sintomas), o fisioterapeuta pode posicionar o indivíduo com a extremidade superior envolvida em posições de maior excursão do nervo, em geral nas direções dos movimentos que eram mais limitados nos testes de movimento ativo e passivo (Fig. 25.2B e C).[2,6]

Outra técnica de mobilização dos nervos da extremidade superior é a elevação e depressão da cintura escapular no lado sintomático enquanto o paciente simultaneamente realiza flexão e extensão craniocervical ativa (Fig. 25.3). O fisioterapeuta deve inicialmente orientar o paciente a realizar essa técnica com o braço envolvido em uma posição de conforto, em geral com as mãos no estômago. São realizadas três séries de 10 repetições com re-testes dos TNMS entre as séries.[6] Novamente, é importante ter cuidado para não ultrapassar qualquer resistência ao mover a cintura escapular. À medida que o paciente melhora, a extremidade superior envolvida pode ser colocada em posições de aumento da tensão nervosa, geralmente se direcionando para a posição de TNMS que era mais restrita. Lembre-se de que a maior parte da excursão do nervo ocorre próximo à articulação que é movida primeiro.[24] Neste caso, o ombro do paciente foi abduzido primeiro, assim a maior excursão do nervo ulnar ocorreu no ombro.

Técnicas de deslizamento e tensão são movimentos multiarticulares que pretendem estimular o movimento na área afetada e melhorar o fluxo sanguíneo endoneural. As técnicas de deslizamento encurtam o leito do nervo em uma extremidade enquanto o alongam na outra. As técnicas de tensão alongam o leito do nervo em ambas as extremidades. Ambos os exercícios podem ser feitos de modo ativo ou passivo. De modo geral, técnicas de tensão passivas e suaves são realizadas entre séries de deslizamentos laterais ou oscilações da cintura escapular. São suficientes dez repetições de técnicas de tensão em uma amplitude livre de sintomas. Técnicas de tensão e deslizamento ativas costumam ser prescritas como um programa doméstico assim que o paciente demonstrar aumento da amplitude do movimento sem sintomas ou diminuição da intensidade

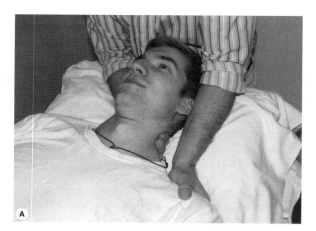

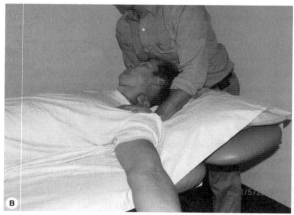

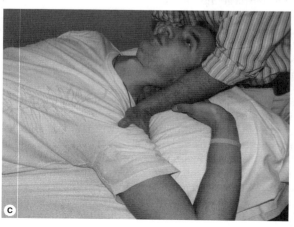

Figura 25.2 Deslizamentos cervicais contralaterais. A mão esquerda do fisioterapeuta fornece estabilização e leve depressão escapular, enquanto a mão direita (usando uma garra lumbrical) segura o pescoço do paciente. O fisioterapeuta desloca seu peso para a direita de modo a mobilizar levemente o tecido neural e a interface mecânica na coluna cervical. Com o uso de mais deslocamento de peso e menos movimento do ombro, há a promoção de um contato manual mais relaxado do que se o fisioterapeuta apenas puxasse com seu braço. **A.** Extremidade sintomática em uma posição de conforto. **B.** Extremidade sintomática em uma posição de moderada tensão no nervo ulnar. **C.** Extremidade sintomática em uma posição de máxima tensão do nervo ulnar.

SEÇÃO III: CASO 25   431

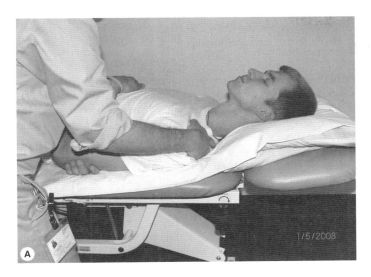

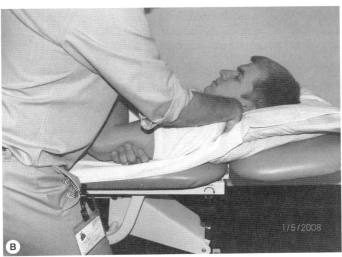

Figura 25.3 Elevação escapular passiva combinada com flexão e extensão craniocervical ativa. **A.** O fisioterapeuta realiza, no paciente, depressão escapular e leve rotação inferior que fornece uma excursão distal do plexo braquial e tecidos circundantes, enquanto o paciente realiza extensão craniocervical que encurta os tecidos de cima e, desse modo, previne o desenvolvimento de tensão. **B.** O fisioterapeuta promove elevação escapular e leve rotação superior, fornecendo uma excursão proximal do plexo braquial e tecidos circundantes, enquanto o paciente realiza flexão craniocervical, alongando os mesmos tecidos de cima, promovendo a circulação endoneural e a extensibilidade tecidual.

dos sintomas devido ao tratamento passivo e manter esses ganhos com duas sessões de tratamento. De início, pode-se sugerir uma série de 10 a 15 repetições, 2 a 3 vezes por dia, embora muitos pacientes realizem mais se isso proporcionar alívio sintomático. O fisioterapeuta deve lembrar o paciente de que as técnicas ativas em um programa doméstico não devem provocar dormência ou qualquer aumento duradouro nos sintomas.[3,7] Técnicas de tensão e deslizamento podem ser bastante variadas com base no segmento do nervo que é trabalhado, na posição ou gravidade do sintoma ou em outros fatores.[2,3,5,26] A Tabela 25.6 ilustra uma progressão de três técnicas de deslizamento ativas que foram usadas para o paciente em questão com DNP no nervo ulnar esquerdo. Observe que a extremidade superior esquerda do paciente está passivamente sustentada em uma posição elevada; isso descarrega as estruturas neurais e torna muito mais fácil para o paciente realizar as técnicas de deslizamento de um modo livre dos sintomas. Quando o paciente avança para as técnicas de tensão, essa modificação geralmente não se faz necessária.

A Tabela 25.7 ilustra três variações de uma técnica de tensão do nervo ulnar. Observe que a dificuldade aumenta à medida que a abdução do ombro se eleva. Boas apostilas para técnicas de tensão e deslizamento estão disponíveis na *internet*. Uma boa fonte é o *site* do International Spine and Pain Institute.[50]

Muitos movimentos combinados da extremidade superior foram desenvolvidos como alternativas ao exercício da técnica de tensão, o que é representado na Tabela 25.7, onde se encontram técnicas de automanejo para a DNP.[5] As Figuras 25.4 até 25.6 mostram as posições finais para três movimentos alternativos projetados para restaurar a capacidade de tolerância à tensão do nervo ulnar. Para cada um destes, o paciente move o braço a partir de uma posição de conforto em direção a uma dessas posições de amplitude final, permanecendo em uma amplitude sem dor. A experiência clínica tem mostrado que essas técnicas costumam ser mais rápidas de se aprender do que as clássicas técnicas de tensão e deslizamento ilustradas nas Tabelas 25.6 e 25.7.

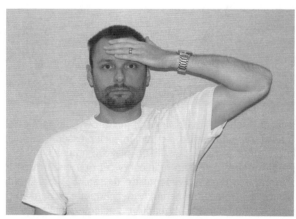

Figura 25.4 Exercício do "Oh meu Deus". Este exercício promove tensão[5] mínima sobre o nervo ulnar e sua interface mecânica.

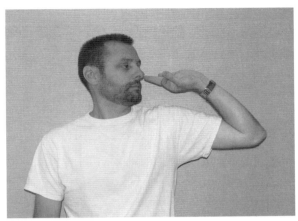

Figura 25.5 Exercício do "fumante". Este exercício promove tensão[5] moderada sobre o nervo ulnar e sua interface mecânica.

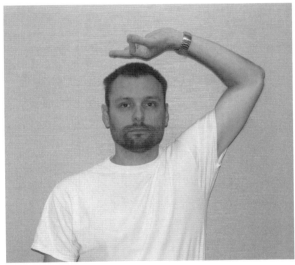

Figura 25.6 Exercício "Faça uma auréola". Este exercício promove tensão[5] mínima sobre o nervo ulnar e sua interface mecânica.

Em geral, a DNP leva à inibição das unidades motoras lentas e, consequentemente, à fraqueza e fatigabilidade dos músculos posturais.[51] Diversos estudos têm mostrado que o treinamento específico dos músculos flexores cervicais profundos é efetivo para o tratamento da dor no pescoço[41-43] e que os programas de tratamento baseados em exercícios de fortalecimento e resistência, bem como terapia manual, levam a melhoras

Tabela 25.6 TRÊS TÉCNICAS DE DESLIZAMENTO ULNAR PARA O PACIENTE COM DNP ULNAR NO LADO ESQUERDO

	Posição inicial	Posição final
Menos provocativa	A coluna cervical está em posição neutra com a escápula esquerda elevada e o braço na posição de conforto	Rotação cervical para a esquerda
	Flexão cervical para a esquerda com o ombro esquerdo abduzido a 45° e externamente rodado, cotovelo flexionado, antebraço pronado e punho estendido	Flexão cervical para a direita com o ombro abduzido a 45° e o braço na posição de conforto
Mais provocativa	Flexão cervical para a esquerda; ombro abduzido a 90° e externamente rodado, cotovelo flexionado, antebraço pronado e punho estendido	Flexão cervical para a direita com o ombro abduzido a 90° e o braço na posição de conforto

SEÇÃO III: CASO 25   **435**

Tabela 25.7 TRÊS VARIAÇÕES DA TÉCNICA DE TENSÃO PARA O NERVO ULNAR COM A DNP ULNAR NO LADO ESQUERDO

Posição Inicial	Posição Final 1	Posição Final 2	Posição Final 3
	Flexão cervical para a direita com o ombro esquerdo abduzido a 45° e externamente rodado, cotovelo flexionado, antebraço pronado, punho e dedos estendidos	Idêntica à posição 1, com exceção do ombro esquerdo abduzido a 60°	Idêntica à posição 1, com exceção do ombro esquerdo abduzido a 100°

superiores na dor, força, resistência e ADM do que os programas que consistem em terapia manual isolada.[52,53] Após o paciente adquirir ganhos estáveis em uma mobilidade sem dor e tornar-se apto a manejar seus próprios sintomas, o fisioterapeuta deve testar a força e/ou controle motor dos músculos do quadrante superior. Os exercícios de fortalecimento específicos devem iniciar quando isso for indicado. O teste e o treinamento dos músculos comumente inibidos pela DNP do quadrante superior constam na Tabela 25.8. Uma vez que o paciente consiga avançar para o fortalecimento e condicionamento geral, não é mais um indivíduo com lesão e DNP primária. Desse modo, a reabilitação pode acompanhar as orientações com base na evidência para indivíduos com dano postural, controle motor prejudicado ou fraqueza do quadrante superior.

Além de isolar e reeducar músculos específicos, é importante "reunir tudo" para o paciente à medida que ele retorna ao esporte. Isso deve começar quando a maior parte

Tabela 25.8 TESTES E EXERCÍCIOS PARA MÚSCULOS POSTURAIS DO QUADRANTE SUPERIOR

Músculo ou grupo muscular	Testes	Exercício
Flexores profundos do pescoço	Teste da flexão craniocervical.[13] Teste da resistência de flexão cervical[13]; duas repetições de contração isométrica por 15 seg cada devem "parecer e ser fáceis".	Retração do queixo na posição supina. Segurar a cabeça cerca de 2,5 cm fora da mesa por 10 seg. Realizar 10 vezes.
Músculos dorsais do pescoço	Extensão cervical em prono: duas repetições de contração isométrica por 15 seg devem "parecer e ser fáceis".	Manutenção isométrica cervical em prono. Segurar a cabeça cerca de 2,5 cm fora da mesa por 10 seg. Realizar 10 vezes.
Músculos globais do pescoço		Isometria cervical: manter a cabeça e o pescoço em um bom alinhamento. O paciente aplica força manual ou externa no lado da cabeça, na direção da extensão craniocervical, rotação para a direita e esquerda e flexão. Deve-se resistir a cada força com uma manutenção isométrica de 10 seg por até 10 repetições em cada direção.
Trapézio	TMM para trapézio médio e inferior.	Remadas. Is, Ts e Ys em prono.
Serrátil anterior	Na posição em quatro apoios: sustentação de peso na ES unilateral com escápulas protraídas, duas repetições por 15 seg devem "parecer e ser fácil".	Na posição em quatro apoios: sustentação de peso da ES unilateral com escápulas protraídas: contrações isométricas de 10 seg e deslocamentos de peso x 10 repetições.

da dor estiver resolvida e automanejada e ele tiver demonstrado a mobilidade e força necessárias para realizar, pelo menos, breves séries de atividade. Neste caso, o paciente não foi capaz de dirigir sua motocicleta ou jogar golfe sem dor no ombro e pescoço ou parestesia na extremidade superior. O treinamento da atividade funcional começa com pequenas voltas em sua motocicleta mais "fácil" (peso mais leve), aumentando gradualmente a duração e avançando para voltas em sua motocicleta "mais difícil". O paciente também retomou o jogo de golfe primeiro oscilando o taco em várias repetições, depois acertando uma sequência de bolas. O fisioterapeuta aconselhou-o a começar com uma quantidade que pudesse cumprir sem provocação dos sintomas, avançando de forma lenta, e a usar seus exercícios domésticos (técnicas de tensão e deslizamento) para controlar quaisquer sintomas que surgissem. Na fase final de reabilitação, é necessário fornecer orientações para o paciente retornar ao golfe. De maneira similar à preparação para a prática de qualquer esporte, o indivíduo deve realizar aquecimento e alongamento ativos antes do treino. Ellenbecker e colaboradores[54] recomendaram um programa intervalado para ajudar os indivíduos no retorno ao golfe após lesões no ombro. As orientações específicas ao golfista incluem prestar atenção à mecânica do *swing* no golfe e realizar um dia de descanso entre as sessões. Ellenbecker e colaboradores[54] recomendaram que o golfista retornando de uma lesão no ombro deve realizar o programa detalhado na Tabela 25.9. Cada tarefa deve ser completada sem aumento dos sintomas antes de avançar para a série seguinte. Embora se espere algum desconforto intermitente, o *swing* do taco de golfe não deve causar dor. Se a dor e/ou o edema persistirem, o programa deve ser interrompido até o paciente ser examinado por um médico.

Tabela 25.9 PROGRAMA INTERVALADO DE GOLFE[54]

	Dia 1	Dia 3	Dia 5
Semana 1	10 *putts* (tacadas curtas) 10 *chips* (com *pitching wedge*) Repousar 5 a 10 minutos 15 *chips*	15 *putts* (tacadas curtas) 15 *chips* Repousar 5 a 10 minutos 25 *chips*	20 *putts* (tacadas curtas) 20 *chips* Repousar 5 a 10 minutos 20 *putts* (tacadas curtas) 20 *chips* Repousar 5 a 10 minutos 10 *chips* 10 tacadas com taco ferro curto (com W, 9 ou 8 ferros)
Semana 2	20 *chips* 10 tacadas com taco ferro curto Repousar 5 minutos 10 tacadas com taco ferro curto	20 *chips* 15 tacadas com taco ferro curto Repousar 5 minutos 10 tacadas com taco ferro curto 15 *chips*	15 tacadas com taco ferro curto 10 tacadas com taco ferro médio (com 7, 6 ou 5 ferros) Repousar 5 minutos 20 tacadas com taco ferro curto 15 *chips*

(Continua)

438 CASOS CLÍNICOS EM FISIOTERAPIA ESPORTIVA

Tabela 25.9 PROGRAMA INTERVALADO DE GOLFE[54] (*Continuação*)

	Dia 1	Dia 3	Dia 5
Semana 3	15 tacadas com taco ferro curto 10 tacadas com taco ferro médio Repousar 5 minutos 5 tacadas com taco ferro longo (com 4, 3 ou 2 ferros) 15 tacadas com taco ferro curto Repouso 20 *chips*	15 tacadas com taco ferro curto 10 tacadas com taco ferro médio 10 tacadas com taco ferro longo Repousar 5 minutos 10 tacadas com taco ferro curto 10 tacadas com taco ferro médio 5 tacadas com taco ferro longo 5 tacadas com taco madeira (3, 5 madeiras)	15 tacadas com taco ferro curto 10 tacadas com taco ferro médio 10 tacadas com taco ferro longo Repousar 5 minutos 10 tacadas com taco ferro curto 10 tacadas com taco ferro médio 10 tacadas com taco ferro longo 10 tacadas com taco madeira
Semana 4	15 tacadas com taco ferro curto 10 tacadas com taco ferro médio 10 tacadas com taco ferro longo 10 *drives* (tacada de longo alcance) Repousar 5 minutos Repetir os movimentos acima	Jogar 9 buracos	Jogar 9 buracos
Semana 5	Jogar 9 buracos	Jogar 9 buracos	Jogar 18 buracos

Reproduzida com permissão de Ellenbecker, TS, Wilk KE, Reinold MM, Murphy TF, Paine RM. Use of Interval Return Programs for Shoulder Rehabilitation. In: Ellenbacker TS, ed. *Shoulder Rehabilitation: Non-Operative Treatment.* New York: Thieme; 2006; 139-165.

Recomendações Clínicas Baseadas em Evidência

SORT: Taxonomia da Força de Recomendação

A: Evidência de boa qualidade e consistente orientada para o paciente.
B: Evidência de qualidade limitada ou inconsistente orientada para o paciente.
C: Evidência consensual, prática geral, opinião de especialista ou série de casos orientada para a doença.

1. Para indivíduos com dor no pescoço e extremidade superior, em especial dor descrita como ardente, aguda ou lancinante, testes de tensão neural no membro superior (TNMS) podem ajudar a confirmar a presença de aumento na mecanossensibilidade nervosa periférica. **Grau C**
2. Para indivíduos com dor neuropática periférica, a orientação que inclui uma explanação sobre mecanossensibilidade neural, análise racional para o tratamento e automanejo dos sintomas pode diminuir a hiperatividade muscular e a dor, reduzir o medo do movimento e ajudar os pacientes a prosseguirem com a fisioterapia. **Grau A**

3. Em pacientes com DNP no pescoço e braço, as mobilizações do quadrante superior como os deslizamentos laterais cervicais e procedimentos de mobilização nervosa diminuem a mecanossensibilidade e reduzem a dor. **Grau B**

QUESTÕES DE REVISÃO

25.1 Quais dos seguintes achados *não* contribui para o diagnóstico de dor neuropática periférica do quadrante superior?

   A. A dor pode ser reproduzida pelo posicionamento passivo do membro que gera tensão mecânica no nervo avaliado
   B. O nervo periférico sob suspeita está incomumente sensível à leve palpação
   C. A rotação cervical em direção ao lado não afetado está diminuída
   D. A dor provocada por uma tensão mecânica no nervo sob suspeita pode ser alterada por meio da diminuição da tensão em um local distante da localização da dor

25.2 Qual é a *melhor* ordem de intervenções dentro de uma sessão de tratamento única de paciente com dor periférica neuropática (DPN) na extremidade superior?

   A. Treinamento e instrução do paciente; calor úmido e estimulação nervosa elétrica transcutânea (TENS); mobilização da interface; leve mobilização dos nervos afetados
   B. Educação postural, treinamento de força e gelo
   C. Treinamento e instrução, dessensibilização, mobilização, treinamento de força, treinamento da atividade funcional e retorno ao esporte
   D. Calor úmido, mobilização da interface, técnica de tensão e treinamento de força

RESPOSTAS

25.1 **C.** A diminuição da rotação cervical em direção ao lado não afetado não indica ou sugere DNP na extremidade superior. O diagnóstico de DNP é sugerido por testes físicos de neurossensibilidade mecânica incluindo dor com posicionamento passivo que coloca tensão sobre os nervos periféricos (opção A), hiperalgesia mecânica dos nervos periféricos (opção B) e presença de diferenciação estrutural (opção D).

25.2 **A.** Na fase inicial de um caso de DNP, treinamento e orientação ao paciente em associação com calor úmido e, possivelmente, TENS à área afetada, seguidos de mobilização da interface e leve mobilização dos nervos afetados, constituem um bom plano de tratamento. A opção B é muito agressiva, não leva em consideração os princípios de neurodinâmica e inclui gelo, que é com frequência irritante a esses pacientes. A opção C é uma boa visão geral de todo o paradigma de tratamento, no entanto, todas essas opções não podem ser razoavelmente cobertas em uma sessão única, em particular na fase inicial de tratamento. A opção D deixa de fora a orientação ao paciente e o treinamento, os quais são vitais para permitir que ele prossiga de forma efetiva o manejo de seu sintoma e programa de exercício na residência.

REFERÊNCIAS

1. Sluka K. *Mechanisms and Management of Pain for the Physical Therapist*. Seattle, WA: IASP Press; 2009:24.
2. Shacklock M. *Clinical Neurodynamics: A New System of Neuromusculoskeletal Treatment*. Adelaide, Australia: Elsevier Inc.; 2005.
3. Butler D. *The Sensitive Nervous System*. Adelaide, Australia: NOIgroup Publications; 2000.
4. Stagge JM. The upper quarter pain puzzle-differential diagnosis and treatment of the orthopedic patient with upper quarter radicular symptoms. International Manual Therapy Seminar. 2012.
5. Butler D. *Neurodynamic Techiques*. Adelaide, Australia: NOIgroup Publications; 2005.
6. Nee RJ, Vicenzino B, Jull GA, Cleland JA, Coppieters MW. A novel protocol to develop a prediction model that identifies patients with nerve-related neck and arm pain who benefit from the early introduction of neural tissue management. *Contemp Clin Trials*. 2011;32:760-770.
7. Nee RJ, Butler D. Management of peripheral neuropathic pain: integrating neurobiology, neurodynamics, and clinical evidence. *Phys Ther Sport*. 2006;7:36-49.
8. Bove GM, Light AR. The nervi nervorum. *Pain Forum*. 1997;6:181-190.
9. Bogduk N. On the definitions and physiology of back pain, referred pain, and radicular pain. *Pain*. 2009;147:17-19.
10. Nee RJ, Jull GA, Vicenzino B, Coppieters MW. The validity of upper-limb neurodynamic tests for detecting peripheral neuropathic pain. *J Orthop Sports Phys Ther*. 2012;42:413-424.
11. Feinberg JH, Nadler SF, Krivickas LS. Peripheral nerve injuries in the athlete. *Sport Med*. 1997;24:385-408.
12. Elvey RL. Brachial plexus tension tests and the pathoanatomical origin of arm pain. *Proceedings: Aspects Of Manipulative Therapy*. Melbourne, Australia: Lincoln Institute of Health Sciences; 1979:105-110.
13. Childs JD, Cleland JA, Elliott JM, et al. Neck Pain: clinical practice guidelines linked to the International Classification of Functioning, Disability, and Health From the Orthopaedic Section of the American Physical Therapy Association. *J Orthop Sports Phys Ther*. 2008;38:A1-A34.
14. Allison GT, Nagy BM, Hall T. A randomized clinical trial of manual therapy for cervico-brachial pain syndrome—a pilot study. *Man Ther*. 2002;7:95-102.
15. Cowell IM, Phillips DR. Effectiveness of manipulative physiotherapy for the treatment of a neurogenic cervicobrachial pain syndrome: a single case study—experimental design. *Man Ther*. 2002;7:31-38.
16. Nee RJ, Vicenzino B, Jull GA, Cleland JA, Coppieters MW. Neural tissue management provides immediate clinically relevant benefits without harmful effects for patients with nerve-related neck and arm pain: a randomised trial. *J Physiother*. 2012;58:23-31.
17. Schmid AB, Nee RJ, Coppieters MW. Reappraising entrapment neuropathies–mechanisms, diagnosis and management. *Man Ther*. 2013;18:449-457.
18. Sunderland SS. The anatomy and physiology of nerve injury. *Muscle Nerve*. 1990;13:771-784.
19. Rempel D, Dahlin L, Lundborg G. Pathophysiology of nerve compression syndromes: response of peripheral nerves to loading. *J Bone Jt Surg Am*. 1999;81:1600-1610.
20. Louw A, Puentedura E. *Therapeutic Neuroscience Education: Teaching Patients About Pain, A Guide for Clinicians*. Minneapolis, MN: OPTP; 2013.
21. Latremoliere A, Woolf CJ. Central sensitization: a generator of pain hypersensitivity by central neural plasticity. *J Pain*. 2009;10:895-926.
22. Hall TM, Elvey RL. Nerve trunk pain: phsyical diagnosis and treatment. *Man Ther*. 1999;4:63-73.
23. Loeser J, Turk D. Multidisciplinary pain management. In: Loeser JD, Butler SH, Chapman, R, Turk DC, eds. *Bonica's Management of Pain*. 3rd ed. Baltimore, MD: Lippincott Williams & Wilkins; 2001:2069-2079.

24. Topp KS, Boyd BS. Structure and biomechanics of peripheral nerves: nerve responses to physical stresses and implications for physical therapist practice. *Phys Ther*. 2006;86:92-109.
25. Treede RD, Jensen TS, Campbell JN, et al. Neuropathic pain: redefinition and a grading system for clinical and research purposes. *Neurology*. 2008;70:1630-1635.
26. Schmid AB, Brunner F, Luomajoki H, et al. Reliability of clinical tests to evaluate nerve function and mechanosensitivity of the upper limb peripheral nervous system. *BMC Musculoskelet Disord*. 2009;10:11.
27. Smart KM, Blake C, Staines A, Doody C. Clinical indicators of "nociceptive", "peripheral neuropathic" and "central" mechanisms of musculoskeletal pain. A Delphi survey of expert clinicians. *Man Ther*. 2010;15:80-87.
28. Raney NH, Petersen EJ, Smith TA, et al. Development of a clinical prediction rule to identify patients with neck pain likely to benefit from cervical traction and exercise. *Eur Spine J*. 2009;18:382-391.
29. Rubinstein SM, Pool JJ, van Tulder MW, Riphagen II, de Vet HC. A systematic review of the diagnostic accuracy of provocative tests of the neck for diagnosing cervical radiculopathy. *Eur Spine J*. 2007;16:307-319.
30. Coppieters MW. The impact of neurodynamic testing on the perception of experimentally induced muscle pain. *Man Ther*. 2005;10:52-60.
31. Jacobs DP. http://www.dermoneuromodulation.com/. Accessed May 9, 2013.
32. Jull G, Treleaven J, Versace G. Manual examination: is pain provocation a major cue for spinal dysfunction? *Aust Physiother*. 1994;40:159-165.
33. Donahue DM, Illig KA. Neurogenic TOS for the primary care team: when to consider the diagnosis? In: Illig KA, Thompson RW, Freischlag JA, Donahue DM, Jordan SE, Edgelow PI, eds. *Thoracic Outlet Syndrome*. London: Springer 2013.
34. Kearns G, Wang S. Medical diagnosis of cubital tunnel syndrome ameliorated with thrust manipulation of the elbow and carpals. *J Man Manip Ther*. 2012;20:90-95.
35. MacDermid JC, Wessel J. Clinical diagnosis of carpal tunnel syndrome: a systematic review. *J Hand Ther*. 2004;17:309-319.
36. Boland RA, Kiernan MC. Assessing the accuracy of a combination of clinical tests for identifying carpal tunnel syndrome. *J Clin Neurosci*. 2009;16:929-933.
37. Wainner RS, Fritz JM, Irrgang JJ, Boninger ML, Delitto A, Allison S. Reliability and diagnostic accuracy of the clinical examination and patient self-report measures for cervical radiculopathy. *Spine*. 2003;28:52-62.
38. Slipman CW, Plastaras CT, Palmitier RA, Huston CW, Sterenfeld EB. Symptom provocation of fluoroscopically guided cervical nerve root stimulation: are dynatomal maps identical to dermatomal maps? *Spine*. 1998;23:2235-2242.
39. Litvan I, Mangone CA, Werden W, et al. Reliability of the NINDS myotatic reflex scale. *Neurology*. 1996;47:969-972.
40. Maddali-Bongi S, Signorini M, Bassetti M, Del Rosso A, Orlandi M, De Scisciolo G. A manual therapy intervention improves symptoms in patients with carpal tunnel syndrome: a pilot study. *Rheumatol Int*. 2013;33:1233-1241.
41. O'Leary S, Falla D, Hodges PW, Jull G, Vicenzino B. Specific therapeutic exercise of the neck induces immediate local hypoalgesia. *J Pain*. 2007;8:832-839.
42. Jull G, Falla D, Treleaven J, Hodges P, Vicenzino B. Retraining cervical joint position sense: the effect of two exercise regimes. *J Orthop Reseach*. 2007;25:404-412.
43. Chiu TT, Lam TH, Hedley AJ. A randomized controlled trial on the efficacy of exercise for patients with chronic neck pain. *Spine*. 2005;30:E1-E7.
44. Neblett R, Cohen H, Choi Y, et al. The Central Sensitization Inventory (CSI): establishing clinically significant values for identifying central sensitivity syndromes in an outpatient chronic pain sample. *J Pain*. 2013:14:438-445.

45. Nijs J, Roussel N, Paul van Wilgen C, Köke A, Smeets R. Thinking beyond muscles and joints: therapists' and patients' attitudes and beliefs regarding chronic musculoskeletal pain are key to applying effective treatment. *Man Ther.* 2013;18:96-102.
46. Meeus M, Nijs J, Van Oosterwijck J, Van Alsenoy V, Truijen S. Pain physiology education improves pain beliefs in patients with chronic fatigue syndrome compared with pacing and self-management education: a double-blind randomized controlled trial. *Arch Phys Med Rehabil.* 2010;91:1153-1159.
47. Moseley GL, Nicholas MK, Hodges PW. A randomized controlled trial of intensive neurophysiology education in chronic low back pain. *Clin J Pain.* 2004;20:324-330.
48. Hall AM, Ferreira PH, Maher CG, Latimer J, Ferreira ML. The influence of the therapist-patient relationship on treatment outcome in physical rehabilitation: a systematic review. *Phys Ther.* 2010;90:1099-1110.
49. DeSantana JM, Walsh DM, Vance C, Rakel BA, Sluka KA. Effectiveness of transcutaneous electrical nerve stimulation for treatment of hyperalgesia and pain. *Curr Rheumatol Rep.* 2008;10:492-499.
50. Louw A, Puentedura E. Free information. http://www.ispinstitute.com/FreeInfo.aspx. Accessed February 3, 2015.
51. Hodges PW, Tucker K. Moving differently in pain: a new theory to explain the adaptation to pain. *Pain.* 2011;152:S90-S98.
52. Bronfort G, Evans R, Nelson B, Aker PD, Goldsmith CH, Vernon H. A randomized clinical trial of exercise and spinal manipulation for patients with chronic neck pain. *Spine.* 2001;26:788-798.
53. Evans R, Bronfort G, Nelson B, Goldsmith CH. Two-year follow-up of a randomized clinical trial of spinal manipulation and two types of exercise for patients with chronic neck pain. *Spine.* 2002;27:2383-2389.
54. Ellenbecker TS, Wilk KE, Reinold MM, Murphy TF, Paine RM. Use of interval return programs for shoulder rehabilitation. In: Ellenbecker TS, ed. *Shoulder Rehabilitation: Non-Operative Treatment.* New York, NY: Thieme; 2006:139-165.

Deficiência de ferro em um atleta de resistência

Kari Brown Budde

CASO 26

Um homem de 48 anos atualmente fazendo fisioterapia para dor no joelho esquerdo queixa-se de fadiga, dificuldade de concentração e mal-estar geral durante todo o dia. O paciente observou declínio no desempenho e aumento na fadiga cerca de um mês antes de fazer a fisioterapia, enquanto treinava para uma maratona. Naquele momento, estava aumentando a quilometragem de corrida semanal, o que, em sua opinião, contribuía para a fadiga geral. Na avaliação fisioterapêutica inicial, foi examinado para início de dor no joelho esquerdo. O indivíduo mencionou a fadiga geral naquele momento como um sintoma presumido de seu treinamento para maratona. A sua história de saúde era normal. É um ávido corredor, percorrendo aproximadamente 64 km por semana. Participa de três maratonas por ano e de uma corrida de 10 km ou uma meia-maratona a cada mês. O paciente foi tratado por cerca de seis semanas com o cessar total da dor no joelho esquerdo durante a corrida, o que lhe permitiu retomar o treinamento para a próxima maratona. Contudo, durante todo o período na fisioterapia, relatou sentir-se cada vez mais cansado, começando a ter falta de ar em todas as atividades. Além disso, teve um novo início de dores abdominais não relacionadas à alimentação. O fisioterapeuta realizou uma nova avaliação devido à mudança na condição clínica e encaminhou-o ao médico. Esse profissional solicitou uma série de exames de sangue incluindo um hemograma (HM) e níveis plaquetários e de ferritina. O exame demonstrou baixa concentração de hemoglobina (Hb, 11,9 g/dl), hematócrito (Hct, 35,5%) e ferritina (9 ng/ml); ele foi diagnosticado com anemia por deficiência de ferro (ADF). O paciente foi instruído pelo médico a aumentar a ingestão de alimentos ricos em ferro e a monitorar os níveis de fadiga enquanto treinava para a maratona.

▶ Com base no diagnóstico do paciente com ADF, quais são os fatores contribuintes para suas limitações na atividade?
▶ Quais são as intervenções fisioterapêuticas mais apropriadas e a maneira mais segura de promover o retorno do paciente ao esporte?
▶ Qual é o prognóstico de sua reabilitação?

DEFINIÇÕES-CHAVE

FERRITINA: proteína intracelular na qual o ferro é armazenado no corpo.[1,2]

DEFICIÊNCIA DE FERRO: diminuição dos estoques de ferro devido a um equilíbrio de ferro negativo crônico no qual os estoques não mais satisfazem as necessidades do *turnover* de ferro normal e a quantidade apropriada desse mineral não pode ser entregue aos tecidos corporais.[3]

ANEMIA POR DEFICIÊNCIA DE FERRO (ADF): diminuição dos estoques de ferro associada com a diminuição dos níveis de hemoglobina.[3]

ESTADO FÉRRICO: descrito como uma série contínua da ADF à DF sem anemia ao estado férrico normal com variação que vai da quantidades de ferro armazenado ao ferro excessivo ou sobrecarga férrica.[1,2]

FERRITINA SÉRICA: quantidade de ferritina liberada no plasma; pode ser usada para determinar a quantidade total de estoques de ferro no corpo na ausência de inflamação.[1,2]

Objetivos

1. Descrever os sinais e sintomas que poderiam ajudar o fisioterapeuta a reconhecer a anemia.
2. Descrever como o fisioterapeuta pode determinar a dosagem e a progressão das intervenções em um indivíduo com ADF.
3. Identificar as precauções para as intervenções fisioterapêuticas em um indivíduo com ADF.
4. Determinar a consulta e encaminhamento com uma equipe multidisciplinar se o fisioterapeuta suspeitar que o indivíduo está com anemia.
5. Usar os resultados dos valores laboratoriais para hemoglobina, hematócrito e ferritina no manejo do paciente.

Considerações sobre a Fisioterapia

Considerações sobre a fisioterapia durante o manejo de um atleta de meia-idade com ADF:

- **Plano de tratamento/objetivos gerais da fisioterapia:** diminuir os níveis de fadiga; aumentar o nível de atividade e diminuir a percepção subjetiva de esforço (PSE) com a atividade física.
- **Intervenções fisioterapêuticas:** proporcionar exercícios terapêuticos e reeducação neuromuscular para reintrodução do paciente ao nível prévio de atividade física, incluindo força muscular, resistência, amplitude de movimento articular e flexibilidade; melhorar o controle dinâmico de todo o corpo e da extremidade inferior; diminuir os padrões de movimento disfuncionais que podem levar à lesão e à dor; realizar intervenções manuais para aumentar a flexibilidade, mobilidade e auxiliar com a melhora dos padrões de movimento de todo o corpo e da extremidade inferior; proporcionar

educação sobre diagnóstico, prognóstico, plano de tratamento e riscos e benefícios da fisioterapia, bem como o retorno ao nível prévio de progressão esportiva.
▶ **Precauções durante a fisioterapia:** avaliar a fadiga e os padrões de movimento disfuncionais devido à fadiga e falta de controle neuromuscular e resistência; avaliar a frequência na resposta às intervenções.
▶ **Complicações que interferem na fisioterapia:** fadiga e fatores de risco relacionados à função e às condições preexistentes do paciente, sendo importante o monitoramento do progresso.

Visão Geral da Patologia

O ferro é um elemento químico essencial para funções cruciais no corpo. É o átomo central do grupo heme dentro da hemoglobina e une-se ao oxigênio nos capilares pulmonares para entregá-lo a todas as células no corpo que requerem oxigênio para realizar suas funções. O corpo humano contém algumas gramas de ferro, a maioria está armazenada na hemoglobina. Outras fontes de ferro no corpo incluem mioglobina, proteínas dentro da cadeia de transporte de elétrons, ferritina sérica proteica e região interna da medula óssea. Os estoques de ferro são regulados pela absorção de ferro intestinal.[4] **O ferro não é sintetizado no corpo, portanto, deve ser consumido na alimentação para as funções corporais apropriadas.** Existem duas formas de ferro alimentar: heme e não heme. O ferro heme é derivado da hemoglobina e é encontrado em produtos animais que contêm hemoglobina. Esses produtos animais incluem peixes, carnes vermelhas e carnes de aves.[5] As fontes não heme de ferro, como brócolis, feijão e espinafre, não são absorvidas tão bem quanto as fontes de ferro heme. Outras fontes de ferro não heme incluem alimentos fortificados como aveia e pão.[5]

A absorção de ferro afeta a regulação deste. A absorção desse mineral pode ser influenciada pelos níveis de armazenagem dele, tipo de ferro alimentar consumido e tipo de alimentos complementares ingeridos com o ferro consumido.[4,6-14] Um indivíduo com altos níveis de estoques de ferro não absorverá tanto ferro quanto alguém com baixos níveis de estoque dele. Essa regulação permite a satisfação das necessidades dos sujeitos com baixos níveis de ferro e a proteção daqueles com altos níveis de ingestão excessiva, bem como evita os efeitos potencialmente nocivos da sua absorção excessiva.[6,8,11] A absorção do ferro heme consumido em carnes e produtos animais é mais eficiente do que a dos alimentos não heme.[4,6] A absorção de ferro pode ser intensificada pela ingestão de carne e pelo aumento do consumo de vitamina C junto com alimentos contendo ferro não heme.[8,9] A absorção do ferro não heme diminui quando ingerido com cálcio, taninos (encontrados em chás), fitato (encontrado em cereais integrais, castanhas e sementes) e polifenois (de frutas, chá, café e vinho tinto).[10-15] Se a alimentação for deficiente em ferro ou um indivíduo perder seus estoques dele de qualquer outro modo, pode demonstrar sintomas de fadiga, redução da imunidade e desempenho atlético ruim.[16-18]

Se os estoques de ferro foram escasseados em um período estendido de tempo, não mais satisfazem as necessidades do *turnover* normal de ferro e não podem liberar as quantidades apropriadas desse mineral aos tecidos corporais. Essa condição de estoques de ferro diminuídos é conhecida como deficiência de ferro (DF).[2,3] Em uma condição de deficiência de ferro, novas hemácias contêm menos hemoglobina. Após o nível de hemoglobina cair abaixo de dois desvios padrão da média normal, considera-se a pessoa com anemia por deficiência de ferro (ADF).[2] Para diagnosticar DF ou ADF, a ferritina sérica é medida. Trata-se da quantidade de ferritina (ou estoques de ferro) que foi liberada no plasma.[1] A DF é a deficiência nutricional mais comum no mundo.[19,20] Até 50% das pessoas do mundo todo sofrem dessa deficiência.[19] A DF é mais prevalente nas mulheres; nos países desenvolvidos, até 15% das mulheres sofrem de DF e 4% têm ADF.[3] Nos homens adultos, a prevalência é de apenas 2 e 1% para DF e ADF, respectivamente.[21,22] **Atletas de longa data têm uma prevalência mais alta de DF em comparação com os não atletas.**[23]

As causas comuns de DF incluem ingestão ou absorção inadequada de ferro, perda desse mineral devido à menstruação nas mulheres e sangramento gastrintestinal. A quantidade recomendada de ferro na alimentação de uma pessoa varia conforme idade e sexo. As sugestões alimentares recomendadas são de 15 mg por dia para mulheres de 14 a 18 anos de idade e 18 mg por dia para mulheres de 19 a 50 anos de idade. Os homens de 14 a 18 anos devem ingerir 11 mg por dia e, uma vez completados 18 anos, devem ingerir 8 mg por dia de ferro.[20] A diminuição da absorção de ferro também pode ser causada pela inflamação proveniente da atividade física excessiva por meio da expressão de citocinas pró-inflamatórias e hepcidina, um hormônio peptídico que regula a homeostase de ferro.[3,24] A deficiência de ferro pode variar da DF transitória à ADF prolongada. A DF transitória pode ocorrer durante e após o exercício.

Sinais e sintomas comuns de ADF incluem fraqueza e cansaço, diminuição do desempenho mental, amadurecimento cognitivo e social atrasado durante a infância, termorregulação diminuída e redução da imunidade.[25] Outros sintomas incluem tontura, cefaleia, falta de ar, tinido, síndrome das pernas inquietas, unha em colher, glossite (língua inchada), esclera azul, palidez na conjuntiva e palidez na pele.[26] Os sintomas de ADF mais referidos por atletas do sexo masculino incluem diminuição do desempenho físico e mental, fadiga excessiva, redução da regulação da temperatura e função imune diminuída. Sem a capacidade de regular a temperatura, um atleta pode superaquecer ou ser incapaz de aumentar a carga de trabalho sem ficar mais cansado. Com a diminuição do desempenho mental e físico, o atleta não conseguirá treinar ou competir em seu nível de treinamento prévio. Sem a função imune própria, o atleta pode sofrer de doenças crônicas que impactarão negativamente o treinamento e a competição.

Uma vez que haja suspeita de ADF, exames específicos ajudam a confirmar o diagnóstico. Os primeiros passos são um hemograma e a medição de hematócrito, que é a razão do volume de hemácias com o volume sanguíneo total. Após a anemia ser diagnosticada com base nos níveis de hematócrito normativos, um exame de ADF adicional é requerido. A medição da ferritina sérica é o exame inicial mais preciso para a ADF.[21] Valores normais e diagnósticos para a ADF são mostrados na Tabela 26.1.

Atividade hormonal, inflamação, sangramento gastrintestinal, hematúria (sangue na urina), suor e hemólise (ruptura das hemácias) são componentes variáveis do exercício que podem causar níveis mais baixos de ferro no corpo.[27] O exercício diminui o fluxo sanguíneo visceral e aumenta o sangramento gastrintestinal. A atividade física de alta intensidade pode causar estresse de impacto à bexiga, o que pode levar a sangramento e hematúria. Os atletas também perdem ferro pelo suor; o aumento da frequência e/ou

TABELA 26.1 MEDIDAS LABORATORIAIS PARA O DIAGNÓSTICO DE ANEMIA POR DEFICIÊNCIA DE FERRO[20,21,26]

População	Indicador	Variação normal	Variação diagnóstica de ADF
Homens	Hematócrito	38-50%	< 39,9%
Mulheres que menstruam	Hematócrito	35-45%	< 35,9%
Homens	Hemoglobina	13,5-17,5 g/dl	< 13 g/dl
Mulheres que menstruam	Hemoglobina	12-15,5 g/dl	< 12 g/dl
Homens	Ferritina sérica	> 100 ng/ml	< 25 ng/ml
Mulheres que menstruam	Ferritina sérica	> 100 ng/ml	< 25 ng/ml

duração do suor ocasionam mais perda de ferro. Por fim, fundistas podem ter aumento da destruição das hemácias devido às forças de impacto do contato repetitivo do pé durante a corrida, um fenômeno conhecido como hemólise por esforço.[22,27-29] **Atletas de resistência, em especial fundistas, demonstram uma predominância maior de DF e ADF**, muito provavelmente devido aos esforços mais longos e mais cumulativos de exercício e os fatores de risco de maior sudorese, sangramento gastrintestinal e hemólise por esforço.[27-30] Um fator adicional que pode afetar os fundistas mais do que outros atletas ou não atletas são as preocupações alimentares. Os atletas de resistência são indivíduos magros que, muitas vezes, colocam uma importância significativa em sua alimentação e peso para a competição. Os fundistas com ADF consomem menores quantidades de ferro, especialmente as fontes heme de ferro.[31]

Tratamento Fisioterapêutico do Paciente

Um indivíduo com sinais e sintomas sistemáticos que levam o fisioterapeuta a suspeitar de DF ou ADF deve ser minuciosamente avaliado e encaminhado a um médico clínico geral para teste diagnóstico, de modo a eliminar ou confirmar a DF ou ADF. O paciente também pode se beneficiar de um teste de atividade funcional como uma escala para medir a percepção subjetiva de esforço (PSE), a fim de se avaliar a capacidade funcional e de desempenho atual. As intervenções fisioterapêuticas benéficas podem incluir o desenvolvimento de uma progressão de exercícios gradual que se correlacione com a capacidade funcional global do paciente e níveis de fadiga, bem como com um hemograma repetido pelo médico. A restauração da amplitude de movimento total, mobilidade, força e resistência, bem como do controle neuromuscular e padrão de movimento normalizado, pode ajudar o paciente a retornar à participação plena no esporte e reduzir o risco de lesão devido à fadiga, perda de controle neuromuscular, resistência e capacidade e habilidade específicas do esporte.

Exame, Avaliação e Diagnóstico

Na revisão de sistemas do atleta com uma mudança recente na condição de saúde, destacam-se alguns elementos, como alimentação, avaliação consistente dos sinais vitais e da PSE durante atividade/exercício e relato subjetivo dos níveis de fadiga. A DF e a ADF não são diagnósticos feitos pelo fisioterapeuta. Contudo, é crucial o fisioterapeuta ser capaz de identificar sinais e sintomas indicativos de DF ou ADF para o encaminhamento apropriado. Quando da avaliação de um atleta de resistência, o fisioterapeuta deve considerar DF e ADF como possíveis diagnósticos diferenciais ou adicionais.

O paciente deste caso observou um declínio no desempenho e aumento da fadiga por cerca de um mês antes de ser encaminhado à fisioterapia. Como estava aumentando sua quilometragem de corrida semanal, presumiu que isso era a causa do cansaço e mencionou sua suspeita ao fisioterapeuta durante a avaliação inicial. Após seis semanas de fisioterapia, o paciente não relatou dor no joelho esquerdo com a corrida. Contudo, a sua fadiga foi aumentando progressivamente, sofria de falta de ar em todas as atividades e relatava novas dores abdominais. O fisioterapeuta realizou uma reavaliação (seis semanas após a avaliação inicial) secundária à mudança na sua condição de saúde.

A frequência cardíaca e a pressão arterial estavam dentro dos limites normais. A alimentação foi avaliada por meio de um relato subjetivo. O paciente relatou ingerir uma dieta "bem balanceada" que incluía fontes de ferro heme e não heme. Relatou que seu esforço de corrida típico antes do início dos sintomas de fadiga era cerca de 13 na escala de PSE de Borg (6-20). Em contraste, durante as duas últimas semanas, o paciente relatou uma PSE de Borg de 16 a 17 durante as mesmas corridas de treinamento.[32]

O exame físico incluiu avaliação de força, mobilidade, flexibilidade, amplitude de movimento, estabilidade, resistência, dermátomos, reflexos e postura. A análise específica do esporte e outros testes funcionais de sustentação de peso foram feitos para avaliar a biomecânica da extremidade inferior. A maioria dos achados foi normal. Os únicos achados anormais são mostrados na Tabela 26.2.

Os principais achados do exame físico na reavaliação foram fraqueza de quadril e quadríceps bilateral e inflexibilidade no tensor da fáscia lata esquerdo/trato iliotibial. O paciente demonstrou melhora na força do quadril no teste muscular manual desde sua primeira avaliação. Contudo, durante o teste funcional com o agachamento unipodal e análise de corrida por vídeo, ainda demonstrava joelho valgo e sinal de Trendelenburg bilateral, indicando fraqueza do quadril e falta de estabilidade durante o esporte. Inicialmente, o diagnóstico fisioterapêutico foi de síndrome de dor patelofemoral esquerda secundária a fraqueza muscular, padrões de movimento anormais e biomecânica que aumenta o estresse nos tecidos afetados durante a corrida. A mecânica de corrida alterada pode aumentar a força nas extremidades inferiores do paciente, especificamente na articulação patelofemoral, resultando em dor no joelho e ruptura de tecidos moles devido à natureza repetitiva da corrida de longa distância.[33,34] A Tabela 26.3 destaca as orientações de tratamento e os exercícios específicos para cada déficit identificado.

Os achados provenientes da nova avaliação indicaram que o paciente estava melhorando e satisfazendo os objetivos iniciais da fisioterapia para aumento de força, flexibilidade, diminuição da dor e aumento da capacidade funcional. O paciente relatou que não estava mais sentindo dores no joelho durante todo o dia ou durante a corrida.

Tabela 26.2 ACHADOS DO EXAME MUSCULOESQUELÉTICO

Exames/medidas	Exame inicial	Reavaliação
TMM de abdução do quadril	4/5 bilateralmente	4⁺/5 bilateralmente
TMM de extensão do quadril	4/5 bilateralmente	4⁺/5 bilateralmente
TMM de rotação externa do quadril	4/5 bilateralmente	4⁺/5 bilateralmente
TMM de rotação interna do quadril	4⁺/5 bilateralmente	4⁺/5 bilateralmente
TMM de extensão do joelho	4/5 bilateralmente	4⁺/5 bilateralmente
Teste de Ober	Positivo à esquerda para TFL a TIT	Bilateralmente negativo
Agachamento unipodal/ demi-plié	Joelho valgo Sinal de Trendelenburg bilateral	Joelho valgo Sinal de Trendelenburg bilateral
Palpação	SPP sobre a APF medial esquerda	Sem SPP
Análise por vídeo da marcha de corrida	Diminuição da extensão do quadril, Trendelenburg excessivo, joelho valgo e RI femoral, esquerda > direita	Diminuição da extensão do quadril, Trendelenburg excessivo, joelho valgo e RI femoral, esquerda > direita

Abreviações: APF, articulação patelofemoral; RI, rotação interna; SPP, sensibilidade à palpação; TFL, tensor da fáscia lata; TIT, trato iliotibial; TMM, teste muscular manual.

Apesar das suas melhoras, ele ainda se queixava de aumento do cansaço, fraqueza, dificuldade na concentração, falta de ar e dores abdominais. Portanto, o fisioterapeuta encaminhou-o de volta ao seu médico para um exame clínico adicional. A Tabela 26.4 mostra os resultados do exame do médico clínico geral do paciente.

Plano de Tratamento e Intervenções

O médico do paciente diagnosticou-o com ADF com base nos resultados dos exames de sangue (Tab. 26.4). O fisioterapeuta formulou a hipótese de que, à medida que o paciente continuasse a correr em uma condição de deficiência de ferro, teria os sintomas comuns de fadiga, diminuição da capacidade aeróbia e falta de ar, consistentes com DF e, eventualmente, ADF. Desse modo, ele era incapaz de treinar em seu nível de desempenho prévio e, com o prolongamento de sua fadiga, começou a demonstrar padrões de movimento aberrantes durante a corrida que, por fim, resultaram em lesão musculoesquelética.[26,31,32] A reabilitação inicial e o tratamento médico para a DF baseia-se em recomendações alimentares para aumentar a ingestão de ferro heme e não heme e em suplementação de ferro.[26] Após as preocupações sistêmicas serem tratadas por meio da alimentação e suplementação com base nas recomendações do médico, as intervenções da fisioterapia podem ser retomadas, voltando o foco para resistência aeróbia e mus-

Tabela 26.3 TRATAMENTO PARA A SÍNDROME DA DOR PATELOFEMORAL E ACHADOS ESPECÍFICOS DO CASO

Exames/medidas	Exame inicial	Intervenções
TMM de abdução do quadril	4/5 bilateralmente	Abdução do quadril em decúbito lateral com perna reta
TMM de extensão do quadril	4/5 bilateralmente	Ponte com uma perna
TMM de rotação externa do quadril	4/5 bilateralmente	Exercício da ostra
TMM de rotação interna do quadril	4⁺/5 bilateralmente	Exercício da ostra invertido
TMM de extensão do joelho	4/5 bilateralmente	Agachamento unipodal
Teste de Ober	Positivo à esquerda para TFL e TIT	Uso do Foam Roller sobre o TFL e TIT. Liberação miofascial manual
Agachamento unipodal /demi-plié	Joelho valgo Sinal de Trendelenburg bilateral	Agachamento unipodal
Palpação	SPP sobre a APF medial esquerda	Melhorar os padrões de movimento durante as atividades funcionais para reduzir a irritação à APF
Análise por vídeo da marcha de corrida	Diminuição da extensão do quadril, Trendelenburg excessivo, joelho valgo e RI femoral, esquerda > direita	Dar dicas para aumentar a extensão do quadril e diminuir o joelho valgo durante a marcha

Abreviações: APF, articulação patelofemoral; RI, rotação interna; SPP, sensibilidade à palpação; TFL, tensor da fáscia lata; TIT, trato iliotibial; TMM, teste muscular manual.

Tabela 26.4 RESULTADOS DOS EXAMES MÉDICOS[20,21,26]

Indicador	Variação normal nos homens	Variação diagnóstica de ADF	Achados atuais do paciente
Hematócrito	38-50%	< 39,9%	35,5%
Hemoglobina	13,5-17,5 g/dl	< 13 g/dl	11,9 g/dl
Ferritina sérica	> 100 ng/ml	< 25 ng/ml	9 ng/ml

culoesquelética. Junto com o médico, o fisioterapeuta deve trabalhar com o atleta em uma progressão de corrida orientada, enquanto usa a PSE para monitorar a intensidade.

Recomendações Clínicas Baseadas em Evidência

SORT: Taxonomia da Força de Recomendação
A: Evidência de boa qualidade e consistente orientada para o paciente.
B: Evidência de qualidade limitada ou inconsistente orientada para o paciente.
C: Evidência consensual, prática geral, opinião de especialista ou série de casos orientada para a doença.

1. O ferro não é sintetizado pelo corpo, portanto, deve ser consumido para as funções apropriadas do corpo. **Grau A**
2. Atletas veteranos têm uma prevalência mais alta de deficiência de ferro comparados com os não atletas. **Grau B**
3. Atletas de resistência, em especial os fundistas, têm uma prevalência mais alta de deficiência de ferro e anemia por deficiência de ferro, provavelmente devido às séries mais longas e cumulativas de exercício e aos fatores de risco de maior sudorese, sangramento gastrintestinal e hemólise por esforço. **Grau B**

QUESTÕES DE REVISÃO

26.1 Qual é o sinal ou sintoma mais identificado nos estágios *iniciais* de suspeita de deficiência de ferro?

   A. Fratura por estresse
   B. Lesão musculoesquelética
   C. Fadiga
   D. Dificuldade de respirar

26.2 Por que os fundistas têm maior probabilidade de apresentar deficiência de ferro ou anemia por deficiência de ferro do que os não atletas?

   A. Eles podem sofrer de hemólise por esforço
   B. Eles sofrem mais lesões do que os não atletas
   C. Eles têm maior probabilidade de consumir fontes de ferro heme
   D. Eles absorvem mais ferro de sua medula óssea do que os não atletas

26.3 Quando um paciente apresenta-se ao fisioterapeuta com uma lesão musculoesquelética e sintomas sistêmicos, o que o plano de tratamento inicial deveria incluir?

   A. Tratar primeiro o diagnóstico musculoesquelético
   B. Tratar primeiro o diagnóstico sistêmico
   C. Tratar o diagnóstico musculoesquelético ao mesmo tempo que o diagnóstico sistêmico
   D. Encaminhar o paciente ao médico clínico geral para diagnóstico e tratamento apropriado dos sintomas sistêmicos e depois tratar a lesão musculoesquelética

RESPOSTAS

26.1 **C.** A fadiga é um dos primeiros sintomas encontrados em pessoas com DF. A dificuldade de respiração (opção D) e a lesão musculoesquelética (opções A e B) podem ocorrer nos estágios mais avançados da DF ou ADF.[16-18]

26.2 **A.** Os fundistas podem ter aumento da destruição de hemácias devido às forças de impacto repetitivo do calcanhar durante a corrida, um fenômeno conhecido como hemólise por esforço.[22,27-29]

26.3 **D.** A reabilitação e o tratamento iniciais para deficiência de ferro devem focar as recomendações alimentares e suplementação de ferro feitas pelo médico.[26] Após as preocupações sistêmicas serem tratadas com alimentação e suplementação conforme as recomendações feitas pelo médico, o tratamento de fisioterapia pode ser retomado e dedicar-se às preocupações musculoesqueléticas.

REFERÊNCIAS

1. World Health Organization. Serum ferritin concentrations for the assessment of iron status and iron deficiency in populations. Vitamin and Mineral Nutrition Information System. http://www.who.int/vmnis/indicators/ferritin/en/. Accessed January 27, 2015.
2. World Health Organization. Iron deficiency anaemia: assessment, prevention, and control, a guide for programme managers. http://www.who.int/nutrition/publications/en/ida_assessment_prevention_control.pdf. Accessed January 27, 2015.
3. McClung JP. Iron status and the female athlete. *J Trace Elem Med Biol*. 2012;26:124-126.
4. Miret S, Simpson RJ, McKie AT. Physiology and molecular biology of dietary iron absorption. *Annu Rev Nutr*. 2003;23:283-301.
5. Hurrell RF. Preventing iron deficiency through food fortification. *Nutr Rev*. 1997;55:210-222.
6. Monson ER. Iron and absorption: dietary factors which impact iron bioavailability. *J Am Dietet Assoc*. 1988;88:786-790.
7. Tapiero H, Gate L, Tew KD. Iron: deficiencies and requirements. *Biomed Pharmacother*. 2001;55:324-332.
8. Hunt JR, Gallagher SK, Johnson LK. Effect of ascorbic acid on apparent iron absorption by women with low iron stores. *Am J Clin Nutr*. 1994;59:1381-1385.
9. Siegenberg D, Baynes RD, Bothwell TH, et al. Ascorbic acid prevents the dose-dependent inhibitory effects of polyphenols and phytates on nonheme-iron absorption. *Am J Clin Nutr*. 1991;53:537-541.
10. Samman S, Sandstrom B, Toft MB, et al. Green tea or rosemary extract added to foods reduces nonheme-iron absorption. *Am J Clin Nutr*. 2001;73:607-612.
11. Brune M, Rossander L, Hallberg L. Iron absorption and phenolic compounds: importance of different phenolic structures. *Eur J Clin Nutr*. 1989;43:547-557.
12. Hallberg L, Rossander-Hulthen L, Brune M, Gleerup A. Inhibition of haem-iron absorption in man by calcium. *Br J Nutr*. 1993;69:533-540.
13. Hallberg L, Brune M, Erlandsson M, Sandberg AS, Rossander-Hulten L. Calcium: effect of different amounts on nonheme- and heme-iron absorption in humans. *Am J Clin Nutr*. 1991;53:112-119.
14. Minihane AM, Fairweather-Tair SJ. Effect of calcium supplementation on daily nonheme-iron absorption and long-term iron status. *Am J Clin Nutr*. 1998;68:96-102.
15. Cook JD, Reddy MB, Burri J, Juillerat MA, Hurrell RF. The influence of different cereal grains on iron absorption from infant cereal foods. *Am J Clin Nutr*. 1997;65:964-969.

16. Nielsen, P, Nachtigall D. Iron supplementation in athletes: current recommendations. *Sports Med.* 1998;26:207-216.
17. Shaskey DJ, Green GA. Sports haematology. *Sports Med.* 2000;29:27-38.
18. Landry GL, Bernhardt DT. *Essentials of Primary Care Sports Medicine.* Champaign, IL: Human Kinetics; 2003:174.
19. Sandström G, Börjesson M, Stig Rödjer S. Iron deficiency in adolescent female athletes – is iron status affected by regular sporting activity? *Clin J Sport Med.* 2012;22:495-500.
20. Institute of Medicine. *Iron. Dietary Reference Intakes.* http://iom.nationalacademies.org/~/media/Files/Activity%20Files/Nutrition/DRIs/DRI_Elements.pdf.
21. Killip S, Bennett J, Chambers M. Iron deficiency anemia. *Am Fam Physician.* 2007;75:671-678.
22. Sinclair L, Hinton PS. Prevalence of iron deficiency with and without anemia in recreationally active men and women. *J Am Diet Assoc.* 2005;105:975-978.
23. Beard J, Tobin B. Iron status and exercise. *Am J Clin Nutr.* 2000;72:594-597.
24. Latunde-Dada G. Iron metabolism in athletes–achieving a gold standard. *Eur J Haematol.* 2013;90:10-15.
25. National Institute of Health, Office of Dietary Supplements. http://ods.od.nih.gov/factsheets/list-all/. Accessed January 27, 2015.
26. University of Minnesota, School of Public Health. Iron deficiency anemia. http://www.epi.umn.edu/let/pubs/img/NMPA_37-46.pdf. Accessed January 27, 2015.
27. Ottomano C, Franchini M. Sports anaemia: facts or fiction? *Blood Transfus.* 2012;10:252-254.
28. Miller BJ, Pate RR, Burgess W. Foot impact force and intravascular hemolysis during distance running. *Int J Sports Med.* 1988;9:56-60.
29. Lippi G, Schena F, Salvagno GL, Aloe R, Banfi G, Guidi CG. Foot-strike haemolysis after a 60-km ultramarathon. *Blood Transfus.* 2012;10:377-383.
30. Robertson JD, Maughan RJ, Davidson RJ. Faecal blood loss in response to exercise. *Br Med J.* 1987;295:303-305.
31. Malczewska J, Raczynski G, Stupnicki R. Iron status in female endurance athletes and in non--athletes. *Int J Sport Nutr Exerc Metab.* 2000;10:260-276.
32. Chen MJ, Fan X, Moe ST. Criterion-related validity of the Borg ratings of perceived exertion scale in healthy individuals: a meta-analysis. *J Sports Sci.* 2002;20:873-899.
33. Dierks TA, Manal KT, Hamill J, Davis I. Lower extremity kinematics in runners with patellofemoral pain during a prolonged run. *Med Sci Sports Exerc.* 2011;43:693-700.
34. Dierks TA, Davis IS, Hamill J. The effects of running in an exerted state on lower extremity kinematics and joint timing. *J Biomech.* 2010;43:2993-2998.

ÍNDICE

OBSERVAÇÃO: Os números das páginas seguidos por um *f* indicam figuras; os números de páginas seguidos por um *t* indicam tabelas.

A

Abdução do quadril em decúbito lateral, 252*f*, 355-356*f*
Adução horizontal, 16-17*f*
Adutor longo, 141
Agachamento com as duas pernas, 218*f*, 242
Agachamento profundo, 386*f*
Agachamento unipodal
   em uma prancha inclinada a 25°, 250*f*
   em uma superfície instável, 251*f*
Agachamento unipodal, 218-219*f*, 448-449*t*
Alodinia, 410
Alongamento "*Sleeper*", 32*f*
Alongamento contrai-relaxa de adutores, 32-33*f*, 34
Alongamento de adução horizontal, 31-32, 33*f*, 34*f*
Alongamento do quadríceps em pé com uma cadeira, 248*f*
Alterações de controle motor pós-lesão, 382
Altura do assento (bicicleta), 214
Altura do eixo (bicicleta), 214
AMBRI, 61
Amenorreia
   primária, 240
   secundária, 238, 240
American Medical Society for Sports Medicine, 403-404
American Shoulder and Elbow Surgeon Standardized Shoulder Assessment Form, 17-19
Amplitude de movimento ativa (ADMA), 60, 64, 81, 417
Amplitude de movimento ativo-assistido (ADMAA), 60, 81
Amplitude de movimento passiva (ADMP), 60, 64, 79, 313, 315, 421
Amplitude de movimento total de rotação, 10-11, 29-30
Análise da marcha, 204, 280-282
Análise por vídeo da marcha de corrida, 448-449*t*
Anemia por deficiência de ferro, 444, 445, 446-447*t*
Ângulo de pico do torque, 164
Ângulo do tronco (ciclismo), 223-224
Ângulo Q, 202
Arremesso, fases do, 94
Articulação glenoumeral, 77-78
Articulação patelofemoral
   ciclismo relacionado, 213-215
      amplitude de movimento no, 221*t*
      condição de saúde no, 216-217
      considerações sobre a fisioterapia no, 214
      exame, avaliação e diagnóstico de, 218-223, 218*f*-220*f*, 221*t*, 222*t*, 224*f*-225*f*
      plano de tratamento e intervenções para, 223, 225-233, 226*f*-229*f*, 231*f*
      recomendações clínicas para, 232-233
      teste muscular manual no, 221*t*
      tratamento do paciente no, 217-218
      visão geral do caso, 213
   no corredor de *cross-country*, 201-211
      condição de saúde no, 203
      considerações sobre a fisioterapia na, 202
      definição de, 202
      exame, avaliação e diagnóstico de, 204-206
      plano de tratamento e intervenções para, 205-208
      recomendações clínicas para, 208-210

ÍNDICE

tratamento do paciente na, 204
visão geral do caso, 201
síndrome, 203, 448-450*t*
Articulação tibiofemoral, 308
Artropatia de articulação facetária, 125*t*
Atleta de resistência, 443-453
Autoenxerto, 276
Automobilização em dorsiflexão, 226-227, *228f*
Avaliação do Movimento Funcional (FMS), 300, 384-385, 386*f*, 387*f*, 389-390
Avaliação do salto com flexão de pernas, 389
Avaliação Padronizada da Com (APC), 400-401
Avanço alinhado, 385, 387
Avulsão da apófise isquiática, 169*t*
Avulsão osteotendínea, 188
Axônios, 413

B

Balance Error Scoring System (BESS), 371, 400-401
Balance Error Scoring System Modificado (BEES), 400-403
Bandeiras vermelhas, 122
Batida no calcanhar, 353*t*
Bicicleta, 232*t*. *Ver também* Ciclistas
anatomia da, 215*f*
encaixe, 230, 232-233
ganchos, 230, 232*f*

C

Cadência (ciclismo), 214
Caminhada lateral com faixa elástica, 356-358, 358*f*
Caminhada lateral com rotação externa resistida, 83*f*
Caminhada na água, 325
Caminhar na posição supina com os joelhos flexionados, 178, *179f-180f*
Câncer, 125*t*
Canto posterolateral, 308, 310
Capacetes, 403-404
Carga excêntrica, 194
Células de Schwann, 413
Centralização, 122
Chutes rápidos usando caneleira com peso no tornozelo, 196*f*
Ciclistas
categorias de, 214

dor patelofemoral no, 213-235
encaixe da bicicleta para, 230, 232-233
Cincinnati Knee Rating Scale, 330-331
amplitude de movimento, 204, 221, 221*t*
colapso em valgo, 207*f*, 225*f*
condição de saúde na, 239-241
considerações sobre a fisioterapia na, 238-239
dor patelofemoral, 201-211
escala de classificação de edema da, 280*t*
exame, avaliação e diagnóstico da, 241-247
ligamentos primários, 277*f*
plano de tratamento e intervenções para, 246-247, 254-255
recomendações clínicas para, 254-255
tendinite patelar, 237-257
TMM de extensão, 448-449*t*
tratamento do paciente na, 241
visão geral do caso, 237
Cintilografia óssea, 351
Clínica multidisciplinar para dores (CMD), 415
CogState, 402-403
Coices de mula, 249*f*
Colapso em valgo, 207*f*, 225*f*
Colete Boston, 112*f*-113
Compensação do quadríceps, 280-282
Comprimento do pedivela (bicicleta), 222*t*
Concussão, 395-397
condição de saúde na, 397-409
considerações sobre a fisioterapia na, 396-397
definição da, 396
exame, avaliação e diagnóstico da, 400-403
incidência da, 397
plano de tratamento e intervenções para, 402-405
protocolo de retorno ao esporte na, 403*t*
sinais e sintomas, 398*t*
tratamento do paciente na, 399-400
visão geral do caso, 395
Condições gastrintestinais (GI), 125*t*
Condições pélvicas, 125*t*
Condições renais, 125*t*
Contração excêntrica, 164
Contração isométrica voluntária máxima (CIVM), 284-285, 312-314, 319*f*
Contração voluntária máxima, 214
Controle motor, 296
Controle neuromuscular, 42

ÍNDICE **457**

Contusão na coxa anterior. *Ver* Quadríceps, contusão
Corredor
  de *cross-country*, 201-211
  defciência de ferro no, 443-453
  dor patelofemoral na, 201-211
  fratura por estresse no, 347-362
Corredor de *cross-country*, dor patelofemoral na, 201-211
Corrida, 325
Cortador de grama com as duas pernas, 84*f*
Cortador de grama unipodal, 85*f*
Cotovelo
  ângulo de flexão, 223-224
  compensação da extensão, 92
  reconstrução do ligamento colateral ulnar, 91-106
  condição de saúde no, 92-94
  considerações sobre a fisioterapia no, 92
  tratamento do paciente no, 94-95
  visão geral do caso, 91
Crista ilíaca (CI), 126
Curso da pedalada (ciclismo), 214, 225*f*
Cyclocross, 188

D

Deficiência de ferro, 445
  condição de saúde na, 445-447
  considerações sobre a fisioterapia na, 444-445
  definição de, 444
  exame, avaliação e diagnóstico da, 446-450, 448-450*t*
  no atleta de resistência, 443-453
  permissões alimentares recomendadas e, 446-447
  plano de tratamento e intervenções para, 449, 451
  prevalência de, 446-447
  recomendações clínicas para, 449, 451
  sinais e sintomas, 446-447
  tratamento do paciente na, 445-447
  visão geral do caso, 443
Deficit na rotação interna da articulação glenoumeral (GIRD), 10-12, 16-17, 78
Deformidade de pé plano adquirida na vida adulta, 336
Demência pugilística, 399
Demi-plié, 448-449*t*

Densidade mineral óssea (DMO), 240-241
Descompressão subacromial, 76
Deslizamento com tensão neural do membro superior, 82*f*
Deslizamentos laterais cervicais contralaterais, 428-429, 430*f*
Diferença mínima clinicamente importante (DMCI), 369
Diferenciação estrutural, 411
Discinesia escapular de Kibler, tipo I, 13*f*
Discite, 125*t*
Disestesias, 410
Disfunção da articulação sacroilíaca
  diagnóstico diferencial para, 125*t*
  patologia, 122
  plano de tratamento e intervenções para, 129-135
  testes para, 126-129
Disfunção do tendão tibial posterior (DTTP), 330*f*
  condição de saúde na, 336-337
  considerações sobre a fisioterapia na, 336
  definição de, 337
  exame, avaliação e diagnóstico na, 338-342, 339*f*, 341*f*
  exercícios terapêuticos para, 342*t*
  plano de tratamento e intervenções para, 341-345, 343*f*-344*f*
  progressão de quatro estágios para, 337
  recomendações clínicas para, 344-345
  tratamento do paciente na, 337-339
  tratamento não cirúrgico na, 337
  visão geral do caso, 335
Distensão dos adutores, 169*t*
Distensão no iliopsoas, diagnóstico diferencial para, 156*t*
Distensão, diagnóstico diferencial para, 157-158
Doença de disco degenerativa (DDD), 125*t*
Doenças autoimunes, 125*t*
Dor disestésica, 410, 412
Dor lombar, 121-138
  condição de saúde na, 123-124
  diagnóstico diferencial de, 125*t*
  exame de, 125*t*
  exame, avaliação e diagnóstico de, 125-129
  incidência de, 123
  plano de tratamento e intervenções para, 129-135, 130*f*
  recomendações clínicas para, 134-135

tratamento do paciente na, 123
visão geral, 121
Dor na parte posterior da coxa, 169t, 170f, 170f
Dor nas costas, lombar, 121-138
   condição de saúde na, 123-124
   considerações sobre a fisioterapia na, 123
   diagnóstico diferencial da, 125t
   exame da, 125t
   exame, avaliação e diagnóstico da, 125-129
   incidência de, 123
   plano de tratamento e intervenções para, 129-135, 130f
   recomendações clínicas para, 134-135
   tratamento do paciente na, 125-126
   visão geral do caso, 121
Dor neuropática periférica, 409-442
   causas da, 412
   condição de saúde na, 412-415
   considerações sobre a fisioterapia na, 411-412
   exame, avaliação e diagnóstico de, 416-417, 419t, 420t, 423t, 424t-427t
   locais de, 412
   plano de tratamento e intervenções para, 427-428, 430f-431f, 434f-435f, 436t-438t
   recomendações clínicas para, 437-439
   sinais e sintomas, 426-427t
   tratamento do paciente na, 415-416
   visão geral do caso, 409
Dor neuropática, 410
Dor no tronco nervoso, 410, 412
Dor patelofemoral, 201-211, 213-235
Dorsiflexão em cadeia cinética fechada, 219, 220f
Dribles com a bola na parede, 86f
Drop jump vertical (DJV), 263-265

E

Efusão, 276
Elevação de calcanhar bilateral, 341f
Elevação de perna reta ativa (EPEA), 128
Encefalopatia traumática crônica (ETC), 399
Entorse lateral de tornozelo, 363-380
   condição de saúde na, 365-366
   considerações sobre a fisioterapia na, 364-365
   exame, avaliação e diagnóstico de, 367-372, 368f, 370f, 371f
   plano de tratamento e intervenções para, 372-376, 374f
   recomendações clínicas para, 375-377
   tratamento do paciente na, 366
   visão geral do caso, 363
Entorse ou torção lombar, 125t
Entrepernas do ciclista, 214, 222t
Episódio de frouxidão, 276
Equipamento de proteção, 403-404
Escala de Coma de Glasgow (ECG), 400
Escore de Maddocks, 400
Espinha ilíaca anterossuperior (EIAS), 126, 132-133
Espinha ilíaca posterossuperior (EIPS), 126, 128, 132-133
Espondilite anquilosante, 125t
Espondilólise, 107-119, 125t
   classificação da, 109t
   condições de saúde da, 109-110
   considerações sobre a fisioterapia na, 108-109
   definição de, 108
   exame, avaliação e diagnóstico da, 110-112
   exercícios terapêuticos para, 113t, 114, 115f-117f
   imagem na, 111-112
   plano de tratamento e intervenções para, 111-117, 113t, 115f-117f
   recomendações clínicas para, 115-117
   tratamento do paciente na, 110
   visão geral do caso, 107
Espondilólise, 108
Espondilolistese, 108, 125t
Estabilização de agilidade e tronco progressiva (EATP), 171-172, 174, 194
Estabilização dinâmica, 42, 92
Estabilização rítmica com bola de exercício, 19, 22, 24f
Estabilizadores dinâmicos, 214
Estabilizadores estáticos, 2016
Estado férrico, 444
Estenose espinal, 125t
Estimulação elétrica neuromuscular (EENM), 112-114, 115f, 282-285, 312-315, 325
Estimulação nervosa elétrica transcutânea (TENS), 427-428
Estudos de casos

concussão, 395-407
contusão do quadríceps, 153-161
deficiência de ferro no atleta de resistência, 443-453
disfunção do tendão tibial posterior, 335-346
distensão nos isquiotibiais, aguda, 163-186
dor neuropática periférica, 409-411
dor patelofemoral no ciclista, 213-235
dor patelofemoral no corredor de *cross-country*, 201-211
entorses laterais de tornozelo, 363-380
espondilólise, 107-119
fratura por estresse em um corredor de meia-idade, 347-362
lesão no ombro por uso excessivo, 9-40
ligamento cruzado anterior, 259-274
luxação da articulação glenoumeral, 59-73
primeira ocorrência de luxação anterior de ombro, 41-58
pubalgia do atleta, 139-151
reconstrução do ligamento colateral ulnar, 91-106
reconstrução do ligamento cruzado anterior, 275-294
reparo da cartilagem articular do joelho, 323-334
reparo do *labio* anterossuperior a posterior, 75-90
retorno ao esporte após a reconstrução do LCA, 295-306
retorno ao rúgbi após a reconstrução do LCP, 307-320-321
tendinopatia nos isquiotibiais, 187-200
tendinose patelar no jogador de vôlei, 237-257
teste de pré-temporada para a aptidão atlética, 381-394
Exame físico de pré-participação, 382
Exercício "do fumante", 432-*433f*
Exercício "Faça uma auréola halo", 432-*433f*
Exercício com a prancha lateral, 115*f*, 227-228, 229*f*, 333-334, 354-*355f*
   com abdução de quadril, 117*f*
Exercício da "Estátua da Liberdade", 25*f*
Exercício da ostra com rotação interna, 353-*355f*
Exercício da ostra em decúbito lateral, 227-*228f*
Exercício da ostra invertido, 354-*355f*
Exercício da ostra, 146*f*
Exercício de "sola a sola", 342*t*
Exercício de 4 apoio", 115*f*, 146, 147*f*
   com braço e perna opostas em posição de apoio, 116*f*
Exercício de fortalecimento do tibial posterior sola a sola, 343*f*-344*f*
Exercício de manutenção ajoelhado, 268-269*f*
Exercício de pegar pliométrico invertido 90/90, 27-28, 29*f*
Exercício de quatro apoios com elevação de perna e braço contralateral, 227-228, 228-229*f*
Exercício de queda pliométrico 90/90, 27-28*f*
Exercício de remada baixa, 18-19, 20*f*
Exercício de rotação externa em prono, 23*f*
Exercício de rotação na prancha, 173*f*, 174*f*
Exercício do avanço, 266-*268f*
Exercício do salto na parede, 265-266*f*
Exercício escapular "mãos ao alto", 18-19*f*
Exercício escapular "cortador de grama", 18-19, 21*f*
Exercício excêntrico com polia com perna reta na posição supina, 197*f*
Exercício isocinético de rotação externa do ombro, 26*f*
Exercício isométrico de rotação externa do ombro, 53*f*
Exercício mosca morta em supino, 146, 147*f*
Exercício nórdico para isquiotibiais, 194, 195*f*
Exercício pliométrico para a extremidade superior, 27-28
Exercício resistido de adução para o pé, 343-*344f*
Exercícios de cadeia cinética aberta (CCA), 284-285
Exercícios de cadeia cinética fechada (CCF), 69-70, 70*f*, 193, 284-285
exercícios de fortalecimento para, 207-208, 249-250
Exercícios isométricos de quadríceps (Quad Set), 154, 159*f*, 242, 280-282
Exercícios na prancha
   com cotovelo estendido, 116*f*
   com extensão de quadril e levantamento da perna, 253*f*
   com extensão do quadril, 354-*355f*
   nos antebraços, 114-*115f*

Exercícios pliométricos, 42
Extensão dos guidões, 214, 222, 222f

F

Fatores de risco modificáveis, 260, 296
Fatores de risco não modificáveis, 260
Fear-Avoidance Beliefs Questionnaire (FABQ), 126
Fear-Avoidance Beliefs Questionnaire Work (FABQW), 126
Fechamento de força, 122
Fechamento de forma, 122
Female Athlete Triad Coalition Screening Questionnaire, 242, 243f, 245f, 346f
Ferramenta de Avaliação da Concussão no Esporte 3 (SCAT3), 400, 401
Ferritina sérica, 444, 445, 448-450t
Ferritina, 444, 445
Fibras A-beta, 413
Fibras A-delta, 413
Fibras aferentes sensoriais, 413
Fibras C, 413
Fibromialgia, 125t
Flexão passiva, 313, 315
Flexores profundos do pescoço, 436t
Foot and Ankle Ability Measure (FAAM), 369
Fortalecimento em RE com faixa elástica, 27-28
Fortalecimento excêntrico, 172, 174
Fortalecimento intrínseco do arco do pé, 226-227, 228f
Fortalecimento isométrico, 205-206
Fratura pélvica, 169t
Fraturas por compressão, 125t
Fraturas por estresse, 352-360
  condição de saúde nas, 350-351
  considerações sobre a fisioterapia nas, 349-350
  definição de, 108, 349
  exame, avaliação e diagnóstico nas, 351-354, 355f-357f, 359f
  no corredor de meia-idade, 347-362
  plano de tratamento e intervenções para, 352-360
  recomendações clínicas para, 359-360
  testes especiais associados com, 353t
  tratamento do paciente nas, 351
  visão geral do caso, 347-348

Fraturas por insuficiência, 349

G

Gancho (ciclismo), 230, 232f
Gânglio da raiz profunda (GRP), 413
Ginasta, espondilólise na, 107-119
Glicocorticoides, 124
Global Rating Scale of Perceived Function (GRS), 289
Golfistas
  dor neuropática periférica nos, 409-411
  programa de intervalo para, 437-438t

H

HeadMinder, 402-403
Hematócrito, 448-450t
Hematoma, 154
Hematúria, 446-448
Hemoglobina, 448-450t
Hemólise por esforço, 446-448
Hemólise, 446-448
Hérnia de disco lombar, 125t
Hérnia de esporte. *Ver* Pubalgia do atleta
Herpes-zóster, 125t
Hiperalgesia, 410
Hipermobilidade articular, 42
Hóquei no gelo
  capacetes, 403-404
  concussão no, 395-407

I

Imagem por ressonância magnética (RM) na cartilagem articular do joelho, 323
  distensão aguda dos isquiotibiais, 168, 170, 171t, 178, 180, 182
  dor lombar, 124
  dor neuropática periférica, 409, 414
  dor patelofemoral, 204
  espondilólise, 111-112
  fratura por estresse, 351
  lesão do ligamento colateral ulnar, 93
  lesão do ligamento cruzado anterior, 275
  lesão do ligamento cruzado posterior, 310, 312, 326-327
  lesão no ombro por uso excessivo, 22-23
  pubalgia do atleta, 145-146

tendinopatia dos isquiotibiais, 187, 191, 194
tendinose patelar, 239
Imobilização posterior, 364
Imobilizador com dobradiça, 95f
ImPACT, 402-403
Impacto femoroacetabular (IFA), 140-141, 144, 145t
Impacto interno, 76
Implante autólogo de condrócitos (IAC), 324
Impulse Trainer, 25f
Inclinômetro digital, 16-17, 17f
Inclinômetro digital, 16-17f
Índice de assimetria do membro (IAM), 289, 296, 301
Índice de hipermobilidade de Beighton, 10-11, 14-16
Inflamação neurogênica, 410, 412
Instabilidade funcional, 364
Instabilidade glenoumeral, 42
Instabilidade mecânica, 364
Instabilidade multidirecional, 14-16
Instabilidade, 76
Interdependência regional, 202, 214
Interface mecânica, 417
Internacional Knee documentation Committee (IKDC), 327-328
International Cartilage Repair Society, 325
International Spine and Pain Institute, 432, 436
Isquiotibiais
   alongamento no batente da porta, 247f
   autoenxertos de tendão, 278-280
   avulsão do tendão, 169t
   distensão, aguda, 163-186
      condições de saúde na, 165-166
      considerações sobre a fisioterapia na, 164-165
      definição da, 164
      diagnóstico diferencial da dor na coxa posterior, 169t, 170f
      exame, avaliação e diagnóstico na, 167-168, 170
      fatores de risco para, 166
      fatores prognósticos para tempo de recuperação na, 171t
      incidência de, 165
      nos jogadores de futebol americano, 165
      plano de tratamento e intervenções para, 168, 170-178, 180, 173f-*180f*

      recomendações clínicas para, 178, 180-181
      tratamento do paciente na, 167
      visão geral do caso, 163-186
   tendinopatia, 187-200
      condição de saúde na, 189-190
      considerações sobre a fisioterapia na, 188-189
      exame, avaliação e diagnóstico da, 190-191, 192f, 192t
      plano de tratamento e intervenções para, 192-194, 196, 195f-198f
      protocolo de reabilitação pós-operatória para, 193t
      tratamento do paciente na, 190

J

Joelho
   ligamento cruzado anterior, 259-274
   reparo da cartilagem articular, 323-334
      condição de saúde no, 325
      exame, avaliação e diagnóstico do, 326-331
      incidência de, 325
      visão geral do caso, 323
      teste de extensão ativa do joelho, 170f
      tratamento do paciente no, 325-327
      considerações sobre a fisioterapia no, 324-325
      estatísticas, 325
      plano de tratamento e intervenções no, 326-328, *329f*
Joelho do saltador. *Ver* tendinose patelar
Jogador de basquete, reconstrução do ligamento cruzado anterior nos, 295, 305-306
Jogador de futebol americano
   luxação anterior do ombro no, 41-58
   luxação da articulação glenoumeral no, 59-73
Jogador de rúgbi
   reconstrução do ligamento cruzado posterior no, 307-319
   retorno ao esporte após a reconstrução do ligamento cruzado posterior, 307-321
Jogador de tênis, lesão no ombro por uso excessivo no, 9-40
Jogador de voleibol, tendinose patelar no, 327-328-257

Jogadores de beisebol
  reconstrução do ligamento colateral ulnar nos, 91-106
  reparo do *lábio* anterossuperior a posterior nos, 75-90
Jogadores de futebol
  contusão do quadríceps em, 153-161
  pubalgia do atleta em, 139-151
  reconstrução do ligamento cruzado anterior em, 275-294
  rupturas do ligamento cruzado anterior, 259-274
  teste de pré-temporada de, 381-394

K

Kerlan-Jobe Orthopaedic Clinic Shoulder and Elbow Score, 17-18
Knee Injury and Osteoarthritis Outcome Score (KOOS), 327-331
Knee Outcome Survey-Activities of Daily Living Scale (KOS-ADLS), 289, 330-331

L

Lábio glenoidal, 76, 77
Landing Error Scoring System, 301, 389
Lei de Wolff, 349
Lesão cerebral traumática (LCT), 397, 403-404
Lesão da cartilagem articular, 324
Lesão de Bankart, 43, 61, 62*f*
Lesão de desinserção do fêmur, 308
Lesão de Hill-Sachs, 49, 60-62, 61*f*, 62*f*
Lesão do ombro por uso excessivo, 9-40
  amplitude de movimento passiva de ombro e, 17*t*
  avaliação da, 12-19
  condição de saúde na, 11-12
  considerações sobre a fisioterapia na, 10-12
  exame, avaliação e diagnóstico da, 12-13, 13*f*-17*f*, 18-19
  exercício do "Oh meu Deus", 432-433*f*
  plano de tratamento e intervenções para, 18-36, 19*f*-23*f*, 25*f*-29*f*, 30, 31*f*-34*f*
  recomendações clínicas para, 35-36
  tratamento do paciente na, 11-13
  visão geral do caso, 9
Lesão lateral de tornozelo, 364

Lesão PAINT, 76, 78,
Lesão PASTA, 76, 78
Lesão SLAP, 62
Lesões cerebrais traumáticas leve (LCTL), 397
Levantamentos em posição semiajoelhada, 228-230, 231*f*
Levantamento-terra unipodal, 178-*179f*
Levantamento-terra unipodal, 359*f*
  fortalecimento dos isquiotibiais unipodal, 253*f*
Liga Pee Wee, 397
Ligamento calcaneofibular, 365, 366*f*
Ligamento cruzado anterior
  anatomia do, 277, 277*f*
  estatística, 277
  exame de rastreamento, 262*t*
  lesão, 259-274
    condição de saúde no, 260-261
    considerações sobre a fisioterapia no, 260
    contato, 277
    exame, avaliação e diagnóstico de, 261-265
    incidência de, 277
    programa de aquecimento na temporada, 271*t*
    recomendações clínicas para, 271-272
    tratamento do paciente no, 261
    visão geral do caso, 259
    plano de tratamento e intervenções para, 263-272, 266*f*-270*f*, 271*t*
  reconstrução, 275-294
    condição da saúde na, 277-278
    considerações sobre a fisioterapia na, 276-277
    definição de, 276
    estatística, 278
    exame, avaliação e diagnóstico da, 279-282
    plano de tratamento e intervenções para, 280-290
    progressão da corrida, 286*t*
    recomendações clínicas para, 290
    regra de dor modificada na, 287*t*
    teste de retorno ao esporte após, 295, 305-306
    testes de salto, 288*f*, 288*t*
    tratamento do paciente na, 279-280
    University of Delaware Rehabilitation Practice Guidelines para, 280-282, 283*t*
    visão geral do caso, 275

ÍNDICE **463**

Ligamento cruzado posterior (LCP), 308
   lesões, 309
Ligamento talofibular anterior, 365, 366*f*
Ligamento talofibular posterior, 365, 366*f*
Ligamentos glenoumerais, 77-78
Locais de geração anormal de impulsos (LGAI), 414
Lower Extremity Functional Scale (LEFS), 301
Luxação da articulação glenoumeral, 59-73
   condição de saúde na, 61-63
   considerações sobre a fisioterapia na, 60-61
   estatística na, 62
   exame, avaliação e diagnóstico da, 64
   orientações da fisioterapia, 66*t*, 67*t*, 68*t*
   plano de tratamento e intervenções para, 65-71
   recomendações clínicas para, 71
   tratamento do paciente na, 63-64
   visão geral do caso, 59
Luxação de ombro anterior, primeira vez, 41-58
   condição de saúde na, 43
   considerações sobre a fisioterapia na, 42-43
   estudo de caso, 41
   exame, avaliação e diagnóstico da, 44-49
   plano de tratamento e intervenções para, 49-56, 50*t*, 51*t*
   reabilitação na, 50*t*, 51*t*
   recomendações clínicas para, 56*f*
   tratamento do paciente na, 43-44
Lysholm Knee Scale, 330-331

M

Manejo do tecido mole (MTM), 129, 133-134
Manobra de Valsalva, 144-146
Massagem de fricção profunda (MFP), 251
Mecanismos de lesão, 312
Mecanossensibilidade, 410, 419*t*, 420*t*
Método de estabilização escapular em forma de "C", 15-17, 16*f*
Métrica de Avaliação Neuropsicológica Automatizada (MANA), 402-403
Miosite ossificante, 154, 156*t*, 157
Mobilização com movimento de Mulligan (MWM), 225-226, 226*f*
Movimento passivo contínuo (CPM), 323
Músculo psoas maior, 145*t*
Músculos dorsais do pescoço, 436*t*
Músculos globais do pescoço, 436*t*

N

National Athletic Trainers Association, 403-404
Nervi nervorum, 410
Nervo axilar, 425*t*
Nervo mediano, 425*t*
Nervo periférico, 413
Nervo radial, 425*t*
Nervo supraescapular, 425*t*
Nervo ulnar, 425*t*
Nocicepção, 410

O

Oblíquo externo, 141
Oblíquo interno, 141
Oligomenorreia, 240
Ombro
   deficit de rotação interna da articulação glenoumeral (GIRD), 10-12, 16-17, 78
   elevação no plano escapular, 55*f*
   flexão, 52*f*
   instabilidade glenoumeral, 42
   instabilidade, 60, 61
   luxação anterior, 41-58
      condição de saúde na, 43
      considerações sobre a fisioterapia na, 42-43
      estudos de caso, 41
      exame, avaliação e diagnóstico na, 44-49
      plano de tratamento e intervenções para, 49-56, 50*t*-51*t*
      reabilitação na, 50*t*-51*t*
      recomendações clínicas para, 56*f*
      tratamento do paciente na, 43-44
   luxação da articulação glenoumeral, 59-73
      condição de saúde na, 61-63
      considerações sobre a fisioterapia na, 60-61
      estatística, 62
      exame, avaliação e diagnóstico na, 64
      orientações de fisioterapia na, 66*t*-68*t*
      plano de tratamento e intervenções para, 65-71
      recomendações clínicas para, 71
      tratamento do paciente na, 63-64
      visão geral do caso, 59
   rotação externa com faixa elástica, 54*f*

rotação externa, 24f
rotação interna e externa, 53f
tipoia para, 49, 52f
Osteíte púbica, 140, 145t
Osteoartrite, 145t
Osteomielite, 125t, 156t
Ottawa Ankle Rules, 367, 368f
Ottawa Knee Rules, 310

P

Pallof press, 227-228, 229f
Palpação, 448-449t
Parkinsonismo pugilístico, 399
Parkinsonismo, 399
Passo com barreira, 386f
Passos altos laterais sobre um obstáculo, 198f
Pé plano, 202
Pé, anatomia articular do, 366f
Pedais de encaixe (ciclismo), 214
Perda de consciência (PDC), 396, 397
Periferização, 122
Pivot-shift invertido, 311t
Plexo braquial, 425t
Ponte unipodal sobre a cadeira, 177f
Prancha de equilíbrio, 330f
Prancha lateral com abdução do quadril, 353-356f
Prednisona, 124
Procedimento de microfratura artroscópica, 324
Programa de exercícios domiciliar, 131-134
Programa HamSprint, 172, 174
Progressão do arremesso, 92
Proteína C-reativa, 414
Protetores bucais, 403-404
Protocolo de retorno ao jogo, 403-405, 403t
Pubalgia do atleta, 139-151
  condição de saúde na, 141-142
  considerações sobre a fisioterapia na, 140-141
  definição da, 140
  diagnóstico diferencial da, 145t
  exame, avaliação e diagnóstico da, 142-146
  plano de tratamento e intervenções para, 145-149
  recomendações clínicas para, 148-149
  tratamento do paciente na, 142
  visão geral do caso, 139

Q

Quadríceps
  contusão, 153-161
    condição de saúde na, 154-155
    considerações sobre a fisioterapia na, 154
    diagnóstico diferencial para, 156t
    exame, avaliação e diagnóstico de, 155-157
    plano de tratamento e intervenções para, 157-158
    protocolo de reabilitação, 158t
    recomendações clínicas para, 159
    sistema de classificação para, 156t
    tratamento do paciente na, 155
    visão geral do caso, 153
  índice (IQ), 284-285, 308
  teste de ativação, 311t
  teste isocinético do, 319f
Quadril
  Adutores, 141
  em estalido, 156t, 157
  exercícios de fortalecimento, 207-208
  TMM de abdução, 448-449t
  TMM de extensão, 448-449t
  TMM de rotação interna, 448-449t
Quadril em ressalto, 157
  diagnóstico diferencial para, 156t
Questionário de Incapacidade de Owestry (ODQ), 126, 130

R

Radiculopatia, 410
Radiografia
  da articulação sacroilíaca, 129
  da contusão do quadríceps, 157
  da espondilólise, 109, 111-112
  da fratura pélvica, 169t
  da lesão do ombro por uso excessivo, 9
  da luxação da articulação glenoumeral, 59, 62
  da primeira luxação anterior do ombro, 48
  das avulsões apofisárias isquiáticas, 169t
  das entorses laterais de tornozelo, 367, 368f, 370
  das fraturas por estresse, 350-351
  do impacto femoroacetabular, 145t
  do ligamento cruzado posterior, 310

do reparo da cartilagem articular do joelho, 323, 326-327
filme longo, 324
no reparo da cartilagem articular do joelho, 326-327
Raízes nervosas cervicais, 426-*427t*
Razão da força em RE/RI, 26-27-28
Reação de estresse, 108
Reconstrução do ligamento colateral ulnar
  condição de saúde na, 92-94
  considerações sobre a fisioterapia na, 92
  tratamento do paciente na, 94-95
  visão geral da, 91
Reconstrução do ligamento cruzado posterior, 307-321
  condição de saúde na, 311-312
  considerações sobre a fisioterapia na, 308-309
  exame, avaliação e diagnóstico de, 311-312
  plano de tratamento e intervenções para, 312-319
  protocolo de reabilitação pós-operatório para, 316*t*-317*t*
  recomendações clínicas para, 318-319
  testes especiais para lesões do LCP na, 311*t*
  tratamento do paciente na, 309-310
  visão geral do caso, 307
Reflexos de tendão profundo (RTP), 414, 426-428
Região do seio do tarso, 336
Regra de previsão clínica (RPC), 122, 129
Reparo de Bankart, 60
Reparo de lesão do *lábio* superior de anterior a posterior (SLAP), 75-90
  condição de saúde no, 77-79
  considerações sobre a fisioterapia no, 76-77
  exame, avaliação e diagnóstico do, 79-80, 81*f*-86*f*
  plano de tratamento e intervenções para, 80-81
  recomendações clínicas para, 86
  tratamento do paciente no, 79
  visão geral do caso, 75
Resposta adversa à tensão neural, 410
Reto do abdome, 141, 144
Retorno ao esporte
  após a reconstrução do LCA, 295-306
    condição de saúde no, 297-300

considerações sobre a fisioterapia no, 296-297
exame, avaliação e diagnóstico do, 299-300
lista de verificação no teste para, 299*t*
plano de tratamento e intervenções para, 299-303
recomendações clínicas para, 302-303
tratamento do paciente no, 299-300
visão geral do caso, 297
após a reconstrução do LCP, 307-321
  condição de saúde, 309
  considerações de fisioterapia, 308-309
  exame, avaliação e diagnóstico, 311-312
  plano de tratamento e intervenções, 312-319
  protocolo de reabilitação pós-operatória, 316*t*, 317*t*
  testes especiais para as lesões no LCP, 311*t*
  tratamento do paciente, 309-310
  visão geral do caso, 307
protocolo de retorno ao jogo, 404-405, 403*t*
tempo, 164
teste de pré-temporada da aptidão atlética, 381-394
Rosca russa para os isquiotibiais, 268, 270-271, 270*f*
Rotação externa com retração escapular, 22*f*
Rotação interna/externa do ombro isocinética, 26*f*
Rúgbi de sete, 308, 318-319
Ruptura labral, 145*t*
Ruptura labral superior, 62

S

Salto com flexão de pernas, 265-268, 267*f*, 301
Salto em distância e manutenção da postura final, 265-267*f*
Salto sincronizado, 289*f*
Saltos em X unipodais, 266-268*f*
Selim (assento da bicicleta), 214, 221-222
Sensibilização central, 410
Serrátil anterior, 436*t*
Sinal de "excesso de dedos", 339*f*
Sinal de sulco, 45*f*
Sinal do movimento súbito, 10-11
Síndrome compartimental, 156*t*, 157

Síndrome de *punch-drunk*, 399
Síndrome do ressalto, 156*t*, 157
Síndrome do segundo impacto, 396
Síndrome pós-concussional, 396
Star Excursion Balance Test (SEBT), 205-206, 297, 300, 371, 385, 387-389
Substância P, 414

T

Técnica de deslizamento neural, 410
Técnica de deslizamento ulnar, 431-432, 436, 434*t*
Técnica de manipulação lombar alternativa, 131-132*f*
Técnica de manipulação lombopélvica em supino, 129-130*f*
Técnica de tensão de nervo, 410
Técnica de tensão do nervo ulnar, 431-432, 436, 435*t*
Técnica de tensão, 431-432 , 435*t*, 436437
Técnicas de deslizamento, 431-432, 434*t*, 436-437
Técnicas de energia muscular (TEM), 124, 131-133, 133*t*
Tegner Activity Level Scale, 330-331
Tendinite do manguito rotador, 11-12
Tendinopatia dos isquiotibiais proximais, 169*t*
Tendinopatia, 188, 238
Tendinose patelar
    condição de saúde na, 239-241
    considerações sobre a fisioterapia na, 238-239
    exame, avaliação e diagnóstico da, 241-247
    no jogador de vôlei, 237-257
    plano de tratamento e intervenções para, 246-247, 254-255
    recomendações clínicas para, 254-255
    tratamento do paciente na, 241
    visão geral do caso, 237
Tendinose, 238
Tenodese do bíceps, 60
Terapia a laser de baixa potência, 373-375
Terapia por onda de choque extracorpórea (TOCE), 240
Teste ativo de quadríceps, 311*t*
Teste da gaveta para, 368, 370*f*
Teste da gaveta posterior, 311*t*, 312*f*
Teste da percussão patelar-púbica (PPP), 143

Teste de adução forçada, 144*f*-146
Teste de apreensão, 46-48*f*
Teste de assistência escapular (TAE), 13-14, 14*f*
Teste de carga e deslocamento anterior, 46-47*f*
Teste de comprimento muscular 90-90, 192*f*
Teste de elevação da perna reta (EPR), 143, 170*f*, 280-282, 314*f*
Teste de Ely, 241
Teste de equilíbrio unipodal, 371
Teste de espremer, 353*t*
Teste de extensão ativa de joelho, 170*f*
Teste de Faber, 140, 143
Teste de fulcro, 353*t*
Teste de Giller, 128
Teste de inclinação talar, 368, 370*f*
Teste de Jobe de subluxação/ recolocação, 14-16, 15*f*
Teste de Lachman, 276
Teste de manobra modificado, 281*f*
Teste de Ober, 241, 448-449*t*
Teste de percussão, 353*t*
Teste de pré-temporada da aptidão do atleta, 382-394
    considerações sobre a fisioterapia na, 382-383
    exame, avaliação e diagnóstico da, 384-390
    plano de tratamento e intervenções para, 389-391
    recomendações clínicas para, 390-391
    tratamento do paciente na, 384
    visão geral do caso, 381
Teste de provocação da ASI negativo, 122
Teste de rotação externa em prono, 311*t*, 312*f*
Teste de Thomas, 242
Teste de uma repetição máxima (1RM), 284-285
Teste do diapasão, 353*t*
Teste FADIR, 140, 143
Teste muscular manual (TMM), 191, 220-221, 221*t*, 448-449*t*
Teste neuropsicológico (NP), 402-403
Teste neuropsicológico computadorizado (NPC), 402-403
Testes de tensão neural do membro superior (TNMS), 418, 421, 423*t*-424*t*, 422, 426-427*t*, 428-430
Theraband, 226-227
Tipoias, 63*f*

Tomografia computadorizada (TC), 111-112
  da espondilólise, 111-112
  na luxação glenoumeral, 49
  no diagnóstico da dor em quadril, abdome e região inguinal, 145*t*
  no reparo da cartilagem articular do joelho, 326-327
Tomografia computadorizada com emissão de fóton (SPECT), 111-112
Tornozelo
  anatomia articular do, 366*f*
  exercícios de movimento, com faixa elástica, 355-356*f*, 357*f*
  Foot and Ankle Ability Measure (FAAM), 369
  lesão de tornozelo lateral, 364
  Ottawa Ankle Rules, 367, 368*f*
  torções de tornozelo lateral, 363-380
Trainer (bicicleta), 214, 224*f*
Transplante osteocondral autólogo (TOA), 324, 327-328
Transverso do abdome, 141, 144
Trapézio, 436*t*
Treinamento neuromuscular, 329-330*f*
Tríade da mulher atleta, 238, 240
Trombose venosa profunda (TVP), 367, 369
TUBS, 42, 61

U

Ultrassonografia
  para entorses laterais de tornozelo, 373-375
  para patologia do psoas maior, 145*t*
  para tendinose patelar, 239
  para tensão/tendinopatia de adução, 145*t*
University of Washington's Simple Shoulder Test, 18-19

V

Valgo dinâmico da extremidade inferior, 263, 264*f*, 265
Vasa nervorum, 411, 413

W

Windmills unipodal com alcances opostos, 175*f*, 176*f*

Y

Y Balance Test – Lower Quarter (YBT-LQ), 301, 385, 387-388*f*, 389-390
Y Balance Test, 300, 371